临床多发病护理规范

LINCHUANG DUOFABING HULI GUIFAN

■主编　马小磊　刘　静　陈丽丽　刘丽霞
　　　　王　霞　冯宇翔　刘蕾娜

黑龙江科学技术出版社
HEILONGJIANG SCIENCE AND TECHNOLOGY PRESS

图书在版编目(CIP)数据

临床多发病护理规范 / 马小磊等主编. -- 哈尔滨：
黑龙江科学技术出版社，2023.12
ISBN 978-7-5719-2236-8

Ⅰ．①临… Ⅱ．①马… Ⅲ．①护理学 Ⅳ．①R47

中国国家版本馆CIP数据核字（2023）第248059号

临床多发病护理规范
LINCHUANG DUOFABING HULI GUIFAN

主　　编	马小磊　刘　静　陈丽丽　刘丽霞　王　霞　冯宇翔　刘蕾娜
责任编辑	包金丹
封面设计	宗　宁
出　　版	黑龙江科学技术出版社
	地址：哈尔滨市南岗区公安街70-2号　邮编：150007
	电话：（0451）53642106　传真：（0451）53642143
	网址：www.lkcbs.cn
发　　行	全国新华书店
印　　刷	黑龙江龙江传媒有限责任公司
开　　本	787 mm×1092 mm　1/16
印　　张	24.5
字　　数	618千字
版　　次	2023年12月第1版
印　　次	2023年12月第1次印刷
书　　号	ISBN 978-7-5719-2236-8
定　　价	238.00元

编委会

主　编

马小磊　刘　静　陈丽丽　刘丽霞

王　霞　冯宇翔　刘蕾娜

副主编

朱瑞雪　李　娟　连金锦　董珍梅

孙圣发　姜娜娜　李　腾　刘金枝

覃凤玲　罗建美　田　虹　牟晓艳

编　委（按姓氏笔画排序）

马小磊（山东省泰山医院）

王　霞（高密市人民医院）

王秋爽（河北中医学院）

田　虹（华北石油管理局总医院）

冯宇翔（郑州市第七人民医院）

朱瑞雪（山东省郓城县人民医院）

刘　静（枣庄市中医医院）

刘丽霞（聊城市妇幼保健院）

刘金枝（东营市东营区人民医院）

刘蕾娜（烟台毓璜顶医院）

江　洁（广东省深圳市福田妇幼保健院）

孙　婷（桓台县人民医院）

孙圣发（济宁医学院附属医院）

牟晓艳（四川省宜宾市第一人民医院）

杜志丹（十堰市人民医院/湖北医药学院附属人民医院）

李　娜（菏泽市第三人民医院）

李　娟（山东省曹县县立医院）

李　腾（济宁市第二人民医院）

李亚麟（桓台县人民医院）

杨亚男（河南科技大学第一附属医院）

连金锦（绍兴市上虞区中医医院）

张　凤（菏泽第六人民医院）

陈丽丽（菏泽市牡丹人民医院）

易春梅（十堰市人民医院/湖北医药学院附属人民医院）

罗建美（四川省自贡市中医医院）

姜娜娜（莱州市人民医院）

高　静（聊城市人民医院脑科医院）

董巧巧（十堰市人民医院/湖北医药学院附属人民医院）

董珍梅（济宁医学院附属医院）

覃凤玲（贵州中医药大学第二附属医院）

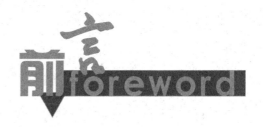

前言 foreword

护理学是一门实践性、应用性很强的学科,与人类的健康密切相关。随着"以患者为中心"向"以人的健康为中心"的变革,护理学科建设、基础护理理论与应用的研究呈现出蓬勃发展的趋势,我国护理事业如何与国际护理界接轨成了广大护理同人共同关心的问题。社会经济的飞速发展、医疗科技的迅速进步,使护理界接触了很多先进国家和地区的护理技术,但其护理模式却因为文化背景、经济基础、民族信仰等差异不易引入我国,而各种版本的外文护理书籍又难以直接借鉴。《临床多发病护理规范》一书正是在此背景下编写的。

本书着眼于临床护理工作的实际需要,由从事多年临床护理和护理教学的专业人员,针对护理专业的临床实践与疑难问题精心编写而成。首先简要介绍了护理学基础理论、护理程序、基础护理技术等内容,帮助读者夯实基础;然后全面论述了临床各科室多发病的护理操作,并重点讲解了其护理评估、护理诊断、护理措施、护理评价等内容。本书突出了护理过程中需要注意的关键问题,体现了个体化、整体化的护理理念,使读者既能掌握专科护理的技术与要领,又能将所学的理论知识及时应用于临床工作。本书内容丰富,重点突出,文笔流畅,精简易懂,集科学性、先进性和实用性于一体,适合各级医疗机构的护理人员及医学院校护理专业学生阅读。

医学科学技术的发展日新月异,书中难免有些护理技术或措施又有新的改进,若存在欠妥之处,恳切希望各位读者及时批评和指正。

《临床多发病护理规范》编委会

2023 年 5 月

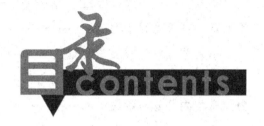

第一章 护理学绪论

第一节 医学模式的转变

一、医学模式的概念

医学模式是人们对医学(同人的健康有关的科学)的总的看法和观点,是指用什么观点和方法来研究和处理健康和疾病问题,是人们宇宙观、世界观在医学领域的应用和反映。医学模式说明了医学科学的指导思想、理论框架,决定着人们对生命、生理、病理、预防、治疗等问题的基本观点,指导人们的医学实践活动。医学模式也可称为"医学观"。

医学模式不是人们主观臆定的,也不是少数学者头脑中的产物,而是人们在防病治病的实践中逐渐形成而由学者们提炼、概括出来的。因此,医学模式对医学的实际状况起着形象化、符号化和理想化的认识功能,是通过理想的形式近似地反映客观事物及其内在联系的一种形式。医学模式是客观医学状况的反映,具有客观性这一特征。

既然医学模式是医学状况的客观反映,医学模式的形成和转变自然离不开医学科学的发展。随着人们对自然界和人类自身的了解和认识的不断加深,医学模式也会发生相应的转变。因此,医学模式是人们在一定的历史条件下对疾病和健康各种具体认识的抽象和概括,具有历史性和时代性的特征。一定历史条件下形成的医学模式,标志着人们对疾病、健康认识的水平和发展阶段,反映人们对自身认识的进程。从这个意义上讲,医学模式从来都不是固定不变的,医学模式的更替,是人们对生命、健康、疾病认识不断前进的必然结果。

医务工作者在从事医疗护理实践中,常常自觉不自觉地遵循一定的医学模式,这是一种认识和处理健康与疾病问题的思维习惯。这种习惯一方面是从老师那里学来的,另一方面也是由个人在医疗护理实践中体会产生的,久而久之,便成了一种相对固定的模式。如果医务工作者不了解医学模式的特点,不愿意随着医学模式的发展和转变来改变自己的思维习惯是很不明智的。

研究医学模式可以帮助医疗卫生人员更好地把握医学的时代特征,从整体上认识医学发展的来龙去脉,了解和预见医学的未来,促进医学理论体系的发展和建设。特别是对于正在形成和发展的护理专业来说,研究医学模式,有助于确定更为理想的护理工作模式,完善和发展护理理论,把握时代对护理工作的要求。

二、整体医学模式

西方著名的"医学之父"希波克拉底的主要观点包括以下几项。

（1）唯物主义辩证观点：虽然当时医学主要由宗教控制，但希波克拉底已经提出某些不同的看法。他有朴素的整体观。他反对轻视或依赖理论，认为应该"把哲学运用于医学，把医学运用于哲学。"

（2）四体液学说：他认为生物体的生命决定于4种体液，即血、黏液（痰）、黄胆和黑胆，4种性质：热、冷、干、湿的各种不同配合是这4种体液的基础。每种体液又与生物体的一定型的"气质"相适应。

（3）医师必须精通医术和技术操作：注重观察实际，重视患者及其外在环境和生活条件。

（4）医师必须了解当地的气候、土壤、水及居民的生活方式，并对该城市中的生活条件进行研究后，才能做好人群的预防工作。

（5）强调医师的品行和道德。在大致相同的历史时期，希波克拉底和《黄帝内经》的学者们在世界的东西方，不约而同地借助古代朴素的唯物论和辩证法，对各自的医学理论和实践经验，从整体角度上进行了总结和阐发，形成了大致相同的以整体观点为特点的医学模式。

三、生物医学模式

近代医学时期，占据绝对统治地位的医学模式就是生物医学模式。生物医学渗透到医学的各个角落，支配着医学实践的一切活动。基础医学、临床医学、预防医学、护理学、药物学等都遵循着生物医学模式进行学术研究、医疗护理实践和预防保健工作。

（一）生物医学模式的产生和特点

17世纪以前，无论是古典的中国医学和希腊医学，都缺乏实证基础。1628年，英国的哈维（Harvey）建立了血液循环学说，揭开了近代医学的序幕。在其后的两百多年中，随着社会的进步和科学的发展，人们逐渐认识到生物因素和疾病的关系，特别是细菌学（包括后来形成的微生物学）、病理解剖学等学科的发展，加深了对疾病的理解和认识，使医学从神学转到生物科学的基础上来，从唯心主义转到了唯物主义的基础上来，逐渐形成了以生物科学来解释健康和疾病这一模式，也称为"生物医学模式"。可以说，生物医学模式的出现是医学发展过程中的必然阶段，也是人们对自然界和人类自身认识不断加深的结果。生物医学模式的产生，极大地促进了医学科学的发展，为人类的健康和疾病的预防作出了巨大的贡献。

（二）生物医学模式的基本特征

（1）生物医学模式的基础是生物学。目前生物学已经从细胞生物学发展到了分子生物学的阶段，也就是说从分子水平来研究疾病的变化和发展。

（2）生物医学模式认为人体的各种不适、疼痛等一切疾病都可以从躯体上找到相应的变化的依据。这种模式认为任何疾病都可以用偏离正常的、可测量的生物学（躯体）变量来说明，并根据躯体（生物、生理）过程的紊乱来解释行为的障碍。因此，生物医学模式认为生理正常，找不到生物学上异常的根据的疾病是不存在的。

（3）生物医学模式认为社会和心理因素对于人体的健康是无关紧要的，把身与心视为互不相干的各自独立的部分。

（4）生物医学模式的方法论基础是还原论。认为一切疾病都可以还原为人体生物学的变量，而人体的生理、生化过程也可以还原为物理的与化学的客观过程。单纯用物理、化学改变来说明人体的疾病。

(三)生物医学模式的局限性

尽管生物医学模式对于医学的发展和人类的健康有过不可磨灭的巨大贡献,并且仍将继续做出贡献,但它不可避免地具有一定的局限性。

任何一种医学模式都是人们在一定历史条件下对疾病和健康的总的认识,这种认识会随着社会的进步、科学的发展而不断变化加深。在医学科学发展到今天这个时期,生物医学模式已不能适应人们对健康和疾病认识的新的要求。生物医学模式的局限性也日益被人们发现和认识。

(1)生物医学模式排除了社会和心理因素对健康和疾病的影响。单纯强调生物致病因素和药物、手术治疗的作用,无法解释相同疾病和治疗手段会产生不同效果这一现象。

(2)生物医学模式强调疾病的生物学异常变量,否认有找不到异常变量的疾病存在。用这种模式无法诊断、治疗、护理和预防各种精神病、心因性和功能性疾病。而在现代化工业发达的社会中,这一类患者正在逐渐增多,生物医学模式则无法适应这一要求。

(3)由于生物医学模式常采用分解还原的方法研究机体的功能和疾病的变化,把自然界的事物和过程孤立起来,用静止不变的观点考察人体,把人体看成一架精密的"机器",或是各个器官的组合。这种形而上学的认识方式,妨碍了对实际过程众多因素综合变化的全面认识,忽略了内因和外因相互作用的重要因素,不能辩证地看待内因和外因、局部和整体、平衡和运动等。

(4)生物医学模式只从生物学的角度和还原方法分析和研究人,忽视人有社会属性这一重要事实,对人的心理、精神、社会等因素不太关心,这就导致了医患、护患关系的疏远,关心患者、了解患者、尊重患者权利等伦理观念也淡漠了。

由于存在以上种种局限性,迫使人类在谋求自身健康的努力中,寻求更为理想和科学的医学模式。

四、生物-心理-社会医学模式

(一)产生的背景与条件

关于心理、社会因素对健康和疾病的影响,古代的东西方医学都曾有过广泛的讨论,特别是传统的中医学,一直认为人是一个整体,十分重视人的心理、情绪以及周围环境(包括自然的和社会的)对健康的影响。而西方医学是从神学统治下解放出来并开始走上实验的现代医学发展道路的,它忽略和排除了心理、社会因素。

20世纪30年代以来,精神病学和心理学有了迅速的发展,人们越来越感到,人类的健康和疾病摆脱不开心理和社会因素的影响。美国罗切斯特大学医学院精神病学学者恩格尔(G.I.Engel)在1977年首次提出了"生物-心理-社会模型",即生物-心理-社会医学模式。

生物-心理-社会医学模式的形成背景和主要条件如下。

(1)生物-心理-社会医学模式是在生物医学得到充分发展的条件下出现的。

(2)医学心理学、社会医学的成就为新的医学模式形成准备了重要条件。许多精神病学家和心理学家都就健康与疾病、社会关系、疾病与心理等方面做了大量研究,使得生物单一因素致病的观点难以坚持下去。

(3)系统论的诞生为新模式提供了方法论的基础。系统论认为人是一个开放系统,人体同环境(自然的和社会的)、人体各系统之间都存在信息、物质和能量的交换,是相互作用和相互影响的。恩格尔特别强调系统论在新模式中的重要作用。

生物-心理-社会医学模式的产生,为人们提供了认识健康和疾病的新的角度和新的观念。恩格尔特别指出,生物-心理-社会医学模式不是对生物医学模式的全盘否定,而是一种扩展和补充,是把"这种框架推广到包括以前被忽视的领域"。也就是说在研究健康和疾病时,除了考虑生物因素之外,还要同时注意心理与社会的因素。

生物-心理-社会医学模式是人类对疾病和健康认识的重大进步和飞跃,是医学科学发展的新的里程碑。有人认为:"新的医学模式的产生不是偶然的,而是在心身医学、临床心理学、行为医学、社会科学等有关边缘学科基础上建立起来的。"

(二)生物-心理-社会医学模式的特点

(1)生物-心理-社会医学模式的基本出发点是把研究对象和服务对象看作既是生物学的人,又是社会的人,强调人是一个整体。因此,认为人的心理、社会因素会影响人的健康。生物-心理-社会医学模式强调要研究疾病不能离开整体的有主观意识的患者,不能不研究患者。

(2)生物-心理-社会医学模式对健康与疾病持有特殊的观点,即把生物因素、社会因素、心理因素综合起来考虑,以确认一个人是否健康。世界卫生组织对健康的定义,表达了生物-心理-社会医学模式对健康的认识。

(3)在诊断思想上,生物-心理-社会医学模式不是单纯依据生物学变量,而是要求用科学上合理的方法既做必要的理化或某些特殊检查,又要研究患者的行为、心理和社会情况。

(4)在治疗观上,新的模式重视患者的主观能动作用,特别是在护理工作上,重视患者的社会心理因素的调整,促使患者康复。

(5)在方法论上,生物-心理-社会医学模式是以系统论为基础的,重视各系统之间、各系统内部的相互作用和影响,重视局部和整体、内因和外因、静止和运动等的统一和协调,使医学科学更加符合辩证唯物主义。

(6)生物-心理-社会医学模式重视医护人员同患者的关系,尊重患者的权利,尊重文化传统、价值观念等影响其健康的因素,关心患者的心理、社会状态,不再认为患者仅是"各个组织器官的组合体"。从这个角度出发,新模式更重视护理工作的重要意义以及护士在调动患者内因促进机体康复方面所发挥的重要作用。

(陈丽丽)

第二节 护理学新概念

一、基本概念的转变

护理学是医学的重要组成部分,医学模式直接影响着护理学的指导思想、工作性质、任务以及学科发展的方向。生物-心理-社会医学模式的出现,毫无疑问地对护理专业(从理论和实践各个方面)产生了巨大的影响,其中首先表现在一些基本概念的转变上。

(一)关于人的概念

新的医学模式对人的认识直接影响了现代护理学中有关人的概念。由于护理学研究和服务的对象是人,对人的认识是护理理论和实践等的核心和基础,它影响了整个护理概念的发展,并决定了护理工作的任务和性质。许多护理理论家都对人有过不同的论述,概括起来,有以下一些共同点。

1.人是有生物和社会双重属性的一个整体

人是有生物和社会双重属性的一个整体,而不是各个器官单纯的集合体。人这个整体包含了生理、心理、精神、社会等各个方面。任何一个方面的疾病、不适和功能障碍都会对整体造成影响。生理的疾病会影响人的功能和情绪,心理的压力和精神抑郁又会导致或加重生理的不适而致病。从这个概念出发,就没有单纯的疾病护理,而是对患病的人的护理。

2.人是一个开放的系统

人既受环境的影响又可以影响环境——适应环境和改造环境。人作为自然系统中的一个次系统,是一个开放系统,与周围环境不断地进行着物质、信息和能量的交换。人的基本目标是保持机体的平衡,包括机体内部各次系统间以及机体与环境间(自然环境和社会环境)的平衡。人必须不断调节自身的内环境,以适应外环境的变化,应对应激,避免受伤。强调人是一个整体的开放的系统,是要让护士重视调节服务对象的机体内环境,使之适应周围环境,同时也要创造一个良好的外环境,以利于人的健康。

3.人对自身的健康负有重要的责任

生物-心理-社会医学模式强调人是一个整体,强调人的心理、社会状态对人的健康的影响。因此,人不是被动地等待治疗和护理,而对自身的良好的健康状态有所追求,并有责任维持健康和促进健康,在患病后努力恢复健康。充分调动人的这一内在的主观能动性,对预防疾病促进康复是十分重要的。这个概念对护理工作提出了新的要求,患者不仅仅需要照顾,更需要指导和教育,以便最大限度地进行自我护理。

(二)关于健康的概念

世界卫生组织(WHO)关于健康的概念,指出:"所谓健康就是在身体上,精神上,社会适应上完全处于良好的状态,而不是单纯地指疾病或病弱。"也就是说,它不仅涉及人的心理,而且涉及社会道德方面的问题,生理健康、心理健康、道德健康三方面构成健康的整体概念。这标志着以健康和疾病为研究中心的医学科学进入了一个崭新的发展时期。对健康的概念一直是医学模式的焦点。在新的医学模式下,护理学对健康的概念主要包含以下一些基本思想。

(1)健康是动态的过程,没有绝对静止的健康状态。健康和疾病也没有绝对的分界线,而是一个连续的过程。护理工作要参与健康全过程的护理,包括从维持健康的最佳状态直到让患病的濒死的人平静、安宁地死去。

(2)健康是指个人机体内各个系统内部、系统之间以及机体和外部环境之间的和谐与平衡。最良好的平衡与和谐就是最佳的健康状态。包括所有生理、心理、精神、社会方面的平衡与协调。

(3)健康是有不同水平的。没有绝对的唯一的"健康"标准。对某些没有生理疾病的人,但心情抑郁、精神不振、对周围的事情麻木不仁,可认为是不健康的。而某些已经患了较严重的生理疾病的人,心胸开朗、精神乐观,在其可能范围内最大限度地发挥机体的潜能,可以认为在这种情况下,这些患者是比较健康的。

(4)健康的概念是受社会和文化观念影响的。不同的人会对自己的健康有不同定义。观念转变会影响人对健康的理解。护理工作可以通过宣传教育,改变人们对健康的理解。

(三)关于环境的概念

生物-心理-社会医学模式重视人与环境的相互影响。不仅是自然环境,同样包括社会环境。现代护理学对环境有以下认识。

1.人与环境紧密联系

人的环境分为内环境——人的生理、心理活动,外环境——自然环境和社会环境。自然环境包括人生存的自然空间、水、空气、食物等。社会环境则是指经济条件、劳动条件、卫生和居住条件、生活方式、人际关系、社会安全、健康保健条件等。

2.环境影响人的健康

良好的环境可以促进人的健康,而不良的环境则可能对人的健康造成危害。护理人员有责任帮助自己的服务对象正确认识个体所处的环境,并且尽可能地利用良好的环境,改造不良环境,以利健康。

3.人体应与环境协调和统一

环境是动态的、变化的,人体必须不断地调整机体内环境,使其适应周围环境的变化。如果人体不能很好地与环境相适应和协调,机体的功能就会发生紊乱,以致引起疾病。

4.环境是可以被人改造的

新模式认为人与环境这一对矛盾中,人不完全是被动的。人可以通过自身的力量来创造和改变某一环境。护士的任务则是为患者创造一个有利于康复的环境。

(四)关于护理的概念

对护理的定义,反映了一个人、一个团体和一个社会对护理的认识。这种认识随着医学模式的转变以及社会所赋予护理的任务而不断变化。自从南丁格尔创立护理工作以来,世界范围内有各种各样有关护理的定义,从不同的方面阐述了对护理及护理学的认识。现代护理学对护理的概念大致包含以下内容。

(1)护理是一个帮助人,为人的健康服务的专业。护理的任务是促进健康,预防疾病,帮助患者康复,协助濒死的人平静地、安宁地死去。这些都是在满足人们不同的健康需求。

(2)护理的服务对象是整体的人,包括已经患病的和尚未患病的人。因此,护理工作不仅仅限于医院。

(3)护理学是一门综合自然科学和社会科学知识的科学,是一门独立的应用性学科。护理工作研究和服务的对象是具有自然和社会双重属性的人,不仅要有自然科学(如数学、物理、化学、生物医学等)方面的知识,也要了解社会科学(如心理学、美学、伦理学、行为学、宗教信仰等)方面的知识,才能很好地了解自己的服务对象并为其提供恰当的、优质的服务。

(4)护理既是一门科学,又是一门艺术。护理的科学性表现在护理工作是以科学为指导的。如各种护理操作,消毒无菌的概念。药物的浓度、剂量和使用方法、各种疾病的处理原则等都必须严格遵循客观规律,不可以有丝毫的"创造"和盲干,这是人命关天的大事。而护理又是一门艺术,它不仅表现在护士优雅的举止、整洁的仪表和轻盈的动作能给人以舒适的美感,更主要的是表现在每个患者的情况是千差万别的,护士必须综合地、创造性地应用所掌握的知识,针对每个患者的具体情况提供不同的护理,特别是对不同年龄、不同文化背景、不同心理状态的人,使他们都恢复到各自的最佳状态,这本身就是一项非常精美的艺术。

(5)护理学是一门正在逐渐完善和发展的专业。现代护理学的发展,产生了护理学独特的理论,并且综合和借鉴了相关专业的知识和理论,正在形成护理学独立的知识体系和研究方向。护理学的研究重点和工作重心已经同传统模式下的护理有了很大的不同,但是作为一门专业,目前还不十分完善。护理学的不断发展,将有助于整个医疗保健事业的发展。我们相信,在新的模式下,护理学将会有更快的发展。

二、护理工作内容和护士角色的扩展

医学模式的转变带来了护理模式、护理工作内容以及护士角色的重大的变化,同以往相比,护理工作内容和护士角色都较传统模式下有了相当大的扩展。

(一)护理模式的变化

在生物医学模式下,是以疾病为中心的护理模式。协助医师诊断和治疗疾病、执行医嘱是护理工作的主要内容。无论护理教育还是临床护理,强调的都只是对不同疾病的护理。在这种模式下,护理没有自己的理论体系,医疗的理论基本就是护理的理论。在护理教育上,教材基本上是医疗专业的压缩本,教师多数是临床医师。在以疾病为中心的模式下,护理工作强调的是疾病的护理常规,而不太考虑作为患病的人是什么样的人。护理操作技术是护士独特的本领。因此,在这一模式下,护理仅是一门技术,而不可能成为专业。护理工作也只能是医疗工作的附属,而没有自己独特的研究领域。

生物-心理-社会医学模式的出现,使护理模式由以疾病为中心转向以整体的人的健康为中心,强调了疾病是发生在人体上的。由于对人、健康、环境、护理等概念的转变,提出了整体护理的思想。

整体护理的思想包括以下几项。

(1)疾病与患者是一个整体。

(2)生物学的人和心理、社会学的人是一个整体。

(3)患者和社会是一个整体。

(4)患者和生物圈是一个整体。

(5)患者从入院到出院是一个连贯的整体。

这一新的模式的形成,改变了护士的工作重点和工作内容,也改变了护理教育的课程设置结构及护理管理的重点。除了完成医嘱指定任务之外,护理注重人的心理、社会状态,注重调动患者的内因来战胜疾病。

生物-心理-社会医学模式不仅改变了护理以疾病为中心的模式,建立了以患者为中心的模式。还促使护理模式向更新的阶段——以人的健康为中心的模式发展。在这种模式下,护士的服务对象不仅仅是已经患病的人(不论是住在医院的还是回到家中的),而是所有的人,包括尚未患病的人。世界上一些发达国家的护理工作正由医院内扩展到社区,我国的护理工作正在朝着这个方向努力前进。

(二)护理工作内容的变化

在旧的模式下,护士工作的重点是执行医嘱、协助医师诊治疾病和进行各项技术操作,帮助患者料理生活和促进其康复。护理工作的主要场所是诊所和医院。

在新的模式下,护士的工作除了执行医嘱、协助医师诊治疾病以外,扩大了对患者心理、社会状况的了解,进行心理和精神的护理;健康宣教和指导,使患者尽快恢复健康,减少并发症,最大限度地发挥机体的潜能;教育人们改变不良的生活习惯,主动调节个人的情绪等来预防疾病;及时针对患者的情况与医师和家属进行沟通等。

护士工作任务的扩大还导致了护士工作场所的扩大。由于对健康和疾病是连续和动态过程的理解,对环境的重视,使护理工作从医院扩展到社区,从对患急性疾病的人的护理扩大到对患慢性病和老年患者的护理,从对患者的护理扩大到对尚未患病者的护理;从对个体的护理扩大到对群体的护理。这些任务的扩展为护理工作提供了更为广阔的天地和研究领域,也使护理工作在医疗卫生保健队伍中发挥越来越大的作用。

(三)护士角色的变化

由于护理模式和护理工作任务的变化,护士的角色也由原来传统模式中单纯是照顾者扩大到多重角色。在现代护理学中,护理工作要求护士除了是照顾者(照顾生病的人)之外,还是教育指导者(对患病的人和尚未患病的人)、沟通交流者(医师和患者之间、患者和家属之间、患者和社区保健机构之间、其他辅助人员和患者之间)、组织管理者(病房、诊断、社区)和研究者。

三、现代护理学的研究范围

护理工作任务和功能的转变,向护理学的研究范围提出了新的要求。就致力于人类健康这一总目标来说,护理学作为医学科学的组成部分,仍然是始终如一的。100多年来,护理学在各种疾病的护理和常规护理方面积累了相当丰富的经验,形成了较为完整的内容体系。但在生物-心理-社会医学模式下,护理内容和任务日益扩展。把护理学的研究范围仅限于疾病护理(虽然目前我国在这方面的研究仍不够),显然是不能满足科学发展要求的。为适应新的情况,现代护理学的研究范围应包括以下方面。

(1)各种疾病的护理技术和要求:探索新技术应用对护理所提出的新课题,如现代社会常见疾病:心理精神方面疾病、免疫及器官移植、老年病、慢性病、长期依赖药物或某些人工装置存活(如心脏起搏器、瓣膜置换)等患者的护理中的问题。

(2)精神和心理的护理:如患者心理变化的规律、心理平衡的训练与建立,患者心理状态同疾病愈后的关系,护士(医师)行为对患者心理环境的影响,特殊心理护理措施与方法等方面的研究。

(3)社会护理:如社会环境对健康的影响;社会保健体系的构成和建立;家庭护理的体制;健康人成为患者(角色改变后)使社会关系发生变化;建立公众健康指导对预防疾病或慢性患者康复的作用等。

(4)护理管理中的科学化、知识化以及与其他专业人员的协调配合等问题的研究。

(5)人们的健康概念,寻求健康的行为和方式以及在此过程中可能存在的问题。

(6)护理教育方面知识结构、能力要求,在职人员教育等方面问题。

(7)健康宣教方面的问题:对不同年龄、不同健康状态(智力和精神)的人的教育策略和手段等方面的研究。

(8)高科技发展对护理的要求:如器官移植、影像技术和遗传技术的应用、航天等环境中有关人的健康的护理问题等。

由于医学科学以及心理学、行为科学、社会学的巨大进步,特别是医学模式的转变,为各种护理行为提供了理论支持。护理学发展到今天,已经或正在形成护理学本身的学说和观点。护理学已经发展成为既包括护理理论又包括实现这些理论的各种手段(技术)的一门科学。护理学已经逐渐形成一门独立的专业。虽然作为一门科学和专业,特别是在我国,还需要进一步丰富、完善、补充和发展。护理学所面临的研究课题虽然很多,但是树立护理是一门科学、一个专业,而不仅是一个职业这一观点,必将有利于推动我国护理学的发展,有利于提高护理工作的社会地位,有利于人民的健康保障。

(朱瑞雪)

第三节　护理工作模式

　　护理工作的完成实际上是由一定数量的护理人员组成的工作团队,利用所提供的物质资源按照一定的分配原则和工作程序实现的。其中合理的工作分配和组织原则是影响护理质量的重要因素之一。即使护理人员具有很高的业务水平以及足够的人员配备,若工作分配不合理,势必影响工作的协调性,最终影响护理质量,甚至影响护理人员的成就感而失去对工作的兴趣。护理工作模式是一种为了满足护理对象的护理要求,提高护理工作质量和效率,根据护理人员的工作能力和数量,设计出来的不同结构的工作分配方式。在不同的历史时期,不同的社会文化背景,受不同护理理念的影响以及工作环境、工作条件等的限制,相继出现了各种不同的护理工作模式。

一、个案护理

　　个案护理是指患者所需的护理完全由一位护理人员完成。此种工作模式适用于需特殊护理的患者,如大手术后、监护病房的患者等,一般由经验较为丰富的高年资护理人员承担,每个人专门护理 1～2 个患者,当班时负责患者的全部护理工作。

　　事实上,个案护理是一种最早出现的护理工作模式。最初,由于医院还无法提供必要的医疗服务,护理人员多以特别护士的身份在家庭中照顾患者,分两班制,一星期工作 6～7 天,只照顾一位患者。后来随着患者主要住在医院,护理人员也回到医院。

(一)个案护理的优点
(1)能够对患者实施细致、全面的观察和护理,满足其各种不同的护理需求。
(2)有助于护患之间的沟通和良好护患关系的建立。
(3)护理人员的职责和任务明确,有助于增强护理人员的责任心。

(二)个案护理的缺点
(1)要求护理人员具有一定的临床工作经验和较高的专业知识和专业技能。
(2)所需人力较大,效率又低,因而人事费用较高。
(3)若患者住院期间每天由不同的护理人员进行护理,患者则无法获得连续性和整体性的护理,同时由于每位患者的护理是由病房的所有护理人员轮流完成的,没有人对患者的护理真正负责和进行协调,给患者提供什么样的护理完全在于护理人员本身的教育及理念,因而不同班次及每天所提供的护理差异很大,缺乏连贯性,势必使护理质量受到影响。

二、功能制护理

　　到了 20 世纪 50 年代,由于经济的大力发展,人们对疾病的治疗和护理的要求也发生了很大的改变,造成医院数量的不断增长和护理人员的严重不足。为了弥补这一矛盾,提高工作效率,护理专业将工业管理的研究成果,如流水线生产、动作与时间的关系以及人员的综合利用,应用于护理管理,将护理服务划分为不同的工作种类,如打针、发药、大量静脉注射、治疗、换药及推送患者等。根据个人的能力及所受训练的不同,每个人负责不同的工作。这就形成了所谓的功能制护理(图1-1)。

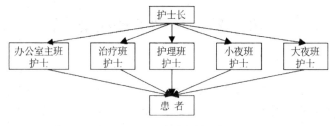

图 1-1　功能制护理

功能制护理所引用的是现代工业流水作业法,就是按工作内容分配护理人员,每组1~2个人承担特定的护理工作,如处理医嘱、生活护理、给药、治疗等。由于每个人负责全病房所有患者的少数几项护理工作,重复性高,可以熟能生巧,提高工作效率,节约人力资源,因此,适用于人力严重短缺或为降低人事成本的护理工作。

(一)功能制护理的优点

提高工作效率、节约人力、降低人力成本是功能制护理的突出特点。

(二)功能制护理的缺点

(1)由于每个护理人员只负责几项特定的工作,整个患者的护理工作被分成许多片断,护理人员对患者的病情及护理需求缺乏整体的概念。

(2)由于没有人对患者的护理需求进行整体的分析和考虑,每个护理人员忙于各自所负责的工作任务,对患者的护理缺乏主动性,往往表现为机械地完成医嘱,而患者的心理、社会方面的需要往往被忽视。

(3)护理人员每天都是重复的技术性工作,不能发挥其主动性和创造性,容易产生疲劳和厌倦情绪。

总之,功能制护理工作模式是特定历史时期、特定条件下的必然产物。然而,随着护理的发展,护理理念的改变,尤其是整体护理理念的提出,功能制护理所存在的弊端愈加突出。

三、小组制护理

随着护理人员的不断增加,人们开始思考如何克服功能制护理的弊端,充分发挥护理人员的能力,调动护理人员的积极性,提高护理服务的质量,提出了小组制护理的工作模式。理由是小组形式下各成员分工合作,可激发各成员的积极性、主动性和创造性,能更好地完成护理任务,实现护理目标。

小组制护理是将护理人员分成小组,每组由一位有经验的护理人员任组长,领导小组成员为一组患者提供护理。小组成员间分工合作,通过相互沟通,共同分析患者的需要,共同制订和实施护理计划,可充分发挥集体的力量,更好地完成护理任务。

(一)小组制护理的优点

(1)患者能得到连续性的、有计划的护理,有助于整体护理的实施。

（2）小组成员间通过共同合作,可集思广益,有助于护理质量的提高。

（3）小组成员由不同级别的护理人员组成,可充分发挥不同成员的水平和能力,通过共同参与、互相学习,有利于成员的业务水平和共同协作能力的提高。

（4）小组拥有较大的自主权,可激发小组成员的积极性和创造性,可产生较强的成就感。

（二）小组制护理的缺点

（1）对组长的业务水平、组织和领导能力要求较高。由于小组制护理模式下,护理的责任到组,而非责任到人,若小组缺乏凝聚力和共识,则会影响到小组成员的责任感,从而影响护理服务的质量。

（2）若人员配置不足或不合理,使小组成员没有时间和精力进行充分的沟通和有效的协作,则难以发挥小组护理的优势。

四、责任制护理

随着专业护理人员的增加,受教育层次的不断提高,以及"以患者为中心"的整体护理理念的提出等,护理人员希望能更多地接触患者,为患者提供直接的护理。正是在这种背景下,1968年美国明尼苏达大学医院,在 Marie Manthey 的指导下提出了全责护理的概念。1973年圣路克医学中心等在相关研究的基础上提出了责任制护理工作模式。该模式的主要目的是使护理人员能够有更多的时间和精力直接接触和照顾患者,使患者的护理具有连续性和整体性。

责任制护理是受生物-心理-社会医学模式的影响,在整体护理理念的指导下所产生的一种临床护理工作制度。责任制护理是由具有一定临床经验的护理人员作为责任护士,每个患者从入院到出院都有责任护士负责,要求责任护士对其所负责的患者做到8小时在班,24小时负责。责任护士不在班时,其他护士按护理计划和责任护士的护嘱为患者实施护理。根据责任护士的能力和水平的不同,一般负责3~6位患者。这种工作模式与每个患者都有自己的主管医师的形式类似。责任制护理强调以患者为中心,以护理程序为手段,对患者的身心实施全面的、有计划的整体护理。

（一）责任制护理的优点

（1）有助于"以患者为中心"的整体护理理念的贯彻和实施。

（2）保证了患者护理的连续性。

（3）患者的护理责任到人,能激发责任护士的积极性、主动性和创造性,提高对工作的兴趣和满意度。

（4）能够更直接有效地满足患者的各种需要,增加了患者对护理的满意度。

（二）责任制护理的缺点

（1）对责任护士的专业知识和能力要求较高。

（2）对人力的需要量较大,增加了人力资源成本。

责任制护理可以说是一种较为理想的护理工作模式,但由于对护理人员的水平要求较高,加之需要有足够的人员配置等,目前尚难以广泛推广实施。

五、综合性护理

综合性护理是近年来发展的一种护理工作模式,它是将责任制护理和小组制护理结合起来,由一组护理人员为一组患者提供整体护理。护理小组由组长和助理护士组成,其中的组长相当于责任护士,助理护士主要执行患者日常的生活护理等。而护士长则扮演咨询者、协调者和激励者的角色。

综合性护理是在护理人员的水平及人员配置难以满足责任制护理需要的情况下的一种变通形式。

(一)综合性护理的优点

(1)以患者为中心,以整体护理理念为指导,以护理程序为基础,将护理工作的各个环节系统化,既提高了工作效率,又能满足整体护理的需要。

(2)护理人员与患者之间有较多的沟通交流机会,增进了双方的理解,既增强了护理人员的责任感和同情心,又提高了患者的满意度。

(二)综合性护理的缺点

(1)亦需要较多的护理人员。

(2)由于护理人员只固定于一单元中,当患者床位由一个单元转到另一单元时,就必须换由另一小组负责,此时必然影响到患者护理的连续性。

以上对不同的护理工作模式进行了简单的介绍,患者们可以在今后的学习和实践过程中逐渐明晰。从上述的介绍中不难看出,每一种护理工作模式的发展都有其历史背景和意义,各有优缺点。目前,由于不同地区的发展水平不同,不同情景下的具体情况和需要不同等,上述这些工作模式在临床中都存在。我们应在了解不同模式的具体要求和特点的基础上,结合我国的国情、护理专业发展状况、本单位护理服务的宗旨、护理人员编制和人员素质以及患者的需要等选择适宜的工作模式,只有这样,才能充分发挥护理工作模式的优点,尽量避免其缺点,达到充分发挥护理人员的能力和水平,满足患者的护理需求,提高护理工作质量。

(刘丽霞)

第四节 护患沟通

护患沟通从狭义来讲是指护士与患者的沟通,从广义来讲是指护理人员与患者、患者家属亲友等的沟通。护患关系是一种帮助性的人际关系,良好的护患关系可帮助患者获得或维持理想的健康状态。而良好的护患沟通,则是建立和发展护患关系的基础,它贯穿于护理工作的每个步骤中,良好的护患沟通有助于加强护患之间的配合,增强患者对护理工作的满意度。在护患沟通中,抱怨沟通占据着主导地位。本节将重点介绍护理人员沟通技能的培养,建立良好护患沟通的途径,护理实践中的常用语,沟通在健康促进中的作用。

一、护患沟通在健康促进中的作用

随着社会的进步,人们对健康的需求越来越高,医学科学发展的目标也是尽可能地去解决人群的健康问题和满足人们的健康需求。但在实际医疗护理服务中,需求与满足需求之间存在着矛盾,如果处理不好,轻者将影响医患、护患关系,重者可能导致医疗纠纷。主要表现在人们对健康需求的无止境性与医学科学的局限性之间的矛盾,从而形成医学责任的有限性。目前在卫生服务系统存在的现象是:①人们的健康问题并没有随着医学的进步而减少。②医患纠纷并没有随医学的发展而下降。③人们对健康的需求永不满足，但医学研究的范围并不能涵盖人类所有的健康问题，医学自身有限的理论和技术能力只能解决部分的健康问题，并非所有的健康问题都能通过医学技术手段解决，人们的期望和实际的结果有差异时，容易出现医疗纠纷。面对医疗护理服务的现实情况，迫切需要卫生服务提供者与被服务对象之间的支持与理解，而沟通则是双方理解的桥梁。

古希腊著名医师希波克拉底曾经说过："医师有两种东西能治病，一种是药物，另一种是语言。"医务人员和患者及其家属之间的沟通、理解和信任则是有效建立和维持医务人员与患者及其家属之间良好人际关系的关键。

医疗护理服务系统中的沟通将从以下几个方面发挥作用。

（一）沟通有利于建立帮助性人际关系

护患关系是一种帮助性的人际关系，表现在患者寻求医疗护理帮助以获得理想的健康状态，护理人员的中心工作就是最大限度地帮助人们获得健康。护理人员的许多帮助性照顾行为就是通过与患者的沟通来完成和实现的。

（二）沟通有利于提高临床护理质量

良好的护患沟通是做好一切护理工作的基础。由于护理的对象是人，很多的护理工作都需要患者的密切配合，发挥患者的主观能动性，使医疗护理活动能顺利地进行。护患之间的良好配合能增强护理效果，利于患者尽快地恢复健康，从而增强患者对护理工作的满意度。

（三）沟通有利于营造良好的健康服务氛围

人与人之间良好的沟通会产生良好的社会心理氛围，使护患双方心情愉悦。在这种环境中，护患双方相互理解、相互信任，患者和医护人员双方的心理需求得到满足，医护人员会投入更高的热情到工作中，患者会更主动地配合治疗和护理，促使患者早日康复。

（四）沟通有利于健康教育

健康教育是护理活动中全面促进人群健康的一个重要的方面。护士可以通过与患者进行评估性沟通，了解其现有的健康知识需求，并针对患者的个体情况向患者传递有关的健康知识和技能，达到提高患者及家属自我保健的能力。

（五）沟通有利于适应医学模式的转变

生物医学模式是从局部和生物的角度去界定健康与疾病，忽略了人的社会属性，不利于护理工作的进行。现代医学模式不仅把患者看成是生物的人，也是心理的社会的人。参与社会活动与他人交往和沟通是人类重要的心理社会需求，要求护理人员从整体的观念出发，主动关心患者，与患者进行良好的沟通，了解患者的心理精神状态，从整体的角度满足患者的综合要求。

二、护理活动中的治疗性沟通

护士与患者之间的沟通成功与否，除了护患双方本身的因素外，还存在沟通技能的问题。护理活动中的沟通必须是双向的，既需要接收信息，又需要发送信息，才能达到预期的沟通效果。人与人之间由于年龄、性别、背景、受教育程度、生活环境、种族文化差异等因素，使人形成不同的价值观念和生活方式，这些价值观念和生活方式的差异，将直接影响护患之间的沟通效果。认识这些因素，将有助于沟通的成功。

（一）治疗性沟通的含义与特点

治疗性沟通是指护患之间、护理人员之间、护理人员与医师及其他医务人员之间，围绕患者的治疗问题并能对治疗起积极作用而进行的信息传递和理解。治疗性沟通是一般沟通在护理实践中的应用,除一般沟通的特征外,还具有以下自身的特征。

1.以患者为中心

在日常生活中,沟通的双方处于平等互利的地位,沟通的双方能关注对方的动机、情绪,并能根据对方的反应做出相应的改变。在这种沟通中,双方是平等的、无主动与被动之分。而在治疗性沟通中信息传递的焦点是围绕着患者进行的,在护理服务过程中,应以满足患者的需求为主要沟通目的。

2.治疗性沟通有明确的目的性

治疗性沟通的目的在于:①建立和维护良好的护患关系,有利于护理工作的顺利进行。②收集患者的资料,进行健康评估,确定患者的健康问题。③针对患者存在的健康问题实施护理活动。④了解患者的心理精神状态,对患者实施心理护理,促进患者的心理健康。⑤共同讨论确定解决患者的护理问题。医疗护理活动中所有的沟通内容都是为了解决患者的健康问题,达到恢复、促进、维持患者健康的目的,这是治疗性沟通的一个重要特征。

3.沟通过程中的护患自我暴露的要求

沟通过程中的护患自我暴露的要求是与一般性沟通的重要区别。一般来说,在社交性沟通中,沟通双方都会有一定程度和内容的自我暴露,虽然在暴露的量和程度上不一定对等,而在治疗性沟通中,比较注重的是促进患者的自我暴露,以增加患者对自我问题的洞察力和便于护理人员了解患者实际情况,评估患者的需求。而对护理人员,则要求在患者面前尽量减少自我暴露,以免患者反过来担心护理人员而增加患者的压力。

(二)评估患者的沟通能力

评估患者的沟通能力是有效进行治疗性沟通的基础条件。人的沟通能力是不同的,影响患者沟通能力的因素很多,除了不同的经济文化背景、价值观因素外,患者自身的生理、心理状况等因素也会影响患者的沟通能力。护理人员只有充分了解患者沟通能力方面的有关信息,才能有的放矢地进行沟通,达到预期目的。患者沟通能力评估主要包括以下几方面。

1.听力

一定程度的听力是语言沟通应具备的基本条件。当患者的听觉器官受到损伤后,会出现听力的缺陷,直接影响与患者进行有声语言的沟通。除了各种原因引起的耳聋外,老年人随着年龄的增长,也会出现听力下降。

2.视力

据统计,人的信息80%以上是通过视觉获得,视力的好坏,直接影响患者对非语言的沟通,良好的视力能提高沟通的效率。

3.语言表达能力

每个人的语言表达能力不同。如对同一件事情的陈述,有些人描述得很清楚,而有些人却不知道怎样叙述。语言表达能力还受到个体年龄、教育文化背景、个体患病经验等因素的影响。

4.语言的理解能力

良好的沟通,不仅仅需要良好的表达能力,而且需要良好的理解能力。如有些人听不懂外语、方言,容易造成沟通困难。人的理解能力同样受到文化教育等因素的影响。

5.病情和情绪

患者病情的轻重和情绪直接影响沟通的效果。患者病重时无兴趣和精力进行,甚至不能进行语言沟通。护士可以通过观察患者的身体语言获取信息,评估患者,制订护理计划,进行护理干预。

(三)如何引导患者谈话

1.护士要有同情心

护士是否关心患者,对患者是否有同情心,是患者是否愿意与护士沟通的基础和关键。对患者而言,患病后总认为自己的病情很严重,希望护士特别关注、关心、照顾,以他为中心,一切以他为重。但事实上护士不能满足患者的所有要求。因为一个护士不仅要照顾这个特定的患者,同时还要护理其他患者。但护士要从态度和行为上表现出对患者的关心和同情,并对患者做适当的解释,如"请稍候,等我把手里的事处理完就来"。

2.使用开放式谈话方式

开放式谈话原则上是向患者提出问题,即询问患者,患者根据其实际情况回答。而不是由护士提供答案,让患者在几个答案中选择。

例如,患者:"我可以留陪护吗?"护士:"不行,这是医院的规定。"这样,患者与护士的谈话就结束了。这是一种封闭式谈话,护士只能获取少量信息。如果改变问话方式,谈话就会进行下去,并且能获取更多信息。

护士:"按医院规定是不能留陪护的,请问你为什么想留陪护?"患者:"我明天手术,心里有些紧张,希望家属能陪伴我。"这样,护士就可以获得患者紧张的信息,并采取相应措施缓解患者的紧张情绪。

3.学会询问

在医疗护理实践中护理人员可向患者提出一些问题,并采用鼓励的语言和促使患者把自己的真实感受讲出来,询问可帮助医护人员获取信息和确认有关健康问题,以保证医疗护理措施的有效进行。

(四)其他常用护患沟通策略

1.了解患者的价值观、情感和态度

患者的文化程度、生活环境、文化背景、信仰和价值观,直接影响患者对某些事件的看法和采取的行为。护理人员只有在充分了解患者情况的基础上,才能与患者进行很好的沟通,避免误解。

2.尊重患者

每个患者都有尊严,护士应该以礼貌、尊重的态度对待他们,以真心、爱心赢得患者的信任。尊重患者是与患者进行良好沟通并建立良好护患关系的先决条件。病重或视力差的患者,存在生活部分或完全不能自理等问题,易产生孤独、焦虑、自卑的感觉,护士应主动关心患者,多与其沟通,了解和满足患者的需要。

3.掌握谈话节奏

不同的患者,其谈话和反应的节奏不同,有快有慢,护士应根据患者的具体情况,注意掌握沟通的节奏,尽量与患者保持一致,而不能强迫患者与护士保持一致。如与某患者的沟通一直都很顺利,按计划今天护士要与患者进行某个问题的沟通,但患者拒绝回答,或干脆不理睬。这时,护士就要考虑是否交谈进行得太快,患者不能适应是否应该调整谈话节奏或进程。

4.合理分配时间

与患者的沟通需要进行时间安排,如果是比较正式的沟通,如对患者进行评估,进行健康教育,则要有一定的时间计划。如这个话题将要花多长时间。是否需要事先约定。如对糖尿病患者实施胰岛素的自我注射方法教育,在时间安排上注意与主要的治疗和其他护理的时间错开,有足够的时间实施教育计划而不被打断,才能保证健康教育顺利和有效。

5.积极的倾听态度

护士认真、积极的倾听态度,表示出对患者的谈话感兴趣,愿意听患者诉说,是鼓励患者继续交谈下去的动力。如果是正式谈话,需事先安排合适的时间,不要让其他事情分散自己的注意力。仔细倾听患者的诉说,不轻易打断患者的陈述。护士应用自己的眼睛、面部表情、话语传递出对患者的关注。在与患者交谈的过程中,护士注意观察患者的面部表情、姿势、动作、说话的语调等,有时患者的身体语言更能表达患者的真实意思。沟通中最重要的技巧是关注对方,关注患者的需要,而不是关注护士的需要。谈话过程中注意不要有东张西望和分散注意力的小动作,如不停地看表、玩弄手指或钥匙等,这些会使对方认为你心不在焉,影响沟通的进行。同时,护士应及时回应患者,对视力好或有残余视力的患者,可用点头等身体语言示意;对视力差的患者应给予口头上的反应,如"是吗""你说得对"等话语,以促进沟通的继续进行。

6.传递温暖的感觉

护士在与患者沟通时,尽量在各方面使患者感到舒适,如安排谈话的时间、地点、沟通的方式等。在日常护理工作中,护士应表现出愿意与患者接触、愿意帮助他,关心他的行为和态度,使患者感到被尊重、被关心和被重视。真诚对待患者,赢得患者的信任。护患之间只有建立较深的信任感,才能达到较高层次的沟通。

7.巧用非语言沟通

护士的手势、面部表情、语调等也能传递出对患者的关心和对沟通的关注等信息。在患者行走时搀扶他(她),痛苦时抚慰他(她),紧张时握住他(她)的双手以及帮助患者整理用物,将其用物放在患者易于取拿之处,这些行为都是无声的语言,传递着护士的关心和爱心。

8.注意观察患者的非语言表达方式

护士可通过观察患者的面部表情、姿势、眼神等,了解患者的真实信息。患者可能并没有用语言表达自己的情绪,但从患者的表情中护士也可以得到一些信息,如从患者捂住腹部的姿势上,护士能判断出患者可能有腹部不适等。

9.保护患者的隐私

如谈话的内容涉及患者的隐私,不要传播给与治疗和护理无关的医务人员,更不能当笑料或趣闻四处播散。如有必要转达给他人时,应告诉患者并征得其同意。如患者告诉护士她的人工流产情况,若与治疗方案的选择有关,需转告医师时,护士要向患者说明将把这一信息告诉医师并解释转告医师的必要性。

10.理解患者的感觉

人是经验主义的,对于人和事的理解高度依赖于自己的直接经验。人的思维常常以自我为中心,没有切身体验过的事往往觉得难以理解。只有当别人经历的情感是自己曾经体验过或正在体验的,才能真正理解。因此,自我经验的丰富无疑是护理人员理解和同情患者的前提。但是,由于受年龄、阅历和生活视野等因素的限制,人们亲身体验、亲眼所见的事物总是不够的,这就需要靠"移情"来补偿。移情不是指情感的转移,而是对人更高一层的理解与同情。它的含义包括:①用对方的眼光来看待对方世界。②用对方的心灵来体会对方的世界。在护理队伍中,绝大多数护士都不曾体会疾病缠身对人的身心折磨,也未曾遭遇更多的人生坎坷与磨难,故对患者的某些要求及表现缺乏同情和理解。如果我们能设身处地地从患者的角度理解患者的疾苦,倾听他们的诉说并给予真诚的关怀,就能使护理工作更有成效。

11.对患者的需要及时做出反应

在绝大多数情况下,护士与患者交谈都带有一定的目的性。患者的一般需要和情感需要将得到回应。如患者诉说某处疼痛,护士应立即评估患者的疼痛情况,并给予及时处理;如问题严重,护士不能单独处理时,应及时通知医师进行处理,不能因有其他事情而怠慢患者。

12.向患者提供健康有关的信息

护理活动中、护士应尽量利用和患者接触的时间,向患者提供有关信息,解答患者的疑问。在向患者提供信息时,应使用通俗易懂的语言,尽量不用或少用医学专业术语。

对一时不能解答的问题,护士应如实告诉患者并及时、努力地寻求答案,切忌对患者说谎或胡乱解答,对一些可能医师才了解的信息,护士可告诉患者会去问医师,或建议患者直接去问医师。

三、建立良好的护患沟通途径

由于护患之间存在个体差异和群体差异,如儿童与老年患者就有其年龄特点,在沟通过程中既具有一般人际沟通共同的特点,也具有护患沟通独有的特点和途径,了解和掌握好这些特殊年龄段患者的特点,将有利于进行护患沟通,提高护理措施的有效性,促进患者的康复。

特殊年龄段主要是指儿童和老年人,他们在沟通方面具有一定的特点,如不了解他们的特点,将不能进行有效的沟通,甚至会导致沟通的失败。

(一)儿童与青少年的特点及沟通要求

与儿童进行沟通需要一些特别的考虑,才能与儿童及其家长建立良好的治疗性人际关系。不同年龄段的儿童有不同的沟通特点,护士只有了解这些特殊年龄段患者的特点,才能与他们进行有效的沟通。

1.婴儿的特点和沟通技巧

婴儿阶段的患者不具备用语言进行沟通和表达个体感受的能力,常以哭、笑动作等非语言形式表达自己的舒适与否、好恶等。护士在与婴儿沟通时应避免过大和刺耳的声音,不要突然移动,动作应轻缓,轻柔的抚摸有助于使婴儿安静下来。沟通时,护士应面带微笑、在婴儿的视野范围内。多与婴儿接触,特别是将他们抱在胸前,让他熟悉护士,使他们感到安全和温暖。

2.幼儿或学龄前儿童的特点和沟通技巧

此年龄段的幼儿能用语言和非语言的形式简单地表达自己的意见和感受,他们自我中心意识较强,说话和思维是具体的,不抽象。与这个年龄段的儿童沟通,重点是关注孩子的个人需要和兴趣。告诉孩子他(她)应该怎样做,怎样去感觉,允许孩子自己去探索周围环境(如玩听诊器、压舌板等,但须注意安全)。在与孩子谈话时注意用简单的短句、熟悉的词汇和具体形象的解释。注意避免使用含糊不清的话语,直截了当的语言更利于他们的理解,如直接对孩子说:"现在该吃药了"。

3.学龄期儿童的特点和沟通技巧

学龄期儿童能使用语言进行沟通。他们有较强的求知欲,对周围世界感兴趣,关心自己身体的完整性。在与学龄期儿童交往时,护士应对其感兴趣的事物给予简单的说明和解释,必要时给他们示范怎样操作一些仪器和设备,如给洋娃娃打针,以帮助他们克服对打针的恐惧;鼓励他们表达自己的兴趣、爱好、恐惧等,便于护士针对性地进行护理。

4.少年的特点和沟通技巧

少年人群的抽象思维、逻辑判断能力和行为介于成人和儿童之间,喜欢独立行事。护士应允许他们有自己的想法,不要强迫他们;认真倾听他们的诉说,了解他们的想法。在这个阶段的孩子可能有他们年龄段的一些独特的词汇,所以护士应熟悉并且能运用这些独特的词汇,以利于更好地与孩子进行沟通。

值得注意的是,儿童特别是年龄较小的儿童,对非语言信息比语言信息更敏感,他们往往对一定的姿势和移动的物体更有兴趣,突然的移动或威胁的动作可能会使儿童惊吓,所以护士的任何动作都必须轻缓,温柔、友善和平缓的语调能使患儿感到舒适和容易接受。

儿童也有被尊重的需要,当大人以俯视姿势与他们谈话时,他们会感到不高兴。所以在与儿童交谈时,护士的眼睛应尽量与他们的眼睛处于一个水平面。当孩子患病后,他们会感到无助,护士在与他们交谈时,应坐在矮椅子上或蹲下身来,有时甚至可以将他们抱在怀里或放在腿上。

任何时候,护士在给患儿做解释或指导时,都应使用简单的和直接的语言,并且告诉儿童你希望他怎样做。为了减少儿童的恐惧和焦虑,给儿童的一些解释应该在操作前进行,一般不提早告知。

绘画和游戏是与幼儿有效沟通的两种重要方式。绘画给儿童提供了非语言表达(绘画)和语言表达(解释画面)的机会。儿童的绘画通常能显示出他们自己的经历、喜好等信息,有时候可以作为心理分析的资料。护士也可以从儿童的绘画上开始与他们的交谈。游戏是一种独特的沟通方式。在游戏过程中,儿童与护士逐渐熟悉,戒备和恐惧心理得到缓解,护士就能了解儿童的真实情况。治疗性的游戏能减轻患儿的焦虑和因疾病引起的不适。在给患儿进行体格检查前,先与他们游戏,再进行体格检查,可取得他们的配合。

儿童与他们的父母接触的时间最多,如果患儿不能表达或表达不清,患儿的相关信息就可以从他们的家长处得到核实或由家长提供。

(二)老年人的特点及沟通要求

老年人是社会中一个特殊的群体,随着社会的老龄化,老年人口会越来越多。老年人患病率和住院率也高于其他人群,所以与老年人的沟通是做好老年患者护理服务的关键。

1.老年人的沟通特点

老年人随着机体的生理性老化,感觉器官的功能也逐渐减退或出现病变,如老年性白内障、青光眼、黄斑变性、糖尿病视网膜病变、眼底血管性病变以及老年聋等,加上老年患者的记忆力下降,将严重影响患者与他人的沟通。一般老年人的共同特点如下。①视力差:老年人视力减退的程度和持续时间各异,但都不同程度地影响与他人沟通的能力,特别是患者对他人身体语言的感受。人从外界环境接受各种信息时,有80%以上的信息是从视觉通道输入。由于视力受损,患者接受信息的能力减弱和变慢,所以老年患者对护士所给信息的反应速度不及正常人或年轻人快。②反应变慢:老年人对外界事物的灵敏性和反应速度下降,会不同程度地影响老年人与他人的沟通。③记忆力下降:会直接影响老年人对某些信息的记忆和回忆,从而影响沟通效果。④听力下降:也会直接影响沟通双方口头语言信息的传递和理解。

2.与老年人沟通时的注意事项

(1)选择适当的沟通方式:通过评估老年人的沟通能力,选择适当的方式与老年人进行沟通。

如交谈、表情与手势、书写等,强化沟通效果。

(2)语速要慢:因为老年人的反应速度减慢,在与老年人进行沟通时,要适当减缓语言速度,说完一句话后应给一定的时间让老年人反应,切忌催促。

(3)创造一个适宜沟通的环境:如患者舒适的体位,安静的环境,没有人打断,时间充裕。

(4)简短、重复:在与老年人沟通时,注意语句简短,一次交代一件事情,以免引起老年人的混淆。对重要的事情,有必要重复交代,直到老年人理解、记住为止,必要时可用书面记录提示或告知其家属,协助老年人完成。

(陈丽丽)

第二章 护理学基础理论

第一节 系 统 理 论

一、系统理论的产生

系统,作为一种思想,早在古代就已萌芽,但作为科学术语使用,还是在现代。系统论的观点起源于 20 世纪 20 年代,由美籍奥地利理论生物学家路·贝塔朗菲提出,1932－1934 年,他先后发表了《理论生物学》和《现代发展理论》,提出用数学和模型来研究生物学的方法和机体系统论概念,可视为系统论的萌芽。1937 年,贝塔朗菲第一次提出一般系统论的概念。1954 年,以贝塔朗菲为首的科学家们创办了"一般系统论学会"。1968 年,贝塔朗菲发表了《一般系统论——基础、发展与应用》。系统论主要解释了事物整体及其组成部分间的关系,以及这些组成部分在整体中的相互作用。其理论框架被广泛应用到许多科学领域,如物理、工程、管理及护理等,并日益发挥重大而深远的影响。

二、系统的基本概念

(一)系统的概念

系统是由相互联系、相互依赖、相互制约、相互作用的事物和过程组成的,具有整体功能和综合行为的统一体。各种系统,尽管它的要素有多有少,具体构成千差万别,但总有两部分组成:一部分是要素的集合;另一部分是各要素间相互关系的集合。

(二)系统的基本属性

系统是多种多样的,但都具有共同的属性。

1.整体性

组成系统的每个部分都具有各自独特的功能,但这些组成部分不具有或不能代表系统总体的特性。系统整体并不是由各组成部分简单罗列和相加构成的,各部分必须相互作用、相互融合才能构成系统整体。因此,系统整体的功能大于并且不同于各组成部分的总和。

2.相关性

系统的各个要素之间都是相互联系、相互制约,若任何要素的性质或行为发生变化,都会影响其他要素,甚至系统整体的性质或行为。如人是一个系统,作为一个有机体,由生理、心理、社会文化等各部分组成,其整体生理机能又由血液循环、呼吸、消化、泌尿、神经肌肉和内分泌等不同系统和组织器官组成。当一个人神经系统受到干扰,就会影响他的消化系统、心血管系统的功能。

3.层次性

对于一个系统来说,它既是由某些要素组成,同时,它自身又是组成更大系统的一个要素。系统的层次间存在着支配与服从的关系。高层次支配低层次,决定系统的性质,低层次往往是基础结构。

4.动态性

系统是随时间的变化而变化。系统进行活动,必须通过内部各要素的相互作用,能量、信息、物质的转换,内部结构的不断调整以达到最佳功能状态。此外,系统为适应环境,维持自身的生存与发展,需要与环境进行物质、能量、信息的交流。

5.预决性

系统具有自组织、自调节能力,可通过反馈适应环境,保持系统稳态,这样就呈现某种预决性。预决性程度标志系统组织水平高低。

三、系统的分类

自然界或人类社会可存在千差万别的各种系统,可从不同角度对它们进行分类。分类方法如下。

(一)按组成系统的要素性质分类

系统可分成自然系统与人造系统。自然系统如生态系统、人体系统等;人造系统如机械系统、计算机软件系统等。自然系统与人造系统的结合,称复合系统,如医疗系统、教育系统。

(二)按组成系统的内容分类

系统可分为物质系统与概念系统。物质系统如动物、仪器等;概念系统如科学理论系统、计算机程序软件等。多数情况下,实物系统与概念系统是相互结合、密不可分的。

(三)按系统与环境的关系分类

系统可分为开放系统与封闭系统。封闭系统是指与环境间不发生相互作用的系统,即与环境没有物质、信息或能量的交换,事实上绝对的封闭系统是不存在的。与封闭系统相反,开放系统是指通过与环境间的持续相互作用,不断进行物质、能量和信息交流的系统,如生命系统、医院系统等。在开放系统中,按系统有无反馈可分为开环系统与闭环系统。没有反馈的系统称开环系统,有反馈的系统称闭环系统。

(四)按系统运动的属性分类

系统可分为动态系统与静态系统。动态系统如生物系统、生态系统;静态系统如一个建筑群、基因分析图谱等。

四、系统理论的基本原则及在护理实践中的应用

(一)整体性原则

整体性原则是系统理论最基本的原则,也是系统理论的核心。

1.从整体出发,认识、研究和处理问题

护理人员在处理患者健康问题时,要以整体为基本出发点,深入了解,把握整体,找出解决问

题的有效方法。

2.注重整体与部分、部分与部分之间的相互关系

从整体着眼,从部分入手,把护理工作的重点放在系统要素的各种联系关系上。如医院的护理系统从护理部到病区助理护士,任何一个要素薄弱,都会影响医院护理的整体效应。

3.注重整体与环境的关系

整体性原则要求护理人员在护理患者时,要考虑系统对环境的适应性,通过调整人体系统内部结构,使其适应周围环境,或是改变周围环境,使其适应系统发展的需要。

(二)优化原则

系统的优化原则是通过系统的组织和调节活动,达到系统在一定环境下最佳状态,发挥最好功能。

1.局部效应应服从整体效应

系统的优化是与系统整体性紧密联系的,当系统的整体效应与局部效应不一致时,局部效应须服从整体效应。护理人员在实施计划护理中,都要善于抓主要矛盾,追求整体效应,实现护理质量、效率的最优化。

2.坚持多极优化

优化应贯穿系统运动全过程。护理人员在护理患者时,为追求最佳护理活动效果,从确定患者健康问题、确定护理目标、制订护理措施、实施护理计划、建立评价标准等都要进行优化抉择。

3.优化的绝对性与相对性相结合

优化本身的"优"是绝对的,但优化的程度是相对的。护理人员在工作中选择优化方案时,应从实际出发、科学分析、择优而从,如工作中常会遇到一些牵涉多方面的复杂病情的患者或复杂研究问题,往往会出现这方面问题解决较好,而那方面问题却未能很好解决,且难找到完善的方案。这就要在相互矛盾的需求之中,选择一个各方面都较满意的相对优化方案。

(三)模型化原则

预先设计一个与真实系统相似的模型,通过对模型的研究来描述和掌握真实系统的特征和规律的方法称模型化。在模型化过程中须遵循的原则称模型化原则。在护理研究领域中应用的模型有多种,如形态上可分为具体模型与抽象模型。从性质上可分为结构模型与功能模型。在设计模型进行护理研究时,必须遵循模型化原则。模型化原则有以下3个方面。

1.相似性原则

模型必须与原型相似,这样建立的模型才能真正反映原型的某些属性、特征和运动规律。

2.简化原则

模型既应真实,又应是原型的简化,如无简化性,模型就失去它存在的意义。

3.客观性原则

任何模型总是真实系统某一方面的属性、特征、规律性的模仿,因此建模时,要以原型作为检验模型的真实性客观依据。

（田　虹）

第二节 需 要 理 论

一、需要概述

每个人都有一些基本的需要,包括生理的、心理的和社会的。这些需要的满足使人类得以生存和繁衍发展。

(一)需要的概念

需要是人脑对生理与社会要求的反应。人类的基本需要具有共性,在不同年代、不同地区或不同人群,为了自身与社会的生存与发展,必须对一定的事物产生需求,例如,食物、睡眠、情爱、交往等,这些需求反映在个体的头脑中,就形成了他的需要。当个体的需要得到满足时,就处于一种平衡状态,这种平衡状态有助于个体保持健康。反之,当个体的需要得不到满足时,个体则可能陷入紧张、焦虑、愤怒等负性情绪中,严重者可导致疾病的发生。

(二)需要的特征

1.需要的对象性

人的任何需要都是指向一定对象的。这种对象既可以是物质性的,也可以是精神性的。无论是物质性的还是精神性的需要,都须有一定的外部物质条件才可获得满足。

2.需要的发展性

需要是个体生存发展的必要条件,如婴儿期的主要需要是生理需要,少年期则产生了尊重的需要。

3.需要的无限性

需要不会因暂时满足而终止,当某些需要满足后,还可产生新的需要,新的需要就会促使人们去从事新的满足需要的活动。

4.需要的社会历史制约性

人的各种需要的产生及满足均可受到所处环境条件与社会发展水平的制约。

5.需要的独特性

人与人之间的需要既有相同,也有不同,其需要的独特性是个体的遗传因素、环境因素所决定。在临床工作中,护理人员应细心观察患者需要的独特性,及时给予合理的满足。

(三)需要的分类

常见的分类有两种。

1.按需要的起源分类

需要可分生理性需要与社会化需要。生理性需要如饮食、排泄等;社会性需要如劳动、娱乐、交往等。生理性需要主要作用是维持机体代谢平衡;社会性需要的主要作用是维持个体心理与精神的平衡。

2.按需要的对象分类

需要可分物质需要与精神需要。物质需要如衣、食、住、行等;精神需要如认识的需要、交往的需要等。物质需要既包括生理性需要,也包括社会性需要;精神需要是指个体对精神文化方面

23

的要求。

(四)需要的作用

需要是个体从事活动的基本动力,是个体行为积极性的源泉。根据需要的作用,护理人员在护理患者时,既要满足患者的基本需要,又要激发患者依靠自己的力量恢复健康的需要。

二、需要层次理论

许多哲学家和心理学家试图将人的需要这一概念发展成理论,并用以解释人的行为。心理学家亚伯拉罕·马斯洛于1943年提出了人类基本需要层次论,这一理论已被广泛应用于心理学、社会学和护理学等许多学科领域。

(一)需要层次论的主要内容

马斯洛将人类的基本需要分为5个层次,并按照先后次序,由低向高依次排列,包括生理的需要、安全的需要、爱与归属的需要、尊敬的需要和自我实现的需要。

1.生理的需要

生理的需要是人类最基本的需要,包括食物、空气、水、温度(衣服和住所)、排泄、休息和避免疼痛。

2.安全的需要

人需要一个安全、有秩序、可预知、有组织的世界,以使其感到有所依靠,不被意外的、危险的事情所困扰,即包括安全、保障、受到保护,以及没有焦虑和恐惧。

3.爱与归属的需要

人渴望归属于某一群体并参与群体的活动和交往,希望在群体或家庭中有一个适当的位置,并与他人有深厚的情感,即包括爱他人、被爱和有所归属,以免遭受遗弃、拒绝、举目无亲等痛苦。

4.尊敬的需要

尊敬的需要是个体对自己的尊严和价值的追求,包括自尊和被尊两方面。尊敬需要的满足可使人感到自己有价值、有能力、有力量和必不可少,使人产生自信心。

5.自我实现的需要

自我实现的需要是指一个人要充分发挥自己才能与潜力的要求,是力求实现自己可能之事的要求。

马斯洛在晚年时,又把人的需要概括为三大层次:基本需要、心理需要和自我实现需要。

(二)各需要层次之间的关系

马斯洛不仅将人的需要按照不同层次进行了划分,而且十分强调各层次之间的关系。他指出如下几点。

(1)必须首先满足较低层次的需要,然后再考虑满足较高层次的需要。生理需求是最低层次的,也是最重要的,人在最基本的生理需要满足后,才得以维持生命。

(2)通常一个层次的需要被满足后,更高一层的需要才会出现,并逐渐明显和强烈。例如,人的生理需要得到满足后,会争取满足安全的需要;同样,在安全的需要满足之后,才会提出爱和更高层次的需要。但是,有些人在追求满足不同层次的需要时会出现重叠,甚至颠倒。例如,有的科研工作者为探求科学真理(自我实现),不顾试验场所可能存在危害生命的因素(安全的需要);有的运动员为夺冠军,为祖国争光(自我实现),不考虑自己可能会受伤甚至致残(生理和安全的需要),也要勇往直前。

（3）维持生存所必需的低层次需要是要求立即和持续予以满足的，如氧气；越高层次的需要越可被较长久地延后，如性的需要、尊敬的需要等。但是，这些可被暂时延缓或在不同时期有所变化的需要是始终存在的，不可被忽视。

（4）人们满足较低层次需要的活动基本相同，如对氧的需要，都是通过呼吸运动来满足。而越是高层次的需要越为人类所特有，人们采用的满足方式越具有差异性，如满足自我实现需要的需要时，作家从事写作，科学家作研究，运动员参加竞赛等。同时，低层次需要比高层次需要更易确认、更易观测、更有限度，如人只吃有限的食物，而友爱、尊重和自我实现需要的满足则是无限的。

（5）随着需要层次向高层次移动，各种需要满足的意义对每个人来说越具有差异性。这是受个人的愿望、社会文化背景及身心发展水平所决定的。例如，有的人对有一个稳定的职业、受他人尊敬的职位就很满意了，而有的人还要继续学习，获得更高的学位，不断改革和创新。

（6）各需要层次之间可相互影响。例如，有些较高层次需要并非生存所必需，但它能促进生理机能更旺盛，使人的健康状态更佳、生活质量更高，如果不被满足，会引起焦虑、恐惧、抑郁等情绪，导致疾病发生，甚至危及生命。

（7）人的需要满足程度与健康成正比。当所有的需要被满足后，就可达到最佳的健康状态。反之，基本需要的满足遭受破坏，会导致疾病。人若生活在高层次需要被满足的基础上，就意味着有更好的食欲和睡眠、更少的疾病、更好的心理健康和更长的寿命。

(三)需要层次论对护理的意义

需要层次论为护理学提供了理论框架，它是护理程序的理论基础，可指导护理实践有效进行。

（1）帮助护理人员识别患者未满足的需要的性质，以及对患者所造成的影响。

（2）帮助护理人员根据需要层次和优势需要，确定需要优先解决的健康问题。

（3）帮助护理人员观察、判断患者未感觉到或未意识到的需要，给予满足，以达到预防疾病的目的。

（4）帮助护理人员对患者的需要进行科学指导，合理调整需要间关系，消除焦虑与压力。

三、影响需要满足的因素

当人的需要大部分被满足时，人就能处于一种相对平衡的健康状态。反之，会造成机体环境的失衡，导致疾病的发生。因此，了解可能引起人的需要满足的障碍因素十分必要。

(一)生理的障碍

生理的障碍包括生病、疲劳、疼痛、躯体活动有障碍等，如因腹泻而影响水、电解质的平衡，以及食物摄入的需要。

(二)心理的障碍

人处于焦虑、恐惧、愤怒、兴奋或抑郁等状态时会影响基本需要的满足，如引起食欲改变、失眠、精力不集中等。

(三)认知的障碍和知识缺乏

人要满足自身的基本需要是要具备相关知识的，如营养知识、体育锻炼知识和安全知识等。人的认知水平较低时会影响对有关信息的接受、理解和应用。

（四）能力障碍

一个人具备多方面能力,如交往能力、动手能力、创造能力等。当个体某方面能力较差,就会导致相应的需要难以满足。

（五）性格障碍

一个人性格与他的需要产生与满足有密切关系。

（六）环境的障碍

如空气污染、光线不足、通风不良、温度不适宜、噪音等都会影响某些需要的满足。

（七）社会的障碍

缺乏有效的沟通技巧、社交能力差、人际关系紧张、与亲人分离等会导致缺乏归属感和爱,也可影响其他需要的满足。

（八）物质的障碍

需要的满足需要一定的物质条件,当物质条件不具备时,以这些条件为支撑的需要就无法满足。如生理需要的满足需要食物、水;自我实现的需要的满足需要书籍、实验设备等。

（九）文化的障碍

如地域习俗的影响、信仰、观念的不同、教育的差别等,都会影响某些需要的满足。

四、患者的基本需要

一个人在健康状态下能够由自己来满足各类需要,但在患病时,情况就发生了变化,许多需要不能自行满足。这就需要护理人员作为一种外在的支持力量,帮助患者满足需要。

（一）生理的需要

1.氧气

缺氧、呼吸道阻塞、呼吸道感染等。

2.水

脱水、水肿、电解质紊乱、酸碱失衡。

3.营养

肥胖、消瘦、各种营养缺乏、不同疾病（如糖尿病、肾脏疾病）的特殊饮食需要。

4.体温

过高、过低、失调。

5.排泄

便秘、腹泻、大小便失禁等。

6.休息和睡眠

疲劳、各种睡眠形态紊乱。

7.避免疼痛

各种类型的疼痛。

（二）刺激的需要

患者在患病的急性期,对刺激的需要往往不很明显,当处于恢复期时,此需要的满足日趋重要。如长期卧床的患者,如果他心理上刺激的需要、生活上活动的需要得不到满足,那就意味着其心理上、生理上都在退化。因此,卧床患者需要翻身、肢体活动,以减轻或避免皮肤受损、肌肉萎缩等。

长期单调的生活不但引起体力衰退、情绪低落,智力也会受到影响。故应注意环境的美化、安排适当的社交和娱乐活动。长期住院的患者更应注意满足刺激的需要,如布置优美、具有健康教育性的住院环境,病友之间的交流和娱乐等。

(三)安全的需要

患病时由于环境的变化、舒适感的改变,安全感会明显降低,如担心自己的健康没有保障;寂寞和无助感;怕被人遗忘和得不到良好的治疗和护理;对各种检查和治疗产生恐惧和疑虑;对医护人员的技术不信任;担心经济负担问题等。具体护理内容包括以下两点。

1.避免身体伤害

应注意防止发生意外,如地板过滑、床位过高或没有护栏、病室内噪音、院内交叉感染等均会对患者造成伤害。

2.避免心理威胁

应进行入院介绍和健康教育,增强患者自信心和安全感,使患者对医护人员产生信任感和可信赖感,促进治疗和康复。

(四)爱与归属的需要

患病住院期间,由于与亲人的分离和生活方式的变化,这种需要的满足受到影响,就变得更加强烈,患者常常希望得到亲人、朋友和周围人的亲切关怀、理解和支持。护理人员要通过细微、全面的护理,与患者建立良好的护患关系,允许家属探视,鼓励亲人参与护理患者的活动,帮助患者之间建立友谊。

(五)自尊与被尊敬的需要

在爱和所属的需要被满足后,患者也会感到被尊敬和被重视,因而这两种需要是相关的。患病会影响自尊需要的满足,患者会觉得因生病而失去自身价值或成为他人的负担,护理人员在与患者交往中,始终保持尊重的态度、礼貌的举止。

注意帮助患者感到自己是重要的、是被他人接受的,如礼貌称呼患者的名字,而不是床号;初次与患者见面时,护士应介绍自己的名字;重视、听取患者的意见;让患者做力所能及的事,使患者感到自身的价值。

在进行护理操作时,应注意尊重患者的隐私,减少暴露;为患者保密;理解和尊重患者的个人习惯、价值观、宗教信仰等,不要把护士自己的观念强加给患者,以增加其自尊和被尊感。

(六)自我实现的需要

个体在患病期间最受影响而且最难满足的需要是自我实现的需要。特别是有严重的能力丧失时,如失明、耳聋、失语、瘫痪、截肢等对人的打击更大。但是,疾病也会对某些人的成长起到促进作用,从而对自我实现有所帮助。此需要的满足因人而异,护理的功能是切实保证低层次需要的满足,使患者意识到自己有能力、有潜力,并加强学习,为自我实现创造条件。

五、满足患者需要的方式

护理人员满足患者需要的方式有 3 种。

(一)直接满足患者的需要

对于暂时或永久丧失自我满足某方面需要能力的患者,护理人员应采取有效措施来满足患者的基本需要,以减轻痛苦,维持生存。

(二)协助患者满足需要

对于具有或恢复一定自我满足需要能力的患者,护理人员应有针对性地给予必要的帮助和支持,提高患者自护能力,促进早日康复。

(三)间接满足患者的需要

可通过卫生宣教、健康咨询等多种形式为护理对象提供卫生保健知识,避免健康问题的发生或恶化。

(牟晓艳)

第三节 自 理 理 论

奥瑞姆(Dorothea.Elizabeth.Orem)是美国著名的护理理论学家之一。她在长期的临床护理、教育和护理管理及研究中,形成和完善了自理模式。强调护理的最终目标是恢复和增强人的自护能力,对护理实践有着重要的指导作用。

一、自理理论概述

奥瑞姆的自理模式主要包括自理理论、自理缺陷理论和护理系统理论。

(一)自理理论

每个人都有自理需要,而且因不同的健康状况和生长发育的阶段而不同。自理理论包括自我护理、自理能力、自理的主体、治疗性自理需要和自理需要等五个主要概念。

(1)自我护理是个体为维持自身的结构完整和功能正常,维持正常的生长发育过程,所采取的一系列自发的调节行为。人的自我护理活动是连续的、有意义的。完成自我护理活动需要智慧、经验和他人的指导与帮助。正常成人一般可以进行自我护理活动,但是婴幼儿和那些不能完全自我护理的成人则需要不同程度的帮助。

(2)自理能力是指人进行自我护理活动的能力,也就是从事自我照顾的能力。自理能力是人为了维护和促进健康及身心发展进行自理的能力,是一个趋于成熟或已成熟的人的综合能力。人为了维持其整体功能正常,根据生长发育的特点和健康状况,确定并详细叙述自理需要,进行相应的自理行为,满足其特殊需要,比如人有预防疾病和避免损伤的需要,在患病或受损伤后,有减轻疾病或损伤对身心损害的需要。奥瑞姆认为自理能力包括 10 个主要方面:①重视和警惕危害因素的能力:关注身心健康,有能力对危害健康的因素引起重视,建立自理的生活方式。②控制和利用体能的能力:人往往有足够的能量进行工作和日常生活,但疾病会不同程度地降低此能力,患病时人会感到乏力,无足够的能量进行肢体活动。③控制体位的能力:当感到不适时,有改变体位或减轻不适的能力。④认识疾病和预防复发的能力:患者知道引发疾病的原因、过程、治疗方法及预后,有能力采取与疾病康复和预防复发相关的自理行为,如改善或调整原有的生活方式,避免诱发因素、遵医嘱服药等。⑤动机:是指对疾病的态度。若积极对待疾病,患者有避免各种危险因素的意向或对恢复工作回归社会有信心等。⑥对健康问题的判断能力:当身体健康出现问题时,能做出决定,及时就医。⑦学习和运用与疾病治疗和康复相关的知识和技能的能力。⑧与医护人员有效沟通,配合各项治疗和护理的能力。⑨安排自我照顾行为的能力,能解释自理活动的内容和益处,并合理安排自理活动。⑩从个人、家庭和社会各方面,寻求支持和帮助的能力。

(3)自理的主体:是指完成自我护理活动的人。在正常情况下,成人的自理主体是本身,但是儿童、患者或残疾人等的自理主体部分是自己、部分为健康服务者或是健康照顾者如护士等。

(4)治疗性自理需要:指在特定时间内,以有效的方式进行一系列相关行为以满足自理需要,包括一般生长发育的和健康不佳时的自理需要。

(5)自理需要:为了满足自理需要而采取的所有活动,包括一般的自理需要,成长发展的自理需要和健康不佳的自理需要。

一般的自理需求:与生命过程和维持人体结构和功能的整体性相关联的需求。①摄取足够的空气、水和食物。②提供与排泄有关的照料。③维持活动与休息的平衡。④维持孤独及社会交往的平衡。⑤避免对生命和健康有害因素。⑥按正常规律发展。

发展的自理需求:与人的成长发展相关的需求;不同的发展时期有不同的需求;有预防和处理在成长过程中遇到不利情况的需求。

健康不佳时的自理需求:个体在身体结构和功能、行为和日常生活习惯发生变化时出现的自理需求。包括:①及时得到治疗。②发现和照顾疾病造成的影响。③有效地执行诊断、治疗和康复方法。④发现和照顾因医护措施引起的不适和不良反应。⑤接受并适应患病的事实。⑥学习新的生活方式。

(6)基本条件因素:反映个体特征及生活状况的一些因素。包括:年龄、健康状况、发展水平、社会文化背景、健康照顾系统、家庭、生活方式、环境和资源等。

(二)自理缺陷理论

自理缺陷是奥瑞姆理论的核心,是指人在满足其自理需要方面,在质或量上出现不足。当自理需要小于或等于自理主体的自理能力时,人就能进行自理活动。当自理主体的自理能力小于自理需要时,就会出现自理缺陷。这种现象可以是现存的,也可以是潜在的。自理缺陷包括两种情况:当自理能力无法全部满足治疗性自理需求时,即出现自理缺陷;另一种是照顾者的自理能力无法满足被照顾者的自理需要。自理缺陷是护理工作的重心,护理人员应与患者及其家属进行有效沟通,保持良好的护患关系,以确定如何帮助患者,与其他医疗保健专业人士和社会教育性服务机构配合,形成一个帮助性整体,为患者及其家属提供直接帮助。

(三)护理系统理论

护理系统是在人出现自理缺陷时护理活动的体现,是依据患者的自理需要和自理主体的自理能力制订的。

护理力量是受过专业教育或培训的护士所具有的护理能力。既了解患者的自理需求及自理力量,并做出行动、帮助患者,通过执行或提高患者的自理力量来满足治疗性自理需求。

护理系统也是护士在护理实践中产生的动态的行为系统,奥瑞姆将其分为3个系统:即全补偿护理系统、部分补偿系统、辅助教育系统。各护理系统的适用范围、护士和患者在各系统中所承担的职责如下所述。

1.全补偿护理系统

患者没有能力进行自理活动;患者神志和体力上均没有能力;神志清楚,知道自己的自理需求,但体力上不能完成;体力上具备,但存在精神障碍无法对自己的自理需求做出判断和决定,对于这些患者需要护理给予全面的帮助。

2.部分补偿护理系统

这是满足治疗性自理需求,既需要护士提供护理照顾,也需要患者采取自理行动。

3.辅助-教育系统

患者能够完成自理活动,同时也要求其完成;需要学习才能完成自理,没有帮助就不能完成。护士通过对患者提供教育、支持、指导,提高患者的自理能力。

这 3 个系统类似于我国临床护理中一直沿用至今的分级护理制度,即特级和一级护理、二级护理和三级护理。

奥瑞姆理论的特征:其理论结构比较完善而有新意;相对简单而且易于推广;奥瑞姆的理论与其他已被证实的理论、法律和原则也是一致的;奥瑞姆还强调了护理的艺术性,以及护士应具有的素质和技术。

二、自理理论在护理实践中的应用

奥瑞姆的自理理论被广泛应用在护理实践中,她将自理理论与护理程序有机地联系在一起,通过设计好的评估方法和工具评估患者的自理能力及自理缺陷,以帮助患者更好地达到自理。她将护理程序分为以下 3 步。

(一)评估患者的自理能力和自理需要

在这一步中,护士可以通过收集资料来确定病种存在哪些自理缺陷,以及引起自理缺陷的原因,评估患者的自理能力与自理需要,从而确定患者是否需要护理帮助。

1.收集资料

护士收集的资料包括患者的健康状况,患者对自身健康的认识,医师对患者健康的意见,患者的自理能力,患者的自理需要等。

2.分析与判断

在收集自理能力资料的基础上,确定以下问题:①患者的治疗性自理需要是什么。②为满足患者的治疗性自理需求,其在自理方面存在的缺陷有哪些。③如果有缺陷,由什么原因引起的。④患者在完成自理活动时具备的能力有哪些。⑤在未来一段时间内,患者参与自理时具备哪些潜在能力,如何制订护理目标。

(二)设计合适的护理系统

根据患者的自理需要和能力,在完全补偿系统、部分补偿系统和支持-教育系统中选择一个合适的护理系统,并依据患者智力性自理需求的内容制订出详细的护理计划,给患者提供生理和心理支持及适合于个人发展的环境,明确护士和患者的角色功能,以达到促进健康、恢复健康、提高自理能力的目的。

(三)实施护理措施

根据护理计划提供适当的护理措施,帮助和协调患者恢复和提高自理能力,满足患者的自理需求。

(王秋爽)

第四节　健康系统理论

贝蒂·纽曼(Betty Neuman)1970 年提出了健康系统模式,后经两年的完善于 1972 年在《护理研究》杂志上发表了"纽曼健康系统模式"一文。经过多次修改,于 1988 年再版的《纽曼系统模式在护理教育与实践中的应用》完善地阐述了纽曼的护理观点,并被广泛地应用于临床护理及社区护理实践中。

一、健康系统理论概述

纽曼健康系统模式主要以格式塔特心理学为基础,并应用了贝塔朗菲的系统理论,席尔(Selye)压力与适应理论及凯普兰(Caplan)三级预防理论。

主要概念如下。

(一)个体

个体是指个体的人,也可为家庭、群体或社区。它是与环境持续互动的开放系统,称为服务对象系统。

1.正常防御线

正常防御线是指每个个体经过一定时间逐渐形成的对外界反应的正常范围,即通常的健康/稳定状态。是由生理的、心理的、社会文化的、发展的、精神的技能所组成,用来对付应激原的。这条防御线是动态的,与个体随时需要保持稳定有关。一旦压力源入侵正常防线,个体发生压力反应,表现为稳定性减低和产生疾病。

2.抵抗线

抵抗线是防御应激原的一些内部因素,其功能是使个体稳定并恢复到健康状态(正常防御线)。它是保护基本结构,并且当环境中的应激原侵入或破坏正常防御线时,抵抗线被激活,如免疫机制,如果抵抗线的作用(反应)是有效的,系统可以重建;但如果抵抗线的作用(反应)是无效的,其结果是能量耗尽,系统灭亡。

3.弹性防御线

为外层的虚线,也是动态的,能在短期内迅速发生变化。当环境施加压力时,它是正常防御线的缓冲剂,而当环境给以支持并有助于成长和发展时,它是正常防御线的过滤器。其功能会因一些变化如失眠、营养不良或其他日常生活变化而降低。

当这个防御线的弹性作用不能再保护个体对抗应激原时,应激原就会破坏正常防御线而导致疾病。当弹性防御线与正常防御线之间的距离增加,表明系统保障程度增强。

以上 3 种防御机制,既有先天赋予的,又有后天习得的,抵抗效能取决于心理、生理、社会文化、生长发育、精神等五个变量的相互作用。3 条防御线的相互关系是弹性防御线保护正常防御线,抵抗线保护基本结构。当个体遇到压力源时,弹性防御线首先激活以防止压力源入侵。若弹性防御线抵抗不消,压力源侵入正常防御线,人体发生反应,出现症状。此时,抵抗线被激活。当抵抗有效,个体又恢复到正常防御线未遭受入侵时的健康状态。

（二）应激原

纽曼将应激原定义为能够产生紧张及潜在地引起系统失衡的刺激。系统需要应对一个或多个刺激。纽曼系统模式中强调的是确定应激原的类型、本质和强度。

1.个体外的

这是发生在个体以外的力量。如失业，是受同事是否接受（社会文化力量）、个人对失业的感受（心理的）以及完成工作的能力（生理的、发展的、心理的）所影响。

2.个体间的

这是发生在一个或多个个体之间的力量。如夫妻关系，常受不同地区和时代（社会文化）、双方的年龄和发展水平（生理和发展的）和对夫妻的角色感觉和期望（心理的）所影响。

3.个体内的

这是发生在个体内部的力量。如生气，是一种个体内部力量，其表达方式是受年龄（发展的）、体力（生理的）、同伴们的接受情况（社会文化的）以及既往应对生气的经历（心理的）所影响。

应激原可以对此个体有害，但对另一个体无害。因而仔细评估应激原的数量、强度、相持时间的长度以及对该系统的意义和既往的应对能力等，对护理干预是非常重要的。

（三）反应

纽曼认为保健人员应根据个体对应激原反应情况进行以下不同的干预。

1.初级预防

初级预防是指在只有怀疑有或已确定有应激原而尚未发生反应的情况下就开始进行的干预。初级预防的目的是预防应激原侵入正常防御线或通过减少与应激原相遇的可能性，和增强防御线来降低反应的程度。如减轻空气污染、预防免疫注射等。

2.二级预防

如果反应已发生，干预就从二级预防开始。主要是早期发现病例、早期治疗症状以增强内部抵抗线来减少反应。如进行各种治疗和护理。

3.三级预防

三级预防是指在上述治疗计划后，已出现重建和相当程度的稳定时进行的干预。其目的是通过增强抵抗线维持其适应性以防止复发。如进行患者教育，提供康复条件等。

二、纽曼系统模式在护理中的应用

纽曼系统模式自正式发表以来得到了护理学术界的一致认同，已被广泛用于护理教育、科研和临床护理实践中。

纽曼系统模式的整体观、三级预防概念以及于个人、家庭、群体、社区护理的广泛适应性，为中专、大专、本科、硕士等不同层次护理专业学生的培养提供了有效的概念框架。除了用于课程设置，此系统模式还可作为理论框架设计护理评估、干预措施和评价工具供学生在临床实习使用，且具有可操作性。

在护理科研方面，纽曼系统模式既已用于指导对相关护理现象的定性研究又已作为对不同服务对象预防性干预效果的定量研究理论框架，而此方面报道最多的是应用纽曼系统模式改善面对特定生理、心理、社会、环境性压力源患者的护理效果研究。

在临床护理实践方面，大量文献报道，纽曼系统模式可用于从新生儿到老年处于不同生长发育阶段人的护理。它不仅在精神科使用，也在内外科、重症监护室、急诊、康复病房、老年护理院等使用。纽曼系统模式已被用于对多种患者的护理,如慢性阻塞性肺病、多发性硬化、高血压、肾脏疾病、癌症、急慢性脊髓损伤、矫形整容手术等患者,甚至也用于对艾滋病和一些病情非常危重复杂的患者,如多器官衰竭、心肌梗死患者的护理。

(李亚麟)

第五节 应激与适应理论

一、应激及其相关内容

(一)应激

应激又称压力或紧张,是指内、外环境中的刺激物作用于个体而使个体产生的一种身心紧张状态。应激可降低个体的抵抗力、判断力和决策力,例如,面对突如其来的意外事件或长期处于应激状态,可影响个体的健康甚至致病;但应激也可促使个体积极寻找应对方法、解决问题,如面临高考时紧张复习、护士护理患者时遇到疑难问题设法查阅资料、请教他人等。人在生活中随时会受到各种刺激物的影响,因此应激贯穿于人的一生。

(二)应激原

应激原又称压力原或紧张原,任何对个体内环境的平衡造成威胁的因素都称为应激原。应激原可引起应激反应,但并非所有的应激原对人体均产生同样程度的反应。常见的应激原分为以下 3 类。

1.一般性应激原

(1)生物性:各种细菌、病毒、寄生虫等。

(2)物理性:温度、空气、声、光、电、外力、放射线等。

(3)化学性:酸、碱、化学药品等。

2.生理病理性应激原

(1)正常的生理功能变化:如月经期、妊娠期、更年期,或基本需要没有得到满足,如饮食、性欲、活动等。

(2)病理性变化:各种疾病引起的改变,如缺氧、疼痛、电解质紊乱、乏力等,以及手术、外伤等。

3.心理和社会性应激原

(1)一般性社会因素:如生离死别、搬迁、旅行、人际关系纠葛及角色改变,如结婚、生育、毕业等。

(2)灾难性社会因素:如地震、水灾、战争、社会动荡等。

(3)心理因素:如应付考试、参加竞赛、理想自我与现实自我冲突等。

(三)应激反应

应激反应是对应激原的反应,可分为两大类。

1.生理反应

应激状态下身体主要器官系统产生的反应包括心率加快、血压增高、呼吸深快、恶心、呕吐、

33

腹泻、尿频、血糖增加、伤口愈合延迟等。

2.心理反应

如焦虑,抑郁,使用否认、压抑等心理防卫机制等。

一般来说,生理和心理反应经常是同时出现的,因为身心是持续互相作用的。应激状态下出现的应激反应常具有以下规律:①一个应激原可引起多种应激反应的出现,如当贵重物品被窃后,个体可能出现心悸、头晕,同时感觉愤怒、绝望,此时,头脑混乱无法做出正确决定。②多种应激原可引起同一种应激反应。③对极端的应激原如灾难性事件,大部分人都会以类似的方式反应。

二、有关应激学说

汉斯·塞尔耶是加拿大的生理学家和内分泌学家,也是最早研究应激的学者之一。早在1950年,塞尔耶在《应激》一书中就阐述了他的应激学说。他的一般理论对全世界的应激研究产生了影响。他认为应激是身体对任何需要做出的非特异性反应,例如,不论个人是处于精神紧张、外伤、感染、冷热、X光线侵害等任何情况下,身体都要发生反应,而这些反应是非特异性的。

塞尔耶还认为,当个体面对威胁时,无论是什么性质的威胁,体内都会产生相同的反应群,他称之为全身适应综合征(GAS),并提出这些症状都是通过神经内分泌途径产生的(图2-1)。

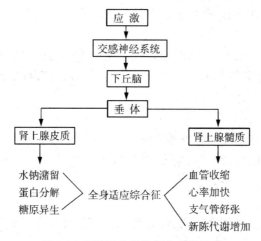

图 2-1　应激反应的神经内分泌途径

全身适应综合征解释了为什么不同的应激原可以产生相同的应激反应,尤其是生理应激的反应。此外,塞尔耶还提出了局部适应综合征(LAS)的概念,即机体对应激原产生的局部反应,这些反应常发生在某一器官或区域,如局部的炎症、血小板聚集、组织修复等。

无论 GAS 还是 LAS,塞尔耶认为都可以分为 3 个独立的阶段(图2-2)。

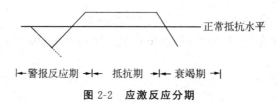

图 2-2　应激反应分期

(一)警报反应期

这是应激原作用于身体的直接反应。应激原作用于人体,开始抵抗力下降,如果应激原过强,可致抵抗力进一步下降而引起死亡。但绝大多数情况下,机体开始防御,如激活体内复杂的神经内分泌系统功能,使抵抗水平上升,并常常高于机体正常抵抗水平。

(二)抵抗期

若应激原仍然存在,机体将保持高于正常的抵抗水平与应激原抗衡。此时机体也处于对应激适应的阶段。当机体成功地适应了应激之后,GAS将在此期结束,机体的抵抗力也将由原有的水平有所提高。相反则由此期进入衰竭期。

(三)衰竭期

发生在应激原强烈或长期存在时,机体所有的适应性资源和能力被耗失殆尽,抵抗水平下降。表现为体重减轻,肾上腺增大,随后衰竭,淋巴结增大,淋巴系统功能紊乱,激素分泌先增加后衰竭。这时若没有外部力量如治疗、护理的帮助,机体将产生疾病甚至死亡。

由此可见,为防止应激原作用于机体产生衰竭期的后果,运用内部或外部力量及时去除应激原、调整应激原的作用强度,保护和提高机体的抵抗水平是非常重要的。

塞尔耶认为,不仅GAS分为以上三期,MS也具有这样三期的特点,只是当LAS的衰竭期发生时,全身适应综合征的反应将开始被激活和唤起。

三、适应与应对

(一)适应

适应是指应激原作用于机体后,机体为保持内环境的平衡而做出改变的过程。适应是生物体区别于非生物体的特征之一,而人类的适应又比其他生物更为复杂。适应是生物体调整自己以适应环境的能力,或促使生物体更能适于生存的一个过程。适应性是生命的最卓越特性,是内环境平衡和对抗应激的基础。

(二)应对

应对即个体对抗应激原的手段。它具有两方面的功能:一个是改变个体行为或环境条件来对抗应激原,另一个是通过应对调节自身的情绪情感并维持内环境的稳定。

(三)适应的层次

人的适应层次不同于其他生物体,除生理层次的适应外,还有心理、社会文化、知识技术层次的适应。

1.生理层次

生理适应是指发生在体内的代偿性变化。如一个从事脑力劳动的人进行跑步锻炼,开始会感到肌肉酸痛、心跳加快,但坚持一段时间后,这些感觉就会逐渐消失,这是由于体内的器官慢慢地增加了强度和功效,适应了跑步对身体所增加的需求。

2.心理层次

心理适应是指当人们经受心理应激时,如何调整自己的态度去认识情况和处理情况。如癌症患者平静接受自己的病情,并积极配合治疗。

3.社会文化层次

社会适应是调整个人的行为,使之与各种不同群体,如家庭、专业集体、社会集团等信念、习俗及规范相协调。如遵守家规、校规、院规。

4.知识技术层次

知识技术层次是指对日常生活或工作中涉及的知识及使用的设备、技术的适应。例如,电脑时代年轻人应学会使用电脑,护士能够掌握使用先进监护设备、护理技术的方法等。

(四)适应的特性

所有的适应机制,无论是生理的、心理的、文化的或技术的,都有共同特性。

(1)所有的适应机制都是为了维持最佳的身心状态,即内环境的平衡和稳定。

(2)适应是一种全身性的反应过程,可同时包括生理、心理、社会文化甚至技术各个层次。如护士学生在病房实习时,不仅要有充足的体力和心理上的准备,还应掌握足够的专业知识和操作技能,遵守医院、病房的规章制度,并与医师、护士、患者和其他同学做好沟通工作。

(3)适应是有一定限度的,这个限度是由个体的遗传因素如身体条件、才智及情绪的稳定性决定的。如人对冷热不可能无限制地耐受。

(4)适应与时间有关,应激原来得越突然,个体越难以适应;相反,时间越充分,个体越有可能调动更多的应对资源抵抗应激原,适应得就越好,如急性失血时,易发生休克,而慢性失血则可以适应,一般不发生休克。

(5)适应能力有个体差异,这与个人的性格、素质、经历、防卫机能的使用有关。比较灵活和有经验的人,能及时对应激原做出反应,也会应用多种防卫机制,因而比较容易适应环境而生存。

(6)适应机能本身也具有应激性。如许多药物在帮助个体对付原有疾病时,药物产生的不良反应又成为新的应激原给个体带来危害。

(五)应对方式

面对应激原个体所使用的应对方式、策略或技巧是多种多样的。常用的应对方式如下。

1.去除应激原

避免机体与应激原的接触,如避免食用引起变态反应的食物,远离过热、过吵及不良气味的地方等。

2.增加对应激的抵抗力

适当的营养、运动、休息、睡眠、戒烟、酒,接受免疫接种,定期做疾病筛查等,以便更有效地抵抗应激原。

3.运用心理防卫机能

心理上的防卫能力决定于过去的经验、所受的教育、社会支持系统、智力水平、生活方式、经济状况以及出现焦虑的倾向等。此外,坚强度也应作为对抗应激原的一种人格特征。因为一个坚强而刻苦耐劳的人相信:人生是有意义的;人可以影响环境;变化是一种挑战。这种人在任何困境下都能知难而进,尽快适应。人的一生都在学习新的应对方法,以对抗和征服应激原。

4.采用缓解紧张的方法

缓解紧张的方法包括:①身体运动,可使注意力从担心的事情上分散开来而减轻焦虑。②按摩。③松弛术。④幽默等。

5.寻求支持系统的帮助

一个人的支持系统是由那些能给予他物质上或精神上帮助的人组成的,常包括其家人、朋友、同事、邻居等,此外,曾有过与其相似经历并很好应对过的人,也是支持系统中的重要成员。当个体处于应激状态时,非常需要有人与他一起分担困难和忧愁,共同讨论解决问题的良策,支持系统在对应激的抵抗中起到了强有力的缓冲剂的作用。

6.寻求专业性帮助

专业性帮助包括医师、护士、理疗师、心理医师等专业人员的帮助。人一旦患有身心疾病,就必须及时寻找医护人员的帮助。由医护人员提供针对性的治疗和护理,如药物治疗、心理治疗、物理疗法等,并给予必要的健康咨询和教育来提高患者的应对能力,以利于疾病的痊愈。

四、应激与适应在护理中的应用

应激原作用于个体,使其处于应激状态时,个体会选择和采取一系列的应对方法对应激进行适应。若适应成功则机体达到内环境的平衡;适应失败,会导致机体产生疾病。为帮助患者提高应对能力,维持身心平衡,护理人员应协助住院患者减轻应激反应,措施如下。

(1)评估患者所受应激的程度、持续时间、过去个体应激的经验等。

(2)分析患者的具体情况,协助患者找出应激原。

(3)安排适宜的住院环境。减少不良环境因素对患者的影响。

(4)协助患者适应实际的健康状况,应对可能出现的心理问题。

(5)协助患者建立良好的人际关系,并与家属合作减轻患者的陌生、孤独感。

(孙　婷)

第三章 护理程序

第一节 概 述

护理程序是一种系统而科学地安排护理活动的工作方法,目的是确认和解决护理对象对现存或潜在健康问题的反应。是指在护理服务活动中,通过一系列有目的、有计划、有步骤的行动,为护理对象提供生理、心理、社会、文化及发展的整体护理。

一、护理程序的特征

护理程序作为护理人员照顾护理对象的独特工作方法,具有以下几个方面的特征。

(一)个体性

根据患者的具体情况和需求设计护理活动,满足不同的需求。

(二)目标性

以识别及解决护理对象的健康问题,以及对健康问题的反应为特定目标,全面计划及组织护理活动。

(三)系统性

以系统论为理论框架,指导护理工作的各个步骤系统而有序地进行,每一项护理活动都是系统中的一个环节,保证了护理活动的连续性。

(四)连续性

不限于某特定时间,而是随着护理对象反应的变化随时进行。

(五)科学性

综合了现代护理学的理论观点和其他学科的相关理论,如以控制论、需要论等学说为理论基础。

(六)互动性

在整个过程中,护理人员与护理对象、同事、医师及其他人员密切合作,以全面满足服务对象的需要。

(七)普遍性

护理程序适合在任何场所、为任何护理服务对象安排护理活动。

二、护理程序的理论基础

护理程序在现代护理理论基础上产生,通过一系列目标明确的护理活动为服务对象的健康服务,可作为框架运用到面向个体、家庭和社区的护理工作中。相关的理论基础主要包括系统论、需要层次论、生长发展理论、应激适应理论、沟通理论等,具体见表 3-1。

表 3-1 护理程序的理论基础与应用

理论	应用
一般系统理论	理论框架、思维方法、工作方法
需要层次论	指导分析资料、提出护理问题
生长发展理论	制订计划
应激适应理论	确定护理目标、评估实施效果
沟通理论	收集资料、实施计划、解决问题过程

三、护理程序的步骤

护理程序由评估、诊断、计划、实施和评价五个步骤组成,这五个步骤之间相互联系,互为影响(图 3-1)。

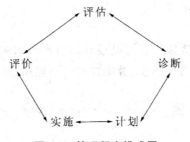

图 3-1 护理程序模式图

(1)护理评估:是护理程序的第一步,收集护理对象生理、心理、社会方面的健康资料并进行整理,以发现和确认服务对象的健康问题。

(2)护理诊断:在评估基础上确定护理诊断,以描述护理对象的健康问题。

(3)护理计划:对如何解决护理诊断涉及的健康问题做出决策,包括排列护理诊断顺序、确定预期目标、制订护理措施和书写护理计划。

(4)护理实施:即按照护理计划执行护理措施的活动。

(5)护理评价:即将护理对象对护理的反应与预期目标进行比较,根据预期目标达到与否,评定护理计划实施后的效果。必要时,应重新评估服务对象的健康状况,引入护理程序的下一个循环。

(马小磊)

第二节 护理评估

护理评估是有目的、有计划、有步骤地收集有关护理对象生理、心理、社会文化和经济等方面的资料,对此进行整理与分析,以判断服务对象的健康问题,为护理活动提供可靠的依据。具体包括收集资料、整理资料和分析资料三部分。

一、收集资料

(一)资料的来源

1.直接来源

护理对象本人是第一资料来源,也是主要来源。

2.间接来源

(1)护理对象的重要关系人,也就是社会支持性群体,包括亲属、关系亲密的朋友、同事等。

(2)医疗活动资料,如既往实验室报告、出院小结等健康记录。

(3)其他医护人员,放射医师、化验师、药剂师、营养师、康复师等。

(4)护理学及其他相关学科的文献等。

(二)资料的内容

在收集资料的过程中,各个医院均有自己设计的收集资料表,无论依据何种框架,基本内容主要包括一般资料、生活状况及自理程度、健康检查及心理-社会状况等。

1.一般资料

包括患者姓名、性别、出生日期、出生地、职业、民族、婚姻、文化程度、住址等。

2.现在的健康状况

包括主诉、现病史、入院方式、医疗诊断及目前用药情况。目前的饮食、睡眠、排泄、活动、健康管理等日常生活形态。

3.既往健康状况

包括既往史、创伤史、手术史、家族史、有无过敏史、有无传染病。既往的日常生活形态、烟酒嗜好,女性还包括月经史和婚育史。

4.护理体检

包括体温、脉搏、呼吸、血压、身高、体重、生命体征、各系统的生理功能及有无疼痛、眩晕、麻木、瘙痒等,有无感觉(视觉、听觉、嗅觉、味觉、触觉)异常,有无思维活动、记忆能力障碍等认知感受形态。

5.实验室及其他辅助检查结果

包括最近进行的辅助检查的客观资料,如实验室检查、X线、病理检查等。

6.心理方面的资料

包括对疾病的认知和态度、康复的信心,病后情绪、心理感受、应对能力等变化。

7.社会方面的资料

包括就业状态、角色问题和社交状况;有无重大生活事件,支持系统状况等;有无宗教信仰;

享受的医疗保健待遇等。

(三)资料的分类

1.按照资料的来源划分

包括主观资料和客观资料:主观资料指患者对自己健康问题的体验和认识。包括患者的知觉、情感、价值、信念、态度、对个人健康状态和生活状况的感知。主观资料的来源可以是患者本人,也可以是患者家属或对患者健康有重要影响的人。客观资料指检查者通过观察、会谈、体格检查和实验等方法得到或被检测出的有关患者健康状态的资料。客观资料获取是否全面和准确主要取决于检查者是否具有敏锐的观察能力及丰富的临床经验。

当护士收集到主观资料和客观资料后,应将两方面的资料加以比较和分析,可互相证实资料的准确性。

2.按照资料的时间划分

包括既往资料和现时资料:既往资料是指与服务对象过去健康状况有关的资料,包括既往病史、治疗史、过敏史等。现时资料是指与服务对象现在发生疾病有关的状况,如现在的体温、脉搏、呼吸、血压、睡眠状况等。

护士在收集资料时,需要将既往资料和现时资料结合起来分析。

(四)收集资料的方法

1.观察

观察是指护理人员运用视、触、叩、听、嗅等感官获得患者、家属及患者所处环境的信息并进行分析判断,是收集有关服务对象护理资料的重要方法之一。观察贯穿在整个评估过程中,可以与交谈同时进行。护士应及时、敏锐、连续地对服务对象进行观察,如患者出现面容痛苦、呈强迫体位,就提示患者是否有疼痛,由此进一步询问持续时间、部位、性质等。观察作为一种技能,护理人员在实践中需要不断培养和锻炼,以期得到发展和提高。

2.交谈

护患之间的交谈是一种有目的的医疗活动,使护理人员获得有关患者的资料和信息。一般可分为两种。①正式交谈:指事先通知患者,有目的、有计划的交谈,如入院后的采集病史。②非正式交谈:指护士在日常护理工作中与患者随意自然的交谈,不明确目的,不规定主题、时间,是一种"开放式交流",以便及时了解服务对象的真实想法和心理反应。交谈时护士应注意沟通技巧的运用,对一些敏感性话题应注意保护患者的隐私。

3.护理体检

护理人员运用体检技能,为护理对象进行系统的身体评估,获取与护理有关的生命体征、身高、体重等,以便收集与护理诊断、护理计划有关的患者方面的资料,以及时了解病情变化和发现护理对象的健康问题。

4.阅读

包括查阅护理对象的医疗病历(门诊和住院)、各种护理记录及实验室和辅助检查结果,以及有关文献等。也可以用心理测量及评定量表对服务对象进行心理-社会评估。

二、整理资料

为了避免遗漏和疏忽相关和有价值的资料,得到完整全面的资料,常依据某个护理理论模式设计评估表格,护理人员依据表格全面评估,整理资料。

(一)按戈登的功能性健康形态整理分类

1.健康感知-健康管理形态

指服务对象对自己健康状态的认识和维持健康的方法。

2.营养代谢形态

包括食物的利用和摄入情况。如营养、液体、组织完整性、体温调节及生长发育等的需求。

3.排泄形态

主要指肠道、膀胱的排泄状况。

4.活动-运动形态

包括运动、活动、休闲与娱乐状况。

5.睡眠-休息形态

指睡眠、休息及精神放松的状况。

6.认知-感受形态

包括与认知有关的记忆、思维、解决问题和决策,以及与感知有关的视、听、触、嗅等功能。

7.角色-关系形态

家庭关系、社会中角色任务及人际关系的互动情况。

8.自我感受-自我概念形态

指服务对象对于自我价值与情绪状态的信念与评价。

9.性-生殖形态

主要指性发育、生殖器官功能及对性的认识。

10.应对-压力耐受形态

指服务对象压力程度、应对与调节压力的状况。

11.价值-信念形态

指服务对象的思考与行为的价值取向和信念。

(二)按马斯洛需要层次进行整理分类

1.生理需要

体温 39 ℃,心率 120 次/分,呼吸 32 次/分,腹痛等。

2.安全的需要

对医院环境不熟悉,夜间睡眠需开灯,手术前精神紧张,走路易摔倒等。

3.爱与归属的需要

患者害怕孤独,希望有亲友来探望等。

4.尊重与被尊重的需要

如患者说:"我现在什么事都不能干了""你们应该征求我的意见"等。

5.自我实现的需要

担心住院会影响工作、学习,有病不能实现自己的理想等。

(三)按北美护理诊断协会的人类反应形态分类

1.交换

包括营养、排泄、呼吸、循环、体温、组织的完整性等。

2.沟通

主要指与人沟通交往的能力。

3.关系

指社交活动、角色作用和性生活形态。

4.价值

包括个人的价值观、信念、宗教信仰、人生观及精神状况。

5.选择

包括应对能力、判断能力及寻求健康所表现的行为。

6.移动

包括活动能力、休息、睡眠、娱乐及休闲状况,日常生活自理能力等。

7.知识

包括自我概念,感知和意念;包括对健康的认知能力、学习状况及思考过程。

8.感觉

包括个人的舒适、情感和情绪状况。

三、分析资料

(一)检查有无遗漏

将资料进行整理分类之后,应仔细检查有无遗漏,并及时补充,以保证资料的完整性及准确性。

(二)与正常值比较

收集资料的目的在于发现护理对象的健康问题。因此护士应掌握常用的正常值,将所收集到的资料与正常值进行比较,并在此基础上进行综合分析,以发现异常情况。

(三)评估危险因素

有些资料虽然目前还在正常范围,但是由于存在危险因素,若不及时采取预防措施,以后很可能会出现异常,损害服务对象的健康。因此,护士应及时收集资料评估这些危险因素。

护理评估通过收集服务对象的健康资料,对资料进行组织、核实和分析,确认服务对象对现存的或潜在的健康问题或生命过程的反应,为做出护理诊断和进一步制订护理计划奠定基础。

四、资料的记录

(一)原则

书写全面、整洁、简练、流畅,客观资料运用医学术语,避免使用笼统、模糊的词,主观资料尽量引用护理对象的原话。

(二)记录格式

根据资料的分类方法,根据各医院甚至各病区的特点自行设计,多采用表格式记录。与患者第一次见面收集到的资料记录称入院评估,要求详细、全面,是制订护理计划的依据,一般要求入院后 24 小时内完成。住院期间根据患者病情天数,每天或每班记录,反映患者的动态变化,用以指导护理计划的制订、实施、评价和修订。

（马小磊）

第三节 护理诊断

护理诊断是护理程序的第二个步骤,是在评估的基础上对所收集的健康资料进行分析,从而确定服务对象的健康问题及引起健康问题的原因。护理诊断是一个人生命过程中的生理、心理、社会文化发展及精神方面健康状况或问题的一个简洁、明确的说明,这些问题都是属于护理职责范围之内,能够用护理的方法解决的问题。

一、护理诊断的概念

1990年,北美护理诊断协会(NANDA)提出并通过了护理诊断的定义:护理诊断是关于个人、家庭、社区对现存或潜在的健康问题及生命过程反应的一种临床判断,是护士为达到预期的结果选择护理措施的基础,这些预期结果应能通过护理职能达到。

二、护理诊断的组成部分

护理诊断有4个组成部分:名称、定义、诊断依据和相关因素。

(一)名称

名称是对服务对象健康状况的概括性的描述。应尽量使用NANDA认可的护理诊断名称,以有利于护士之间的交流和护理教学的规范。常用改变、受损、缺陷、无效或低效等特定描述语。例如,排便异常(便秘);有皮肤完整性受损的危险。

(二)定义

定义是对名称的一种清晰的、正确的表达,并以此与其他诊断相鉴别。一个诊断的成立必须符合其定义特征。有些护理诊断的名称虽然十分相似,但仍可从定义中发现彼此的差异。例如,"压力性尿失禁"的定义是"个人在腹内压增加时立即无意识地排尿的一种状态""反射性尿失禁"的定义是"个体在没有要排泄或膀胱满胀的感觉下可以预见的不自觉地排尿的一种状态"。虽然两者都是尿失禁,但前者的原因是腹内压增高,后者的原因是无法抑制的膀胱收缩。因此,确定诊断时必须认真区别。

(三)诊断依据

诊断依据是做出护理诊断的临床判断标准。诊断依据常常是患者所具有的一组症状和体征,以及有关病史,也可以是危险因素。对于潜在的护理诊断,其诊断依据则是原因本身(危险因素)。

诊断依据依其在特定诊断中的重要程度分为主要依据和次要依据。

1.主要依据

主要依据是指形成某一特定诊断所应具有的一组症状和体征及有关病史,是诊断成立的必要条件。

2.次要依据

次要依据是指在形成诊断时,多数情况下会出现的症状、体征及病史,对诊断的形成起支持作用,是诊断成立的辅助条件。

例如,便秘的主要依据是"粪便干硬,每周排大便不到三次",次要依据是"肠鸣音减少,自述肛门部有压力和胀满感,排大便时极度费力并感到疼痛,可触到肠内嵌塞粪块,并感觉不能排空"。

(四)相关因素

相关因素是指造成服务对象健康状况改变或引起问题产生的情况。常见的相关因素包括以下几个方面。

1.病理生理方面的因素

指与病理生理改变有关的因素。例如,"体液过多"的相关因素可能是右心衰竭。

2.心理方面的因素

指与服务对象的心理状况有关的因素。例如,"活动无耐力"可能是由疾病后服务对象处于较严重的抑郁状态引起。

3.治疗方面的因素

指与治疗措施有关的因素(用药、手术创伤等)。例如,"语言沟通障碍"的相关因素可能是使用呼吸机时行气管插管。

4.情景方面的因素

指环境、情景等方面的因素(陌生环境、压力刺激等)。例如,"睡眠形态紊乱"可能与住院后环境改变有关。

5.年龄因素

指在生长发育或成熟过程中与年龄有关的因素。如婴儿、青少年、中年、老年各有不同的生理、心理特征。

三、护理诊断与合作性问题及医疗诊断的区别

(一)合作性问题—潜在并发症

在临床护理实践中,护士常遇到一些无法完全包含在 NANDA 制订的护理诊断中的问题,而这些问题也确实需要护士提供护理措施,因此,1983 年有学者提出了合作性问题的概念。她把护士需要解决的问题分为两类:一类经护士直接采取措施可以解决,属于护理诊断;另一类需要护士与其他健康保健人员尤其是医师共同合作解决,属于合作性问题。

合作性问题需要护士承担监测职责,以及时发现服务对象身体并发症的发生和情况的变化,但并非所有并发症都是合作性问题。有些可通过护理措施预防和处理,属于护理诊断;只有护士不能预防和独立处理的并发症才是合作性问题。合作性问题的陈述方式是"潜在并发症:××××"。如"潜在并发症:脑出血"。

(二)护理诊断与合作性问题及医疗诊断的区别

1.护理诊断与合作性问题的区别

护理诊断是护士独立采取措施能够解决的问题;合作性问题需要医师、护士共同干预处理,处理决定来自医护双方。对合作性问题,护理措施的重点是监测。

2.护理诊断与医疗诊断的区别

明确护理诊断和医疗诊断的区别对区分护理和医疗两个专业、确定各自的工作范畴和应负的法律责任非常重要。两者主要区别见表 3-2。

表 3-2　护理诊断与医疗诊断的区别

项目	护理诊断	医疗诊断
临床判断的对象	对个体、家庭、社会的健康问题/生命过程反应的一种临床判断	对个体病理生理变化的一种临床判断
描述的内容	描述的是个体对健康问题的反应	描述的是一种疾病
决策者	护士	医疗人员
职责范围	在护理职责范围内进行	在医疗职责范围内进行
适用范围	适用于个体、家庭、社会的健康问题	适用于个体的疾病
数量	往往有多个	一般情况下只有一个
是否变化	随病情的变化	一旦确诊不会改变

（马小磊）

第四节　护理计划

制订护理计划是如何解决护理问题的一个决策过程,计划是对患者进行护理活动的指南,是针对护理诊断制定具体护理措施来预防、减轻或解决有关问题。其目的是为了确认护理对象的护理目标,以及护士将要实施的护理措施,使患者得到合适的护理,保持护理工作的连续性,促进医护人员的交流和利于评价。制订计划包括 4 个步骤。

一、排列护理诊断的优先顺序

一般情况下,患者可以存在多个护理诊断,为了确定解决问题的优先顺序,根据问题的轻重缓急合理安排护理工作,需要对这些护理诊断包括合作性问题进行排序。

(一)排列护理诊断

一个患者可同时有多个护理问题,制订计划时应按其重要性和紧迫性排出主次,一般把威胁最大的问题放在首位,其他的依次排列,这样护士就可根据轻、重、缓、急有计划地进行工作,通常可按如下顺序排列。

1.首优问题

首优问题是指会威胁患者生命,需立即行动去解决的问题。如清理呼吸道无效、气体交换受阻等。

2.中优问题

中优问题是指虽不会威胁患者生命,但能导致身体上的不健康或情绪上变化的问题,如活动无耐力、皮肤完整性受损、便秘等。

3.次优问题

次优问题指人们在应对发展和生活中变化时所产生的问题。这些问题往往不是很紧急,如营养失调、知识缺乏等。

(二)排序时应该遵循的原则

(1)按马斯洛的人类基本需要层次论进行排列,优先解决生理需要。这是最常用的一种方法。生理需要是最低层次的需要,也是人类最重要的需要,一般来说,影响了生理需要满足的护理问题,对生理功能的平衡状态威胁最大的护理问题是需要优先解决的护理诊断。如与空气有关的"气体交换障碍""清理呼吸道无效"、与水有关的"体液不足"、与排泄有关的"尿失禁""潴留"等。

具体的实施步骤可以按以下方法进行:首先列出患者的所有护理诊断,将每一诊断归入五个需要层次,然后由低到高排列出护理诊断的先后顺序。

(2)考虑患者的需求。马斯洛的理论为护理诊断的排列提供了一个普遍的原则,但由于护理对象的复杂性、个体性,相同的需求对不同的人,其重要性可能不同。因此,在无原则冲突的情况下,可与患者协商,尊重患者的意愿,考虑患者认为最重要的问题予以优先解决。

(3)现存的问题优先处理,但不要忽视潜在的和有危险的问题。有时它们常常也被列为首优问题而需立即采取措施或严密监测。

二、制定预期目标

预期目标是指通过护理干预,护士期望患者达到的健康状态或在行为上的改变。其目的是指导护理措施的制定。预期目标不是护理行为,但能指导护理行为,并作为对护理效果进行评价的标准。每一个护理诊断都要有相应的目标。

(一)预期目标的制定

1.目标的陈述公式

时间状语＋主语＋(条件状语)＋谓语＋行为标准。

(1)主语:是指患者或患者身体的任何一部分,如体温、体重、皮肤等,有时在句子中省略了主语,但句子的逻辑主语一定是患者。

(2)谓语:指患者将要完成的行动,必须用行为动词来说明。

(3)行为标准:主语进行该行动所达到的程度。

(4)条件状语:指患者完成该行为时所处的特定条件。如"拄着拐杖"行走 50 m。

(5)时间状语:是指主语应在何时达到目标中陈述的结果,即何时对目标进行评价,这一部分的重要性在于限定了评价时间,可以督促护士尽心尽力地帮助患者尽快达到目标,评价时间的确定,往往需要根据临床经验和患者的情况来确定。

2.预期目标的种类

根据实现目标所需时间的长短可将护理目标分为短期目标和长期目标两大类。

(1)短期目标:指在相对较短的时间内要达到的目标(一般指一周内),适合于病情变化快、住院时间短的患者。

(2)长期目标:是指需要相对较长时间才能实现的目标(一般指一周以上甚至数月)。

长期目标是需要较长时间才能实现的,范围广泛;短期目标则是具体达到长期目标的台阶或需要解决的主要矛盾。如下肢骨折患者,其长期目标是"三个月内恢复行走功能",短期目标分别为:"第一个月借助双拐行走""第二个月借助手杖行走""第三个月逐渐独立行走"。短期目标与长期目标互相配合、呼应。

(二)制定预期目标的注意事项

(1)目标的主语一定是患者或患者的一部分,而不能是护士。目标是期望患者接受护理后发生的改变,达到的结果,而不是护理行动本身或护理措施。

(2)一个目标中只能有一个行为动词。否则在评价时,如果患者只完成了一个行为动词的行为标准就无法判断目标是否实现。另外行为动词应可观察和测量,避免使用含糊的不明确的词语;可运用下列动词:描述、解释、执行、能、会、增加、减少等,不可使用含糊不清、不明确的词,如了解、掌握、好、坏、尚可等。

(3)目标陈述的行为标准应具体,以便于评价。有具体的检测标准;有时间限度;由护患双方共同制定。

(4)目标必须具有现实性和可行性,要在患者的能力范围之内,要考虑其身体心理状况、智力水平、既往经历及经济条件。目标完成期限的可行性,目标结果设定的可行性。患者认可,乐意接受。

(5)目标应在护理工作所能解决的范围之内,并要注意医护协作,即与医嘱一致。

(6)目标陈述要针对护理诊断,一个护理诊断可有多个目标,但一个目标不能针对多个护理诊断。

(7)应让患者参与目标的制定,这样可使患者认识到对自己的健康负责不仅是医护人员的责任,也是患者的责任,护患双方应共同努力以保证目标的实现。

(8)关于潜在并发症的目标,潜在并发症是合作性问题,护理措施往往无法阻止其发生,护士的主要任务在于监测并发症的发生或发展。潜在并发症的目标陈述为:护士能及时发现并发症的发生并积极配合处理。如"潜在并发症:心律失常"的目标是"护士能及时发现心律失常的发生并积极配合抢救"。

三、制定护理措施

护理措施是护士为帮助患者达到预定目标而制定的具体方法和内容。规定了解决健康问题的护理活动方式与步骤。是一份书面形式的护理计划,也可称为"护嘱"。

(一)护理措施的类型

护理措施可分为依赖性护理措施、协作性护理措施和独立性护理措施三类。

1.依赖性的护理措施

即来自医嘱的护理措施,它描述了贯彻医疗措施的行为。如医嘱"每晨测血压1次""每小时巡视患者1次"。

2.协作性护理措施

协作性护理措施是护士与他健康保健人员相互合作采取的行动。如患者出现"营养失调:高于机体的需要量"的问题时,为帮助患者达到理想体重的目标,需要和营养师一起协商、讨论、制定护理措施。

3.独立性护理措施

独立性护理措施是护士根据所收集的资料,凭借自己的知识、经验、能力,独立思考、判断后做出的决策,是在护理职责范围内。这类护理措施完全由护士设计并实施,不需要医嘱。如长期卧床患者存在的"有皮肤破损的危险",护士每天定时给患者翻身、按摩受压部位皮肤,温水擦拭等措施都是独立性护理措施。

(二)护理措施的构成

完整的护理措施计划应包括:护理观察措施、行动措施、教育措施三部分。

例如,护理诊断——胸痛:与心肌缺血、缺氧致心肌坏死有关。

护理目标:24小时内患者主诉胸痛程度减轻。

制定护理措施如下。

1.观察措施

(1)观察疼痛的程度和缓解情况。

(2)观察患者心律、心率、血压的变化。

2.行动措施

(1)给予持续吸氧,2~4 L/min。(依赖性护理措施)

(2)遵医嘱持续静脉点滴硝酸甘油15滴/分。(依赖性护理措施)

(3)协助床上进食、洗漱、大小便。(独立性护理措施)

3.教育措施

(1)教育患者绝对卧床休息。

(2)保持情绪稳定。

(三)制定护理措施的注意事项

1.针对性

护理措施针对护理目标制定,一般一个护理目标可通过几项措施来实现,措施应针对目标制定,否则即使护理措施没有错误,也无法促使目标实现。

2.可行性

护理措施要切实可行,措施制定时要考虑以下问题。①患者的身心问题:这也是整体护理中所强调的要为患者制订个体化的方案。措施要符合患者的年龄、体力、病情、认知情况,以及患者自己对改变目前状况的愿望等。如对老年患者进行知识缺乏的健康教育时,让患者短时间内记忆很多教育内容是困难的。护理措施必须是患者乐于接受的。②护理人员的情况:护理人员的配备及专业技术、理论知识水平和应用能力等是否能胜任所制定的护理措施。③适当的医院设施、设备。

3.科学性

护理措施应基于科学的基础上,每项护理措施都应有措施依据,措施依据来自护理科学及相关学科的理论知识。禁止将没有科学依据的措施用于患者。护理措施的前提是一定要保证患者的安全。

4.一致性

护理措施不应与其他医务人员的措施相矛盾,否则容易使患者不知所措,并造成不信任感,甚至可能威胁患者安全。制定护理措施时应参阅其他医务人员的病历记录、医嘱,意见不一致时应共同协商,达成一致。

5.指导性

护理措施应具体,有指导性,不仅使护理同一患者的其他护士很容易地执行措施,也有利于患者。如对于体液过多需低盐饮食的患者,正确的护理措施:①观察患者的饮食是否符合低盐要求。②告诉患者和家属每天摄盐<5 g。含钠多的食物除咸味食品外,还包括发面食品、碳酸饮料、罐头食品等。③教育患者及家属理解低盐饮食的重要性等。

不具有指导性护理措施:①嘱患者每天摄盐量<5 g。②嘱患者不要进食含钠多的食物。

四、护理计划成文

护理计划成文是将护理诊断、目标、护理措施以一定的格式记录下来而形成的护理文件。不仅为护理程序的下一步实施提供了指导,也有利于护士之间及护士与其他医务人员之间的交流。护理计划的书写格式,因不同的医院有各自具体的条件和要求,所以书写格式也是多种多样的。大致包括日期、护理诊断、目标、措施、效果评价几项内容,见表3-3。

表 3-3　护理计划

日期	护理诊断	护理目标	护理措施	评价	停止日期	签名
2021－02－19	气体交换受阻					
2021－02－22	焦虑					

护理计划应体现个体差异性,一份护理计划只对一个患者的护理活动起作用。护理计划还应具有动态发展性,随着患者病情的变化,护理的效果而调整。

(马小磊)

第五节　护理实施

实施是为达到护理目标而将计划中各项措施付诸行动的过程。实施的质量如何与护士的专业知识、操作技能和人际沟通能力三方面的水平有关。实施过程中的情况应随时用文字记录下来。

实施过程包括实施前准备、实施和实施后记录三个部分。一般来讲,实施应发生于护理计划完成之后,但在某些特殊情况下,如遇到急诊患者或病情突变的住院患者,护士只能先在头脑中迅速形成一个初步的护理计划并立即采取紧急救护措施,事后再补上完整的护理计划。

一、实施前的准备

护士在执行护理计划之前,为了保证护理效果,应思考安排以下几个问题,即"五个 W"。

(一)"谁去做"

对需要执行的护理措施进行分类和分工,确定护理措施是由护士做,还是辅助护士做;哪一级别或水平的护士做;是一个护士做,还是多个护士做。

(二)"做什么"

进一步熟悉和理解计划,执行者对计划中每一项措施的目的、要求、方法和时间安排应了如指掌,以确保措施的落实,并使护理行为与计划一致。此外,护士还应理解各项措施的理论基础,保证科学施护。

(三)"怎样做"

(1)三分析所需要的护理知识和技术:护士必须分析实施这些措施所需要的护理知识和技术,如操作程序或仪器设备使用的方法,若有不足,则应复习有关书籍或资料,或向其他有关人员求教。

(2)明确可能会发生的并发症及其预防:某些护理措施的实施有可能对患者产生一定程度的损伤。护士必须充分预想可能发生的并发症,避免或减少对患者的损伤,保证患者的安全。

(3)如患者情绪不佳,合作性差,那么需要考虑如何使措施得以顺利进行。

(四)"何时做"

实施护理措施的时间选择和安排要恰当,护士应该根据患者的具体情况、要求等多方面因素来选择执行护理措施的时机,例如,健康教育的时间,应该选择在患者身体状况良好、情绪稳定的情况下进行以达到预期的效果。

(五)"何地做"

确定实施护理措施的场所,以保证措施的顺利实施。在健康教育时应选择相对安静的场所;对涉及患者隐私的操作,更应该注意选择环境。

二、实施

实施是护士运用操作技术、沟通技巧、观察能力、合作能力和应变能力去执行护理措施的过程。在实施阶段,护理的重点是落实已制订的措施,执行医嘱、护嘱,帮助患者达到护理目标,解决问题。在实施中必须注意既要按护理操作常规规范化地实施每一项措施,又要注意根据每个患者的生理、心理特征个性化地实施护理。

实施是评估、诊断和计划阶段的延续,需随时注意评估患者的病情及患者对护理措施的反应及效果,努力使护理措施满足患者的生理、心理需要、促进疾病的康复。

三、实施后的记录

实施后,护士要对其所执行的各种护理措施及患者的反应进行完整、准确的文字记录,即护理病历中的护理病程记录,以反映护理效果,为评价做好准备。

记录可采用文字描述或填表,在相应项目上打"√"的方式。常见的记录格式有 PIO 记录方式,PIO 即由问题(problem,P)、措施(intervention,I)、结果(outcome,O)组成。"P"的序号要与护理诊断的序号一致并写明相关因素,可分别采用 PES、PE、SE 三种记录方式。"I"是指与 P 相对应的已实施的护理措施。即做了什么,但记录并非护理计划中所提出的全部护理措施的罗列。"O"是指实施护理措施后的结果。可出现两种情况:一种结果是当班问题已解决;另一种结果是当班问题部分解决或未解决,若措施适当,由下一班负责护士继续观察并记录;若措施不适宜,则由下一班负责护士重新修订并制订新的护理措施。

记录是一项很重要的工作,其意义在于:①可以记录患者住院期间接受护理照顾的全部经过;②有利于其他医护人员了解情况;③可作为护理质量评价的一个内容;④可为以后的护理工作提供资料;⑤它是护士辛勤工作的最好证明。

(马小磊)

第六节 护理评价

评价是有计划的、系统的将患者的健康现状与确定的预期目标进行比较的过程。评价是护理程序的第五步，但实际上它贯穿于整个护理程序的各个步骤，如评估阶段，需评估资料收集是否完全，收集方法是否正确；诊断阶段，需评价诊断是否正确，有无遗漏，是否是以收集到的资料为依据；计划阶段，需评价护理诊断的顺序是否合适，目标是否可行，措施是否得当；实施阶段，需评价措施是否得到准确执行，执行效果如何等。评价虽然位于程序的最后一步，但并不意味着护理程序的结束，相反，通过评价发现新问题，重新修订计划，而使护理程序循环往复地进行下去。

评价包括以下几个步骤。

一、收集资料

收集有关患者目前健康状态的资料，资料涉及的内容与方法同评估部分的相应内容。

二、评价目标是否实现

评价的方法是将患者目前健康状态的资料与计划阶段的预期目标相比较，以判断目标是否实现。经分析可得出 3 种结果：①目标已达到；②部分达到目标；③未能达到目标。

例：预定的目标为"一个月后患者拄着拐杖行走 50 m"，一个月后评价结果如下。

患者能行走 50 m——目标达到。

患者能行走 30 m——目标部分达到。

患者不能行走——目标未达到。

三、重审护理计划

对护理计划的调整包括以下几种方式。

(一)停止

重审护理计划时，对目标已经达到，问题已经解决的，停止采取措施，但应进一步评估患者可能存在的其他问题。

(二)继续

问题依然存在，计划的措施适宜，则继续执行原计划。

(三)修订

对目标部分实现或目标未实现的原因要进行探讨和分析，并重审护理计划，对诊断、目标和措施中不适当的内容加以修改，应考虑下述问题：收集的资料是否准确和全面；护理问题是否确切；所定目标是否现实；护理措施设计是否得当及执行是否有效、患者是否配合等。

护理程序作为一个开放系统，患者的健康状况是一个输入信息，通过评估、计划和实施，输出患者健康状况的信息，经过护理评价结果来证实计划是否正确。如果患者尚未达到健康目标，则需要重新收集资料、修改计划，直到患者达到预期的目标，护理程序才告停止。因此，护理程序是一个周而复始，无限循环的系统工程(图 3-2)。

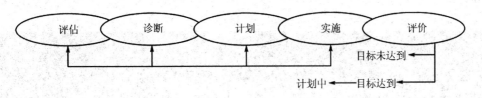

图 3-2　护理程序的循环过程

护理程序是一种系统的解决问题的程序,是护士为患者提供护理照顾的方法,应用护理程序可以保证护士给患者提供有计划、有目的、高质量、以患者为中心的整体护理。因此它不仅适用于医院临床护理、护理管理,同时它还适用于其他护理实践,如社区护理、家庭护理、大众健康教育等,是护理专业化的标志之一。

(马小磊)

第四章 基础护理技术

第一节 铺床技术

一、备用床

（一）目的

保持病室整洁，准备接收新患者。

（二）操作前准备

1.操作护士

着装整洁，修剪指甲，洗手，戴口罩。

2.物品准备

床、床垫、床褥、棉被或毛毯、枕芯、床罩、床单、被套、枕套。

3.环境

整洁、安静。

（三）操作过程

（1）移开床旁桌椅于适宜位置。

（3）用物按使用顺序放于床旁椅上。

（3）检查床垫。

（4）将床褥齐床头平放于床垫上，并铺平。

（5）铺床单或床罩。

（6）将棉被或毛毯套入被套内。

（7）两侧内折后与床内沿平齐。

（8）尾端塞于床垫下。

（9）套枕套，将枕头平放于床头正中。

（10）移回床旁桌、椅。

（11）处理用物，洗手。

（四）注意事项

（1）注意省时、节力，防止职业损伤。

(2)铺床时,病室内无患者进食或治疗。

(五)评价标准

(1)用物准备齐全。

(2)床单位整洁、美观。

二、麻醉床

(一)目的

便于接收和护理麻醉手术后的患者;使患者安全、舒适、预防并发症。

(二)操作前准备

1.评估患者

诊断、病情、手术和麻醉方式。

2.操作护士

着装整洁、修剪指甲、洗手、戴口罩。

3.物品准备

(1)床上用物:床垫、床褥、棉被或毛毯、枕芯、床罩、一次性中单、被套、枕套。

(2)麻醉护理盘:治疗巾、开口器、舌钳、通气导管、牙垫、弯盘、吸氧管、吸痰管、棉签、压舌板、镊子、纱布。

(3)其他:心电监护仪、听诊器、血压计、吸氧装置、吸痰装置、生理盐水、手电筒、胶布、护理记录单、笔、输液架。

4.环境

安静、整洁。

(三)操作过程

(1)移开床旁桌椅于适宜位置。

(2)用物按使用顺序放于床旁椅上。

(3)从床头至床尾铺平床褥后,铺上床罩、根据患者手术麻醉情况和手术部位铺中单。

(4)将棉被或毛毯套入被套内。

(5)盖被尾端向上反折,齐床尾。

(6)将背门一侧盖被塞于床垫下,对齐床沿。

(7)将近门一侧盖被边缘向上反折,对齐床沿。

(8)套枕套后,将枕头横立于床头正中。

(9)移回床旁桌、椅。

(10)处理用物。

(11)洗手。

(四)注意事项

(1)注意省时、节力,防止职业损伤。

(2)枕头平整、充实。

(3)病室及床单位整洁、美观。

(五)评价标准

(1)用物准备齐全。

(2)操作过程规范,符合省时、省力原则。

(3)床单位整洁、美观、符合术后护理要求。

三、卧床患者更换床单

(一)目的
为卧床患者更换床单,保持清洁,增进舒适。

(二)操作前准备
1.告知患者

更换床单的目的及过程,教会患者配合方法。

2.评估患者

(1)病情、意识、身体移动能力及合作程度。

(2)有无肢体活动障碍、偏瘫和骨折。

(3)有无引流管、输液管及伤口,有无尿便失禁。

(4)年龄、性别、体重、心理状态与需求。

3.操作护士

着装整洁、仪表端庄、洗手、戴口罩。

4.物品准备

护理车、清洁的大单、一次性中单、被套、枕套、床刷及半湿状布套、污衣袋等。

5.环境

安静、整洁。

(三)操作过程
(1)根据需要移开床旁桌椅。

(2)松开固定在床单上的各种引流管,防止引流管脱落。

(3)移枕头,协助患者移向对侧。

(4)松开近侧各层床单,将其上卷于中线处塞于患者身下。

(5)扫床。

(6)按序依次铺近侧各层床单。

(7)移枕头,协助患者移至近侧。

(8)同法,铺另一侧。

(9)整理盖被,更换枕套。

(10)固定引流管。

(11)协助患者取舒适卧位,必要时上床挡。

(12)整理用物,洗手。

(四)注意事项
(1)保证患者安全,体位舒适。

(2)注意节力。

(3)注意观察病情变化。

(五)评价标准
(1)用物准备齐全。

（2）操作过程规范，符合省时、省力原则。

（3）床单位整洁、美观、患者安全舒适。

（孙圣发）

第二节　皮　下　注　射

一、目的

（1）注入小剂量药物，用于不宜口服给药而需在一定时间内发生药效时。

（2）预防接种。

（3）局部供药，如局部麻醉用药。

二、评估

（一）评估患者

（1）双人核对医嘱。

（2）核对患者床号、姓名、住院号和腕带（请患者自己说出床号和姓名）。

（3）评估患者病情、意识状态、配合能力、用药史、药物过敏史、不良反应史等。

（4）向患者解释操作目的和过程，取得患者配合。

（5）查看注射部位皮肤情况（皮肤颜色，有无皮疹、感染）。

（6）协助患者取舒适坐位或卧位。

（二）评估环境

安静整洁，宽敞明亮，必要时遮挡。

三、操作前准备

（一）人员准备

仪表整洁，符合要求。洗手，戴口罩。

（二）按医嘱配制药液

（1）操作台上放置注射盘、纸巾、无菌治疗巾、无菌镊子、2 mL 注射器、医嘱用药液、安尔碘、75％乙醇、无菌棉签。

（2）双人核对药液标签、药名、浓度、剂量、有效期、给药途径。

（3）检查瓶口有无松动、瓶身有无破裂、药液有无混浊、沉淀、絮状物和变质。

（4）检查注射器、安尔碘、75％乙醇、无菌棉签等，包装无破裂，在有效期内。

（5）按正规操作抽吸药液，并贴好标识，置于无菌盘内。

（6）再次核对药液，记录时间并签名。

（三）物品准备

治疗车上层放置无菌盘（内置抽吸好的药液）、治疗盘（安尔碘、75％乙醇）、注射单、快速手消毒剂，以上物品符合要求，均在有效期内。治疗车下层放置生活垃圾桶、医疗废物桶、锐器盒。

四、操作程序

(1)携用物推车至患者床旁,核对床号、姓名、住院号和腕带(请患者自己说出床号和姓名)。

(2)根据注射目的选择注射部位(上臂三角肌下缘、两侧腹壁、后背、股前侧和外侧等)。

(3)常规消毒皮肤,待干。

(4)二次核对患者床号、姓名和药名。

(5)排尽空气;取干棉签夹于左手示指与中指之间。

(6)一手绷紧皮肤,另一手持注射器,示指固定针栓,针头斜面向上,与皮肤呈30°~40°(过瘦患者可捏起注射部位皮肤,并减少穿刺角度)快速刺入皮下,深度为针梗的1/2~2/3;松开紧绷皮肤的手,抽动活塞,如无回血,缓慢推注药液。

(7)注射毕用无菌干棉签轻压针刺处,快速拔针后按压片刻。

(8)再次核对患者床号、姓名和药名,注射器按要求放置。

(9)协助患者取舒适体位,整理床单位,并告知患者注意事项。

(10)快速手消毒剂消毒双手,记录时间并签名。

(11)推车回治疗室,按医疗废物处理原则处理用物。

(12)洗手,根据病情书写护理记录单。

五、注意事项

(1)遵医嘱和药品说明书使用药品。

(2)长期注射者应注意更换注射部位。

(3)注射中、注射后观察患者不良反应和用药效果。

(4)注射<1 mL药液时须使用1 mL注射器,以保证注入药液剂量准确无误。

(5)持针时,右手示指固定针栓,但不可接触针梗,以免污染。

(6)针头刺入角度不宜超过45°,以免刺入肌层。

(7)尽量避免应用对皮肤有刺激作用的药物做皮下注射。

(8)若注射胰岛素时,需告知患者进食时间。

(董巧巧)

第三节　皮　内　注　射

一、目的

(1)进行药物过敏试验,以观察有无变态反应。

(2)预防接种。

(3)局部麻醉的起始步骤。

二、评估

(一)评估患者

(1)双人核对医嘱。

(2)核对患者床号、姓名、住院号和腕带(请患者自己说出床号和姓名)。

(3)评估患者病情、意识状态、配合能力、用药史、药物过敏史、不良反应史。

(4)向患者解释操作目的和过程,取得患者配合。

(5)查看注射部位皮肤情况(皮肤颜色,有无皮疹、感染和皮肤划痕阳性)。

(6)协助患者取舒适坐位或卧位。

(二)评估环境

安静整洁,宽敞明亮,必要时遮挡。

三、操作前准备

(一)人员准备

仪表整洁,符合要求。洗手,戴口罩。

(二)按医嘱配制药液

(1)操作台(治疗室):注射盘、无菌治疗巾、无菌镊子、1 mL 注射器、药液、安尔碘、75%乙醇、无菌棉签等。

(2)双人核对药液标签,药名、浓度、剂量、有效期、给药途径。

(3)检查瓶口有无松动、瓶身有无破裂、药液有无混浊、沉淀、絮状物和变质。

(4)检查注射器、安尔碘、75%乙醇、无菌棉签、包装无破裂、是否在有效期内。

(5)按正规操作抽吸药液,并贴好标识,置于无菌盘内。

(6)再次核对皮试液,并签名。

(三)物品准备

治疗车上层放置无菌盘(内置已抽吸好的药液)、治疗盘(75%乙醇、无菌棉签)、备用(1 mL 注射器1支、0.1%盐酸肾上腺素 1 支,变态反应时用)、快速手消毒剂、注射单,以上物品符合要求,均在有效期内。治疗车下层放置生活垃圾桶、医疗废物桶、锐器盒。

四、操作程序

(1)携用物推车至患者床旁,核对床号、姓名、住院号、腕带和药物过敏史(请患者自己说出床号和姓名)。

(2)选择注射部位(过敏试验选择前臂掌侧下 1/3;预防接种选择上臂三角肌下缘;局部麻醉则选择麻醉处)。

(3)75%乙醇常规消毒皮肤。

(4)二次核对患者床号、姓名和药名。

(5)排尽空气,药液至所需刻度,且药液不能外溢。

(6)一手绷紧局部皮肤,一手持注射器,针头斜面向上,与皮肤呈5°刺入皮内。

(7)待针头斜面完全进入皮内后,放平注射器,固定针栓并注入 0.1 mL 药液,使局部形成一个圆形隆起的皮丘(皮丘直径 5 mm,皮肤变白,毛孔变大)。

(8)迅速拔出针头,勿按揉和压迫注射部位。

(9)20分钟后观察患者局部反应,做出判断。

(10)协助患者取舒适体位,整理床单位。

(11)快速手消毒剂消毒双手,签名。

(12)推车回治疗室,按医疗废物处理原则处理用物。

五、20分钟后判断结果

(1)核对患者床号、姓名、住院号和腕带(请患者自己说出床号和姓名)。

(2)须经两人判断皮试结果,并将结果告知患者和家属。

(3)洗手,皮试结果记录在病历、护理记录单和病员一览表等处。阳性用红笔标记"＋",阴性用蓝色或黑笔标记"－"。

(4)如对结果有怀疑,应在另一侧前臂皮内注入 0.1 mL 生理盐水做对照试验。

六、皮内试验结果判断

(一)阴性

皮丘无改变,周围无红肿,并无自觉症状。

(二)阳性

局部皮丘隆起,局部出现红晕、硬块,直径＞1 cm 或周围有伪足;或局部出现红晕,伴有小水疱者;或局部发痒者为阳性。严重时可出现过敏性休克。观察反应的同时,应询问有无头晕、心慌、恶心、胸闷、气短、发麻等不适症状,如出现上述症状时不可使用青霉素。

七、注意事项

(1)皮试药液要现用现配,剂量准确。

(2)备好相应抢救设备与药物,及时处理变态反应。

(3)行皮试前,尤其行青霉素过敏试验前必须询问患者家族史、用药史和药物过敏史,如有药物过敏史者不可做试验。

(4)药物过敏试验时,患者体位要舒适,不可采取直立位。

(5)选择注射部位时应注意避开瘢痕和皮肤红晕处。

(6)皮肤试验时禁用碘剂消毒,对乙醇过敏者可用生理盐水消毒,避免反复用力涂擦局部皮肤。

(7)拔出针头后,注射部位不可用棉球按压揉擦,以免影响结果观察。

(8)进针角度以针尖斜面全部刺入皮内为宜,进针角度过大易将药液注入皮下,影响结果的观察和判断。

(9)如需做对照实验,应用另一注射器和针头,抽吸无菌生理盐水,在另一前臂相同部位皮内注射0.1 mL,观察20分钟进行对照。告知患者皮试后 20 分钟内不要离开病房。如对结果有怀疑,应在另一侧前臂皮内注入 0.1 mL 生理盐水做对照试验。

(10)正确判断试验结果,对皮试结果阳性者,应在病历、床头或腕带、门诊病历和病员一览表上醒目标记,并将结果告知医师、患者和家属。

(11)特殊药物皮试,按要求观察结果。

(姜娜娜)

第四节 肌 内 注 射

一、目的

注入药物,用于不宜或不能口服或静脉注射,且要求比皮下注射更快发生疗效时。

二、评估

(一)评估患者

(1)双人核对医嘱。

(2)核对患者床号、姓名、住院号和腕带(请患者自己说出床号和姓名)。

(3)评估患者病情、治疗情况、意识状态、用药史、药物过敏史、不良反应史、肢体活动能力和合作程度。

(4)向患者解释操作目的和过程,取得患者配合。

(5)查看注射部位皮肤情况(皮肤颜色,有无皮疹、感染和皮肤划痕阳性)。

(6)协助患者取舒适坐位或卧位。

(二)评估环境

安静整洁,宽敞明亮,必要时遮挡。

三、操作前准备

(一)人员准备

仪表整洁,符合要求。洗手,戴口罩。

(二)按医嘱配制药液

(1)操作台:注射盘、无菌盘、2 mL 注射器、5 mL 注射器、医嘱所用药液、安尔碘、无菌棉签。如注射用药为油剂或混悬液,需备较粗针头。

(2)双人核对药物标签、药名、浓度、剂量、有效期、给药途径。

(3)检查瓶口有无松动、瓶身有无破裂、药液有无混浊、变质。

(4)检查无菌注射器、安尔碘、无菌棉签等,包装无破裂,在有效期内。

(5)按正规操作抽吸药液,并贴好标识,置于无菌盘内。

(6)再次核对药液,记录时间并签名。

(三)物品准备

治疗车上层放置无菌盘(内置抽吸好药液)、安尔碘、注射单、无菌棉签、快速手消毒剂,以上物品符合要求,均在有效期内。治疗车下层放置生活垃圾桶、医疗废物桶、锐器盒。

四、操作程序

(1)携用物推车至患者床旁,核对床号、姓名、住院号和腕带(请患者自己说出床号和姓名)。

(2)协助患者取舒适体位,暴露注射部位,注意保暖,保护患者隐私,必要时可遮挡。

（3）选择注射部位（臀大肌、臀中肌、臀小肌、股外侧和上臂三角肌）。

（4）常规消毒皮肤，待干。

（5）再次核对患者床号、姓名和药名。

（6）拿取药液并排尽空气，取干棉签，夹于左手示指与中指之间，以一手拇指和示指绷紧局部皮肤，另一手持注射器，中指固定针栓，将针头迅速垂直刺入，深度约为针梗的2/3。

（7）松开紧绷皮肤的手，抽动活塞。如无回血，缓慢注入药液，同时观察反应。

（8）注射毕，用无菌干棉签轻按进针处，快速拔针，按压片刻。

（9）再次核对患者床号、姓名和药名。

（10）协助患者取舒适体位，整理床单位，注射后观察用药反应。

（11）快速手消毒剂消毒双手，记录时间并签名。

（12）推车回治疗室，按医疗废物处理原则处理用物。

（13）洗手，根据病情书写护理记录单。

五、常用肌内注射定位方法

（一）臀大肌肌内注射定位法
注射时应避免损伤坐骨神经。

1.十字法

从臀裂顶点向左或右侧画一水平线，然后从髂嵴最高点做一垂线，将一侧臀部被划分为4个象限，其外上象限并避开内角为注射区。

2.连线法

从髂前上棘至尾骨做一连线，其外1/3处为注射部位。

（二）臀中肌、臀小肌肌内注射定位法
（1）以示指尖和中指尖分别置于髂前上棘和髂嵴下缘处，在髂嵴、示指、中指之间构成一个三角形区域，示指与中指构成的内角为注射部位。

（2）髂前上棘外侧三横指处（以患者手指的宽度为标准）。

（三）股外侧肌肌内注射射定位法
在股中段外侧，一般成人可取髋关节下10 cm至膝关节的范围。此处大血管、神经干很少通过，且注射范围广，可供多次注射，尤适用于2岁以下的幼儿。

（四）上臂三角肌肌内注射定位法
取上臂外侧，肩峰下2～3横指处。此处肌肉较薄，只可做小剂量注射。

（五）体位准备
1.卧位

臀部肌内注射时，为使局部肌肉放松，减轻疼痛与不适，可采用以下姿势。

（1）侧卧位：上腿伸直，放松，下腿稍弯曲。

（2）俯卧位：足尖相对，足跟分开，头偏向一侧。

（3）仰卧位：常用于危重和不能翻身的患者，采用臀中肌、臀小肌肌内注射法较为方便。

2.坐位

为门诊患者接受注射时常用体位。可供上臂三角肌或臀部肌内注射时采用。

六、注意事项

(1)遵医嘱和药品说明书使用药品。

(2)药液要现用现配,在有效期内,剂量要准确。选择两种药物同时注射时,应注意配伍禁忌。

(3)注射时应做到"两快一慢"(进针、拔针快,推注药液慢)。

(4)选择合适的注射部位,避免刺伤神经和血管,无回血时方可注射。

(5)注射时切勿将针梗全部刺入,以防针梗从根部衔接处折断。若针头折断,应先稳定患者情绪,并嘱患者保持原位不动,固定局部组织,以防断针移位,同时尽快用无菌血管钳夹住断端取出;如断端全部埋入肌肉,应速请外科医师处理。

(6)对需长期注射者,应交替更换注射部位,并选择细长针头,以避免减少硬结的发生。如因长期多次注射出现局部硬结时,可采用热敷、理疗等方法予以处理。

(7)2岁以下婴幼儿不宜选用臀大肌内注射,因其臀大肌尚未发育好,注射时有损伤坐骨神经的危险,最好选择臀中肌和臀小肌内注射。

(刘金枝)

第五节 静脉注射

一、目的

(1)所选用药物不宜口服、皮下及肌内注射,又需迅速发挥药效时。

(2)注入药物做某些诊断性检查,如对肝、肾、胆囊等造影时需静脉注入造影剂。

二、评估

(一)评估患者

(1)双人核对医嘱。

(2)核对患者床号、姓名、住院号和腕带(请患者自己说出床号和姓名)。

(3)了解患者病情、意识状态、配合能力、药物过敏史、用药史。

(4)评估患者穿刺部位的皮肤状况、肢体活动能力、静脉充盈度和管壁弹性。选择合适的静脉注射部位,评估药物对血管的影响程度。

(5)向患者解释静脉注射的目的和方法,告知所注射药物的名称,取得患者配合。

(二)评估环境

安静整洁,宽敞明亮。

三、操作前准备

(一)人员准备

仪表整洁,符合要求。洗手,戴口罩。

(二)物品准备

1.操作台

治疗单、静脉注射所用药物、注射器。

2.按要求检查所需用物,符合要求方可使用

(1)双人核对药物名称、浓度、剂量、有效期、给药途径。

(2)检查药物的质量、标签,液体有无沉淀和变色,有无渗漏、浑浊和破损。

(3)检查注射器和无菌棉签的有效期、包装是否紧密无漏气,安尔碘的使用日期是否在有效期内。

3.配制药液

(1)安尔碘棉签消毒药物瓶口,掰开安瓿,瓶帽弃于锐器盒内。

(2)打开注射器,将外包装袋置于生活垃圾桶内,固定针头,回抽针栓,检查注射器,取下针帽置于生活垃圾桶内,抽取安瓿内药液,排气,置于无菌盘内。在注射器上贴上患者床号、姓名、药物名称、用药方法的标签。

(3)再次核对空安瓿和药物的名称、浓度、剂量、用药方法和时间。

4.备用物品

治疗车上层治疗盘内放置备用注射器一支、安尔碘、无菌棉签,无菌盘内放置配好的药液、垫巾。以上物品符合要求,均在有效期内。治疗车下层放置生活垃圾桶、医疗废物桶、锐器盒,含有效氯 250 mg/L 消毒液桶。

四、操作程序

(1)携用物推车至患者床旁,核对床号、姓名、住院号和腕带(请患者自己说出床号和姓名)。

(2)向患者说明静脉注射的方法、配合要点、注射药物的作用和不良反应。

(3)协助患者取舒适体位,充分暴露穿刺部位,放垫巾于穿刺部位下方。

(4)在穿刺部位上方 5～6 cm 处扎压脉带,末端向上,以防污染无菌区。

(5)安尔碘棉签消毒穿刺部位皮肤,以穿刺点为中心向外螺旋式旋转擦拭,直径>5 cm。

(6)再次核对患者床号、姓名和药名。

(7)嘱患者握拳,使静脉充盈,左手拇指固定静脉下端皮肤,右手持注射器与皮肤呈 15°～30° 自静脉上方或侧方刺入,见回血可再沿静脉进针少许。

(8)保留静脉通路者,安尔碘棉签消毒静脉注射部位三通接口,以接口处为中心向外螺旋式旋转擦拭。

(9)静脉注射过程中,观察局部组织有无肿胀,严防药液渗漏,如出现渗漏立即拔出针头,按压局部,另行穿刺。

(10)拔针后,指导患者按压穿刺点 3 分钟,勿揉,凝血功能差的患者适当延长按压时间。

(11)再次核对患者床号、姓名和药名。

(12)将压脉带与输液垫巾对折取出,输液垫巾置于生活垃圾桶内,压脉带放于含有效氯 250 mg/L 消毒液桶中。整理患者衣物和床单位,观察有无不良反应,并向患者讲明注射后注意事项。快速手消毒剂消毒双手,推车回治疗室,按医疗废物处理原则处理用物。

(13)洗手,在治疗单上签名并记录时间。按护理级别书写护理记录单。

五、注意事项

（1）严格执行查对制度，需双人核对医嘱。

（2）严格遵守无菌操作原则。

（3）了解注射目的、药物对血管的影响程度、给药途径、给药时间和药物过敏史。

（4）选择粗直、弹性好、易固定的静脉，避开关节和静脉瓣。常用的穿刺静脉为肘部浅静脉、贵要静脉、肘正中静脉、头静脉。小儿多采用头皮静脉。

（5）根据患者年龄、病情和药物性质掌握注入药物的速度，并随时听取患者主诉，观察病情变化。必要时使用微量注射泵。

（6）对需要长期注射者，应有计划地由小到大、由远心端到近心端选择静脉。

（7）根据药物特性和患者肝、肾功能或心脏功能，采用合适的注射速度。随时听取患者主诉，观察体征和其病情变化。

（覃凤玲）

第六节　氧气吸入疗法

一、目的

（1）纠正各种原因造成的缺氧状态，提高动脉血氧分压（PaO_2）和动脉血氧饱和度（SaO_2），增加动脉血氧含量（CaO_2）。

（2）促进组织新陈代谢，维持机体生命活动。

二、适应证与禁忌证

（一）适应证

血气分析检查是用氧的指标，当患者 PaO_2 低于 6.7 kPa（50 mmHg）时[正常值 10.7～13.3 kPa（80～100 mmHg），6.7 kPa（50 mmHg）为最低限值]，则应给予吸氧，适用疾病为以下几类。

（1）因呼吸系统疾病而影响肺活量，如哮喘、支气管肺炎或气胸等。

（2）心肺功能不全使肺部充血而呼吸困难者，如心力衰竭等。

（3）各种中毒引起的呼吸困难，使氧不能由毛细血管渗入组织而产生缺氧，如巴比妥类药物中毒、一氧化碳中毒等。

（4）昏迷患者，如脑血管意外或颅脑损伤患者。

（5）其他：某些外科手术前后患者，大出血休克患者等。

（二）禁忌证

依赖动脉导管未闭的患儿。

三、准备

(一)用物准备

1.治疗盘内备

有盖方盘(内盛橡胶导管、通气管、玻璃接头、鼻导管或另备一次性鼻导管、无菌纱布数块);小药杯(内盛冷开水)、弯盘、棉签、胶布、剪刀、别针、扳手。

2.治疗盘外备

氧气筒及氧气表装置一套或氧气管道装置、输氧卡或用氧记录单、笔。

(二)患者准备

了解吸氧的目的、注意事项和配合要点。

(三)护士准备

着装整洁,修剪指甲,洗手,戴口罩。

(四)环境准备

安静、温湿度适宜、舒适、安全、远离火源。

四、操作方法

(一)常用氧疗方法

1.鼻导管给氧法

鼻导管给氧法是临床上常用的方法之一,有单侧鼻导管给氧法和双侧鼻导管给氧法两种。单侧鼻导管给氧法是将一根细氧气鼻导管插入一侧鼻孔,经鼻腔到达鼻咽部,末端连接氧气的供氧方法。鼻导管插入长度为鼻尖至耳垂的 2/3(图 4-1)。此法氧气全部进入患者体内,没有氧气的浪费,但因插管较深,刺激鼻腔黏膜,患者感觉不适;且导管易被鼻腔分泌物堵塞;再加上固定用的胶布易引起皮肤不适,故现在不常用。双侧鼻导管给氧法是将双侧鼻导管插入鼻孔内约 1 cm(图 4-2)。

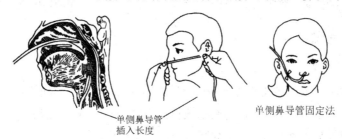

图 4-1　单侧鼻导管给氧气

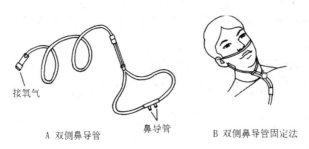

图 4-2　双侧鼻导管给氧气

2.鼻塞给氧法

鼻塞给氧法是将鼻塞塞入鼻前庭内给氧的方法。鼻塞是用塑料制成的一种球状物,有单侧(图4-3)和双侧鼻塞,使用时将鼻塞与橡胶管连接,调节好流量,擦净鼻腔,将鼻塞塞入鼻孔内。鼻塞大小以恰能塞住鼻孔为宜。此法刺激性小,患者感觉舒适,适用于长时间用氧的患者。

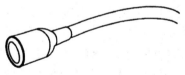

图 4-3　单侧鼻塞

3.面罩给氧法

面罩给氧法是将面罩置于患者的口鼻部把口鼻全部盖住,用松紧带固定,氧气自下端输入,呼出气体从面罩两侧孔排出(图4-4)。由于口、鼻部都能吸入氧气,效果较好。给氧时所需流量较大,一般为 6～8 L/min。可用于病情较重,氧分压明显下降者。

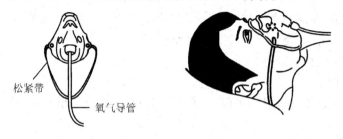

松紧带

氧气导管

图 4-4　面罩给氧法

4.氧气头罩给氧法

适用于婴幼儿。头罩用无毒有机玻璃制成,罩面上有多个露孔,通过开关露孔数目,可调节罩内的氧气浓度。使用时将头罩罩在患儿头部,调节氧流量,此法简便,无刺激性,透明的头罩易于观察病情变化,可以根据病情需要调节罩内氧浓度,长期给氧时不会产生氧中毒(图4-5)。

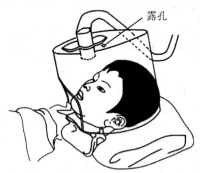

露孔

图 4-5　氧气头罩给氧法

5.氧气枕给氧法

用于危重患者的抢救或转运途中、家庭氧疗等,以氧气枕代替氧气装置。氧气枕是一长方形橡胶枕,枕的一角有一橡胶管,上有调节器可调节氧流量。使用前先将氧气枕内充满氧气(充气时接上湿化瓶),接上鼻导管或鼻塞,调节流量,即可使用。此法缺点是氧气量太少,使用时间较短。

6.氧气帐给氧法

此法一般用于儿科抢救时,如头、颈、面部损伤或皮肤大面积烧伤等患儿。氧气帐大小约为儿科病床的一半,两边开窗镶上透明胶片,下面塞入床垫下。使用时,将患儿头部放在紧闭的帐篷内,氧气经过湿化瓶,由橡胶管通入帐内,氧流量需 10～12 L/min,吸入氧浓度才能达到60%～70%。每次打开帐幕后,应将氧流量加大至 12～14 L/min,持续 3 分钟,以恢复帐内氧浓度。

7.高压氧治疗

高压氧医学是一门新兴的临床学科。高压氧治疗应用于临床各科,治疗过程分为加压、高压下供氧、减压 3 个阶段。加压阶段一般在 10～15 秒内加至预定的压力 2～3 kg/cm²;舱内患者通过呼吸面罩间歇吸入高压氧,即吸氧 30 分钟后,休息 10 分钟,吸氧时间不超过 90 分钟;进入减压阶段,注意减压表检测,并观察患者的全身情况。

(二)操作步骤

以双侧鼻导管给氧法为例(供氧装置:氧气筒及氧气表装置)。

1.装表

(1)携用物至床旁,核对患者信息;并再次做好解释工作,取得患者配合。

(2)打开总开关,放出少量氧气以冲净气门处灰尘。

(3)接氧气表旋紧并使其直立。

(4)正确连接湿化瓶。

(5)检查氧气表上的小开关是否关闭,开总开关,再打开流量表小开关,检查氧气表连接是否正确。

(6)开小开关备用。

2.给氧

(1)检查并用湿棉签清洁鼻腔。

(2)检查并打开吸氧管,连接吸氧管,开小开关,检查吸氧管是否通畅,并依据病情调节氧流量。

(3)将吸氧管平行塞入患者鼻腔,妥善固定输氧管。

(4)洗手,记录开始吸氧时间及流量,并签名。

(5)向患者详细交代注意事项。

(6)吸氧过程中密切观察患者缺氧症状有无改善。

3.停氧

(1)向患者解释,取得患者配合。

(2)拔出鼻导管,擦净鼻部。

(3)关闭总开关。

(4)打开小开关放出余氧,关小开关。

(5)正确卸下氧气表。

(6)洗手,记录停氧时间并签名。

(7)整理床单位及用物。

五、注意事项

(1)用氧前注意检查氧气装置有无漏气,是否通畅。

(2)严格遵守操作规程,注意用氧安全,切实做好"四防",即防火、防热、防震、防油。氧气筒应放阴凉处,周围严禁烟火及易燃品,至少距离明火 5 m,距暖气 1 m,以防引起燃烧。氧气瓶搬运过程中避免撞击。氧气表及螺旋口勿上油。

(3)常用湿化液有冷开水、蒸馏水。为急性肺水肿患者给氧时,瓶内应改盛 20%~30%乙醇,可降低肺泡内泡沫的表面张力,使泡沫破裂,扩大气体和肺泡壁的接触面积,使气体易于弥散,改善通气功能,减轻缺氧症状。

(4)使用氧气时,应先调节流量后应用。停用氧气时,应先拔出导管,再关闭氧气开关。中途改变流量,先分离鼻导管与湿化瓶连接处,调节好流量再接上。以免一旦开关出错,大量氧气进入呼吸道而损伤肺部组织。

(5)用氧过程中,应加强监护。在用氧过程中应根据患者脉搏、血压、精神状态、皮肤颜色及湿度、呼吸方式等有无改善来衡量氧疗效果,同时还应测定血气分析判断疗效,从而选择合适的用氧浓度。

(6)持续鼻导管用氧者,定期更换鼻导管(单侧鼻导管每班更换,两侧鼻孔交替插管;双侧鼻导管、鼻塞每天更换),及时清除鼻腔分泌物,防止鼻导管堵塞。

(7)氧气筒内氧气不可用尽,压力表至少要保留 0.5 MPa(5 kg/cm²),以免灰尘进入筒内,再次充气时引起爆炸。

(8)对未用完或已用尽的氧气筒,应分别悬挂"有氧"或"无氧"的标识,既便于及时调换,也便于急用时搬运,提高抢救速度。

(杨亚男)

第五章 呼吸内科护理

第一节 急性呼吸道感染

急性呼吸道感染通常包括急性上呼吸道感染和急性气管-支气管炎。急性上呼吸道感染是鼻腔、咽或喉部急性炎症的总称。常见病原体为病毒,仅有少数由细菌引起。本病全年皆可发病,但冬春季节多发,具有一定的传染性,有时引起严重的并发症,应积极防治。急性气管-支气管炎是指感染、物理、化学、过敏等因素引起的气管-支气管黏膜的急性炎症。可由急性上呼吸道感染蔓延而来。多见于寒冷季节或气候多变时,或气候突变时多发。

一、护理评估

(一)病因及发病机制

1.急性上呼吸道感染

急性上呼吸道感染有70%～80%由病毒引起。其中主要包括流感病毒、副流感病毒、呼吸道合胞病毒、腺病毒、鼻病毒等。由于感染病毒类型较多,又无交叉免疫,人体产生的免疫力较弱且短暂,同时在健康人群中有病毒携带者,故一个人可有多次发病。细菌感染占20%～30%,可直接或继病毒感染之后发生,以溶血性链球菌最为多见,其次为流感嗜血杆菌、肺炎球菌和葡萄球菌等。偶见革兰阴性杆菌。当全身或呼吸道局部防御功能降低时,尤其是年老体弱或有慢性呼吸道疾病者更易患病,原先存在于上呼吸道或外界侵入的病毒和细菌迅速繁殖,引起本病。通过含有病毒的飞沫或被污染的用具传播,引起发病。

2.急性气管-支气管炎

(1)感染:由病毒、细菌直接感染,或急性上呼吸道病毒(如腺病毒、流感病毒)、细菌(如流感嗜血杆菌、肺炎链球菌)感染迁延而来,也可在病毒感染后继发细菌感染。亦可为衣原体和支原体感染。

(2)物理、化学性因素:过冷空气、粉尘、刺激性气体或烟雾的吸入使气管-支气管黏膜受到急性刺激和损伤,引起本病。

(3)变态反应:花粉、有机粉尘、真菌孢子等的吸入及对细菌蛋白质过敏等,均可引起气管-支气管的变态反应。寄生虫(如钩虫、蛔虫的幼虫)移行至肺,也可致病。

(二)健康史

有无受凉、淋雨、过度疲劳等使机体抵抗力降低等情况,应注意询问本次起病情况,既往健康情况,有无呼吸道慢性疾病史等。

(三)身体状况

1.急性上呼吸道感染

急性上呼吸道感染主要症状和体征个体差异大,根据病因不同可有不同类型,各型症状、体征之间无明显界定,也可互相转化。

(1)普通感冒:又称急性鼻炎或上呼吸道卡他,以鼻咽部卡他症状为主要表现,俗称"伤风"。成人多为鼻病毒所致,起病较急,初期有咽干、咽痒或咽痛,同时或数小时后有打喷嚏、鼻塞、流清水样鼻涕,2~3天后分泌物变稠,伴咽鼓管炎可引起听力减退,伴流泪、味觉迟钝、声嘶、少量咳嗽、低热不适、轻度畏寒和头痛。检查可见鼻腔黏膜充血、水肿、有分泌物,咽部轻度充血。如无并发症,一般经5~7天痊愈。

(2)流行性感冒(简称流感)则由流感病毒引起,起病急,鼻咽部症状较轻,但全身症状较重,伴高热、全身酸痛和眼结膜炎症状。而且常有较大或大范围的流行。

流行性感冒应及早应用抗流感病毒药物:起病1~2天内应用抗流感病毒药物治疗,才能取得最佳疗效。目前抗流感病毒药物包括离子通道 M_2 阻滞剂和神经氨酸酶抑制剂两类。离子通道 M_2 阻滞剂:包括金刚烷胺和金刚乙胺,主要对甲型流感病毒有效。金刚烷胺类药物是治疗甲型流感的首选药物,有效率达 70%~90%。金刚烷胺的不良反应有神经质、焦虑、注意力不集中和轻微头痛等中枢神经系统不良反应,一般在用药后几小时出现,金刚乙胺的毒性作用较小。胃肠道反应主要为恶心和呕吐,停药后可迅速消失。肾功能不全的患者需要调整金刚烷胺的剂量,对于老年人或肾功能不全者需要密切监测不良反应。神经氨酸酶抑制剂:奥司他韦(商品名达菲),作用机制是通过干扰病毒神经氨酸酶保守的唾液酸结合位点,从而抑制病毒的复制,对 A(包括 H5N1)和 B 不同亚型流感病毒均有效。奥司他韦成人每次口服75 mg,每天2次,连服5天,但须在症状出现2天内开始用药。奥司他韦不良反应少,一般为恶心、呕吐等消化道症状,也有腹痛、头痛、头晕、失眠、咳嗽、乏力等不良反应的报道。

(3)病毒性咽炎和喉炎:临床特征为咽部发痒、不适和灼热感、声嘶、讲话困难、咳嗽、咳嗽时咽喉疼痛,无痰或痰呈黏液性,有发热和乏力,伴有咽下疼痛时,常提示有链球菌感染,体检发现咽部明显充血和水肿,局部淋巴结肿大且触痛,提示流感病毒和腺病毒感染,腺病毒咽炎可伴有眼结膜炎。

(4)疱疹性咽峡炎:主要由柯萨奇病毒 A 引起,夏季好发。有明显咽痛、常伴有发热,病程约一周。体检可见咽充血,软腭、腭垂、咽和扁桃体表面有灰白色疱疹及浅表溃疡,周围有红晕。多见儿童,偶见于成人。

(5)咽结膜热:常为柯萨奇病毒、腺病毒等引起。夏季好发,游泳传播为主,儿童多见。表现为发热、咽痛、畏光、流泪、咽及结膜明显充血。病程4~6天。

(6)细菌性咽-扁桃体炎多由溶血性链球菌感染所致,其次为流感嗜血杆菌、肺炎球菌、葡萄球菌等引起。起病急,咽痛明显、伴畏寒、发热,体温超过 39 ℃。检查可见咽部明显充血,扁桃体充血肿大,其表面有黄色点状渗出物,颌下淋巴结肿大伴压痛,肺部无异常体征。

本病如不及时治疗可并发急性鼻窦炎、中耳炎、急性气管-支气管炎。部分患者可继发病毒性心肌炎、肾炎、风湿热等。

2.急性气管-支气管炎

急性气管-支气管炎起病较急,常先有急性上呼吸道感染的症状,继之出现干咳或少量黏液性痰,随后可转为黏液脓性或脓性痰液,痰量增多,咳嗽加剧,偶可痰中带血。全身症状一般较轻,可有发热,38 ℃左右,多于3～5天后消退。咳嗽、咳痰为最常见的症状,常为阵发性咳嗽,咳嗽、咳痰可延续2～3周才消失,如迁延不愈,则可演变为慢性支气管炎。呼吸音常正常或增粗,两肺可听到散在干、湿啰音。

(四)实验室及其他检查

1.血常规

病毒感染者白细胞正常或偏低,淋巴细胞比例升高;细菌感染者白细胞计数和中性粒细胞增高,可有核左移现象。

2.病原学检查

可做病毒分离和病毒抗原的血清学检查,确定病毒类型,以区别病毒和细菌感染。细菌培养及药物敏感试验,可判断细菌类型,并可指导临床用药。

3.X线检查

胸部X线片多无异常改变。

二、主要护理诊断及医护合作性问题

(一)舒适的改变

鼻塞、流涕、咽痛、头痛与病毒和/或细菌感染有关。

(二)潜在并发症

鼻窦炎、中耳炎、心肌炎、肾炎、风湿性关节炎。

三、护理目标

患者躯体不适缓解,日常生活不受影响;体温恢复正常;呼吸道通畅;睡眠改善;无并发症发生或并发症被及时控制。

四、护理措施

(一)一般护理

注意隔离患者,减少探视,避免交叉感染。患者咳嗽或打喷嚏时应避免对着他人。患者使用的餐具、痰盂等用具应按规定消毒,或用一次性器具,回收后焚烧弃去。多饮水,补充足够的热量,给予清淡易消化、高热量、丰富维生素、富含营养的食物。避免刺激性食物,戒烟、酒。患者以休息为主,特别是在发热期间。部分患者往往因剧烈咳嗽而影响正常的睡眠,可给患者提供容易入睡的休息环境,保持病室适宜温度、湿度和空气流通。保证周围环境安静,关闭门窗。指导患者运用促进睡眠的方式,如睡前泡脚、听音乐等。必要时可遵医嘱给予镇咳、祛痰或镇静药物。

(二)病情观察

关注疾病流行情况、鼻咽部发生的症状、体征及血常规和胸部X线改变。注意并发症,如耳痛、耳鸣、听力减退、外耳道流脓等提示中耳炎;如头痛剧烈、发热、伴脓涕、鼻窦有压痛等提示鼻窦炎;如在恢复期出现胸闷、心悸、眼睑水肿、腰酸和关节痛等提示心肌炎、肾炎或风湿性关节炎,应及时就诊。

（三）对症护理

1.高热护理

体温超过37.5 ℃,应每4小时测体温1次,观察体温过高的早期症状和体征,体温突然升高或骤降时,应随时测量和记录,并及时报告医师。体温＞39 ℃时,要采取物理降温。降温效果不好可遵照医嘱选用适当的解热剂进行降温。患者出汗后应及时处理,保持皮肤的清洁和干燥,并注意保暖。鼓励多饮水。

2.保持呼吸道通畅

清除气管、支气管内分泌物,减少痰液在气管、支气管内的聚积。指导患者采取舒适的体位进行有效咳嗽。观察咳痰情况,如痰液较多且黏稠,可嘱患者多饮水,或遵照医嘱给予雾化吸入治疗,以湿润气道、利于痰液排出。

（四）用药护理

1.对症治疗

选用抗感冒复合剂或中成药减轻发热、头痛,减少鼻、咽充血和分泌物,如对乙酰氨基酚(扑热息痛)、银翘解毒片等。干咳者可选用右美沙芬、喷托维林(咳必清)等;咳嗽有痰可选用复方氯化铵合剂、溴己新(必嗽平),或雾化祛痰。咽痛者可含服喉片或草珊瑚片等。气喘者可用平喘药,如特布他林、氨茶碱等。

2.抗病毒药物

早期应用抗病毒药有一定疗效,可选用利巴韦林、奥司他韦、金刚烷胺、吗啉胍和抗病毒中成药等。

3.抗菌药物

如有细菌感染,最好根据药物敏感试验选择有效抗菌药物治疗,常可选用大环内酯类、青霉素类、氟喹诺酮类及头孢菌素类。

根据医嘱选用药物,告知患者药物的作用、可能发生的不良反应和服药的注意事项,如按时服药;应用抗生素者,注意观察有无迟发变态反应发生;对于应用解热镇痛药者注意避免大量出汗引起虚脱等。发现异常及时就诊等。

（五）心理护理

急性呼吸道感染预后良好,多数患者于一周内康复,仅少数患者可因咳嗽迁延不愈而发展为慢性支气管炎,患者一般无明显心理负担。但如果咳嗽较剧烈,加之伴有发热,可能会影响患者的休息、睡眠,进而影响工作和学习,个别患者产生急于缓解咳嗽等症状的焦虑情绪。护理人员应与患者进行耐心、细致的沟通,通过对病情的客观评价,解除患者的心理顾虑,建立治疗疾病的信心。

（六）健康指导

1.疾病知识指导

帮助患者和家属掌握急性呼吸道感染的诱发因素及本病的相关知识,避免受凉、过度疲劳,注意保暖;外出时可戴口罩,避免寒冷空气对气管、支气管的刺激。积极预防和治疗上呼吸道感染,症状改变或加重时应及时就诊。

2.生活指导

平时应加强耐寒锻炼,增强体质,提高机体免疫力。有规律生活,避免过度劳累。室内空气保持新鲜、阳光充足。少去人群密集的公共场所。戒烟、酒。

五、护理评价

患者舒适度改善,睡眠质量提高,未发生并发症或发生后被及时控制。

(高　静)

第二节　急性气管-支气管炎

一、概述

(一)疾病概述

急性气管-支气管炎是由生物、物理、化学刺激或过敏等因素引起的急性气管-支气管黏膜炎症。多为散发,无流行倾向,年老体弱者易感。临床症状主要为咳嗽和咳痰。常发生于寒冷季节或气候突变时。也可由急性上呼吸道感染迁延不愈所致。

(二)相关病理生理

由病原体、吸入冷空气、粉尘、刺激性气体或因吸入致敏原引起气管-支气管急性炎症反应。其共同的病理表现为气管、支气管黏膜充血水肿,淋巴细胞和中性粒细胞浸润;同时可伴纤毛上皮细胞损伤,脱落;黏液腺体肥大增生。合并细菌感染时,分泌物呈脓性。

(三)急性气管-支气管炎的病因与诱因

病原体导致的感染是最主要病因,过度劳累、受凉、年老体弱是常见诱因。

1.病原体

病原体与上呼吸道感染类似。常见病毒为腺病毒、流感病毒(甲、乙)、冠状病毒、鼻病毒、单纯疱疹病毒、呼吸道合胞病毒和副流感病毒。常见细菌为流感嗜血杆菌、肺炎链球菌、卡他莫拉菌等,近年来衣原体和支原体感染明显增加,在病毒感染的基础上继发细菌感染亦较多见。

2.物理、化学因素

冷空气、粉尘、刺激性气体或烟雾(如二氧化硫、二氧化氮、氨气、氯气等)的吸入,均可刺激气管-支气管黏膜引起急性损伤和炎症反应。

3.变态反应

常见的吸入致敏原包括花粉、有机粉尘、真菌孢子、动物毛皮排泄物;或对细菌蛋白质的过敏,钩虫、蛔虫的幼虫在肺内的移行均可引起气管-支气管急性炎症反应。

(四)临床表现

临床主要表现为咳嗽咳痰。一般起病较急,通常全身症状较轻,可有发热。初为干咳或少量黏液痰,随后痰量增多,咳嗽加剧,偶伴血痰。咳嗽、咳痰可延续 2～3 周,如迁延不愈,可演变成慢性支气管炎。伴支气管痉挛时,可出现程度不等的胸闷气促。

(五)辅助检查

1.血液检查

病毒感染时,血常规检查白细胞计数多正常;细菌感染较重时,白细胞计数和中性粒细胞计数增高。血沉检查可有血沉增快。

2.胸部 X 线检查

多无异常,或仅有肺纹理的增粗。

3.痰培养

细菌或支原体衣原体感染时,可明确病原体;药物敏感试验可指导临床用药。

(六)治疗要点

1.对症治疗

咳嗽无痰或少痰,可用右美沙芬、喷托维林(咳必清)镇咳。咳嗽有痰而不易咳出,可选用盐酸氨溴索、溴己新(必嗽平),桃金娘油提取物化痰,也可雾化帮助祛痰。较为常用的为兼顾止咳和化痰的棕色合剂,也可选用中成药止咳祛痰。发生支气管痉挛时,可用平喘药如茶碱类、β_2 受体激动剂等。发热可用解热镇痛药对症处理。

2.抗菌药物治疗

有细菌感染证据时应及时使用。可以首选新大环内酯类、青霉素类,亦可选用头孢菌素类或喹诺酮类等药物。多数患者口服抗菌药物即可,症状较重者可经肌内注射或静脉滴注给药,少数患者需要根据病原体培养结果指导用药。

3.一般治疗

多休息,多饮水,避免劳累。

二、护理评估

(一)病因评估

主要评估患者健康史和发病史,近期是否有受凉、劳累、是否有粉尘过敏史、是否有吸入冷空气或刺激性气体史。

(二)一般评估

1.生命体征

患者体温可正常或发热;有无呼吸频率加快或节律异常。

2.患者主诉

有无发热、咳嗽、咳痰、喘息等症状。

3.相关记录

体温、痰液颜色、性状和量等情况。

(三)身体评估

听诊有无异常呼吸音;有无双肺呼吸音变粗,两肺可否闻及散在的干湿啰音,湿啰音部位是否固定,咳嗽后湿啰音是否减少或消失。有无闻及哮鸣音。

(四)心理-社会评估

患者在疾病治疗过程中的心理反应与需求,家庭及社会支持情况,引导患者正确配合疾病的治疗与护理。

(五)辅助检查结果评估

1.血液检查

有无白细胞总数和中性粒细胞百分比升高,有无血沉加快。

2.胸部 X 线检查

有无肺纹理增粗。

3.痰培养

有无致病菌生长,药敏试验结果如何。

(六)治疗常用药效果的评估

1.应用抗生素的评估要点

(1)记录每次给药的时间与次数,评估有无按时,按量给药,是否足疗程。

(2)评估用药后患者发热、咳嗽、咳痰等症状有否缓解。

(3)评估用药后患者是否出现皮疹、呼吸困难等变态反应。

(4)评估用药后患者有无较明显的恶心、呕吐、腹泻等不良反应。

2.应用止咳祛痰剂效果的评估

(1)记录每次给药的时间与次、量。

(2)评估用祛痰剂后患者痰液是否变稀,是否较易咳出。

(3)评估用止咳药后,患者咳嗽频繁是否减轻,夜间睡眠是否改善。

3.应用平喘药后效果的评估

(1)记录每次给药的时间与量。

(2)评估用药后,患者呼吸困难是否减轻,听诊哮鸣音有否消失。

(3)如应用氨茶碱时间较长,需评估有无茶碱中毒表现。

三、主要护理诊断/问题

(一)清理呼吸道无效

清理呼吸道无效与呼吸道感染、痰液黏稠有关。

(二)气体交换受损

气体交换受损与过敏、炎症引起支气管痉挛有关。

四、护理措施

(一)病情观察

观察生命体征及主要症状,尤其咳嗽,痰液的颜色、性质、量等的变化;有无呼吸困难与喘息等表现;监测体温情况。

(二)休息与保暖

急性期应减少活动,增加休息时间,室内空气新鲜,保持适宜的温度和湿度。

(三)保证充足的水分及营养

鼓励患者多饮水,必要时由静脉补充。给予易消化营养丰富的饮食,发热期间进食流质或半流质食物为宜。

(四)保持口腔清洁

由于患者发热、咳嗽、痰多且黏稠,咳嗽剧烈时可引起呕吐,故要保持口腔卫生,以增加舒适感,增进食欲,促进毒素的排泄。

(五)发热护理

热度不高不需特殊处理,高热时要采取物理降温或药物降温措施。

(六)保持呼吸道通畅

观察呼吸道分泌物的性质及能否有效地咳出痰液,指导并鼓励患者有效咳嗽;若为细菌感染所致,按医嘱使用敏感的抗生素。若痰液黏稠,可采用超声雾化吸入或蒸气吸入稀释分泌物;对于咳嗽无力的患者,宜经常更换体位,拍背,使呼吸道分泌物易于排出,促进炎症消散。

(七)给氧与解痉平喘

有咳喘症状者可给予氧气吸入或按医嘱采用雾化吸入平喘解痉剂,严重者可口服。

(八)健康教育

1.疾病预防指导

预防急性上呼吸道感染的诱发因素。增强体质,可选择合适的体育活动,如健康操、太极拳、跑步等,可进行耐寒训练,如冷水洗脸、冬泳等。

2.疾病知识指导

患病期间增加休息时间,避免劳累;饮食宜清淡、富含营养;按医嘱用药。

3.就诊指标

如两周后症状仍持续应及时就诊。

五、护理效果评估

(1)患者自觉症状好转(咳嗽咳痰、喘息、发热等症状减轻)。

(2)患者体温恢复正常。

(3)患者听诊时双肺有无闻及干湿啰音。

(连金锦)

第六章 内分泌科护理

第一节 甲状腺功能亢进症

甲状腺功能亢进症(简称甲亢)指由多种病因导致的甲状腺激素(TH)分泌过多,引起各系统兴奋性增高和代谢亢进为主要表现的一组临床综合征。其中以毒性弥漫性甲状腺肿(Graves病)最多见。

一、病因

(一)遗传因素
弥漫性毒性甲状腺肿是器官特异性自身免疫性疾病之一,有显著的遗传倾向。

(二)免疫因素
弥漫性毒性甲状腺肿的体液免疫研究较为深入。最明显的体液免疫特征为血清中存在甲状腺细胞促甲状腺激素(TSH)受体抗体。即甲状腺细胞增生,TH合成及分泌增加。

(三)环境因素
环境因素对本病的发生、发展有重要影响,如细菌感染、性激素、应激等,可能是该病发生和恶化的重要诱因。

二、临床表现

(一)一般临床表现
1.甲状腺激素分泌过多综合征

(1)高代谢综合征:多汗怕热、疲乏无力、体重锐减、低热和皮肤温暖潮湿。

(2)精神神经系统:焦躁易怒、神经过敏、紧张忧虑、多言好动、失眠不安、思想不集中和记忆力减退等。

(3)心血管系统:心悸、胸闷、气短,严重者可发生甲亢性心脏病。

(4)消化系统:常表现为食欲亢进,多食消瘦。重者可有肝功能异常,偶有黄疸。

(5)肌肉骨骼系统:部分患者有甲亢性肌病、肌无力和周期性瘫痪。

(6)生殖系统:女性月经常有减少或闭经。男性有勃起功能障碍,偶有乳腺发育。

(7)内分泌系统:早期血促肾上腺皮质激素(ACTH)及24小时尿17-羟皮质类固醇升高,继

而受过高 T_3、T_4 抑制而下降。

(8)造血系统：血淋巴细胞升高,白细胞计数偏低,血容量增大,可伴紫癜或贫血,血小板寿命缩短。

2.甲状腺肿

(1)弥漫性、对称性甲状腺肿大。

(2)质地不等、无压痛。

(3)肿大程度与甲亢轻重无明显关系。

(4)甲状腺上下可触及震颤,闻及血管杂音,为诊断本病的重要体征。

3.眼征

(1)单纯性突眼：眼球轻度突出,瞬目减少,眼裂增宽。

(2)浸润性突眼：眼球突出明显,眼睑肿胀,眼球活动受限,结膜充血水肿,严重者眼睑闭合不全、眼球固定、角膜外露而形成角膜溃疡、全眼炎,甚至失明。

(二)特殊临床表现

(1)甲亢危象：①高热(40 ℃以上)；②心率快(＞140 次/分)；③烦躁不安、呼吸急促、大汗、恶心、呕吐和腹泻等,严重者可出现心力衰竭、休克及昏迷。

(2)甲状腺毒症性心脏病主要表现为心排血量增加、心动过速、心房颤动和心力衰竭。

(3)淡漠型甲状腺功能亢进症：①多见于老年患者,起病隐袭；②明显消瘦、乏力、头晕、淡漠、昏厥等；③厌食、腹泻等消化系统症状。

(4)T_3 型甲状腺毒症多见于碘缺乏地区和老年人,实验室检查：血清总三碘甲腺原氨酸(TT_3)与游离三碘甲腺原氨酸(FT_3)均增高,而血清总甲状腺素(TT_4)、血清游离甲状腺素(FT_4)正常。

(5)亚临床型甲状腺功能亢进症血清 FT_3、FT_4 正常,促甲状腺激素(TSH)降低。

(6)妊娠期甲状腺功能亢进症：①妊娠期甲状腺激素结合球蛋白增高,引起 TT_4 和 TT_3 增高。②一过性甲状腺毒症。③新生儿甲状腺功能亢进症。④产后由于免疫抑制的解除,弥漫性毒性甲状腺肿易于发生,称为产后弥漫性毒性甲状腺肿。

(7)胫前黏液性水肿多发生在胫骨前下 1/3 部位,也见于足背、踝关节、肩部、手背或手术瘢痕处,偶见于面部,皮损大多为对称性。

(8)Graves 眼病(甲状腺相关性眼病)。

三、辅助检查

(一)实验室检查

检测血清游离甲状腺素(FT_4)、游离三碘甲腺原氨酸(FT_3)和促甲状腺激素(TSH)。

(二)影像学及其他检查

放射性核素扫描、CT 检查、B 超检查、MRI 检查等有助于甲状腺、异位甲状腺肿和球后病变性质的诊断,可根据需要选用。

四、处理原则和治疗要点

(一)抗甲状腺药物

口服抗甲状腺药物是治疗甲亢的基础措施,也是手术和 ^{131}I 治疗前的准备阶段。常用的抗甲状腺药物包括硫脲类(丙硫氧嘧啶、甲硫氧嘧啶等)和咪唑类(甲巯咪唑、卡比马唑等)。

(二)¹³¹I治疗甲亢

目的是破坏甲状腺组织,减少甲状腺激素产生。该方法简单、经济,治愈率高,尚无致畸、致癌、不良反应增加的报道。

(三)手术治疗

通常采取甲状腺次全切术,两侧各留下 2～3 g 甲状腺组织。

五、护理评估

(一)病史

详细询问过去健康情况,有无甲亢家族史,有无病毒感染,应激因素,诱发因素,生活方式,饮食习惯,排便情况;查询上次住院的情况,药物使用情况,以及出院后病情控制情况;询问最近有无疲乏无力、怕热多汗、大量进食却容易饥饿、甲状腺肿大、眼部不适、高热的症状。

(二)身体状况

评估生命体征的变化,包括体温是否升高,脉搏是否加快,脉压是否增大等;情绪是否发生变化;有无体重下降,是否贫血。观察和测量突眼度;观察甲状腺肿大的程度,是否对称,有无血管杂音等。

(三)心理-社会评估

询问对甲状腺疾病知识的了解情况,患病后对日常生活的影响,是否有情绪上的变化,如急躁易怒,易与身边的人发生冲突或矛盾;了解所在社区的医疗保健服务情况。

六、护理措施

(一)饮食护理

(1)给予高蛋白、高维生素、矿物质丰富、高热量饮食。

(2)适量增加奶类、蛋类、瘦肉类等优质蛋白以纠正体内的负氮平衡,多摄取新鲜蔬菜和水果。

(3)多饮水,保证每天 2 000～3 000 mL,以补充腹泻、出汗等所丢失的水分。若患者并发心脏疾病应避免大量饮水,以预防水肿和心力衰竭的发生。

(4)为避免引起患者精神兴奋,不宜摄入刺激性的食物及饮料,如浓茶、咖啡等。

(5)为减少排便次数,不宜摄入过多的粗纤维食物。

(6)限制含碘丰富的食物,不宜食海带、紫菜等海产品,慎食卷心菜、甘蓝等易致甲状腺肿大的食物。

(二)用药护理

(1)指导患者正确用药,不可自行减量或停药。

(2)观察药物不良反应:①粒细胞缺乏症多发生在用药后 2～3 个月内。定期复查血常规,如血白细胞计数$<3\times10^9$/L 或中性粒细胞计数$<1.5\times10^9$/L,应考虑停药,并给予升白药物。②如伴咽痛、发热、皮疹等症状须立即停药。③药疹较常见,可用抗组胺药控制,不必停药,发生严重皮疹时应立即停药,以免发生剥脱性皮炎。④发生肝坏死、中毒性肝炎、精神病、狼疮样综合征、胆汁淤滞综合征、味觉丧失等应立即停药进行治疗。

(三)休息与活动

评估患者目前的活动情况,与患者共同制订日常活动计划。不宜剧烈活动,活动时以不感疲劳为好,适当休息,保证充足睡眠,防止病情加重。如有心力衰竭或严重感染者应严格卧床休息。

(四)环境

保持病室安静,避免嘈杂,限制探视时间,告知家属不宜提供兴奋、刺激的信息,以减少患者激动、易怒的精神症状。甲亢患者因怕热多汗,应安排通风良好的环境,夏天使用空调,保持室温凉爽而恒定。

(五)生活护理

协助患者完成日常的生活护理,如洗漱、进餐、如厕等。对大量出汗的患者,加强皮肤护理,应随时更换浸湿的衣服及床单,防止受凉。

(六)心理护理

耐心细致地解释病情,提高患者对疾病的认知水平,让患者及其家属了解其情绪、性格改变是暂时的,可因治疗而得到改善,鼓励患者表达内心感受,理解和同情患者,建立互信关系。与患者共同探讨控制情绪和减轻压力的方法,指导和帮助患者正确处理生活中的突发事件。

(七)病情观察

观察患者精神状态和手指震颤情况,注意有无焦虑、烦躁、心悸等甲亢加重的表现,必要时使用镇静剂。

(八)眼部护理

采取保护措施,预防眼睛受到刺激和伤害。外出戴深色眼镜,减少光线、灰尘和异物的侵害。经常用眼药水湿润眼睛,避免过度干燥;睡前涂抗生素眼膏,眼睑不能闭合者用无菌纱布或眼罩覆盖双眼。指导患者当眼睛有异物感、刺痛或流泪时,勿用手直接揉眼睛。睡眠或休息时,抬高头部,使眶内液回流减少,减轻球后水肿。

七、健康指导

(一)疾病知识指导

为患者讲解有关甲亢的疾病知识,指导患者注意加强自我保护,上衣领宜宽松,避免压迫甲状腺,严禁用手挤压甲状腺以免 TH 分泌过多,加重病情。对有生育需要的女性患者,应告知其妊娠可加重甲亢,宜治愈后再妊娠。育龄女性在[131]I治疗后的 6 个月内应当避孕。妊娠期间监测胎儿发育。鼓励患者保持身心愉快,避免精神刺激或过度劳累,建立和谐的人际关系和良好的社会支持系统。

(二)患者用药指导

坚持遵医嘱按剂量、按疗程服药,不可随意减量或停药。对妊娠期甲亢患者,应指导其避免各种对母亲及胎儿造成影响的因素,宜选用抗甲状腺药物治疗,禁用[131]I 治疗,慎用普萘洛尔。产后如需继续服药,则不宜哺乳。

(三)定期监测及复查

指导患者服用抗甲状腺药物,开始 3 个月,每周检查血常规 1 次,每隔 1～2 个月做甲状腺功能测定,每天清晨卧床时自测脉搏,定期测量体重。脉搏减慢、体重增加是治疗有效的标志。若出现高热、恶心、呕吐、不明原因腹泻、突眼加重等症状,警惕甲状腺危象可能,应及时就诊。指导患者出院后定期复查甲状腺功能、甲状腺彩超等。

（刘 静）

第二节 甲状腺功能减退症

甲状腺功能减退症(简称甲减)是由各种原因导致的甲状腺激素合成和分泌减少(低甲状腺激素血症),或组织利用不足(甲状腺激素抵抗)而引起的全身性低代谢并伴各系统功能减退的综合征。其病理征表现为黏液性水肿。起病于胎儿或新生儿的甲减称为呆小病,常伴有智力障碍和发育迟缓。起病于成人者称成年型甲减。本节主要介绍成年型甲减。

一、病因

(一)自身免疫损伤
常见于自身免疫性甲状腺炎引起 TH 合成和分泌减少。

(二)甲状腺破坏
甲状腺切除术后、[131]I 治疗后导致的甲状腺功能减退。

(三)中枢性甲减
由垂体外照射、垂体大腺瘤、颅咽管瘤及产后大出血引起的促甲状腺激素释放激素(TRH)和促甲状腺激素(TSH)产生和分泌减少所致。

(四)碘过量
可引起具有潜在性甲状腺疾病者发生甲减,也可诱发和加重自身免疫性甲状腺炎。

(五)抗甲状腺药物使用
硫脲类药物、锂盐等可抑制 TH 合成。

二、临床表现

甲减多病程较长、病情轻或早期可无症状,其临床表现与甲状腺激素缺乏的程度有关。

(一)一般表现
1.基础代谢率降低

体温偏低、怕冷、易疲倦、无力,水肿、体重增加,反应迟钝、健忘、嗜睡等。

2.黏液性水肿面容

面部虚肿、面色苍白或呈姜黄色,部分患者鼻唇增厚、表情淡漠、声音低哑、说话慢且发音不清。

3.皮肤及附属结构

皮肤苍白、干燥、粗糙少光泽,肢体凉。少数病例出现胫前黏液性水肿。指甲生长缓慢、厚脆,表面常有裂纹,毛发稀疏干燥、眉毛外 1/3 脱落。

(二)各系统表现
1.心血管系统

主要表现为心肌收缩力减弱、心动过缓、心排血量降低。久病者由于胆固醇增高,易并发冠心病,10%的患者伴发高血压。

2.消化系统

主要表现为便秘、腹胀、畏食等,严重者可出现麻痹性肠梗阻或黏液水肿性巨结肠。

3.内分泌生殖系统

主要表现为性欲减退,女性常有月经过多或闭经情况。

4.肌肉与关节

主要表现为肌肉乏力,暂时性肌强直、痉挛和疼痛等。

5.血液系统

主要表现为贫血。

6.黏液水肿性昏迷

主要表现为低体温($<35\ ℃$)、嗜睡、呼吸减慢、心动过缓、血压下降、四肢肌肉松弛、腱反射减弱或消失、血压明显降低,甚至发生昏迷、休克而危及生命。

三、辅助检查

(一)实验室检查

血常规检查、血生化检查、尿常规检查、甲状腺功能检查。

(二)影像学及其他检查

颈部 B 超检查、心电图检查、胸部 X 线检查、头 MRI 检查、头 CT 检查。

四、处理原则及治疗要点

(一)替代治疗

首选左甲状腺素钠片口服。替代治疗时,需从最小剂量开始用药,之后根据 TSH 目标调整剂量,逐渐纠正甲减而不产生明显不良反应,使血 TSH 和 TH 水平恒定在正常范围内。

(二)对症治疗

有贫血者补充铁剂、维生素 B_{12}、叶酸等。胃酸分泌过少者补充稀盐酸,与 TH 合用疗效好。

(三)亚临床甲减的处理

亚临床甲减引起的血脂异常可导致动脉粥样硬化,部分亚临床甲减也可发展为临床甲减。目前认为只要患者有高胆固醇血症、血清 TSH$>10\ mU/L$,就需要给予左甲状腺素钠片进行替代治疗。

(四)黏液性水肿昏迷的治疗

(1)立即静脉补充 TH,清醒后改口服维持治疗。

(2)保持呼吸道通畅,吸氧,同时给予保暖。

(3)糖皮质激素持续静脉滴注,待患者清醒后逐渐减量、停药。根据需要补液。

(4)祛除诱因,治疗原发病。

五、护理评估

(一)病史

(1)详细了解患者患病的起始时间,有无诱因,发病的缓急,主要症状及其特点。

(2)评估患者有无进食异常或营养异常,有无排泄功能异常和体力减退等。

(3)评估患者有无失眠、瞌睡、记忆力下降、注意力不集中、畏寒、手足搐搦、四肢感觉异常或麻痹等症状。

(4)评估患者既往检查情况,是否遵从医嘱治疗,用药及治疗效果。

(5)询问患者家族有无类似疾病发生。

(二)身体状况

(1)观察有无体温降低、脉搏减慢等体征。

(2)观察患者有无记忆力减退、反应迟钝和表情淡漠等表现。

(3)观察患者皮肤有无干燥发凉、粗糙脱屑、毛发脱落和黏液性水肿等表现。

(4)有无畏食、腹胀和便秘等。

(5)有无肌肉乏力、暂时性肌强直、痉挛、疼痛等表现,有无关节病变。

(6)有无心肌收缩力减弱、心动过缓、心排血量下降等表现。

(三)心理-社会状况

(1)评估患者患病后的精神、心理变化。

(2)评估疾病对患者日常生活、学习或工作、家庭的影响,是否适应角色的转变。

(3)评估患者对疾病的认知程度。

(4)评估社会支持系统,如家庭成员、经济状况等能否满足患者的医疗护理需求。

六、护理措施

(一)心理护理

多与患者接触交流,鼓励患者表达其感受,交谈时语言温和,耐心倾听,消除患者的陌生感和紧张感。耐心向患者解释病情,消除紧张和顾虑,保持一个健康的心态,积极面对疾病,使其积极配合治疗,树立信心。

(二)饮食护理

给予高维生素、高蛋白、低钠、低脂饮食。宜进食粗纤维食物,促进排便。桥本甲状腺炎所致的甲减应避免摄取含碘食物和药物,以免诱发严重的黏液性水肿。

(三)低体温护理

(1)保持室内空气新鲜,每天通风,调节室温在22～24 ℃,注意保暖。可通过添加衣服,包裹毛毯,睡眠时加盖棉被,冬季外出时戴手套、穿棉鞋,以避免着凉。

(2)注意监测生命体征变化,观察有无体温过低、心律失常等表现,并给予及时处理。

(四)便秘护理

指导患者每天定时排便,养成规律的排便习惯。适当地按摩腹部,多进食富含粗纤维的蔬菜、水果、全麦制品。根据患者病情、年龄进行适度的运动,如慢走、慢跑,促进胃肠蠕动。

(五)用药护理

通常需要终身服药,从小剂量开始,逐渐加量至达到完全替代剂量。空腹或餐前30分钟口服,一般与其他药物分开服用。如用泻剂,观察排便的次数、量,有无腹痛、腹胀等麻痹性肠梗阻的表现。

(六)黏液性水肿昏迷的护理

(1)应立即建立静脉通路,给予急救药物。

(2)保持呼吸道通畅,给予吸氧,必要时配合气管插管术或气管切开术。

(3)监测生命体征和动脉血气分析的变化,记录24小时出入液量。

(4)给予保暖,避免局部热敷,以免烫伤和加重循环不良。

七、健康指导

(一)疾病知识指导

讲解疾病发生原因及注意事项,如地方性缺碘者可采用碘化盐。药物引起者应调整剂量或停药。注意个人卫生,注意保暖,避免在人群集中的地方停留时间过长,预防感染和创伤。慎用催眠、镇静、止痛等药物。

(二)饮食原则

遵循高蛋白、高维生素、低钠、低脂肪的饮食原则。

(三)药物指导

向其解释终身坚持服药的必要性。不可随意停药或更改剂量,否则可能导致心血管疾病,如心肌缺血、心肌梗死或充血性心力衰竭。替代治疗效果最佳的指标为血 TSH 恒定在正常范围内,长期行替代治疗者宜每 6~12 个月检测 1 次。对有心脏病、高血压、肾炎的患者,注意剂量的调整。服用利尿药时,指导患者记录 24 小时出入量。

(四)病情观察

观察患者的症状和体征改善情况,如出现明显的药物不良反应或并发症,应及时给予处置。讲解黏液性水肿昏迷发生的原因及表现,若出现低血压、心动过缓、体温<35 ℃等,应及时就医。指导患者自我监测甲状腺激素服用过量的症状,如出现多食消瘦、脉搏>100 次/分、心律失常、体重减轻、发热、大汗、情绪激动等情况,及时报告医师。指导患者定期复查肝功能、肾功能、甲状腺功能、血常规、心电图等。

(五)定期复查甲状腺功能

药物治疗开始后 4~8 周或剂量调整后检测 TSH,TSH 恢复正常后每 6~12 个月检查 1 次甲状腺功能。监测体重,以了解病情控制情况,及时调整用药剂量。

（冯宇翔）

第三节　腺垂体功能减退症

腺垂体功能减退症是由多种病因引起一种或多种腺垂体激素减少或缺乏所致的一系列临床综合征。腺垂体功能减退症可原发于垂体病变,或继发于下丘脑病变,表现为甲状腺、肾上腺、性腺等功能减退症和/或蝶鞍区占位性病变。由于病因多,涉及的激素种类和数量多,故临床症状变化大,但补充所缺乏激素治疗后症状可快速缓解。

一、病因与发病机制

(一)垂体瘤

成人最常见的原因,大都属于良性肿瘤。肿瘤可分为功能性和无功能性。腺瘤增大可压迫正常垂体组织,引起垂体功能减退或功能亢进,并与腺垂体功能减退症同时存在。

(二)下丘脑病变

如肿瘤、炎症、浸润性病变(如淋巴瘤、白血病等)、肉芽肿(如结节病)等,可直接破坏下丘脑神经内分泌细胞,使释放激素分泌减少。

(三)垂体缺血性坏死

妊娠期垂体呈生理性肥大,血供丰富,若围产期前置胎盘、胎盘早期剥离、胎盘滞留、子宫收缩无力等引起大出血、休克、血栓形成,可使腺垂体大部分缺血坏死和纤维化,致腺垂体功能低下,临床称为希恩综合征。糖尿病血管病变使垂体供血障碍也可导致垂体缺血性坏死。

(四)蝶鞍区手术、放射治疗(简称放疗)和创伤

垂体瘤切除、术后放疗及乳腺癌做垂体切除治疗等,均可导致垂体损伤。颅底骨折可损毁垂体柄和垂体门静脉血液供应。鼻咽癌放疗也可损坏下丘脑和垂体,引起腺垂体功能减退。

(五)感染和炎症

细菌、病毒、真菌等感染引起的脑炎、脑膜炎、流行性出血热、梅毒或疟疾等均可损伤下丘脑和垂体。

(六)糖皮质激素长期治疗

可抑制下丘脑-垂体-肾上腺皮质轴,突然停用糖皮质激素后可出现医源性腺垂体功能减退,表现为肾上腺皮质功能减退。

(七)先天遗传性

腺垂体激素合成障碍可有基因遗传缺陷,转录因子突变可见于特发性垂体单一或多激素缺乏症患者。

(八)垂体卒中

垂体瘤内突然出血,瘤体骤然增大,压迫正常垂体组织和邻近视神经束,可出现急症危象。

(九)其他

自身免疫性垂体炎、空泡蝶鞍、颞动脉炎、海绵窦处颈内动脉瘤均可引起腺垂体功能减退。

二、临床表现

垂体组织破坏达95%临床表现为重度,75%临床表现为中度,破坏60%为轻度,破坏50%以下者不出现功能减退症状。促性腺激素、生长激素(GH)和催乳素(PRL)缺乏为最早表现;促甲状腺激素(TSH)缺乏次之;然后可伴有促皮质素(ACTH)缺乏。希恩综合征患者往往因围产期大出血休克而有全垂体功能减退症,即垂体激素均缺乏,但无占位性病变发现。腺垂体功能减退主要表现为相应靶腺(性腺、甲状腺、肾上腺)功能减退。

(一)靶腺功能减退表现

1.性腺(卵巢、睾丸)功能减退

常最早出现。女性多数有产后大出血、休克、昏迷病史,表现为产后无乳、绝经、乳房萎缩、性欲减退、不育、性交痛、阴道炎等。查体见阴道分泌物减少,外阴、子宫和阴道萎缩,毛发脱落,尤以阴毛、腋毛为甚。成年男子表现为性欲减退、阳痿、无男性气质等,查体见肌力减弱、皮脂分泌减少、睾丸松软缩小、胡须稀少、骨质疏松等。

2.甲状腺功能减退

表现与原发性甲状腺功能减退症相似,但通常无甲状腺肿。

3.肾上腺功能减退

表现与原发性慢性肾上腺皮质功能减退症相似,所不同的是本病由于缺乏黑素细胞刺激素,故皮肤色素减退,表现为面色苍白、乳晕色素浅淡,而原发性慢性肾上腺功能减退症则表现为皮

肤色素加深。

4.生长激素不足

成人一般无特殊症状,儿童出现生长障碍,表现为侏儒症。

(二)垂体内或其附近肿瘤压迫症群

最常见的为头痛及视神经交叉受损引起的偏盲甚至失明。

(三)垂体功能减退性危象

在全垂体功能减退症基础上,各种应激如感染、败血症、腹泻、呕吐、失水、饥饿、寒冷、急性心肌梗死、脑血管意外、手术、外伤、麻醉及使用镇静药、安眠药、降糖药等均可诱发垂体功能减退性危象(简称垂体危象)。临床表现为:①高热型(体温＞40 ℃)。②低温型(体温＜30 ℃)。③低血糖型。④低血压、循环虚脱型。⑤水中毒型。⑥混合型。各种类型可伴有相应的症状,突出表现为消化系统、循环系统和神经精神方面的症状,如高热、循环衰竭、休克、恶心、呕吐、头痛、神志不清、谵妄、抽搐、昏迷等严重垂危状态。

三、医学检查

(一)性腺功能测定

女性有血雌二醇水平降低,没有排卵及基础体温改变,阴道涂片未见雌激素作用的周期性改变;男性见血睾酮水平降低或正常低值,精液检查精子数量减少,形态改变,活动度差,精液量少。

(二)甲状腺功能测定

游离 T_4、血清总 T_4 均降低,而游离 T_3、总 T_3 可正常或降低。

(三)肾上腺皮质功能测定

24 小时尿 17-羟皮质类固醇及游离皮质醇输出量减少;血浆皮质醇浓度降低,但节律正常;葡萄糖耐量试验显示血糖曲线低平。

(四)腺垂体分泌激素测定

如 FSH、LH、TSH、ACTH、GH、PRL 均减少。

(五)腺垂体内分泌细胞的储备功能测定

可采用 TRH、PRL 和 LRH 兴奋试验。胰岛素低血糖激发试验忌用于老年人、冠心病、惊厥和黏液性水肿的患者。

(六)其他检查

通过 X 线、CT、MRI 无创检查来了解、辨别病变部位、大小、性质及其对邻近组织的侵犯程度。肝、骨髓和淋巴结等活检,可用于判断原发性疾病的原因。

四、诊断要点

本病诊断须根据病史、症状、体征,结合实验室检查和影像学发现进行全面分析,排除其他影响因素和疾病后才能明确。

五、治疗

(一)病因治疗

肿瘤患者可通过手术、放疗或化学治疗(简称化疗)等措施缓解症状,对于鞍区占位性病变,首先必须解除压迫及破坏作用,减轻和缓解颅内高压症状;出血、休克而引起的缺血性垂体坏死,预防是关键,应加强产妇围产期的监护。

(二)靶腺激素替代治疗

需长期甚至终身维持治疗。①糖皮质激素:为预防肾上腺危象发生,应先补糖皮质激素。常用氢化可的松,20～30 mg/d,服用方法按照生理分泌节律为宜,剂量根据病情变化做相应调整。②甲状腺激素:常用左甲状腺素 50～150 μg/d,或甲状腺干粉片 40～120 mg/d。对于冠心病、老年人、骨密度低的患者,用药从最小剂量开始缓慢递增剂量,防止诱发危象。③性激素:育龄女性病情较轻者可采用人工月经周期治疗,维持第二性征和性功能;男性患者可用丙酸睾酮治疗,以改善性功能与性生活。

(三)垂体危象抢救

抢救过程见图 6-1。抢救过程中,禁用或慎用麻醉剂、镇静药、催眠药或降糖药等。

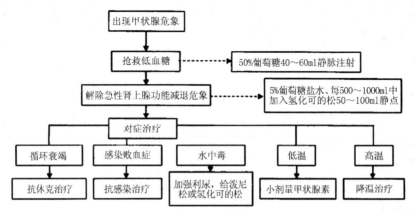

图 6-1　垂体危象抢救

六、护理诊断/问题

(一)性功能障碍

与促性腺激素分泌不足有关。

(二)自我形象紊乱

与身体外观改变有关。

(三)体温过低

与继发性甲状腺功能减退有关。

(四)潜在并发症

垂体危象。

七、护理措施

(一)安全与舒适管理

根据自身体力情况安排适当的活动量,保持情绪稳定,注意生活规律,避免感染、饥饿、寒冷、手术、外伤、过劳等诱因。更换体位时注意动作易缓慢,以免发生晕厥。

(二)疾病监测

1.常规监测

观察有无视力障碍,脑神经压迫症状及颅内压增高征象。

2.并发症监测

严密观察患者生命体征、意识、瞳孔变化,一旦出现低血糖、低血压、高热或体温过低、谵妄、恶心、呕吐、抽搐甚至昏迷等垂体危象的表现,立即通知医师并配合抢救。

(三)对症护理

对于性功能障碍的患者,应安排恰当的时间与患者沟通,了解患者目前的性功能、性活动与性生活情况。向患者解释疾病及药物对性功能的影响,为患者提供信息咨询服务的途径,如专业医师、心理咨询师、性咨询门诊等。鼓励患者与配偶交流感受,共同参加性健康教育及阅读有关性健康教育的材料。女性患者若存在性交痛,推荐使用润滑剂。

(四)用药护理

向患者介绍口服药物的名称、剂量、用法、剂量不足和过量的表现;服甲状腺激素应观察心率、心律、体温及体重的变化;嘱患者避免服用镇静剂、麻醉剂等药物。应用激素替代疗法的患者,应使其认识到长期坚持按量服药的重要性和随意停药的危险性。严重水中毒浮肿明显者,应用利尿剂应注意观察药物治疗效果,加强皮肤护理,防止擦伤,皮肤干燥者涂以油剂。

(五)垂体危象护理

急救配合:立即建立静脉通路,维持输液通畅,保证药物、液体输入;保持呼吸道通畅,氧气吸入;做好对症护理,低温者可用热水袋或电热毯保暖,但要注意防止烫伤;高热者应进行降温处理,如乙醇擦浴、冰敷或遵医嘱用药。加强基础护理,如口腔护理、皮肤护理,防止感染。

八、健康指导

(一)预防疾病

保持皮肤清洁,注意个人卫生,督促患者勤换衣、勤洗澡。保持口腔清洁,避免到人多拥挤的公共场所。鼓励患者活动,减少皮肤感染和皮肤完整性受损的机会;告知患者要注意休息,保持心情愉快,避免精神刺激和情绪激动。

(二)管理疾病

指导患者定期复查,发现病情加重或有变化时及时就诊。嘱患者外出时随身携带识别卡,以便发生意外时能及时救治。

(三)康复指导

遵医嘱定时、定量服用激素,勿随意停药。若需要生育者,可在医师指导下使用性激素替代疗法,以期精子(卵子)生成。

(刘蕾娜)

第四节 尿 崩 症

尿崩症(DI)是指精氨酸加压素(AVP)[又称抗利尿激素(ADH)],严重缺乏或部分缺乏(称中枢性尿崩症),以及肾脏对 AVP 不敏感,致肾远曲小管和集合管对水的重吸收减少(称肾性尿崩症),从而引起多尿、烦渴、多饮与低密度尿为特征的一组综合征。正常人每天尿量仅 1.5 L 左右。任何情况使 ADH 分泌不足或不能释放,或肾脏对 ADH 不反应都可使尿液无法浓缩而有多尿,随之有多饮。尿崩症可发生于任何年龄,但以青少年为多见。男性多于女性,男女之比为2：1。

一、病因分类

(一)中枢性尿崩症

任何导致 AVP 合成、分泌与释放受损的情况都可引起本症的发生,中枢性尿崩症的病因有原发性、继发性与遗传性 3 种。

1.原发性

病因不明者占 1/3～1/2。此型患者的下丘脑视上核与室旁核内神经元数目减少,Nissil 颗粒耗尽。AVP 合成酶缺陷,神经垂体缩小。

2.继发性

中枢性尿崩症可继发于下列原因导致的下丘脑-神经垂体损害,如颅脑外伤或手术后、肿瘤等;感染性疾病,如结核、梅毒、脑炎等;浸润性疾病,如结节病、肉芽肿病;脑血管病变,如血管瘤;自身免疫性疾病,有人发现患者血中存在针对下丘脑 AVP 细胞的自身抗体;Sheehan 综合征等。

3.遗传性

一般症状轻,可无明显多饮多尿。临床症状包括尿崩症、糖尿病、视神经萎缩和耳聋,是一种常染色体隐性遗传疾病,常为家族性,患者从小多尿,本症可能因为渗透压感受器缺陷所致。

(二)肾性尿崩症

肾脏对 AVP 产生反应的各个环节受到损害导致肾性尿崩症,病因有遗传性与继发性两种。

1.遗传性

呈 X 连锁隐性遗传方式,由女性遗传,男性发病,多为家族性。近年已把肾性尿崩症基因即 G 蛋白耦联的 *AVP-V2R* 基因精确定位于 X 染色体长臂端粒 Xq28 带上。

2.继发性

肾性尿崩症可继发于多种疾病导致的肾小管损害,如慢性肾盂肾炎、阻塞性尿路疾病、肾小管性酸中毒、肾小管坏死、淀粉样变、骨髓瘤、肾脏移植与氮质血症。代谢紊乱如低钾血症、高钙血症也可导致肾性尿崩症。多种药物可致肾性尿崩症,如庆大霉素、头孢唑林、诺氟沙星、阿米卡星、链霉素、大剂量地塞米松、过期四环素、碳酸锂等。应用碳酸锂的患者中 20％～40％可致肾性尿崩症,其机制可能是锂盐导致了细胞 cAMP 生成障碍,干扰肾脏对水的重吸收。

二、诊断要点

(一)临床特征

(1)大量低密度尿,每天尿量超过 3 L。

(2)因鞍区肿瘤过大或向外扩展者,常有蝶鞍周围神经组织受压表现,如视力减退、视野缺失。

(3)有渴觉障碍者,可出现脱水、高钠血症、高渗状态、发热、抽搐等,甚至脑血管意外。

(二)实验室检查

(1)尿渗透压:为 50～200 mOsm/L,明显低于血浆渗透压,血浆渗透压可高于 300 mOsm/L(正常参考值为 280～295 mOsm/L)。

(2)血浆抗利尿激素值:降低(正常基础值为 1.0～1.5 pg/mL),尤其是禁水和滴注高渗盐水时仍不能升高,提示垂体抗利尿激素储备能力降低。

(3)禁水试验:是最常用的诊断垂体性尿崩症的功能试验。

方法:试验前测体重、血压、尿量、尿密度、尿渗透压。以后每2小时排尿,测尿量、尿密度、尿渗透压、体重、血压等,至尿量无变化、尿密度及尿渗透压持续两次不再上升为止。抽血测定血浆渗透压,并皮下注射抗利尿激素(水剂)5 U,每小时再收集尿量,测尿密度、尿渗透压1~2次。一般需禁水8~12小时以上。如有血压下降、体重减轻3 kg以上时,应终止试验。

三、鉴别要点

(一)精神性多饮性多尿

有精神刺激史,主要表现为烦渴、多饮、多尿、低密度尿,与尿崩症极相似,但AVP并不缺乏,禁水试验后尿量减少,尿密度增高,尿渗透压上升,注射加压素后尿渗透压和尿密度变化不明显。

(二)糖尿病多饮多尿

糖尿病为高渗性利尿,尿糖阳性,尿密度高,血糖高。

(三)高钙血症

甲旁亢危象时血钙增高。尿钙增高,肾小管对抗利尿激素反应下降,产生多饮多尿,亦是高渗利尿,尿密度增高。

(四)其他

如慢性肾功能不全、肾上腺皮质功能减退。

四、规范化治疗

(一)中枢性尿崩症

1.病因治疗

针对各种不同的病因积极治疗有关疾病,以改善继发于此类疾病的尿崩症病情。

2.药物治疗

轻度尿崩症患者仅需多饮水,如长期多尿,每天尿量>4 000 mL时因可能造成肾脏损害而致肾性尿崩症,需要药物治疗。

(1)抗利尿激素制剂。①1-脱氨-8-右旋精氨酸血管升压素(DDAVP):为目前治疗尿崩症的首选药物,可由鼻黏膜吸入,每天2次,每次10~20 μg(儿童患者为每次5 μg,每天1次),肌内注射制剂每毫升含4 μg,每天1~2次,每次1~4 μg(儿童患者每次0.2~1.0 μg)。②长效尿崩停针(鞣酸加压素油剂注射液):每毫升油剂注射液含5 U,从0.1 mL开始肌内注射,必要时可加至0.2~0.5 mL。疗效持续5~7天。长期应用2年左右可因产生抗体而减效,过量则可引起水潴留,导致水中毒。故因视病情从小剂量开始,逐渐调整用药剂量与间隔时间。③粉剂尿崩停:每次吸入20~50 mg,每4~6小时1次。长期应用可致萎缩性鼻炎,影响吸收或过敏而引起支气管痉挛,疗效亦减弱。④赖氨酸血管升压素粉剂(尿崩灵):为人工合成粉剂,由鼻黏膜吸入,疗效持续3~5小时,每天吸入2~3次。长期应用亦可发生萎缩性鼻炎。⑤神经垂体后叶素水剂:每次5~10 μg,每天2~3次,皮下注射。作用时间短,适用于一般尿崩症,注射后有头痛、恶心、呕吐及腹痛不适等症状,故多数患者不能坚持用药。⑥抗利尿素纸片:每片含AVP 10 μg,可于白天或睡前舌下含化,使用方便,有一定的疗效。⑦神经垂体后叶素喷雾剂:赖氨酸血管升压素与精氨酸血管升压素均有此制剂,疗效与粉剂相当,久用亦可致萎缩性鼻炎。

(2)口服治疗尿崩症药物。①氢氯噻嗪:小儿每天 2 mg/kg,成人每次 25 mg,每天 3 次,或 50 mg,每天 2 次,服药过程中应限制钠盐摄入,同时应补充钾(每天 60 mg 氯化钾)。②氯磺丙脲:每次 0.125～0.25 g,每天 1～2 次,一般每天剂量不超过 0.5 g。服药 24 小时后开始起作用,4 天后出现最大作用,单次服药 72 小时后恢复疗前情况。③氯贝丁酯:用量为每次 0.5～0.75 g,每天 3 次,24～48 小时迅速起效,可使尿量下降,尿渗透压上升。④卡马西平:为抗癫痫药物,其抗尿崩作用机制大致同氯磺丙脲,用量每次 0.2 g,每天 2～3 次,作用迅速,尿量可减至 2 000～3 000 mL,不良反应为头痛、恶心、疲乏、眩晕、肝损害与白细胞减低等。⑤吲达帕胺:为利尿、降压药物,其抗尿崩作用机制可能类似于氢氯噻嗪。用量为每次 2.5～5.0 mg,每天 1～2 次。用药期间应监测血钾变化。

(二)肾性尿崩症

由药物引起的或代谢紊乱所致的肾性尿崩症,只要停用药物,纠正代谢紊乱,就可以恢复正常。如果为家族性的,治疗相对困难,可限制钠盐摄入,应用噻嗪类利尿剂、前列腺素合成酶抑制剂(如吲哚美辛),上述治疗可将尿量减少 80%。

五、护理措施

按内科及本系统疾病的一般护理常规。

(一)病情观察

(1)准确记录患者尿量、尿比重、饮水量,观察液体出入量是否平衡,以及体重变化。

(2)观察饮食情况,如食欲缺乏以及便秘、发热、皮肤干燥、倦怠、睡眠不佳等症状。

(3)观察脱水症状,如头痛、恶心、呕吐、胸闷、虚脱、昏迷。

(二)对症护理

(1)对于多尿、多饮者应给予扶助与预防脱水,根据患者的需要供应水。

(2)测尿量、饮水量、体重,从而监测液体出入量,正确记录,并观察尿色、尿比重等及电解质、血渗透压情况。

(3)患者因夜间多尿而失眠、疲劳以及精神焦虑等,应给予护理照料。

(4)注意患者出现的脱水症状,一旦发现要尽早补液。

(5)保持皮肤、黏膜的清洁。

(6)有便秘倾向者及早预防。

(7)药物治疗及检查时,应注意观察疗效及不良反应,嘱患者准确用药。

(三)一般护理

(1)患者夜间多尿,白天容易疲倦,要注意保持安静舒适的环境。

(2)在患者身边经常备足温开水。

(3)定时测血压、体温、脉搏、呼吸及体重,以了解病情变化。

(四)健康指导

(1)患者由于多尿、多饮,要嘱患者在身边备足温开水。

(2)注意预防感染,尽量休息,适当活动。

(3)指导患者记录尿量及体重变化。

(4)准确遵医嘱给药,不得自行停药。

(5)门诊定期随访。

(陈丽丽)

第五节 库欣综合征

库欣综合征(又称 Cushing 综合征)由各种病因导致糖皮质激素(主要是皮质醇)分泌过多所致病症的总称,其中最多见者为垂体促肾上腺皮质激素(ACTH)分泌亢进所引起的临床类型,称为库欣病(Cushing 病)。

一、病因

(一)依赖性 ACTH 的库欣综合征

1.库欣病

最常见,约占库欣综合征的 70%,是指垂体性库欣综合征,由垂体促肾上腺皮质激素细胞瘤分泌大量 ACTH。

2.异位 ACTH 分泌综合征

垂体以外肿瘤分泌过量 ACTH,刺激肾上腺皮质增生分泌过多的皮质醇。

(二)不依赖 ACTH 的综合征

(1)肾上腺皮质腺瘤占库欣综合征的 15%～20%,多见于成人,男性相对多见。

(2)肾上腺皮质癌约占库欣综合征的 5% 以下,病情重,进展快。

(3)不依赖 ACTH 的双侧肾上腺小结节性增生,可伴或不伴 Carney 综合征。

(4)不依赖 ACTH 的双侧肾上腺大结节性增生。

二、临床表现

(1)向心性肥胖:满月脸,水牛背,多血质外貌,面圆而呈暗红色,颈、胸、腹、背部脂肪甚厚。疾病后期,因肌肉消耗,四肢显得瘦小。

(2)皮肤表现:皮肤薄,微血管脆性增加,轻微损伤即可引起瘀斑。手、脚、指(趾)甲、肛周常出现真菌感染。异位 ACTH 综合征者及较重 Cushing 病患者皮肤色素沉着、颜色加深。

(3)代谢障碍:大量皮质醇促进肝糖原异生,使血糖升高,部分患者出现继发性糖尿病。大量皮质醇有潴钠、排钾作用,低血钾使患者乏力加重,部分患者因潴钠出现轻度水肿。同时病程长者可出现身材变矮、骨质疏松等。

(4)心血管表现:高血压常见,常伴有动脉硬化。长期高血压可并发左心室肥大、心力衰竭和脑血管意外。易发生动、静脉血栓,使心血管并发症发生率增加。

(5)感染:肺部感染多见。患者在感染后,炎症反应往往不显著,发热不明显,易于漏诊而造成严重后果。

(6)性功能障碍:女性患者大多出现月经减少、不规则或停经;痤疮常见;明显男性化(乳房萎缩、生须、喉结增大、阴蒂肥大)者少见。男性患者性欲可减退,睾丸变软,阴茎缩小。

(7)全身肌肉及神经系统:肌无力,下蹲后起立困难。不同程度的精神、情绪变化,严重者精神变态,个别可发生类偏狂。

93

三、辅助检查

(一)实验室检查

血、尿、粪便常规检查,血生化检查和血皮质醇检查。

(二)影像学及其他检查

肾上腺 B 超检查、CT 检查、MRI 检查,蝶鞍区断层摄片、鞍区 CT 检查及 MRI 检查,心电图及超声心动图检查和骨密度检查。

(三)地塞米松抑制试验

1.小剂量地塞米松抑制试验

尿 17-羟皮质类固醇不能降至对照值的 50% 以下,或尿游离皮质醇不能降至 55 nmol/24 h 以下者,表示不能被抑制。

2.大剂量地塞米松抑制试验

尿 17-羟皮质类固醇或尿游离皮质类固醇能降至对照组的 50% 以下者,表示被抑制。

(四)ACTH 兴奋试验

垂体性库欣病和异位 ACTH 综合征者常有反应,原发性肾上腺皮质肿瘤者多数无反应。

四、处理原则及治疗要点

根据不同病因行相应治疗。在病因治疗前,对病情严重的患者,宜先对症治疗以防止并发症的发生。

(一)库欣病

(1)经蝶窦切除垂体微腺瘤为治疗本病的首选疗法。

(2)如经蝶窦手术未能发现并摘除垂体微腺瘤或某种原因不能做垂体手术,对病情严重者,宜做一侧肾上腺全切,另一侧肾上腺大部分或全切除术,术后做激素替代治疗。

(3)对垂体大腺瘤患者,需做开颅手术治疗,尽可能切除肿瘤。

(4)影响神经递质的药物可做辅助治疗,对于催乳素升高者,可用溴隐亭治疗。

(5)必要时行双侧肾上腺切除术,术后行激素替代治疗。

(二)肾上腺腺瘤

手术切除可根治,术后需使用激素行替代治疗。在肾上腺功能逐渐恢复时,氢化可的松的剂量也随之递减,大多数患者于 6 个月至 1 年或更久可逐渐停用替代治疗。

(三)不依赖 ACTH 的小结节性或大结节性双侧肾上腺增生

行双侧肾上腺切除术,术后行激素替代治疗。

(四)异位 ACTH 综合征

应治疗原发性恶性肿瘤,视具体病情做手术、放疗和化疗。如能根治,Cushing 综合征可以缓解;如不能根治,则需要用肾上腺皮质激素合成阻滞剂。

五、护理评估

(一)病史

(1)详细了解患者患病的起始时间,有无诱因,发病的缓急,主要症状及其特点。

(2)评估患者有无进食异常或营养异常,有无排泄功能异常和体力减退等。

(3)评估患者有无失眠、瞌睡、记忆力减退、注意力不集中,有无下蹲后起立困难,肌无力症状等。

(4)评估患者既往检查情况,是否遵从医嘱治疗,用药及治疗效果。

(5)评估婚姻状况及生育情况,了解患者是否有性功能异常等问题。

(二)身体状况

(1)评估患者有无血压升高、向心性肥胖、满月脸等。

(2)评估患者有无皮肤、黏膜色素沉着、痤疮、多毛等。

(3)评估患者有无脊椎压缩变形、身材矮小、肌无力等。

(4)评估患者腹部皮肤有无紫纹。

(5)评估患者有无外生殖器发育异常。

(三)心理-社会状况

(1)评估患者患病后的精神、心理变化。

(2)评估疾病对日常生活、学习、工作和家庭的影响,是否适应患者角色的转变,对疾病的认知程度。

(3)评估社会支持系统,如家庭成员、经济状况等能否满足患者的医疗护理需求。

六、护理措施

(一)心理护理

讲解疾病的有关知识,给患者提供有关疾病的资料,向患者说明身体外形的改变是疾病发生、发展过程的表现,消除患者的紧张和焦虑情绪。经常巡视病房,了解患者的需要,帮助解决问题。多与患者接触和交流,鼓励患者表达其感受,交谈时语言要温和,耐心倾听。使患者正确认识疾病所导致的形体和外观改变,提高对形体改变的认识和适应能力,需要积极配合检查和治疗,帮助其树立自信心。

(二)饮食护理

给予低钠、高钾、高蛋白、低碳水化合物、低热量的饮食,预防和控制水肿。鼓励患者摄取富含钙及维生素 D 的食物,如牛奶、紫菜、虾皮、坚果等以预防骨质疏松。鼓励患者多食柑橘类、枇杷、香蕉、南瓜等含钾高的食物。

(三)生活护理

保持病室环境清洁,避免患者暴露在污染的环境中,减少感染机会。保持室内适宜的温度和相对湿度。严格执行无菌操作,尽量减少侵入性治疗,以降低发生感染及交叉感染的危险。指导患者和家属学习预防感染的知识,如注意保暖,减少或避免到公共场所,以防上呼吸道感染。给予皮肤与口腔护理,协助患者做好个人卫生,避免皮肤擦伤和感染。长期卧床者宜定期翻身,注意保护骨隆突处,预防压疮发生。病重者做好口腔护理。

(四)安全护理

提供安全、舒适的环境,移除环境中不必要的家具或摆设,浴室应铺上防滑脚垫。避免剧烈运动,变换体位时动作宜轻柔,防止因跌倒或碰撞引起骨折。

七、健康指导

(一)疾病知识指导

指导患者在日常生活中注意预防感染,保持皮肤清洁,避免外伤、骨折等各种可能导致病情加重或诱发并发症的因素存在。

(二)药物指导

指导患者正确用药并掌握对药物疗效和不良反应的观察,了解激素替代治疗的有关注意事项,尤其是识别激素过量或不足的症状和体征,并告诫患者随意停用激素会引起致命的肾上腺危象。若发生虚弱、头晕、发热、恶心、呕吐等情况应立即就诊。

(三)定期复查

教会患者自我护理措施,适当从事力所能及的活动,以增强患者的自信心和自尊感,定期门诊复查。

(陈丽丽)

第六节 痛 风

痛风是由于单钠尿酸盐沉积在骨关节、肾脏和皮下等部位,引发的急、慢性炎症与组织损伤,与嘌呤代谢紊乱及(或)尿酸排泄减少所导致的高尿酸血症直接相关。其临床特点为高尿酸血症、反复发作的痛风性急性关节炎、间质性肾炎和痛风石形成,严重者可导致关节畸形及功能障碍,常伴有尿酸性尿路结石。根据病因可分为原发性及继发性两大类,其中原发性痛风占绝大多数。

一、病因与发病机制

由于地域、民族、饮食习惯的不同,高尿酸血症的发病率也明显不同。其中原发性痛风属遗传性疾病,由先天性嘌呤代谢障碍所致,多数有阳性家族史。继发性痛风可由肾病、血液病、药物及高嘌呤食物等多种原因引起。

(一)高尿酸血症的形成

痛风的生化标志是高尿酸血症。尿酸是嘌呤代谢的终产物,血尿酸的平衡取决于嘌呤的生成和排泄。高尿酸血症的形成原因:①尿酸生成过多。当嘌呤核苷酸代谢酶缺陷和/或功能异常时,引起嘌呤合成增加,尿酸升高,这类患者在原发性痛风中不足20%。②肾对尿酸排泄减少。这是引起高尿酸血症的重要因素,在原发性痛风中80%~90%的个体有尿酸排泄障碍。事实上尿酸的排泄减少和生成增加常是伴发的。

(二)痛风的发生

高尿酸血症只有5%~15%发生痛风,部分患者的高尿酸血症可持续终生但却无痛风性关节炎发作。当血尿酸浓度过高或在酸性环境下,尿酸可析出结晶,沉积在骨关节、肾脏及皮下组织等,引起痛风性关节炎、痛风肾及痛风石等。

二、临床表现

多见于40岁以上的男性,女性多在绝经期后发病,近年发病有年轻化趋势,常有家族遗传史。

(一)无症状期

本期突出的特点为仅有血尿酸持续性或波动性升高,无任何临床表现。一般从无症状的高尿酸血症发展至临床痛风需要数年,有些甚至可以终生不出现症状。

(二)急性关节炎期

常于夜间突然起病,并可因疼痛而惊醒。初次发病往往为单一关节受累,继而累及多个关节。以第一跖趾关节为好发部位,其次为足、踝、跟、膝、腕、指和肘。症状一般在数小时内进展至高峰,受累关节及周围软组织呈暗红色,明显肿胀,局部发热,疼痛剧烈,常有关节活动受限,大关节受累时伴有关节腔积液。可伴有体温升高、头痛等症状。

(三)痛风石及慢性关节炎期

痛风石是痛风的特征性临床表现,典型部位在耳郭,也可见于反复发作的关节周围。外观为大小不一、隆起的黄白色赘生物,表面菲薄,破溃后排出白色豆渣样尿酸盐结晶,很少引起继发感染。关节内大量沉积的痛风石可导致骨质破坏、关节周围组织纤维化及继发退行性改变等,临床表现为持续的关节肿痛、畸形、关节功能障碍等。

(四)肾脏改变

主要表现在两个方面。①痛风性肾病:早期表现为尿浓缩功能下降,可出现夜尿增多、低分子蛋白尿和镜下血尿等。晚期发展为慢性肾功能不全、高血压、水肿、贫血等。少数患者表现为急性肾衰竭,出现少尿甚至无尿,尿中可见大量尿酸晶体。②尿酸性肾石病:有 10%～25% 的痛风患者出现肾尿酸结石。较小者呈细小泥沙样结石并可随尿液排出,较大的结石常引起肾绞痛、血尿、排尿困难及肾盂肾炎等。

三、辅助检查

(一)尿尿酸测定

经过 5 天限制嘌呤饮食后,24 小时尿尿酸排泄量超过 3.57 mmol(600 mg),即可认为尿酸生成增多。

(二)血尿酸测定

男性血尿酸正常值为 208～416 μmol/L;女性为 149～358 μmol/L,绝经后接近男性。男性及绝经期后女性血尿酸＞420 μmol/L,绝经前女性＞350 μmol/L,可诊断为高尿酸血症。

(三)滑囊液或痛风石内容物检查

偏振光显微镜下可见双折光的针形尿酸盐结晶。

(四)X 线检查

急性关节炎期可见非特异性软组织肿胀;慢性关节炎期可见软骨缘破坏,关节面不规则,特征性变化为穿凿样、虫蚀样圆形或弧形的骨质透亮缺损。

(五)CT 与 MRI

CT 扫描受损部位可见不均匀的斑点状高密度痛风石影像;MRI 的 T_1 和 T_2 加权图像呈斑点状低信号。

四、治疗要点

痛风防治原则:控制高尿酸血症,预防尿酸盐沉积;控制急性关节炎发作;预防尿酸结石形成和肾功能损害。

(一)无症状期的处理

一般无须药物治疗,积极寻找病因及相关因素。如一些利尿药、体重增加、饮酒、高血压、血脂异常等。适当调整生活方式,以减低血尿酸水平。此期的患者需定期监测血尿酸水平。

(二)急性关节炎期的治疗

此期治疗目的是迅速终止关节炎发作。①非甾体抗炎药:为急性痛风关节炎的一线药物,代表药物有吲哚美辛、双氯芬酸、依托考昔。②秋水仙碱:为痛风急性关节炎期治疗的传统药物,其机制是抑制致炎因子释放,对控制痛风急性发作具有非常显著的疗效,但不良反应较大。③糖皮质激素:上述两类药无效或禁忌时用,一般尽量不用。

(三)间歇期及慢性关节炎期的治疗

主要治疗目的是降低血尿酸水平。抑制尿酸合成的药物有别嘌醇;促进尿酸排泄的药物有丙磺舒、磺吡酮、苯溴马隆等;碱性药物有碳酸氢钠,目的是碱化尿液。

(四)继发性痛风的治疗

除治疗原发病外,对于痛风的治疗原则同前面阐述。

五、护理措施

(一)一般护理

改变生活方式,饮食应以低嘌呤食物为主,鼓励多饮水,每天饮水量至少在 1 500 mL,最好 >2 000 mL。限制烟酒,坚持运动和控制体重等。

(二)病情观察

观察关节疼痛的部位、性质、间隔时间等。观察受累关节红肿热痛的变化和功能障碍。观察有无过度疲劳、受凉、潮湿、饮酒、饱餐、精神紧张、关节扭伤等诱发因素。有无痛风石体征,结石的部位,有无溃破,有无症状。观察药物疗效及不良反应,及时反馈给医师,调整用药。卧床患者做好口腔、皮肤护理,预防压疮发生。观察患者体温的变化,有无发热。监测血尿酸、尿尿酸、肾功能的变化。

(三)关节疼痛的护理

急性发作时应卧床休息,抬高患肢,避免受累关节负重。也可在病床上安放支架支托盖被,减少患部受压。也可给予 25% 硫酸镁于受累关节处湿敷,消除关节的肿胀和疼痛。如痛风石溃破,则要注意保持受损部位的清洁,避免发生感染。

(四)用药护理

指导患者正确用药,观察药物的疗效,及时发现不良反应并反馈给医师,给予处理。

1.秋水仙碱

口服给药常有胃肠道反应,若患者一开始口服即出现恶心、呕吐、水样腹泻等严重的消化道反应,可静脉给药。但是静脉给药可能发生严重的不良反应,如肝损害、骨髓抑制、弥散性血管内凝血(DIC)、脱发、肾衰竭、癫痫样发作甚至死亡。应用时要密切观察患者状态,一旦出现不良反应立即停药。此外静脉给药时要特别注意切勿外漏,以免引起组织坏死。

2.非甾体抗炎药

要注意有无活动性消化道溃疡或消化道出血的发生。

3.别嘌醇

除有可能出现皮疹、发热、胃肠道反应外,还可能出现肝损害、骨髓抑制等,要密切关注。对于肾功能不全者,使用别嘌醇宜减量。

4.丙磺舒、磺吡酮、苯溴马隆

可能出现皮疹、发热、胃肠道反应等。

5.糖皮质激素

要观察其疗效,是否出现"反跳"现象。

(五)健康指导

给予患者健康指导及心理指导,讲解疾病相关知识,提高患者防病治病的意识,提高治疗依从性。

(1)培养良好的生活习惯,肥胖的患者要减轻体重,避免劳累、受凉、感染、外伤等诱发因素。

(2)限制进食高嘌呤食物,多饮水,尤其是碱性水,多食碱性食物,有助于尿酸的排出。

(3)适度活动与保护关节:急性期避免运动。运动后疼痛超过 1 小时,则暂时停止此项运动。不要长时间持续进行重体力劳动或工作,可选择交替完成轻、重不同的工作。不时改变姿势,使受累关节保持舒适,若局部红肿,应尽可能避免活动。

(4)促进局部血液循环,可通过局部按摩、泡热水澡等促进局部血液循环,避免尿酸盐结晶形成。

(5)自我观察病情,如经常用手触摸耳郭及手足关节,检查是否有痛风石形成。

(6)定期复查血尿酸及门诊随访。

(陈丽丽)

第七节 肥 胖 症

肥胖症指体内脂肪堆积过多和/或分布异常、体重增加,是包括遗传和环境因素在内的多种因素相互作用所引起的慢性代谢性疾病。肥胖症分单纯性肥胖症和继发性肥胖症两大类。临床上无明显内分泌及代谢性病因所致的肥胖症,称单纯性肥胖症。若作为某些疾病的临床表现之一,称为继发性肥胖症,约占肥胖症的 1%。据估计,在西方国家成年人中,约有半数人超重和肥胖。我国肥胖症患病率也迅速上升,据《中国居民营养与健康现状(2004 年)》中报道,我国成人超重率为 22.8%,肥胖率为 7.1%。肥胖症已成为重要的世界性健康问题之一。

一、病因与发病机制

病因未明,被认为是包括遗传和环境因素在内的多种因素相互作用的结果。总的来说,脂肪的积聚是由于摄入的能量超过消耗的能量。

(一)遗传因素

肥胖症有家族聚集倾向,但遗传基础未明,也不能排除共同饮食、活动习惯的影响。

(二)中枢神经系统

体重受神经系统和内分泌系统双重调节,最终影响能量摄取和消耗的效应器官而发挥作用。

(三)内分泌系统

肥胖症患者均存在血中胰岛素升高,高胰岛素血症可引起多食和肥胖。

(四)环境因素

通过饮食习惯和生活方式的改变,如坐位生活方式、体育运动少、体力活动不足使能量消耗减少、进食多、喜甜食或油腻食物,使摄入能量增多。

(五)其他因素

1.与棕色脂肪组织(BAT)功能异常有关

可能由于棕色脂肪组织产热代谢功能低下,使能量消耗减少。

2.肥胖症与生长因素有关

幼年起病者多为增生型或增生肥大型,肥胖程度较重,且不易控制;成年起病者多为肥大型。

3.调定点说

肥胖者的调定点较高,具体机制仍未明了。

二、临床表现

肥胖症可见于任何年龄,女性较多见。多有进食过多和/或运动不足,肥胖家族史。引起肥胖症的病因不同,其临床表现也不相同。

(一)体型变化

脂肪堆积是肥胖的基本表现。脂肪组织分布存在性别差异,通常男性型主要分布在腰部以上,以颈项部、躯干部为主,称为苹果型。女性型主要分布在腰部以下,以下腹部、臀部、大腿部为主,称为梨型。

(二)心血管疾病

肥胖患者血容量、心排血量均较非肥胖者增加而加重心脏负担,引起左心室肥厚、扩大;心肌脂肪沉积导致心肌劳损,易发生心力衰竭。由于静脉回流障碍,患者易发生下肢静脉曲张、栓塞性静脉炎和静脉血栓形成。

(三)内分泌与代谢紊乱

常有高胰岛素血症、动脉粥样硬化、冠心病等,且糖尿病发生率明显高于非肥胖者。

(四)消化系统疾病

胆石症、胆囊炎发病率高,慢性消化不良、脂肪肝、轻至中度肝功能异常较常见。

(五)呼吸系统疾病

由于胸壁肥厚,腹部脂肪堆积,使腹内压增高、横膈升高而降低肺活量,引起呼吸困难。严重者导致缺氧、发绀、高碳酸血症,可发生肺动脉高压和心力衰竭。还可引起睡眠呼吸暂停综合征及睡眠窒息。

(六)其他

恶性肿瘤发生率升高,如女性子宫内膜癌、乳腺癌;男性结肠癌、直肠癌、前列腺癌发生率均升高。因长期负重易发生腰背及关节疼痛。皮肤皱褶易发生皮炎、擦烂,并发化脓性或真菌感染。

三、医学检查

肥胖症的评估包括测量身体肥胖程度、体脂总量和脂肪分布,其中后者对预测心血管疾病危险性更为准确。常用测量方法如下。

（一）体重指数（BMI）

测量身体肥胖程度，$BMI=$体重（kg）/身长（m）^{2}，是诊断肥胖症最重要的指标。我国成年人BMI值≥24为超重，≥28为肥胖。

（二）腰围（WC）

目前认为测定腰围更为简单可靠，是诊断腹部脂肪积聚最重要的临床指标。WHO建议男性WC＞94 cm、女性WC＞80 cm为肥胖。中国肥胖问题工作组建议，我国成年男性WC≥85 cm、女性WC≥80 cm为腹部脂肪积蓄的诊断界限。

（三）腰臀比（WHR）

反映脂肪分布。腰围测量髂前上棘和第12肋下缘连线的中点水平，臀围测量环绕臀部的骨盆最突出点的周径。正常成人WHR男性＜0.90，女性＜0.85，超过此值为中央性（又称腹内型或内脏型）肥胖。

（四）CT或MRI

计算皮下脂肪厚度或内脏脂肪量。

（五）其他

身体密度测量法、生物电阻抗测定法、双能X线（DEXA）吸收法测定体脂总量等。

四、诊断要点

目前国内外尚未统一。根据病史、临床表现和判断指标即可诊断。在确定肥胖后，应鉴别单纯性或继发性肥胖症，并注意肥胖症并非单纯体重增加。

五、治疗

治疗要点：减少热量摄取、增加热量消耗。

（一）行为治疗

教育患者采取健康的生活方式，改变饮食和运动习惯，并自觉地长期坚持。

（二）营养治疗

控制总进食量，采用低热卡、低脂肪饮食。对肥胖患者应制订能为之接受、长期坚持下去的个体化饮食方案，使体重逐渐减轻到适当水平，再继续维持。

（三）体力活动和体育运动

体力活动和体育运动与医学营养治疗相结合，并长期坚持，尽量创造多活动的机会、减少静坐时间，鼓励多步行。运动方式和运动量应适合患者具体情况，注意循序渐进，有心血管并发症和肺功能不好的患者必须更为慎重。

（四）药物治疗

长期用药可能产生药物不良反应及耐药性，因而选择药物必须十分慎重，减重药物应根据患者个体情况在医师指导下应用。

（五）外科治疗

外科治疗仅用于重度肥胖、减重失败、又有能通过体重减轻而改善的严重并发症者。对伴有糖尿病、高血压和心肺功能疾病的患者应给予相应监测和处理。可选择使用吸脂术、切脂术和各种减少食物吸收的手术，如空肠回肠分流术、胃气囊术、小胃手术或垂直结扎胃成形术等。

（六）继发性肥胖

应针对病因进行治疗。

六、护理诊断/问题

（一）营养失调

高于机体需要量与能量摄入和消耗失衡有关。

（二）身体形象紊乱

身体形象紊乱与肥胖对身体外形的影响有关。

（三）有感染的危险

与机体抵抗力下降有关。

七、护理措施

（一）安全与舒适管理

肥胖症患者的体育锻炼应长期坚持，并提倡进行有氧运动，包括散步、慢跑、游泳、跳舞、太极拳、球类活动等，运动方式根据年龄、性别、体力、病情及有无并发症等情况确定。

1.评估患者的运动能力和喜好

帮助患者制定每天活动计划并鼓励实施，避免运动过度和过猛。

2.指导患者固定每天运动的时间

每次运动 30～60 分钟，包括前后 10 分钟的热身及整理运动，持续运动 20 分钟左右。如出现头昏、眩晕、胸闷或胸痛、呼吸困难、恶心、丧失肌肉控制能力等应停止活动。

（二）饮食护理

1.评估

评估患者肥胖症的发病原因，仔细询问患者单位时间内体重增加的情况，饮食习惯，了解患者每天进餐量及次数，进食后感觉和消化吸收情况，排便习惯。有无气急、行动困难、腰痛、便秘、怕热、多汗、头晕、心悸等伴随症状及其程度。是否存在影响摄食行为的精神心理因素。

2.制定饮食计划和目标

与患者共同制定适宜的饮食计划和减轻体重的具体目标，饮食计划应为患者能接受并长期坚持的个体化方案，护士应监督和检查计划执行情况，使体重逐渐减轻（每周降低 0.5～1.0 kg）直到理想水平并保持。

（1）热量的摄入：采用低热量、低脂肪饮食，控制每天总热量的摄入。

（2）采用混合的平衡饮食，合理分配营养比例，进食平衡饮食：饮食中蛋白质占总热量的 15%～20%，碳水化合物占 50%～55%，脂肪占 30% 以下。

（3）合理搭配饮食：饮食包含适量优质蛋白质、复合糖类（如谷类）、足量的新鲜蔬菜（400～500 g/d）和水果（100～200 g/d）、适量维生素及微量营养素。

（4）养成良好的饮食习惯：少食多餐、细嚼慢咽、蒸煮替代煎炸、粗细搭配、少脂肪多蔬菜、多饮水、停止夜食及饮酒、控制情绪化饮食。

（三）疾病监测

定期评估患者营养状况和体重的控制情况，观察生命体征、睡眠、皮肤状况，动态观察实验室有关检查的变化。注意热量摄入过低可引起衰弱、脱发、抑郁甚至心律失常，应严密观察并及时按医嘱处理。对于焦虑的患者,应观察焦虑感减轻的程度,有无焦虑的行为和语言表现;对于活动无耐力的患者,应观察活动耐力是否逐渐增加,能否耐受日常活动和一般性运动。

(四)用药护理

对使用药物辅助减肥者,应指导患者正确服用,并观察和处理药物的不良反应。①服用西布曲明患者可出现头痛、口干、畏食、失眠、便秘、心率加快,血压轻度升高等不良反应,故禁用于冠心病、充血性心力衰竭、心律失常和脑卒中的患者。②奥利司他主要不良反应为胃肠胀气、大便次数增多和脂肪便。由于粪便中含有脂肪多而呈烂便、脂肪泻、恶臭,肛门常有脂滴溢出而容易污染内裤,应指导患者及时更换,并注意肛周皮肤护理。

(五)心理护理

鼓励患者表达自己的感受;与患者讨论疾病的治疗及预后,增加战胜疾病的信心;鼓励患者自身修饰;加强自身修养,提高自身的内在气质;及时发现患者情绪问题,及时疏导,严重者建议心理专科治疗。

八、健康指导

(一)预防疾病

加强患者的健康教育,特别是有肥胖家族史的儿童,妇女产后及绝经期,男性中年以上或病后恢复期尤应注意。说明肥胖对健康的危害,使其了解肥胖症与心血管疾病、高血压、糖尿病、血脂异常等密切相关。告知肥胖患者体重减轻 5%～10%,就能明显改善以上与肥胖相关的心血管病危险因素以及并发症。

(二)管理疾病

向患者宣讲饮食、运动对减轻体重及健康的重要性,指导患者坚持运动,并养成良好的进食习惯。

(三)康复指导

运动要循序渐进并持之以恒,避免运动过度或过猛,避免单独运动;患者运动期间,不要过于严格控制饮食;运动时注意安全,运动时有家属陪伴。

(陈丽丽)

第八节 糖 尿 病

糖尿病(diabetes mellitus,DM)是一组由多病因引起的以慢性高血糖为特征的代谢性疾病,是由胰岛素分泌和/或作用缺陷所引起。糖尿病是常见病、多发病。据国际糖尿病联盟统计,2011 年全球有糖尿病患者 3.66 亿,比 2010 年的 2.85 亿增加近 30%。我国成年人糖尿病患病率达 9.7%,而糖尿病前期的比例更高达 15.5%。因此,糖尿病是严重威胁人类健康的世界性公共卫生问题。

一、分型

(一)1 型糖尿病

胰岛 β 细胞破坏,常导致胰岛素绝对缺乏。

（二）2型糖尿病

从以胰岛素抵抗为主伴胰岛素分泌不足到以胰岛素分泌不足为主伴胰岛素抵抗。

（三）其他特殊类型糖尿病

其他特殊类型糖尿病指病因相对比较明确，如胰腺炎、库欣综合征等引起的一些高血糖状态。

（四）妊娠期糖尿病

妊娠期糖尿病指妊娠期间发生的不同程度的糖代谢异常。

二、病因与发病机制

糖尿病的病因和发病机制至今未完全阐明。总的来说，遗传因素及环境因素共同参与其发病过程。胰岛素由胰岛β细胞合成和分泌，经血液循环到达体内各组织器官的靶细胞，与特异受体结合并引发细胞内物质代谢效应。该过程中任何一个环节发生异常，均可导致糖尿病。

（一）1型糖尿病

1.遗传因素

遗传因素在1型糖尿病发病中起重要作用。

2.环境因素

糖尿病可能与病毒感染、化学毒物和饮食因素有关。

3.自身免疫

有证据支持1型糖尿病为自身免疫性疾病。

4.1型糖尿病的自然史

1型糖尿病的发生发展经历以下阶段。

（1）个体具有遗传易感性，临床无任何异常。

（2）某些触发事件，如病毒感染引起少量β细胞破坏并启动自身免疫过程。

（3）出现免疫异常，可检测出各种胰岛细胞抗体。

（4）β细胞数目开始减少，仍能维持糖耐量正常。

（5）β细胞持续损伤达到一定程度时（通常只残存 $10\% \sim 20\%$ 的β细胞），胰岛素分泌不足，出现糖耐量降低或临床糖尿病，需用外源胰岛素治疗。

（6）β细胞几乎完全消失，需依赖外源胰岛素维持生命。

（二）2型糖尿病

1.遗传因素与环境因素

有资料显示遗传因素主要影响β细胞功能。环境因素包括年龄增加、现代生活方式改变、营养过剩、体力活动不足、子宫内环境以及应激、化学毒物等。

2.胰岛素抵抗和β细胞功能缺陷

胰岛素抵抗是指胰岛素作用的靶器官对胰岛素作用的敏感性降低。β细胞功能缺陷主要表现为胰岛素分泌异常。

3.糖耐量减低和空腹血糖调节受损

糖耐量减低是葡萄糖不耐受的一种类型。空腹血糖调节受损是指一类非糖尿病性空腹血糖异常，其血糖浓度高于正常，但低于糖尿病的诊断值。目前认为两者均为糖尿病的危险因素，是发生心血管病的危险标志。

4.临床糖尿病

达到糖尿病的诊断标准(表6-1)。

表 6-1 糖尿病诊断标准

诊断标准	静脉血浆葡萄糖水平
(1)糖尿病症状+随机血糖或	≥11.1 mmol/L
(2)空腹血浆血糖(FPG)或	≥7.0 mmol/L
(3)葡萄糖负荷后两小时血糖(2 小时 PG)	≥11.1 mmol/L
无糖尿病症状者,需改天重复检查,但不做第 3 次 OGTT	

注:空腹的定义是至少 8 小时没有热量的摄入;随机是指一天当中的任意时间而不管上次进餐的时间及食物摄入量。

三、临床表现

(一)代谢紊乱综合征

1."三多一少"

多饮、多食、多尿和体重减轻。

2.皮肤瘙痒

患者常有皮肤瘙痒,女性患者可出现外阴瘙痒。

3.其他症状

四肢酸痛、麻木、腰痛、性欲减退、月经失调、便秘和视物模糊等。

(二)并发症

1.糖尿病急性并发症

(1)糖尿病酮症酸中毒(diabetic ketoacidosis,DKA):为最常见的糖尿病急症,以高血糖、酮症和酸中毒为主要表现。DKA 最常见的诱因是感染,其他诱因有胰岛素治疗中断或不适当减量、饮食不当、各种应激及酗酒等。临床表现为早期三多一少,症状加重;随后出现食欲缺乏、恶心、呕吐,多尿、口干、头痛、嗜睡,呼吸深快,呼气中有烂苹果味(丙酮);后期严重失水、尿量减少、眼球下陷、皮肤黏膜干燥,血压下降、心率加快,四肢厥冷;晚期出现不同程度意识障碍。

(2)高渗高血糖综合征:是糖尿病急性代谢紊乱的另一临床类型,以严重高血糖、高血浆渗透压、脱水为特点,无明显酮症酸中毒,患者常有不同程度的意识障碍或昏迷。本病起病缓慢,最初表现为多尿、多饮,但多食不明显或反而食欲缺乏;随病情进展出现严重脱水和神经精神症状,患者反应迟钝、烦躁或淡漠、嗜睡,逐渐陷入昏迷、出现抽搐,晚期尿少甚至尿闭,但无酸中毒样深大呼吸。与 DKA 相比,失水更为严重、神经精神症状更为突出。

(3)感染性疾病:糖尿病容易并发各种感染,血糖控制差者更易发生,病情也更严重。

(4)低血糖:一般将血糖≤2.8 mmol/L 作为低血糖的诊断标准,而糖尿病患者血糖值≤3.9 mmol/L就属于低血糖范畴。低血糖有两种临床类型,即空腹低血糖和餐后(反应性)低血糖。低血糖的临床表现呈发作性,具体分为两类:①自主(交感)神经过度兴奋表现为多有出汗、颤抖、心悸、紧张、焦虑、饥饿、流涎、软弱无力、面色苍白、心率加快、四肢冰凉和收缩压轻度升高等。②脑功能障碍表现为初期表现为精神不集中、思维和语言迟钝、头晕、嗜睡、视物不清、步态不稳,后可有幻觉、躁动、易怒、性格改变、认知障碍,严重时发生抽搐和昏迷。

2.糖尿病慢性并发症

(1)微血管病变:这是糖尿病的特异性并发症。微血管病变主要发生在视网膜、肾、神经和心肌组织,尤其以肾脏和视网膜病变最为显著。

(2)大血管病变:这是糖尿病最严重、突出的并发症,主要表现为动脉粥样硬化。动脉粥样硬化主要侵犯主动脉、冠状动脉、脑动脉、肾动脉和肢体外周动脉等。

(3)神经系统并发症:以周围神经病变最常见,通常为对称性,下肢较上肢严重,病情进展缓慢。患者常先出现肢端感觉异常,如呈袜子或手套状分布,伴麻木、烧灼、针刺感或如踏棉垫感,可伴痛觉过敏、疼痛;后期可有运动神经受累,出现肌力减弱甚至肌萎缩和瘫痪。

(4)糖尿病足:指与下肢远端神经异常和不同程度周围血管病变相关的足部溃疡、感染和/或深层组织破坏,主要表现为足部溃疡、坏疽。糖尿病足是糖尿病最严重且需治疗费用最多的慢性并发症之一,是糖尿病非外伤性截肢的最主要原因。

(5)其他:糖尿病还可引起黄斑病、白内障、青光眼、屈光改变和虹膜睫状体病变等。牙周病是最常见的糖尿病口腔并发症。

在我国,糖尿病是导致成人失明、非创伤性截肢的主要原因;心血管疾病是使糖尿病患者致残、致死的主要原因。

四、辅助检查

(一)尿糖测定

尿糖受肾糖阈的影响。尿糖呈阳性只提示血糖值超过肾糖阈(大约10 mmol/L),尿糖呈阴性不能排除糖尿病可能。

(二)血糖测定

血糖测定的方法有静脉血葡萄糖测定、毛细血管血葡萄糖测定和24小时动态血糖测定3种。前者用于诊断糖尿病,后两种仅用于糖尿病的监测。

(三)口服葡萄糖耐量试验

当血糖高于正常范围而又未达到诊断糖尿病标准时,须进行口服葡萄糖耐量试验(OGTT)。OGTT应在无摄入任何热量8小时后,清晨空腹进行,75 g无水葡萄糖,溶于250～300 mL水中,5～10分钟内饮完,空腹及开始饮葡萄糖水后2小时测静脉血浆葡萄糖。儿童服糖量按1.75 g/kg计算,总量不超过75 g。

(四)糖化血红蛋白 A_1 测定

糖化血红蛋白 A_1 测定:其测定值者取血前8～12周血糖的总水平,是糖尿病病情控制的监测指标之一,正常值是3%～6%。

(五)血浆胰岛素和C肽测定

主要用于胰岛β细胞功能的评价。

(六)其他

根据病情需要选用血脂、肝功能、肾功能等常规检查,急性严重代谢紊乱时的酮体、电解质、酸碱平衡检查,心、肝、肾、脑、眼科以及神经系统的各项辅助检查等。

五、治疗要点

糖尿病管理须遵循早期和长期、积极而理性、综合治疗和全面达标、治疗措施个体化等原则。

国际糖尿病联盟(IDF)提出糖尿病综合管理5个要点(有"五驾马车"之称):糖尿病健康教育、医学营养治疗、运动治疗、血糖监测和药物治疗。

(一)健康教育

健康教育是重要的基础管理措施,是决定糖尿病管理成败的关键。每位糖尿病患者均应接受全面的糖尿病教育,充分认识糖尿病并掌握自我管理技能。

(二)医学营养治疗

医学营养治疗是糖尿病基础管理措施,是综合管理的重要组成部分。

(三)运动疗法

在糖尿病的管理中占重要地位,尤其对肥胖的2型糖尿病患者,运动可增加胰岛素敏感性,有助于控制血糖和体重。运动的原则是适量、经常性和个体化。

(四)药物治疗

1.口服药物治疗

(1)促胰岛素分泌剂。①磺脲类药物:其作用不依赖于血糖浓度。常用的有格列苯脲、格列吡嗪、格列齐特、格列喹酮和格列美脲等。②非磺脲类药物:降血糖作用快而短,主要用于控制餐后高血糖。如瑞格列奈和那格列奈。

(2)增加胰岛素敏感性药物。①双胍类:常用的药物有二甲双胍。二甲双胍通常每天剂量500~1 500 mg,分2~3次口服,最大剂量不超过每天2 g。②噻唑烷二酮类:也称格列酮类,有罗格列酮和吡格列酮两种制剂。

(3)α-葡萄糖苷酶抑制剂:作为2型糖尿病第一线药物,尤其适用于空腹血糖正常(或偏高)而餐后血糖明显升高者。常用药物有阿卡波糖和伏格列波糖。

2.胰岛素治疗

胰岛素治疗是控制高血糖的重要和有效手段。

(1)适应证:①1型糖尿病。②合并各种严重的糖尿病急性或慢性并发症。③处于应激状态,如手术、妊娠和分娩等。④2型糖尿病血糖控制不满意,β细胞功能明显减退者。⑤某些特殊类型糖尿病。

(2)制剂类型:按作用快慢和维持作用时间长短,可分为速效、短效、中效、长效和预混胰岛素5类。根据胰岛素的来源不同,可分为动物胰岛素、人胰岛素和胰岛素类似物。

(3)使用原则:①胰岛素治疗应在综合治疗基础上进行。②胰岛素治疗方案应力求模拟生理性胰岛素分泌模式。③从小剂量开始,根据血糖水平逐渐调整。

(五)人工胰

人工胰由血糖感受器、微型电子计算机和胰岛素泵组成。

(六)胰腺和胰岛细胞移植

治疗对象主要为1型糖尿病患者,目前尚局限于伴终末期肾病的患者。

(七)手术治疗

部分国家已将减重手术(代谢手术)推荐为肥胖2型糖尿病患者的可选择的治疗方法之一,我国也已开展这方面的治疗。

(八)糖尿病急性并发症的治疗

1.糖尿病酮症酸中毒

对于早期酮症患者,仅需给予足量短效胰岛素和口服液体,严密观察病情,严密监测血糖、血酮变化,调节胰岛素剂量。对于出现昏迷的患者应立即抢救,具体方法如下。

(1)补液:是治疗的关键环节。基本原则是"先快后慢,先盐后糖"。在 1~2 小时内输入 0.9%氯化钠溶液 1 000~2 000 mL,前 4 小时输入所计算失水量的 1/3。24 小时输液量应包括已失水量和部分继续失水量,一般为 4 000~6 000 mL,严重失水者可达 6 000~8 000 mL。

(2)小剂量胰岛素治疗:每小时 0.1 U/kg 的短效胰岛素加入生理盐水中持续静脉滴注或静脉泵入。根据血糖值调节胰岛素的泵入速度,血糖下降速度一般以每小时 3.9~6.1 mmol/L(70~110 mg/dL)为宜,每 1~2 小时复查血糖;病情稳定后过渡到胰岛素常规皮下注射。

(3)纠正电解质及酸碱平衡失调:①轻度酸中毒一般不必补碱。补碱指征为血 pH<7.1,HCO_3^-<5 mmol/L。应采用等渗碳酸氢钠(1.25%~1.4%)溶液。补碱不宜过多、过快,以避免诱发或加重脑水肿。②根据血钾和尿量补钾。

(4)防治诱因和处理并发症:如休克、严重感染、心力衰竭、心律失常、肾衰竭、脑水肿和急性胃扩张等。

2.高渗高血糖综合征

治疗原则同 DKA。严重失水时,24 小时补液量可达 6 000~10 000 mL。

3.低血糖

对轻至中度的低血糖,口服糖水或含糖饮料,进食面包、饼干、水果等即可缓解。重者和疑似低血糖昏迷的患者,应及时测定毛细血管血糖,甚至无须血糖结果,及时给予 50%葡萄糖 60~100 mL 静脉注射,继以 5%~10%葡萄糖液静脉滴注。另外,应积极寻找病因,对因治疗。

(九)糖尿病慢性并发症的治疗

1.糖尿病足

控制高血糖、血脂异常和高血压,改善全身营养状况和纠正水肿等;神经性足溃疡给予规范的伤口处理;给予扩血管和改善循环治疗;有感染出现时给予抗感染治疗;必要时行手术治疗。

2.糖尿病高血压

血脂紊乱和大血管病变,要控制糖尿病患者血压<17.3/10.7 kPa(130/80 mmHg);如尿蛋白排泄量达到 1 g/24 h,血压应控制<16.7/10.0 kPa(125/75 mmHg)。低密度脂蛋白胆固醇(LDL-C)的目标值为<2.6 mmol/L。

3.糖尿病肾病

早期筛查微量蛋白尿及评估 GFR。早期应用血管紧张素转化酶抑制剂或血管紧张素 Ⅱ 受体拮抗剂,除可降低血压外,还可减轻微量清蛋白尿和使 GFR 下降缓慢。

4.糖尿病视网膜病变

定期检查眼底,必要时尽早使用激光进行光凝治疗。

5.糖尿病周围神经病变

早期严格控制血糖并保持血糖稳定是糖尿病神经病变最重要和有效的防治方法。在综合治疗的基础上,采用多种维生素及对症治疗可改善症状。

六、饮食治疗及护理

(一)概述

糖尿病饮食治疗是糖尿病综合治疗管理的基石,也是糖尿病疾病发展各阶段预防与控制必不可少的措施。2010 年中华医学会糖尿病学分会颁布的《中国糖尿病医学营养治疗指南》中指出：糖尿病医学营养治疗(medical nutrition therapy,MNT)的意义在于有效降低血糖、降低血脂及低密度脂蛋白(low density lipoprotein,LDL)等风险因素；减轻体重和降低血压、预防糖尿病的发生、治疗糖尿病、预防或延缓糖尿病并发症的发生。

(二)饮食治疗的原则及意义

1.饮食治疗的原则

(1)合理控制总能量：它是糖尿病饮食治疗的首要原则。总能量的多少根据年龄、性别、身高、体重、活动量大小、病情、血糖、尿糖以及有无并发症确定。每周测量体重一次,并根据体重的变化及时调整能量供给量。能量摄入的标准,在成人以能够达到或维持理想体重为标准；儿童青少年则保持正常生长发育为标准；妊娠期糖尿病则需要同时保证胎儿与母体的营养需求。

(2)保证碳水化合物的摄入：碳水化合物是能量的主要来源。在其充足的状态下,可减少体内脂肪和蛋白质的分解,预防酮症发生。碳水化合物供给量占总能量的50%～60%为宜。碳水化合物过多会使血糖升高,增加胰岛负担。食物血糖指数(glycemic index,GI)可用于比较不同碳水化合物对人体餐后血糖反应的影响。

$$血糖指数 = \frac{食物餐后2小时血浆葡糖糖曲线下总面积}{等量葡萄糖餐后2小时血浆葡萄糖曲线下总面积} \times 100\%$$

欧洲糖尿病营养研究专家组以及WHO均推荐低GI食物。低GI食物包括燕麦、大麦、谷麦、大豆、小扁豆、豆类、裸麦粗(粗黑麦)面包、苹果、柑橘、牛奶、酸奶等。低GI饮食可降低糖尿病患者的血糖。另外,碳水化合物中红薯、土豆、山药、芋头、藕等根茎类蔬菜的淀粉含量很高,不能随意进食,需与粮食交换。糖尿病患者应严格限制白糖、红糖、蜂蜜、果酱、巧克力、各种糖果、含糖饮料、冰激凌以及各种甜点心的摄入。

(3)限制脂肪和胆固醇：有研究表明,过高的脂肪摄入量可导致远期的心血管病发病风险增加,并导致不良临床结局。因此,膳食脂肪摄入量应适当限制,占总能量的20%～30%,饱和脂肪酸和反式脂肪酸占每天总能量比不超过10%。对于超重或肥胖的患者,脂肪摄入占总能量比还可进一步降低。富含饱和脂肪酸的食物主要是动物油脂,如猪油、牛油、奶油,但鱼油除外；富含单不饱和脂肪酸的油脂有橄榄油、茶籽油、花生油、各种坚果油等；而植物油一般富含多不饱和脂肪酸,如豆油、玉米油、葵花子油等,但椰子油和棕榈油除外。胆固醇摄入量应少于每天300 mg,合并高脂血症者,应低于每天200 mg。因此,糖尿病患者应避免进食富含胆固醇的食物,如动物内脏、鱼籽、虾籽、蛋黄等食物。

(4)适量的蛋白质：糖尿病患者蛋白质供给量与正常人接近,为0.8～1.2 g/(kg·d),占总能量的15%～20%。膳食中的蛋白质分为植物蛋白质和动物蛋白质,应有1/3以上的蛋白质为优质动物蛋白质,如瘦肉、鱼、乳、蛋、豆制品等。对于有肾功能损害者,蛋白质的摄入为0.6～0.8 g/(kg·d),并以优质动物蛋白为主,限制主食、豆类及豆制品中植物蛋白。有研究表明大豆蛋白质对于血脂的控制较动物蛋白质更有优势。乳清蛋白具有降低超重者餐后糖负荷的作用,可有效减少肥胖相关性疾病发生的风险。

(5)充足的维生素：流行病学研究显示,接受饮食治疗的糖尿病患者常存在多种维生素的缺乏。1型糖尿病患者常存在维生素A、维生素B_1、维生素B_2、维生素B_6、维生素C、维生素D、维生素E等缺乏；2型糖尿病患者则以B族维生素、β-胡萝卜素及维生素C缺乏最为常见。因此,供给足够的维生素也是糖尿病营养治疗的原则之一。补充B族维生素(包括维生素B_1、维生素B_2、维生素PP、维生素B_{12}等)可改善患者的神经系统并发症；补充维生素C可防止微血管病变,供给足够的维生素 A 可以弥补患者难以将胡萝卜素转化为维生素 A 的缺陷;充足的维生素 E、维生素 C 和 β-胡萝卜素能加强患者体内已减弱的抗氧化能力。

(6)合适的矿物质:调查研究发现,锌、铬、硒、镁、钙、磷、钠与糖尿病的发生、并发症的发展之间有密切关联。比如血镁低的糖尿病患者容易并发视网膜病变;钙不足易并发骨质疏松症;锌与胰岛素的分泌和活性有关,并帮助人体利用维生素 A;三价铬是葡萄糖耐量因子的成分;锰可改善机体对葡萄糖的耐受性;锂能促进胰岛素的合成和分泌。因此,糖尿病患者应均衡饮食,在日常生活中可适当补充含多种微量元素的营养制剂,保证矿物质的供给量满足机体的需要。但应限制钠盐摄入,以防止和减轻高血压、高脂血症、动脉硬化和肾功能不全等并发症。

(7)丰富的膳食纤维:膳食纤维能有效地改善糖代谢,降血压、降血脂和防止便秘等。膳食纤维又可根据其水溶性分为不溶性膳食纤维和可溶性膳食纤维。前者包括纤维素、木质素和半纤维素等,存在于谷类和豆类的外皮及植物的茎叶部,可在肠道吸附水分,形成网络状,使食物与消化液不能充分接触,减慢淀粉类的消化吸收,可降低餐后血糖、血脂,增加饱腹感并软化粪便;后者包括果胶、豆胶、藻胶、树胶等,在豆类、水果、海带等食品中较多,在胃肠道遇水后与葡萄糖形成黏胶,从而减慢糖的吸收,使餐后血糖和胰岛素的水平降低,并具有降低胆固醇的作用。膳食纤维不宜摄入过多,否则影响矿物质的吸收,建议膳食纤维供给量每天20～30 g。

2.饮食治疗的意义

(1)纠正代谢紊乱:糖尿病患者由于体内葡萄糖难以进入组织细胞被利用,使机体分解自身的蛋白质、脂肪来提供人体所需的能量;同时胰岛素不足使体内蛋白质和脂肪合成减少,机体出现负氮平衡、血脂增高。通过合理的平衡膳食,可以纠正糖、脂代谢紊乱,补充优质蛋白质及预防其他必需的营养素缺乏。

(2)减轻胰岛 β 细胞的负荷:糖尿病患者长期稳定的高血糖状态导致胰岛 β 细胞不可逆受损,通过合理的饮食可减少胰岛 β 细胞的负担并帮助恢复部分功能。

(3)防治并发症:个体化的糖尿病饮食治疗,并在疾病各阶段提供适当、充足的营养素,能有效防治糖尿病并发症的发生与发展。

(4)提高生活质量,改善患者整体健康水平。

(5)为 1 型糖尿病或 2 型糖尿病的儿童青少年患者、妊娠期或哺乳期妇女及老年糖尿病患者制订合理膳食,满足其在特定时期的营养需求。

(6)对于无法经口进食或进食不足超过 7 天的高血糖患者(包含应激性高血糖)提供合理的肠外营养或肠内营养治疗,改善临床结局。

(三)制订饮食计划

有研究提示,短期坚持糖尿病饮食治疗,可使 2 型糖尿病患者 HbA1c 在治疗 3～6 个月后出现显著下降(0.25%～2.90%)。1 型糖尿病患者的 HbA1c 可降低约 1%。由于患者的饮食受年龄、性别、病程、文化风俗、地域差异等因素的影响,制订个体化、符合病情及风俗、尊重个人喜好的饮食计划尤为重要。制订饮食计划步骤包括营养评估、计算总热量、营养分配。

1.营养评估

通过对糖尿病患者进行营养状况评估,初步判断营养状况,从而为确定营养治疗方案提供依据。营养状况评估一般包括膳食调查、体格检查、临床检查和实验室检查四个部分。

(1)膳食调查:膳食调查是基础的营养评估方法,其内容包括调查期间被调查者每天摄入食物的品种、数量;分析其摄入营养素的数量、来源、比例是否合理,能量是否充足,供能营养素比例是否合理;分析饮食结构和餐次分配是否合理等。膳食调查的方法有定量和定性两大类。定量调查包括询问法、记录法、化学分析法等,其中询问法主要包括 24 小时膳食回顾法和饮食史法,记录法包括称重法、记账法等,另外还有食物频率法。

(2)体格检查:可以反映患者的营养状况,发现营养不良,尤其是蛋白质-能量营养不良,并评价营养治疗的效果。身高、体重是临床常用的营养状况评估指标,而体质指数(body mass index,BMI)是目前最常用的方法,是评价肥胖和消瘦的良好指标。BMI 的计算公式:BMI=体重(kg)/[身高(m)]²。

BMI 正常或处于边缘值的患者,这种情况下可以用腰/臀比(waist-hip ratio,WHR),即腰围与臀围的比值。与 BMI 等指标结合,判断患者营养状况和疾病风险。我国的 WHR 参考值是男性<0.9,女性<0.8。超过此值者称为中央性(内脏型、腹内型)肥胖。

(3)临床检查:包括询问病史、主诉、症状及寻找与营养状况改变有关的体征。检查时通常要注意头发、面色、眼、唇、舌、齿、龈、面(水肿)、皮肤、指甲、心血管系统、消化系统、神经系统等。

(4)实验室检查:实验室检查是借助生理、生化实验手段评价营养状况的临床常用方法。通过对血液、尿液中营养素、营养素代谢产物、其标志物含量、与营养素有关的血液成分或酶活性的测定可及时发现患者的生理、生化改变,并制订合理的治疗方案,预防营养不良的发生。

2.计算总热量

(1)理想体重的计算:目前常用的公式为理想体重(kg)=身高(cm)-105。在理想体重±10%以内均属正常范围,小于-20%为消瘦,大于 20%为肥胖。国际上多采用 BMI 来评估患者的体型,以鉴别患者属于肥胖、消瘦或正常。中国成年人 BMI:18.5～24.0 为正常;少于 18.5 为体重过轻;超过 28 为肥胖。

(2)根据理想体重和劳动强度热量级别,计算出每天摄入总热量。每天所需要的总热量=理想体重×每公斤体重需要的热量。

3.营养分配

(1)营养分配原则:糖尿病患者至少一天 3 餐,将主食、蛋白质等均匀分配,并定时定量。可按早、午、晚各占 1/3、1/3、1/3 或 1/5、2/5、2/5 的能量比例分配。注射胰岛素或口服降糖药易出现低血糖的患者,可在三顿正餐之间加餐。加餐时间可选择为上午 9～10 点,下午 3～4 点和睡前 1 小时。加餐食物的选择方法:①可从正餐中匀出 25 g 主食作为加餐或选用 100 g 苹果等水果,但上一餐要扣除主食 25 g。②选择一些低糖蔬菜,如 150～200 g 黄瓜或西红柿。③睡前加餐除扣除主食外,还可选择 125 mL 牛奶或 50 g 鸡蛋、100 mL 豆浆等蛋白质食物,以延缓葡萄糖的吸收,有效预防夜间低血糖。

(2)食物交换份法:为达到均衡合理膳食,方便糖尿病患者进行日常食品的替换,目前多采用食物交换份法。食品交换份法是将食物按照来源、性质分成四大类(谷薯类、菜果类、肉蛋类及油脂类),八小类(谷薯、蔬菜、水果、肉蛋、豆类、奶制品、坚果及油脂类)。同类食物在一定重量内所含的蛋白质、脂肪、碳水化合物和热量相似,不同类食物间所提供的热量也是相同的,即每份食物供能 90 kcal。但需注意,同类食物之间可以互换,非同类食物之间不得交换。部分蔬菜、水果可与谷薯类互换。

(3)举例:张女士,49 岁,身高 160 cm,体重 53 kg,银行职员(轻体力劳动),糖尿病 2 年,目前采用口服降糖药治疗。

1)计算张女士的理想体重:理想体重=身高(cm)-105=160-105=55 kg。

2)体型评价:理想体重 55 kg,实际体重 53 kg,(53-55)/55×100%=-3.6%,属正常体型。

3)计算每天所需要的总热量:轻体力活动者每天每公斤标准体重需 30 kcal,55 kg× 30 kcal=1 650 kcal。

4)确定碳水化合物、蛋白质、脂肪供给量:碳水化合物、蛋白质和脂肪分别占总能量的50%~ 60%、15%~20%、20%~30%。每克碳水化合物、蛋白质和脂肪分别产生 4 kcal、4 kcal、9 kcal 的热量。①碳水化合物供给量:(1 650×50%~60%)÷4=206~247 g。②蛋白质供给量: (1 650×15%~20%)÷4=61~82 g。③脂肪供给量:(1 650×20%~30%)÷9=36~55 g。

5)餐次分配:根据本例患者的饮食习惯,主食量三餐分配比例为 1/5、2/5、2/5。

(四)饮食治疗的注意事项

1.饮酒

(1)乙醇可使血糖控制不稳定,饮酒初期可引起使用磺脲类降糖药或胰岛素治疗的患者出现低血糖,随后血糖又会升高。大量饮酒,尤其是空腹饮酒时,可使低血糖不能及时纠正。一个乙醇单位可提供 377 kJ 的热量,饮酒的同时摄入碳水化合物更容易使血糖明显增高,因此在饮酒时应减少碳水化合物的摄入。

(2)有研究报道,持续过量饮酒(每天 3 个或 3 个以上乙醇单位)可引起高血糖。乙醇的摄入量与 2 型糖尿病、冠心病和脑卒中的发病风险有显著相关性,为此不推荐糖尿病合并肥胖、高脂血症、肾病及糖尿病妊娠患者饮酒。

(3)如要饮酒,《中国糖尿病医学营养指南》推荐的饮酒量:女性每天不超过 1 个乙醇单位,男性每天不超过 2 个乙醇单位。1 个乙醇单位大约相当于 350 mL 啤酒、150 mL 葡萄酒或 45 mL 蒸馏酒。建议每周不超过 2 次饮酒。

2.水果

水果中富含膳食纤维和维生素,糖尿病患者在血糖平稳情况下,如空腹≤7 mmol/L,餐后 2 小时血糖≤10 mmol/L,HbA1c≤7.5%,可适量摄入水果。一般在两餐之间加水果,血糖波动大的患者可暂不食用水果。水果中的碳水化合物含量为 6%~20%,因此进食水果要减少主食的摄入量。

3.特殊情况下的饮食治疗

(1)糖尿病合并肾病:出现显性蛋白尿起即需适量限制蛋白质,推荐蛋白质摄入量为 0.8 g/(kg·d)。从肾小球滤过率下降起,即应实施低蛋白饮食,推荐蛋白质摄入量 0.6 g/(kg·d), 并可同时补充复方 α-酮酸制剂 0.12 g/(kg·d)。

(2)糖尿病视网膜病变:忌吃辛辣食品,如生姜、生蒜等。另有研究报道牛磺酸具有较强的抗氧化活性,适量补充可以提高视神经传导及改善视觉功能。

(3)糖尿病合并肝功损害:已有非乙醇性脂肪肝的患者应在营养评估下制订个体化饮食计划进行减重;合并肝功能不全的患者应供应热量 35~40 kcal/(kg·d),蛋白质 0.8~1.0 g/(kg·d);肝硬化或肝性脑病的患者,可给予适量的直链氨基酸。

(4)糖尿病合并高血压:平衡饮食、适量运动有益于血压的控制,每天盐摄入量<3 g,钠 <1 700 mg。

(5)糖尿病合并神经病变:维生素是治疗糖尿病神经病变最基本、应用最早的药物,糖尿病合并神经病变时可运用维生素 B₁₂改善糖尿病患者自发性肢体疼痛、麻木、神经反射及传导障碍。

(6)糖尿病合并高尿酸血症:由于嘌呤摄入量与血尿酸水平呈正相关,因此糖尿病合并高尿酸血症的患者应限制高嘌呤类食物,如海鲜、动物内脏、肉汤、酵母等。

4.烹调方式

糖尿病患者少吃煎炸食物,宜多采用清蒸、白灼、烩、炖、凉拌等烹调方式。

七、运动治疗及护理

(一)运动治疗的意义

1.改善糖、脂代谢

(1)运动可减轻胰岛素抵抗,提高胰岛素的敏感性,可通过改善胰岛素受体前、胰岛素受体、胰岛素受体后作用机制改善胰岛素抵抗。

(2)单次运动能够降低运动时和运动后的血糖,长期规律的运动则能改善糖尿病患者的葡萄糖耐量、降低 HbAlc 的水平。

(3)长期规律运动使肾上腺激素诱导的脂解作用降低,提高卵磷脂-胆固醇转酰基酶的活性,减少胆固醇在动脉内膜的沉积,还可降低 TG、LDL 并增加高密度脂蛋白(high-density lipoprotein,HDL)的水平,从而减少心血管疾病的发生。

2.改善糖尿病机体内分泌紊乱状态、炎症状态及氧化应激状态

(1)糖尿病患者胰岛素及脂肪细胞因子都处于内分泌紊乱状态,造成机体高胰岛素血症或胰岛素分泌功能障碍,规律的运动可以改善其紊乱状态。

(2)2 型糖尿病表现为慢性低度炎症,规律运动能有效改善炎症状态。

(3)氧化应激在糖尿病并发症发生中的作用十分重要,而规律的运动是重要的防治方法之一。

3.改善治疗效果

(1)病情较轻的 2 型糖尿病患者在饮食控制的基础上进行运动治疗可使血糖控制在正常水平。

(2)运动治疗同样也能减少需要胰岛素和口服降糖药治疗的糖尿病患者用药的剂量。

4.改善心理健康

(1)患者因"糖尿病治疗疲竭",使心理负担沉重,抑郁、焦虑发病率明显高于普通人群。

(2)参加运动能增加人与人之间交流的机会,使其减轻对疾病的焦虑和担心,保持心情愉快,从而增强战胜疾病的信心。

5.预防骨质疏松、增强心肺功能

(1)糖尿病患者骨质疏松发生风险较高,规律的运动可以增加骨密度,外出日照可增加维生素 D_3 的合成,促进钙吸收。

(2)有氧耐力锻炼可以增强患者的心肺负荷能力,加强心肌收缩力,促进血液循环,改善心肌代谢状况,增加呼吸肌的力度及肺活量,改善肺的通气功能。

(二)运动治疗的原则及目标

1.运动治疗的原则

(1)安全性:指合理运动治疗,改善代谢紊乱的同时应避免发生运动不当导致的心血管事件、代谢紊乱以及外伤等。

(2)科学性、有效性:运动治疗切忌急功近利,应循序渐进、量力而行、持之以恒。高强度的运动有可能使血糖进一步升高,并加重原有脏器的损伤,提倡进行中等强度以下的运动,以有氧耐

力训练为主,适当辅以轻度的抗阻力运动。运动方式应在患者病情、治疗方案以及自身实际情况的基础上,尽量选择喜好的运动方式,并维持终身。

(3)个体化:在指导患者运动治疗前,应了解患者年龄、体重指数 BMI、腰臀比、病程、足背动脉搏动及骨关节运动器官情况、有无并发症,以及患者工作生活特点、文化背景、喜好、以往运动能力和习惯、社会支持系统、目前对运动的积极性及主要障碍等,根据他们的情况进行个体化的运动指导。

(4)专业人员指导:患者运动治疗应在专业人员指导下进行,包括内分泌医师、糖尿病教育护士、运动康复师等,并定期接受其他专业人员指导,如心血管医师、眼科医师、营养师等,建立糖尿病团队治疗。

2.运动治疗目标

(1)改善糖尿病状态,降低糖尿病发病率。

(2)改善身心状态,消除应激紧张状态,扩大患者的日常生活和社交网络。

(3)改善对代谢指标,如胰岛素水平、血糖、血脂、HbAlc 等。

(4)阻止和减轻并发症,改善生活质量。

(三)运动治疗的适应证和禁忌证

1.运动治疗的适应证

(1)2 型糖尿病患者,特别是肥胖型患者。

(2)处于稳定期的 1 型糖尿病患者。

(3)无早产、先兆流产等异常情况的妊娠糖尿病患者。

(4)IGT 及糖尿病高危人群。

2.运动治疗的禁忌证

(1)血糖明显升高,超过 14～16 mmol/L,尤其有明显酮症倾向的患者。

(2)血糖波动大或频发低血糖患者。

(3)各种急性感染。

(4)合并严重心、肾功能不全。

(5)合并新近发生的血栓。

(6)合并未控制高血压,血压>24.0/16.0 kPa(180/120 mmHg)。

(7)合并糖尿病肾病、糖尿病血管病变、糖尿病眼病等并发症,应咨询医师,在专业人士指导下进行运动治疗。

(四)运动治疗的方法

1.运动方式的选择

运动方式要选择能改善和维持心肺功能、增进心血管健康的运动,应以等张、持续时间长、有节律、并有大肌肉群参与的有氧运动为主,辅以轻度抗阻力运动,并且运动间隔时间不宜超过3 天。

(1)散步:运动强度小,适合于体质较差的老年糖尿病患者和消瘦且体力不足的 1 型糖尿病患者。行走时应全身放松,眼观前方,自然而有节律地摆动上肢,每次 10～30 分钟。

(2)医疗步行:医疗步行是在平地或适当的坡上做定距离、定速的步行,中途做必要的休息。按计划逐渐延长步行距离(如从 1 500 m 至 4 000 m),提高步行速度(由 50 m/min 至 100 m/min),以后可加入一定距离的爬坡或登阶梯运动。例如,每次来回各步行 400～800 m,每 3～5 分钟走

200 m,中间休息 3 分钟;或来回各步行 1 000 m,用 18 分钟走完 1 000 m,中间休息 3~5 分钟;或来回各步行 1 000 m,其中要走一段斜坡,用 25 分钟走完 1 000 m,中间休息 8~10 分钟。可根据环境条件设计具有不同运动量的几条路线方案,根据患者的功能情况选用,每天或隔天进行 1 次。

(3)慢跑:属中等偏高的运动强度,适合于身体条件较好、无心血管疾病的 2 型糖尿病患者,慢跑时要求全身放松。

此外,还可选择骑自行车、游泳、登山、打太极拳、跳健身操、跳交谊舞等运动方式。对糖尿病患者来说,应选择适量的、全身性的、有节奏的锻炼项目为宜,也可结合自己的兴趣爱好,因地制宜地选择适合自己的运动方式。

2.运动强度

(1)运动量一般人运动量的计算公式为运动量=运动强度×运动时间。但对于肥胖的 2 型糖尿病患者,为了减轻体重,每天消耗的热量应大于摄入的热量,计算公式为 $X=(Q+S)-R$。X 为所需施加的运动量;Q 为摄入的热量;S 为需要增加机体消耗的热量;R 为日常生活活动所消耗的热量(如吃饭、工作、梳洗、睡觉等)。

(2)根据自身情况选择运动方式。

(3)按所选择的运动方式每分钟的热量消耗计算运动所需持续的时间。

适当的运动强度为运动时患者的心率(heart rate,HR)达到个体 60% 的最大耗氧量。个体 60% 最大耗氧时心率的简易计算公式为 HR=170 或 180-年龄(岁)。其中常数 170 适用于病后恢复时间较短者或病情复发、体质较弱者;180 适用于已有一定锻炼基础、体质较好的康复患者和老年人。

3.运动时间

(1)中国的糖尿病患者多为餐后血糖增高,故运动的最佳时间应该在餐后 1~3 小时进行。

(2)运动前首先做 5~10 分钟的准备活动或热身运动,活动一下肌肉、关节,同时可使心跳、呼吸的频率逐渐加快,以适应下一步将要进行的运动。达到运动强度后持续时间为 20~30 分钟,可根据患者的具体情况逐渐延长,每天 1 次,运动应缓慢活动 5~10 分钟,不宜立即停止运动。

(3)口服降糖药或使用胰岛素的患者最好每天定时运动,注意不要在胰岛素或口服降糖药作用最强的时候运动,否则有可能导致低血糖。

(4)肥胖患者可适当增加运动次数。

(5)合理运动频率通常为每周 3~4 次,并平均分配在 1 周中(对体力不佳的患者每周 1~2 次的运动亦可)。

4.运动治疗计划调整原则

运动效果与运动强度、运动量密切相关,个体疾病状况及运动能力的差异不同,运动治疗的计划应循序渐进、量力而行、因人而异,并根据患者的病情及运动能力的变化等情况调整治疗计划。

(1)由少至多:运动治疗起始期,时间可控制在 10~15 分钟,待机体适应后,将时间提高至每次至少 30 分钟。抗阻力运动训练每周 2~3 次。

(2)由轻到重:在运动治疗起始阶段,运动强度可从最大耗氧量的 50% 开始,慢慢增加,至 6 周后逐渐增加到最大耗氧量的 70%~80%。

（3）由稀至繁：运动的频率，需要结合患者的身体情况，参考运动的强度和持续时间，如果达到了中到较大强度的运动量持续时间至少 30 分钟，推荐刚开始每周至少 3 次，逐步增加到每周 5 次或每天 1 次。

（4）适度恢复：如患者经过强度较大，时间过长的耐力训练后产生疲劳、肌肉酸痛，不建议天天运动，应给予适当休息。如为抗阻力训练推荐间隔 1～2 天。

（5）周期性原则：运动治疗后，患者会对同样的运动强度产生适应，需重新调整运动方案，逐渐增加患者负荷。

5.合并不同疾病糖尿病患者的运动治疗

（1）冠心病：对糖尿病患者每年应评估一次心血管危险因素，冠心病并不是运动的绝对禁忌证，运动强度取决于病情及心功能，必须个体化，一般选择较低运动强度，每次 20～45 分钟，每周 3～4 次为宜，适当的规律运动比单纯药物治疗有更好的疗效。

（2）高血压：运动强度应为低度、中度，避免憋气动作或高强度运动，建议血压控制稳定后，在专业人员的监控下进行中等强度的运动。

（3）糖尿病外周血管病变以及周围神经病变：可进行监督下的平板训练和下肢抗阻训练，有周围神经病变而没有急性溃疡的患者可参加中等强度的负重运动，有足部损伤或溃疡的患者建议进行非负重的上肢运动训练（如肢体等长收缩训练或渐进抗阻训练）。若保护性感觉丧失，可选择骑单车、划船、坐式运动及手臂锻炼等非负重运动。运动时穿合适的鞋子，运动前后检查足部皮肤，穿鞋前检查鞋子。

（4）糖尿病肾病：微量蛋白尿的出现本身不是运动受限的指征，体力活动会急剧增加尿蛋白分泌，但没有证据证明高强度锻炼会增加糖尿病肾病的进展。研究表明，适当的运动对降低糖尿病肾病微量蛋白尿有积极作用，即使是透析期间也可以适当进行运动训练。运动方式的选择应根据肾脏受损的程度及全身情况而定，避免高强度的运动。

（5）视网膜病变：因存在玻璃体积血和视网膜脱落的风险，禁忌做大强度有氧运动和抗阻运动。应注意避免可能冲撞或头低于腰部的运动，切忌潜水和剧烈运动，以免加速视网膜脱落。不鼓励进行的运动，如举重、慢跑、冲撞剧烈的球类运动、用力吹的运动，可进行的运动，如散步、蹬车等。

（6）血糖反应异常：对于偶发血糖反应异常者，临床观察，暂不做特别处理，对频发血糖异常者，帮助寻找及消除血糖反应异常的原因（如胰岛功能丧失、消化功能障碍、胰岛素降解和利用障碍等），及时与医师联系。强化合理的饮食运动治疗，加强运动前的个体评估，密切监测血糖，及时调整用药。

6.运动治疗的注意事项

（1）参加运动前要对所有接受运动疗法的糖尿病患者都要进行全面的病史询问和体格检查，尤其对年龄在 35 岁以上或病程较长的患者。检查内容包括肝、肾功能，血糖变化、尿常规等，心电图检查，眼底检查，足部及关节检查，下肢血管检查等。

运动前筛查：对患者进行危险因素的系统评估，如心理状况、心电图或运动负荷试验，检查神经系统、足部、关节等，查眼底、尿常规或尿微量蛋白，35 岁以上以及病程 10 年以上患者进行冠状动脉疾病筛查。

运动前各项代谢指标应控制良好：①未出现酮体的患者，血糖控制应＜16.7 mmol/L；出现酮体的患者，血糖控制应≤14 mmol/L。②收缩压＜24.0 kPa（180 mmHg）。③运动前血糖

<5.6 mmol/L,应摄入额外的碳水化合物后运动。

(2)运动前要准备足够的水,便于携带的含糖食物,如水果、糖等。

(3)运动时选择合适、宽松的衣物,严禁赤脚,选择鞋底厚软、透气、不露脚趾的鞋子。

(4)低血糖的防范:文献报道,超过70%患者有运动后低血糖经历,因此运动前血糖值<5.5 mmol/L时应补充含糖的食物;不宜在空腹和注射胰岛素后立即运动;胰岛素注射液皮下注射患者,不宜在血流丰富的运动部位注射胰岛素;每餐定时定量,运动时间和强度相对固定;必要时随身携带便携式血糖仪在运动前后监测血糖。

(5)心血管事件及意外创伤的防范:选择舒适的鞋袜及衣裤;选择安全舒适的运动场所,避免过冷过热天气;糖尿病伴心脏病变或潜在冠状动脉病变患者应在医师评估下做适量运动。

(6)防寒防暑,注意添减衣服,天气较冷或较热时最好选择室内运动。

(7)运动周围环境应安静、空气清新,暮练好过晨练。

(8)选择患者喜欢及能坚持的运动方式,制订切实可行的运动计划,帮助患者长期坚持运动治疗。

(9)指导患者做好运动记录、血糖监测记录,分析运动治疗失败的原因,寻找影响因素,及时予以解决,确保运动治疗有效、安全地进行。

(10)最好结伴运动,准备个人急救卡,防止意外。

八、心理护理

糖尿病的发病因素是综合性的,与生活方式、行为及社会心理关系密切。由于患者社会角色的转换,糖尿病治疗的长期性,生活方式的改变,家庭经济负担的加重以及疾病本身的内分泌因素,使糖尿病患者的心理问题更加突出。国外调查显示近20%～30%糖尿病患者患有抑郁症,抑郁症发病率约为非糖尿病患者人群3倍,国内有学者调查示2型糖尿病住院患者焦虑和抑郁发生率分别为42%、51%。糖尿病患者焦虑、抑郁等负性情绪,可通过神经内分泌系统相互影响和加重,抑郁引起的激素混乱可导致血糖控制不良,使糖尿病患者发生慢性大血管病变和微血管病变的风险增加。因此糖尿病患者的心理问题在临床护理工作中日益受到关注和重视。

(一)糖尿病患者常见心理问题

糖尿病患者有其特有的心理特点,在糖尿病初期,患者往往不能接受患病事实而持怀疑、否定心理。因糖尿病是一种难以治愈的终身性疾病,可能出现多种并发症,而产生焦虑、恐惧心理,长期的治疗和花费给家庭带来经济负担,使患者易出现内疚、自责心理,在求学、工作、恋爱遇到障碍时或者治疗效果达不到期望时,常有一种愤怒情感,甚至悲观厌世、自杀。因此,在药物治疗同时,也应进行相应的心理疏导,帮助患者及早摆脱不良心理,恢复自信,有助于提高其生活质量。

1.心理问题发生机制

(1)神经生理因素:该部分的研究还存在少量的争议,但大多数的研究结论大致相似。下丘脑-垂体-肾上腺轴的调节失衡是负性情绪影响血糖病理性升高的主要机制,负性情绪还可能作用于下丘脑-边缘系统的情绪环路,进而导致血糖代谢异常。

(2)社会心理因素:病程长、经济压力大、长期控制饮食、家庭成员的厌烦与矛盾等社会因素极易引发糖尿病患者的负性情绪。而负性情绪也能对糖代谢产生影响,其可能的途径如下。①内分泌途径:与抑郁有关的皮质醇、生长激素分泌亢进产生拮抗胰岛素样作用而降低葡萄糖的利用,促进糖异生,导致血糖升高。②糖尿病患者伴发悲观、绝望感而影响治疗依从性间接影响糖代谢及治疗效果。③慢性心理应激:不良情绪会影响糖尿病患者认知评价系统,造成认知偏差及消极应对方式,这些易形成慢性心理应激而导致胰岛素抵抗的发生。

2.影响糖尿病患者心理问题的因素

影响患者心理的因素最重要的是患者对糖尿病的理解、认识和态度,患者与医护人员、家庭及社会的关系,患者的人格状态等。

(1)内因:人格特性、心理因素、自信、感情、精神刺激、抑郁症、认知功能受限、进食障碍。

(2)外因:环境因素、治疗环境、家庭社会、与医师的关系、DE、合并症。

(3)自我管理能力:饮食控制、运动治疗、坚持服药、胰岛素治疗、血糖监测、足护理、门诊复查。

(4)强化因素:血糖、HbA1c、胰岛功能、尿蛋白、血压、酮体、症状、并发症、治疗满意度、生活质量。

3.糖尿病患者的常见心理特征

(1)否定怀疑:否定是一种心理防御反应,也是患者常见心理反应之一,多见于初诊糖尿病患者。他们常常不承认自己患了糖尿病甚至怀疑医师诊断的正确性,尤其是在血糖得到控制,身体没有明显症状体征的时候,就以主观感觉良好来否认疾病存在的事实,甚至幻想自己已被治愈,从而严重影响患者的遵医行为。这一阶段心理疏导十分关键,通过健康教育帮助患者改变错误的认知,接受现实,增强控制血糖的意识和决心,制订阶段性的目标,如第一周开始控制饮食,逐渐开始运动锻炼,监测血糖等。

(2)恐惧紧张:恐惧感多见于青少年儿童患者和老年人。前者缺乏认知能力,从家长处得到过多的紧张情绪的感染;而后者年龄大,心理脆弱,不能正确对待疾病带来的精神打击,恐惧、怕死、消极情绪多。部分患者惧怕因为疾病而影响自己的将来和自己的家人,惧怕生活方式的改变,惧怕注射胰岛素,惧怕并发症,惧怕死亡,特别是了解到糖尿病目前尚无根治之法,将之与不治之症的癌症画上等号,常常表现为对治疗过分关心,甚至出现感觉过敏、精神高度紧张、失眠等。医护人员要耐心倾听患者的诉说,与其进行交流,了解产生恐惧紧张的原因,安抚患者情绪,给予适当的支持和鼓励,指导患者进行疾病和生活的管理。

(3)焦虑抑郁:糖尿病患者中所存在的情感障碍以抑郁和焦虑为主要表现,此情绪常见于对糖尿病缺乏了解,对自己未来没有信心的患者,其中抑郁是糖尿病较多见的心理问题。患者感到被剥夺了生活的权利与自由,对生活失去信心,情绪低落,整天沉浸在悲伤的情绪中,情感脆弱,对治疗采取消极态度。另外由于需要每天服药,正常的日常生活发生了变化,故而焦虑、失眠,当听到糖尿病的种种并发症,可能会导致截肢、失明、患尿毒症时,更加重其不良情绪反应。患者往往会丧失生活乐趣,悲观厌世,或不愿给家庭带来更大的负担,易导致其不愿遵从治疗,甚至绝望而有自杀倾向。医护人员应早期评估患者心理状态,及时进行心理干预,预防糖尿病抑郁发生,有自杀倾向者应防自伤、防自杀。

(4)轻视麻痹:此心理常见于中年患者。患者往往正处于事业的高峰,是家庭的支柱,没有时间顾及自己的健康问题。另外由于糖尿病的早期,患者往往没有明显的自觉症状,故患者易对疾病产生麻痹大意的思想,认为糖尿病并不那么可怕,血糖高一点儿也并没有什么不适,从而满不在乎,不积极配合治疗。针对这类患者,应加强健康教育,指导饮食控制和运动,定期健康检查。

(5)愤怒拒绝:多数患者常常"病急乱投医",盲目相信虚假广告,期望能在短时间内治愈,当达不到期望值时,便出现烦躁易怒。青少年糖尿病患者正处于求学、创业、恋爱的大好时光时,得知患糖尿病且无法治愈时,常有一种愤怒情感,部分患者将愤怒感迁至家人、社会甚至自己,表现为脾气暴躁,甚至放弃自己、拒绝治疗,进入一个恶性循环的状态。对此类患者要用亲切、诚恳的语言取得信任,与其建立良好的关系,用宣泄法让其表达内心的忧伤、委屈及愤怒,并反复讲述糖尿病的治疗前景,让患者主动配合治疗。

(6)内疚混乱:常见于中年糖尿病患者,患病后不能照顾家庭,长年治疗花费会造成家庭经济困难,他们感到内疚自责,感觉自己会成为社会、家人的负担,甚至担心遗传给自己的下一代。另外有的患者一方面需要改变多年来形成的饮食或生活习惯,食物选择受到限制而出现愤怒、拒绝;另一方面又不得不强制自己接受改变,使自己陷入混乱矛盾的心理情绪。医护人员让患者了解到糖尿病通过合理饮食、运动、用药以及保持良好情绪可以很好地控制病情,像健康人一样工作、学习和生活。同时,在尽可能的条件下,协助社会各方面关系,帮助患者解决实际困难,减轻其心理负担。

(7)厌世抗拒:多见于有较多并发症、疾病控制不佳的患者,尤其是自己努力后血糖等各项指标仍旧不好,并发症仍在进展时。此类患者易出现不配合治疗,认为无药可医,迟早都是死,自暴自弃,对医护人员不信任,常常表现出一种冷漠、无动于衷的态度,严重者出现自杀心理。这类患者最好由具有丰富的医疗护理知识和经验的医护人员与其沟通交流,首先用温和的语言主动与患者谈心,并合理提供治疗信息,对病情变化、检验结果向其做科学、保护性的解释,用正确的人生观、社会观和价值观感染患者,促进其克服厌世心理,从而树立起治疗的信心。

(二)糖尿病患者常用心理护理技巧

心理治疗也是糖尿病治疗中重要的一环。糖尿病患者心理情绪表现各异,不同年龄、生活经济背景、文化程度都会直接影响到患者的心理情绪变化。高质量的护理不仅仅是身体的,还包括心理的照顾。

建立良好的护患关系是心理护理的基础,常见的心理护理技巧有以下几项。

1.健康教育及认知疗法

疾病健康教育的原理与作用相当于认知疗法,这一治疗技术最初由美国学者 Beck 提出,是通过认知和行为技术来改变患者不良认知的一类心理治疗方法的总称。由于个体对事物的看法、观念会直接或间接地影响其情绪和行为上的表现,所以在治疗方法上侧重处理认知层次,经由认知上的纠正和更改,便可继发地改善其情绪及行为。糖尿病健康教育通过传导糖尿病相关知识,加强药物饮食运动指导,定期监测血糖,使患者及亲属正确认识糖尿病的特点,建立糖尿病相关的合理信念及态度、行为方式,配合医务人员控制好糖尿病及防止并发症的发生和发展。

2.支持性心理治疗

支持技术包括解释、鼓励、保证、指导、促进环境的改善,例如,让患者与糖尿病病友交谈;鼓励家属与患者一起参与糖尿病的健康教育,协助患者管理疾病;加强糖尿病的健康宣传,让社会群众正确认识糖尿病,不歧视糖尿病患者等。支持性心理治疗原则是提供患者所需要的心理上的支持,包括同情体贴、鼓励安慰、提供处理方法与原则等,以协助患者度过困境,应付心理上的挫折,还包括提高糖尿病患者的应对能力,鼓励患者采取较为成熟的适应方式以及帮助患者善用各种社会支持系统资源。针对糖尿病等慢性心身疾病,支持性心理治疗一般作为其他心理治疗技术的辅助治疗或基础治疗。

3.松弛疗法

松弛疗法是通过一定程式的训练达到精神及躯体、特别是骨骼肌放松的一种行为治疗方法,具有良好的抗应激效果。常采用的松弛疗法分为泡澡、呼吸法、渐进性肌肉放松等。糖尿病患者进行泡澡时,应注意温度适宜,不宜空腹与饱食后泡澡,泡澡后避免受凉。渐进性肌肉放松,操作如下:在安静的环境中指导患者闭目想象身处于舒适和放松的环境里,指导语引导从上到下依次开始放松身体,并配合腹式呼吸和深呼吸。每天 1 次放松训练,每次 15～20 分钟。

4.音乐疗法

音乐疗法是指运用音乐的非语言审美体验和演奏音乐的活动达到心理调节的治疗技术,其治疗作用在国内外被越来越多的人所认识,如西方古典音乐《蓝色的多瑙河》《卡门》组曲,中国古典音乐《春江花月夜》《病中吟》等音乐,能改善人的心理功能及生理活动。不同的音乐疗法适用的时间不同,护士应根据患者不同的年龄、病情、心情有选择性地进行。一般来说,兴奋性的音乐宜在早上或上午听,使人精力充沛,意气风发;镇静性的音乐应在晚上临睡前听,有助于睡眠和休息;解郁性的音乐受限制较小,可在任何时间听。另外也可以采取主动式音乐疗法,如参加卡拉OK、演唱会等形式的活动,自娱自乐,效果也很好。这样通过主动性的文娱活动,可以帮助患者消除孤独感,使之能更好地融入社会。

总之,糖尿病患者心理护理应因人而异,宣教时尽量语言通俗易懂。护士与患者交流时要有端庄的仪表、专业的护理知识和技术水平,语言科学、举例恰当、和蔼可亲、给患者信任感。针对不同时期,应做到"四个用心",即用真诚的爱心、耐心、细心、责任心进行心理疏导,以利于身心健康。良好的情绪、乐观的心态、积极的治疗,可以促进患者早日康复,充分体现心理护理的重要性。经过实践证明,综合性心理干预与系统化健康教育不仅能增加糖尿病患者的相关知识及社会支持,还能纠正错误认知及不良行为,增强患者战胜疾病的信心,消除疑虑和担忧,缓解和改善抑郁、焦虑等负性情感,从而提高生活质量。

（陈丽丽）

第七章 血液内科护理

第一节 缺铁性贫血

一、定义

缺铁性贫血(iron deficient anemia,IDA)是指体内可用来制造血红蛋白的贮存铁缺乏,血红蛋白合成减少而引起的一种小细胞、低色素性贫血,是最常见的一种贫血,以生育年龄的妇女(特别是孕妇)和婴幼儿发病率较高。

二、临床表现

(一)贫血表现

常见乏力、易倦、头昏、头痛、耳鸣、心悸、气促、食欲缺乏等,伴苍白、心率增快。

(二)组织缺铁表现

精神行为异常,如烦躁、易怒、注意力不集中、异食癖;体力、耐力下降;易感染;儿童生长发育迟缓、智力低下;口腔炎、舌炎、舌乳头萎缩、口角炎、缺铁性吞咽困难(称 Plummer-Vinson 征);毛发干枯、脱落;皮肤干燥、皱缩;指(趾)甲缺乏光泽、脆薄易裂,重者指(趾)甲变平,甚至凹下呈勺状(匙状甲)。

(三)缺铁原发病表现

如消化性溃疡、肿瘤或痔疮导致的黑粪、血便、腹部不适,肠道寄生虫感染导致的腹痛或大便性状改变,妇女月经过多,肿瘤性疾病的消瘦,血管内溶血的血红蛋白尿等。

三、诊断

(1)患者具有缺铁性贫血的症状及体征:乏力、易倦、气促、食欲缺乏等,注意患者是否存在精神行为异常和缺铁原发病表现。

(2)根据国内的诊断标准,缺铁性贫血的诊断标准符合以下 3 条:①贫血为小细胞低色素性。男性 Hb<120 g/L,女性 Hb<110 g/L,孕妇 Hb<100 g/L;MCV<80 fl,MCH<27 pg,MCHC<32%。②有缺铁的依据:符合贮铁耗尽(ID)或缺铁性红细胞生成(IDE)的诊断。

ID 符合下列任一条即可诊断。①血清铁蛋白<12 μg/L。②骨髓铁染色显示骨髓小粒可染

铁消失,铁粒幼红细胞少于 15%。

IDE:①符合 ID 诊断标准。②血清铁低于 8.95 μmol/L,总铁结合力升高>64.44 μmol/L,转铁蛋白饱和度<15%。③FEP/Hb>4.5 μg/gHb。

(3)存在铁缺乏的病因,铁剂治疗有效。

四、治疗

(一)病因治疗

IDA 的病因诊断是治疗 IDA 的前提,只有明确诊断后方有可能祛除病因。如婴幼儿、青少年和妊娠妇女营养不足引起的 IDA,应改善饮食;胃、十二指肠溃疡伴慢性失血或胃癌术后残胃癌所致的 IDA,应多次检查大便潜血,做胃肠道 X 线或内镜检查,必要时手术根治。月经过多引起的 IDA,应调理月经;寄生虫感染者应驱虫治疗等。

(二)补铁治疗

首选口服铁剂,如琥珀酸亚铁 0.1 g,3 次/天。餐后服用胃肠道反应小且易耐受。应注意,进食谷类、乳类和茶等会抑制铁剂的吸收,鱼、肉类、维生素 C 可加强铁剂的吸收。口服铁剂后,先是外周血网织红细胞数增多,高峰在开始服药 5～10 天,2 周后血红蛋白浓度上升,一般 2 个月左右恢复正常。铁剂治疗在血红蛋白恢复正常至少持续 4～6 个月,待铁蛋白正常后停药。若口服铁剂不能耐受或吸收障碍,可用右旋糖酐铁肌内注射,每次 50 mg,每天或隔天 1 次,缓慢注射,注意变态反应。注射用铁的总需量(mg)=(需达到的血红蛋白浓度—患者的血红蛋白浓度)×0.33×患者体重(kg)。

五、护理措施

(一)一般护理措施

1.休息活动

轻度的缺铁性贫血症可适当活动,一般生活基本能自理,但不宜进行剧烈运动和重体力劳动;严重的缺铁性贫血多存在慢性出血性疾病,体质虚弱,活动无耐力,应卧床休息,给予生活协助。患者调整变换体位时要缓慢并给予扶持,防止因体位突变发生晕厥、摔伤。

2.皮肤毛发

保持皮肤、毛发的清洁,除日常洗漱,如洗脸、洗手、泡足、洗外阴、刷牙漱口之外,定时周身洗浴、洗头、更衣,夏日每天 1～2 次洗澡,春秋每周 1～2 次,冬日每周 1 次,每月理发 1 次。重度卧床患者可在床上洗头、擦浴、更衣、换被单。长期卧床者要有预防压疮的措施,如定时翻身、变换卧位,同时对受压部位给予温水擦拭及压疮贴贴敷,保持床位平整、清洁、干燥、舒适。

3.营养

给予高蛋白、富含铁的饮食,纠正偏食不良习惯。除谷物主食外,多选用动物肝、肾、瘦肉、蛋类、鱼类、菌藻类,增加维生素 C 含量,食用新鲜蔬菜和水果,以利于铁的吸收。

4.心理

主动关心、体贴患者,做好有关疾病及其自我护理知识的宣传教育。多与患者沟通交谈,了解和掌握其心理状态,特别是久病的重症者,要及时发现其情绪上的波动,并给予有针对性的帮助,疏导解除其不良心态使之安心疗养。

（二）重点护理措施

1.疲乏、无力、心悸、气短者

应卧床休息以减少耗氧量，必要时给予吸氧疗法。

2.皮肤干皱，指（趾）甲脆薄者

注意保护，应用维生素A软膏或润肤霜涂擦，滋润皮肤防止干裂出血、疼痛；不留长指（趾）甲，定时修剪，防止折断损伤；选用中性无刺激性洗涤剂，不用碱性皂类。

3.口腔炎、舌炎疼痛者

给予漱口液漱口，餐后定时进行特殊口腔护理，有溃疡时可用1%龙胆紫涂抹创面或贴敷溃疡药膜。

4.出现与缺铁有关的异常行为者

及时与医师联系给予合理的处理。

5.药物护理

按医嘱给患者服用铁剂，并向患者说明服用铁剂时的注意事项：①为避免胃肠道反应，铁剂应进餐后服用，从小剂量开始。②服用铁剂时忌饮茶，避免与牛奶同服，以免影响铁的吸收。③可同服维生素C以增加铁的吸收。④口服液体铁剂时，患者必须使用吸管，避免牙齿染黑。⑤要告诉患者对口服铁剂疗效的观察及坚持用药的重要性。治疗后网织红细胞数开始上升，1周左右达高峰，血红蛋白于2周后逐渐上升，1～2个月后可恢复正常。在血红蛋白完全正常后，仍需继续补铁3～6个月，待血清铁蛋白＞50 $\mu g/L$ 后才能停药。

（三）治疗过程中可能出现的情况及应急措施

1.贫血性心脏病

心率增加，心前区可闻及收缩期杂音，心脏扩大，心功能不全。向家属讲解引起贫血性心脏病的原因及如何预防其发生。保持病室安静、舒适，尽量减少不必要的刺激。卧床休息，减轻心脏负担。密切观察心率、呼吸、血压及贫血的改善状况。必要时吸氧。控制输液速度及输液的总量，必要时记录24小时出入水量。

2.活动无耐力

活动后乏力、虚弱、气喘、出汗，头晕，眼前发黑，耳鸣。

注意休息，适量活动，贫血程度轻的可参加日常活动，无须卧床休息。对严重贫血者，应根据其活动耐力下降程度制订休息方式、活动强度及每次活动持续时间。增加患者的营养，提供高蛋白、高维生素、易消化饮食，必要时静脉输血、血浆、清蛋白。

3.有感染的危险

病室每天通风换气，限制探视人员，白细胞数过低者给予单独隔离房间。医务人员严格执行无菌操作规程。保持床单清洁、整齐，衣被平整、柔软。保持口腔卫生，指导年长、儿童晨起、饭后、睡前漱口，避免用硬毛牙刷。气候变化，要及时添减衣服，预防呼吸道感染。向患者及家属讲解导致感染发生的危险因素，指导家属掌握预防感染的方法与措施。

4.胃肠道反应

服用铁剂的护理，铁剂对胃肠道的刺激可引起胃肠不适、疼痛、恶心、呕吐及便秘或腹泻。

口服铁剂从小剂量开始，在两餐之间服药，可与维生素C同服，以利吸收；服铁剂后，牙往往黑染，大便呈黑色，停药后恢复正常，应向家属说明其原因，消除顾虑。铁剂治疗有效者，于服药3～4天网织红细胞上升，1周后可见血红蛋白逐渐上升。如服药3～4周无效，应查找原因。注射铁剂时应精确计算剂量,分次深部肌内注射,更换注射部位,以免引起组织坏死。

5.营养失调的护理

及时添加含铁丰富的食物,帮助纠正不良饮食习惯。合理搭配患者的膳食,让患者了解动物血、黄豆、肉类含铁较丰富,是防治缺铁的理想食品;维生素C、肉类、氨基酸、果糖、脂肪酸可促进铁吸收,茶、咖啡、牛奶等抑制铁吸收,应避免与含铁多的食物同时食用。

6.局部疼痛及静脉炎

肌内注射铁剂时,因其吸收缓慢且疼痛,应在不同部位轮流深部注射。治疗中应密切观察可能出现注射铁剂部位的疼痛、发热、头痛、头昏、皮疹,甚至过敏性休克等不良反应,应及时到医院进行对症处理。在注射铁剂时,应常规备好肾上腺素。有肝肾功能严重受损者禁用。静脉滴注铁剂反应多而严重者一般不用。一旦静脉注射铁剂时,应避免外渗,以免引起局部疼痛及静脉炎。注射时不可与其他药物混合配伍,以免发生沉淀而影响疗效。

(四)健康教育

1.介绍疾病知识

缺铁性贫血是指由于各种原因使机体内贮存铁缺乏,导致血红蛋白合成不足,红细胞的成熟受到影响而发生的贫血。红细胞的主要功能是借助所含的血红蛋白把氧运输到各组织器官,所以缺铁性贫血主要表现是与组织缺氧有关的系列症状和体征。血红蛋白又是血液红色来源,故贫血患者可有不同程度的外观皮肤黏膜苍白、毛发干枯无华,同时可有疲乏、无力、心慌、气短等症状,个别的有异食癖。如果患者存在原发疾病,还应介绍相关的疾病知识,令其了解缺铁性贫血是继发引起,应积极配合诊治原发疾病。一般的缺铁性贫血通过合理的治疗是可以缓解和治愈的。

2.心理指导

缺铁性贫血病程长,患者多有焦虑情绪,应鼓励患者安心疗养。对于可能继发某种疾病引起的缺铁性贫血患者,在原发性疾病未查清之前患者疑虑重的,给予安慰和必要的解释,使之减少顾虑,指导其积极配合检查以明确诊断,有利于更合理的治疗。

3.检查治疗指导

常用检查项目有血液化验和骨髓穿刺检查,以确定是否为缺铁引起的贫血。检查操作前向患者做解释,如检查目的、方法、采血或采骨髓的部位、体位及所需的时间等。在接受治疗的过程中,有些检查要重复做,以观察疗效或确诊,这一点需向患者做详细说明,减少患者顾虑,使之愿意配合。对于缺铁原因不明的还须进行其他检查,如胃肠内窥镜、X线、粪潜血检验等,也要向患者说明检查前、检查中如何配合医护技人员及检查后的注意事项。治疗过程中,尤其铁剂治疗,要向患者说明用药方法和可能的不良反应,让患者有心理准备,一旦出现不良反应能主动及时地向医护反映,尽早得到处置。

4.饮食指导

(1)选用高蛋白含铁丰富的食物:谷类,如小米、糯米、高粱、面粉等;肉禽蛋类,如羊肝、羊肾、牛肾、猪肝、鸡肝、鸡肫、鸭蛋、鸡蛋等;水产类,如黑鱼、咸带鱼、蛤蜊、海蜇、虾米、虾子、虾皮、鲫鱼等;蔬菜,如豌豆苗、芹菜、小白菜、芥菜、香菜、金花菜、太古菜、苋菜、辣椒、丝瓜等;豆类及其制品,如黄豆、黑豆、芝麻、豇豆、蚕豆、毛豆、红腐乳、豆腐、腐竹、豆腐干、豆浆等;菌藻类(含铁非常丰富),如黑木耳、海带、紫菜、蘑菇等;水果,如红果(大山楂)、橄榄、海棠、桃、草莓、葡萄、樱桃等;硬果类,如西瓜子、南瓜子、松子仁、葵花子、核桃仁、花生仁等;调味品,如芝麻酱、豆瓣酱、酱油等。其中动物性食物铁的吸收率较高,故当首选动物性食物。

(2)多食含维生素 C 的食物有利于铁的吸收:新鲜蔬菜和水果含维生素 C 丰富,应多选用。茶叶含鞣酸能使铁沉淀而影响铁的吸收,故纠正贫血阶段忌用浓茶。

(3)克服偏食:从多种食物中获取全面的营养,制订食谱,有计划地将饮食多样化;改进烹调技巧,促进食欲。

(4)用铁锅烹调。

5.休息、活动指导

病情危重者绝对卧床休息,避免活动时突然变换体位而致直立性低血压头晕而摔倒损伤。生活规律、睡眠充足、休养环境安静、舒适,病情许可的可适当娱乐,如看电视、听广播、读书、看报。根据病情设定活动强度,病情好转过程中逐渐加大活动量。

(董珍梅)

第二节　纯红细胞再生障碍性贫血

一、定义

纯红细胞再生障碍性贫血简称纯红再障,是一种比较少见的贫血。主要是以贫血为主,白细胞和血小板数正常,骨髓中红细胞数极度减少,而粒细胞和巨核细胞系统增生正常。纯红再障可分为先天性和获得性。先天性病因不明,多见婴儿,且多于 6 个月内发病。获得性可分为原发性及继发性。原发性大多数病例是自身免疫性疾病,少数病例病因不明。继发性可与胸腺瘤、感染、药物、化学性、溶血性贫血、系统性红斑狼疮、类风湿性关节炎、急性肾衰竭、严重营养缺乏及其他肿瘤等。多见于成年人,多数为可恢复性。少数可转成全细胞减少。

二、临床表现

贫血是纯红再障唯一的症状和体征。其临床自觉症状取决于贫血发展的速度及其程度,常表现有全身倦怠,易疲劳,颜面苍白。一般无出血倾向及发热,肝脾通常无肿大。如患者合并胸腺瘤,瘤体也较小,不易从物理检查时查出。

三、诊断

(1)患者具有贫血的临床表现。

(2)实验室检查:①血红蛋白低于正常值;②网织红细胞数减少,绝对值减少;③骨髓红细胞系统各阶段显著低于正常值。

(3)纯红再障分为先天性及获得性两大类。获得性又分为继发性及特发性两种。先天性纯红再障多为 1.5 岁以下小儿,可合并轻度畸形。继发性纯红再障常因服用药物所致,也有因输血后肝炎或妊娠继发者,或继发于胸腺瘤者。急性纯红再障有继发于细菌或病毒感染者。

四、治疗

(一)输血

急性纯红再障患者出现严重贫血,应及时酌情输血;慢性先天性纯红再障患者因长期反复输血后将不可避免地导致含铁血黄素沉积,最终引起肝脏损伤、门静脉高压和脾功能亢进。严重的引起内分泌和心脏损害,临床尽量减少输血量及频度,并适当配合去铁胺等铁螯合剂的应用。输血一般以输注压积红细胞为好,原则是使血红蛋白含量保持在 80~100 g/L 水平。随着输血次数的增加,患者发生脾功能亢进或出现抗红细胞抗体的机会将增多,使输入红细胞的有效寿命逐渐缩短,导致输血疗效的减低,要注意观察。

(二)肾上腺皮质激素

皮质激素能使症状暂时改善、完全缓解甚至治愈;最初剂量泼尼松 1 mg/(kg·d),分 3 次口服。连续治疗 4~6 个月,不宜过早中止。如果出现网织红细胞反应,剂量可逐渐减少直至用维持量。

(三)雄性激素

尤其对于顽固性病例,其作用为刺激红细胞生成,与皮质激素并用增加疗效。

(四)免疫抑制剂

基于获得性纯红再障属自身免疫性疾病范畴,故临床应用环磷酰胺、6-巯基嘌呤、环孢霉素A(CsA)、抗淋巴细胞球蛋白(ALG)/抗胸腺细胞球蛋白(ATG)行免疫治疗。有报道联合应用泼尼松、CsA 及 ALG/ATG 疗效可提高。

(五)胸腺切除术

对于纯红再障患者,发现胸腺肿大的应行胸腺切除手术,目的为既可准确地诊断有无恶变,又可促进骨髓造血。按手术常规行术前准备和术后护理。

(六)其他

试验性应用大剂量静脉丙种球蛋白或血浆置换术、尚可应用大剂量重组人 EPO 治疗能产生一过性疗效,减少浓缩红细胞输注量。

五、护理措施

(一)一般护理措施

1.休息活动

急性重症患者贫血严重,活动无耐力,动则心慌气短,故应绝对卧床休息,减轻组织耗氧。慢性患者贫血不严重者可适当做轻微活动。为患者提供整洁、安静、舒适的休养环境及生活照顾。

2.皮肤毛发

病情稳定的慢性患者应定期理发、洗头、洗澡、更衣。卧床患者定时行床上洗头、擦澡、更换衣服及床单等。为卧床患者提供柔软舒适的床位并保持清洁、干燥、平整,有预防压疮的护理措施。

3.营养

给予高蛋白、高热量、富含维生素的饮食,如鸡、猪、牛、羊肉,蛋,鱼类,动物肝脏及各种新鲜水果蔬菜。

4.心理护理

注意观察掌握患者心理状态,使患者对治疗有信心,安心接受治疗。根据不同的病因,有针对性地介绍疾病及其自我护理方法,使之能主动配合医、护,坚持治疗。

(二)重点护理措施

(1)面色苍白、疲乏、无力,宜卧床休息,少活动,防止体位突变而发生摔倒损伤。

(2)用药观察:①肾上腺皮质激素易产生多毛、痤疮、向心性肥胖、水肿及高血压,给予解释安慰并注意观察血压变化,及时与医师联系处理。②应用雄性激素时应告知患者该药有男性化的不良反应,特别是儿童用药要十分慎重。护士有必要对其不良反应做解释,使患者能坚持接受用药治疗。③环磷酰胺长期应用毒副作用明显(致骨髓抑制,相关性白血病,不育及出血性膀胱炎等),故年轻的纯红再障患者不宜长期应用。

(三)治疗过程中可能出现的情况及应急措施

1.心力衰竭

应排除其他原因引起的心力衰竭,因为本病严重的贫血可使心肌缺氧而发生心力衰竭,所以使患者采取端坐位或倚靠坐位,双下肢下垂,以减少回心血量,并给予持续高流量氧气吸入,氧流量5~6 L/min,同时联系输注红细胞,并给予利尿、强心剂等药物,以防心力衰竭加重。

2.出血性膀胱炎

因长期应用环磷酰胺可导致出血性膀胱炎,所以在应用环磷酰胺时应鼓励患者多饮水,应使每天尿量不少于5 000 mL。注意观察尿量、尿色的变化。注意严密观察体温、脉搏、呼吸、血压、准确记录各项生命体征。

(四)健康教育

1.简介疾病知识

纯红再障是骨髓单纯红系造血功能衰竭而引起的贫血疾病,分为先天和后天获得性两种。先天者存在遗传因素而发病,后天致病因素为多种,可因感染、中毒、营养缺乏或自身免疫异常而引发疾病。患者以贫血为特点,颜面苍白、疲乏,一般无出血和发热。近年随着治疗手段的拓宽,免疫抑制剂的广为应用,缓解率显著提高。

2.心理指导

本病病程长久、患者多焦虑,情绪低落。护士应主动体贴关心患者,耐心讲解有关疾病常识及坚持治疗的重要性使之提高对治疗的信心。对于小儿病者的家长给予指导,使之积极配合医、护。

3.检查、治疗指导

血常规及骨髓检查是重要的检查项目,要让患者了解检查的目的、方法及注意事项从而主动配合检查,实施各种治疗前应向患者做必要的说明,使之有心理准备,有利于配合。输血治疗为常用的治疗方法,要让患者了解输血常识,记住自己的血型,了解输血可能引起的不良反应等。

4.饮食指导

饮食原则为增加高蛋白、高维生素等营养,动物性蛋白,如瘦肉、肝、蛋、鱼类等;植物性蛋白,如豆腐及其制品。此外为促进造血可选用花生、枣、紫菜头等。患者应多食用鲜蔬菜和水果,防止便秘。

5.休息活动指导

维持安静舒适的休养环境。患者生活有规律、睡眠要充足,慢性患者及贫血轻者可安排适当的活动,如看电视、听广播、读书看报,短距离散步等,但不要过度疲劳。重患者需卧床休息,少活动。特别注意突然改变体位,如坐起、立起时防晕厥,要有人扶持以保证安全。

(董珍梅)

第三节　弥散性血管内凝血

弥散性血管内凝血(DIC)是在许多疾病基础上,凝血及纤溶系统被激活,导致全身微血栓形成,凝血因子大量消耗并继发纤溶亢进,引起全身出血及微循环衰竭的临床综合征。

一、病因与发病机制

(一)病因

与感染性疾病、淋巴瘤等恶性肿瘤、羊水栓塞等病理产科、手术及创伤、严重中毒或免疫反应、急性胰腺炎、重型肝炎等全身各系统疾病有关。

(二)发病机制

DIC 是一种病理过程,本身并不是一个独立的疾病,只是众多疾病复杂的病理过程中的中间环节。凝血酶与纤溶酶的形成,是导致血管内微血栓形成、凝血因子减少及纤溶亢进等病理生理改变的关键机制。

二、临床表现

(一)出血

特点为自发性、多发性出血,部位可遍及全身,多见于皮肤、黏膜、伤口及穿刺部位;其次为某些内脏出血,严重者可发生颅内出血。

(二)休克或微循环障碍

一过性或持续性血压下降,早期即出现肾、肺、脑等器官功能不全,表现为肢体湿冷、少尿或无尿、呼吸困难、发绀及不同程度的意识障碍等。

(三)微血管栓塞

微血管栓塞与弥漫性微血栓的形成有关。皮肤黏膜栓塞可使浅表组织缺血、坏死及局部溃疡形成;内脏栓塞常见于肾、肺、脑等,可引起急性肾衰竭、呼吸衰竭、颅内高压等,从而出现相应的症状和体征。

(四)微血管病性溶血

微血管病性溶血可表现为进行性贫血,贫血程度与出血量不成比例,偶见皮肤、巩膜黄染,大量溶血时还可以出现黄疸、血红蛋白尿。

三、辅助检查

(一)消耗性凝血障碍方面的检测

消耗性凝血障碍方面的检测指血小板及凝血因子消耗性减少的相关检查,DIC 时,血小板计数减少,凝血酶原时间(PT)延长,部分凝血活酶时间(APTT)延长等。

(二)继发性纤溶亢进方面的检测

继发性纤溶亢进方面的检测指纤溶亢进及纤维蛋白降解产物生成增多的检测,DIC 时,纤维蛋白的降解产物(FDP)明显增多,纤溶酶及纤溶酶原激活物的活性升高等,D-二聚体定量升高或定性阳性等。

（三）其他

DIC 时，外周血涂片红细胞形态常呈盔形、多角形等改变；血栓弹力图（TEG）可反映止血功能，但对于 DIC 特异性与敏感性均不清楚。

四、治疗要点

治疗原则是以治疗原发病，祛除诱因为根本，抗凝治疗与凝血因子补充同步进行。

（一）祛除诱因、治疗原发病

如控制感染，治疗肿瘤，病理产科及外伤；纠正缺氧、缺血及酸中毒等。

（二）抗凝治疗

抗凝治疗是终止 DIC 病理过程、减轻器官损伤，重建凝血-抗凝平衡的重要措施。

1.肝素治疗

（1）肝素：常用于急性或暴发型 DIC。

（2）低分子量肝素：预防、治疗慢性或代偿性 DIC 时优于肝素。

2.其他抗凝及抗血小板聚集药物

复方丹参注射液、右旋糖酐-40、噻氯匹定、双嘧达莫、重组人活化蛋白 C（APC）。

（三）替代治疗

适用于有明显血小板或凝血因子减少证据和已进行病因及抗凝治疗，DIC 未能得到良好控制者。对于 APTT 时间显著延长者可输新鲜全血、新鲜血浆或冷沉淀物，以补充凝血因子。对于纤维蛋白原含量显著降低或血小板数显著减少者可分别输纤维蛋白原浓缩剂或血小板悬液。

（四）抗纤溶治疗

适用于继发性纤溶亢进为主的 DIC 晚期。常用药物有氨甲苯酸，氨基己酸等。

（五）溶栓疗法

由于 DIC 主要形成微血管血栓，并多伴有纤溶亢进，因此原则上不使用溶栓剂。

（六）其他

糖皮质激素治疗，但不作为常规应用。

五、护理措施

（一）一般护理

1.饮食

进高热量、高蛋白、高维生素饮食，有消化道出血者应进食冷流质或半流质饮食，必要时可禁食。昏迷者给予鼻饲，并做好护理。

2.运动与休息

卧床休息，根据病情采取合适体位，如休克患者采取中凹卧位，呼吸困难者可采取半坐卧位，意识障碍者采取保护性措施。注意保暖，防压疮，协助排便，必要时保留尿管。

（二）病情观察

严密监测患者的生命体征、神志和尿量变化，记录 24 小时出入液量；观察表情，皮肤的颜色与温湿度；有无皮肤黏膜和重要器官栓塞的症状和体征，如皮肤栓塞出现四肢末端发绀，肾栓塞出现腰痛、血尿等；注意出血部位、范围及其严重度的观察。

（三）用药护理

肝素的主要不良反应是出血,还会引起发热、变态反应、脱发、血小板数减少等,在治疗过程中注意观察患者出血情况,监测各项实验室指标,APTT 为最常用的监护指标,正常值为 (40 ± 5) 秒,使其延长 $60\%\sim100\%$ 为最佳剂量,若过量可采用鱼精蛋白中和,鱼精蛋白 1 mg 可中和肝素 1 mg。右旋糖酐 40 可引起变态反应,重者可致过敏性休克,使用时应谨慎。

（四）心理护理

由于病情危重,症状较多,患者常有濒死感,可表现多种心理活动,如悲观绝望,烦躁不安、恐惧紧张等心理异常。因此,应针对患者心理进行耐心讲解,列举成功案例,增强患者信心,使其积极配合治疗。

（五）健康指导

向患者及其家属讲解疾病相关知识,强调反复进行实验室检查的必要性和重要性,特殊药物治疗的不良反应,保证充足的睡眠;提供易消化吸收富含营养的食物,适当运动,循序渐进。

（董珍梅）

第四节 白 血 病

白血病是一类造血干细胞的恶性克隆性疾病,因白血病细胞自我更新增强、增殖失控、分化障碍、凋亡受阻,而停滞在细胞发育的不同阶段。在骨髓和其他造血组织中,白血病细胞大量增生累积,使正常造血受抑制并浸润其他器官和组织。根据白血病细胞的成熟程度和自然病程,将白血病分为急性和慢性两大类。在恶性肿瘤所致的死亡率中,白血病居第六位(男性)和第八位(女性),但在儿童及 35 岁以下成人中则居第一位。

一、急性白血病

急性白血病(AL)是造血干细胞的恶性克隆性疾病,发病时骨髓中异常的原始细胞及幼稚细胞大量增殖并抑制正常造血,广泛浸润肝、脾、淋巴结等各种脏器。国际上常用的法美英 FAB 分类法将 AL 分为急性淋巴细胞白血病(ALL)和急性髓系白血病(AML)。ALL 又分为 3 个亚型,包括 L_1 型,L_2 型,L_3 型。AML 又分为 8 个亚型,包括急性髓细胞白血病微分化型(M_0)、急性粒细胞白血病未分化型(M_1)、急性粒细胞白血病部分分化型(M_2)、急性早幼粒细胞白血病(APL,M_3)、急性粒-单核细胞白血病(M_4)、急性单核细胞白血病(M_5)、急性红白血病(M_6)、急性巨核细胞白血病(M_7)。

（一）临床表现

AL 起病急缓不一。急者可以表现突然高热,类似"感冒",也可以是严重出血。缓慢者常为脸色苍白、皮肤紫癜,月经过多或拔牙后出血难止而就医时被发现。

1.贫血

常为首发症状,呈进行性加重,半数患者就诊时已为重度贫血。

2.发热

白血病本身能引起发热,但大多数由继发感染所致,主要表现为持续低热或高热甚至超高热,可伴畏寒、出汗等。感染可发生在各个部位,以口腔炎、牙龈炎、咽峡炎最常见。长期应用抗生素者,可出现真菌感染。

3.出血

出血可发生在全身各部位,以皮肤瘀点、瘀斑、鼻出血、牙龈出血、月经过多为多见。眼底出血可致视力障碍,严重时发生颅内出血而导致死亡,APL易并发DIC而出现全身广泛性出血。

4.器官和组织浸润的表现

淋巴结肿大和肝脾大;胸骨下端局部压痛;部分 AML 可伴绿色瘤;牙龈增生、肿胀;皮肤出现蓝灰色斑丘疹;可引起中枢神经系统白血病(CNSL);睾丸出现无痛性肿大,多为一侧性;肺、心、消化道、泌尿生殖系统等均可受累。

(二)辅助检查

1.血常规

大多数患者白细胞数增多,也有部分白细胞数正常或减少,有不同程度的正细胞性贫血,约50％的患者血小板数低于 $60×10^9/L$,晚期血小板数极度减少。

2.骨髓细胞学检验

骨髓细胞学检验是诊断 AL 的主要依据和必做检查。多数患者的骨髓细胞学呈增生明显活跃或极度活跃,以有关系列的原始细胞、幼稚细胞为主,若原始细胞占全部骨髓有核细胞的30％以上,则可做出 AL 的诊断。

3.细胞化学

主要用于急淋、急粒及急单白血病的诊断与鉴别诊断。

4.免疫学检查

通过针对白血病细胞表达的特异性抗原的检测,分析细胞所属系列、分化程度和功能状态,以区分 ALL 与 AML 及其各自的亚型。

5.染色体和基因改变

AL 常伴有特异的染色体和基因改变,并与疾病的发生、发展、诊断、治疗与预后关系密切。

6.血液生化检查

血清尿酸浓度升高,患者并发 DIC 时出现凝血异常,血清乳酸脱氢酶(LDH)可升高。

(三)治疗要点

治疗原则是根据患者的 MICM(细胞形态学、免疫学、细胞遗传学和分子遗传学)分型结果及临床特点进行预后危险分层,按照患者意愿、经济能力,选择并设计最佳完整、系统的治疗方案。

1.对症支持治疗

(1)紧急处理高白细胞血症:一旦出现高白细胞血症($>100×10^9/L$)可使用血细胞分离机,单采清除过高的白细胞,同时给予化疗和水化。应预防高尿酸血症、酸中毒、电解质平衡紊乱和凝血异常等并发症。

(2)防治感染:发热时应及时查明感染部位及查找病原菌,使用有效抗生素。应用 G-CSF 可缩短粒细胞缺乏期。

(3)成分输血支持:严重贫血可吸氧,输浓缩红细胞,维持 Hb>80 g/L,但白细胞淤滞症时不宜立即输红细胞。血小板低者可输单采血小板悬液。

(4)防治高尿酸血症肾病:鼓励患者多饮水,最好 24 小时持续静脉补液,使每小时尿量

＞150 mL并保持碱性尿,在化疗同时给予别嘌醇以抑制尿酸合成。当患者出现少尿和无尿时,应按急性肾衰竭处理。

2.抗白血病治疗

AL治疗分为两个阶段,即诱导缓解和缓解后治疗。诱导缓解主要通过联合化疗,使患者迅速获得完全缓解(CR):白血病的症状和体征消失,血常规的白细胞分类中无白血病细胞,骨髓细胞学检验中相关系列的原始细胞与幼稚细胞之和≤5%。缓解后治疗主要方法为化疗和造血干细胞移植,诱导缓解获CR后,体内仍有残留的白血病细胞,称为微小残留病灶(MRD),必须进一步降低MRD,以防止复发、争取长期无病生存(DFS)甚至治愈(DFS持续10年以上)。

(四)护理措施

1.一般护理

(1)饮食:给予高热量、高蛋白、高维生素、适量纤维素、清淡、易消化饮食,多食新鲜水果、蔬菜。避免进食高糖、高脂、产气过多和辛辣的食物。注意卫生,食物要煮熟,牛奶要消毒。

(2)运动与休息:根据患者情况制订合理的活动量。注意休息,劳逸结合。

2.病情观察

密切观察患者生命体征变化,注意监测患者血常规及骨髓细胞学情况,观察患者有无贫血、出血及感染症状,观察患者化疗后的不良反应。

3.对症护理

(1)静脉炎及组织坏死的防护。①合理选择静脉:最好采用中心静脉或深静脉留置导管。若使用浅表静脉,应选择有弹性且直的大血管,避免在循环功能不良的肢体进行注射。②避免药液外渗:静脉注射化疗药前先用生理盐水冲路,确定在静脉内方可注入药物,边抽回血边注药,以保证药液无外渗。应用多种药物时,先用对血管刺激性小的药物,药物输注完毕再用生理盐水10～20 mL冲洗后拔针,以减轻药物对局部血管的刺激。③化疗药外渗的处理:立即停止注入,边回抽边退针,不要立即拔针,并行利多卡因环形封闭,范围大于渗漏区,局部冷敷有一定效果,抬高受累部位,促进局部外渗药液的吸收。④静脉炎的处理:局部血管禁止静脉注射,患处勿受压,使用喜疗妥等药物外敷,鼓励患者多做肢体活动,以促进血液循环,遵医嘱进行理疗。

(2)骨髓抑制的防护:多数化疗药物化疗后第7～14天骨髓抑制作用最强,恢复时间多为之后的5～10天。化疗期间定期复查血常规,每次疗程结束后复查骨髓象,以了解骨髓抑制程度。一旦出现骨髓抑制,加强贫血、感染和出血的预防、观察及护理。

(3)消化道反应的防护:恶心、呕吐、食欲缺乏等消化道症状多出现在用药后1～3小时,持续数小时到24小时不等,体弱者出现症状较早且较重。①为患者提供一个安静、舒适、通风良好的休息与进餐环境,避免不良刺激。②避免在治疗前后两小时内进食,当出现恶心、呕吐时应暂缓或停止进食,及时清除呕吐物,保持口腔清洁。治疗前1～2小时给予止吐药物。③给予高热量、高蛋白、高维生素、适量纤维素、清淡、易消化饮食,以半流质为主。少量多餐,避免进食高糖、高脂、产气过多和辛辣的食物,进食后适当活动,休息时取坐位和半卧位,避免饭后立即平卧。④减慢化疗药输入速度,无法进食者给予静脉补充营养。

(4)口腔溃疡的护理:对已发生口腔溃疡者,应给予口腔护理,每天2次。指导患者漱口液含漱及溃疡用药方法,每次15～20分钟,每天至少3次。餐后及睡前用漱口水含漱后,将药涂于溃疡处,涂药后禁食2～3小时。

(5)心脏毒性的预防和护理:柔红霉素,多柔比星,高三尖杉酯碱类药物可引起心肌及心脏传导损害。用药前后监测心率、心律、血压。滴数＜40滴/分。

(6)肝功能损害的防护：甲氨蝶呤、门冬酰胺酶对肝功能有损害，监测肝功能，观察患者有无黄疸。

(7)脱发的护理。①化疗前心理护理：向患者说明化疗必要性及化疗可能导致脱发的现象，告知结束后头发会再生，使其有充分的心理准备，坦然面对。②出现脱发后的心理护理：评估患者的感受，鼓励表达内心感受，指导患者使用假发，戴帽子，协助其重视自身能力和优点，鼓励家属支持，病友分享，参与正常社交。

(8)鞘内注射化疗药物的护理：推注速度宜慢，注毕嘱患者去枕平卧4～6小时，注意观察有无头痛、呕吐、发热等化学性脑膜炎及其他神经系统损害的症状。

4.用药护理

VCR能引起末梢神经炎，出现手足麻木感，停药后可逐渐消失。L-ASP可引起变态反应，用药前先皮试。APL治疗过程中可能出现分化综合征，主要临床表现为发热、体重增加、肌肉骨骼疼痛、呼吸窘迫、肺间质浸润、胸腔积液、心包积液、皮肤水肿、低血压、急性肾衰竭甚至死亡。一旦出现应及时给予大剂量糖皮质激素，暂时停服维A酸，症状消失后可继续使用，对症或辅助治疗如吸氧、利尿、白细胞单采清除和联合化疗等。ATO不良反应有肝功能损害，心电图QT间期延长等。少数患者对别嘌醇会出现严重皮肤过敏，应注意。CTX可导致出血性膀胱炎，嘱患者多饮水，每天3 000 mL以上；MTX可引起口腔黏膜及消化道黏膜溃疡，嘱患者勤用亚叶酸钙溶液含漱。

5.心理护理

认真评估各个时期患者的心理状况，耐心倾听，鼓励患者表达，向患者介绍已缓解的典型病例，组织患者之间进行养病经验的交流。

6.健康指导

(1)向患者及其家属说明疾病相关知识，保证充足睡眠，适当健身活动，如散步、打太极拳等。

(2)指导患者进食高蛋白、高热量、高维生素，清淡、易消化少渣软食，避免辛辣刺激，多饮水，多食蔬菜、水果。

(3)注意保暖，讲究个人卫生，学会监测体温，掌握预防感染、贫血、出血的自我护理知识。

(4)嘱患者按计划、按时化疗，定期门诊复查，发现出血、发热及骨、关节疼痛应立即就医。

二、慢性白血病

慢性白血病(CL)按细胞类型分为慢性髓系白血病、慢性淋巴细胞白血病及少见类型的白血病，如毛细胞白血病、幼淋巴细胞白血病等。

(一)慢性髓系白血病

慢性髓系白血病(CML)简称慢粒，是一种发生在早期多能造血干细胞上的恶性骨髓增殖性疾病，主要涉及髓系。病程发展缓慢，脾大，外周血粒细胞显著增多且不成熟。CML分为慢性期(CP)、加速期(AP)和最终急变期(BP/BC)。本病各年龄组均可发病，以中年最多见。

1.临床表现

(1)慢性期：CP一般持续1～4年，患者有乏力、低热、多汗或盗汗、体重减轻等代谢亢进的症状，由于脾大而自觉左上腹坠胀感。部分患者胸骨中下段压痛。

(2)加速期：发热、虚弱、体重下降，脾脏迅速增大，骨、关节痛以及逐渐出现贫血、出血。原来治疗有效的药物无效。

（3）急变期：急性期表现与 AL 类似，多数为急粒变，20％～30％为急淋变。

2.辅助检查

（1）慢性期。①血常规：白细胞数明显升高，粒细胞数显著增多，以中性中幼、晚幼和杆状核粒细胞居多，血小板数多在正常水平，部分患者增多，晚期血小板数减少，并出现贫血。②骨髓细胞学：骨髓增生明显至极度活跃，以粒细胞为主，粒红比例明显升高，原始细胞<10％。③中性粒细胞碱性磷酸酶（NAP）：活性减低或呈阴性反应。④染色体检查：95％以上 CML 细胞中出现 Ph 染色体，显带分析为 t(9;22)(q34;q11)。⑤血液生化：血清及尿中尿酸浓度升高，血清乳酸脱氢酶升高。

（2）加速期：外周血或骨髓原始细胞≥10％；外周血嗜酸性粒细胞>20％；不明原因的血小板数进行性减少或增加；除 Ph 染色体以外又出现其他染色体异常；粒-单系祖细胞集簇增加而集落减少；骨髓活检显示胶原纤维显著增生。

（3）急变期：骨髓中原始细胞或原淋＋幼淋或原单＋幼单>20％；外周血中原粒＋早幼粒细胞>30％，出现髓外原始细胞浸润。

3.治疗要点

治疗原则是应着重于慢性期早期治疗，避免疾病转化，力争细胞遗传学和分子生物学水平上的缓解。

（1）CP 的治疗。①分子靶向治疗：应用第一代酪氨酸激酶抑制剂（TKI）甲磺酸伊马替尼（IM），对伊马替尼不能耐受或无效的患者，可选择第二代 TKI 尼洛替尼或达沙替尼。②干扰素-α（IFN-α）应用：该药与小剂量阿糖胞苷联合使用，可提高疗效。③其他药物治疗。羟基脲（HU）：起效快，作用时间短。白消安（BU，马利兰）：起效慢且后作用长，剂量不易掌握。其他药物：Ara-C、HHT、ATO 等。④异基因造血干细胞移植（allo-HSCT）：是唯一可治愈 CML 的方法。

（2）进展期的治疗：AP 和 BC 统称为 CML 的进展期。AP 患者可采用加量 TKI 治疗，BC 患者采用加量 TKI 及联合化疗，两者回到 CP 后，立即行 allo-HSCT 治疗。

4.护理措施

（1）一般护理：保证充足的休息和睡眠，适当锻炼，劳逸结合。进食高热量、高蛋白、高维生素、易消化吸收的饮食。

（2）病情观察：每天测量患者脾脏的大小、质地并做好记录。注意脾区有无压痛，观察有无脾栓塞或脾破裂的表现；化疗期间定期监测血常规、血尿酸和尿尿酸的含量及尿沉渣检查等，记录24 小时液体出入量，观察有无血尿或腰痛的发生。

（3）对症护理。

疼痛护理：患者发生脾胀痛时，可置患者于安静、舒适的环境中，卧床休息，减少活动，左侧卧位，宜少食多餐，尽量避免弯腰和碰触腹部。

尿酸性肾病护理：鼓励患者多饮水，化疗期间每天 3 000 mL 以上，遵医嘱口服别嘌醇和碳酸氢钠，24 小时持续静脉补液，保证足够的尿量。在化疗给药前或给药后遵医嘱给予利尿剂。

（4）用药护理。①白消安：长期用药可出现皮肤色素沉着，精液缺乏及停经、肺纤维化等，现已较少应用于临床。②干扰素-α：常见不良反应包括乏力、发热、疲劳、头痛、畏食、恶心、肌肉及骨骼疼痛等流感样症状和体重下降、肝功能异常等。预防性使用对乙酰氨基酚等能够减轻流感样症状。部分患者常需减量,同时定期检查肝、肾功能及血象。③伊马替尼:常见的非血液学不良反应包括水肿、肌痉挛、腹泻、恶心、肌肉骨骼痛、皮疹、腹痛、肝酶升高、疲劳、关节痛和头痛等,但一般症状较轻微。血液学不良反应包括白细胞、血小板数减少和贫血,可应用造血生长因子,严重者需减量或暂时停药,定期监测血象。

(5)健康指导:向患者及家属讲解疾病相关知识,给予高热量、高蛋白、高维生素易消化的饮食,慢性期病情稳定时,保证充足休息,适当运动,可工作或学习,按时服药,配合治疗,注意各种不良反应,定期监测血象,出现贫血加重、发热、腹部剧烈疼痛者,应及时就医。

(二)慢性淋巴细胞白血病

慢性淋巴细胞白血病(CLL)简称慢淋,是一种进展缓慢的 B 淋巴细胞增殖性肿瘤,以外周血、骨髓、脾脏和淋巴结等淋巴组织中出现大量克隆性 B 淋巴细胞为特征。CLL 均起源于 B 细胞。本病在欧美各国是最常见的白血病,而在我国、日本及东南亚国家较少见。90%患者在50 岁以上发病,男女比例 2:1。

1.临床表现

起病缓慢,多无自觉症状,淋巴结肿大常为就诊的首发症状,以颈部、腋下、腹股沟淋巴结为主。肿大的淋巴结较硬,无压痛,可移动。早期可出现疲乏、无力,随后出现食欲缺乏、消瘦、低热和盗汗等,晚期易发生贫血、出血、感染。

2.辅助检查

(1)血常规:淋巴细胞持续增多,晚期血红蛋白、血小板数减少。

(2)骨髓细胞学:有核细胞增生明显活跃,红细胞、粒细胞及巨核细胞数均减少,淋巴细胞≥40%,以成熟淋巴细胞为主。

(3)免疫学检查:淋巴细胞具有单克隆性,呈现 B 细胞免疫表型特征。

(4)细胞遗传学:部分患者出现染色体异常,基因突变或缺失。

3.治疗要点

治疗原则是提高 CR 率,并尽可能清除微小残留病灶。

(1)化疗:烷化剂有 CLB、CTX、苯达莫司汀;嘌呤类似物有 FLU;糖皮质激素。

(2)化学免疫治疗:FCR 方案(FLU+CTX+R),其中 R 为利妥昔单抗。

(3)造血干细胞移植:CLL 患者年龄较大,多数不适合移植治疗。

(4)并发症治疗:积极抗感染治疗,反复感染者可静脉输注免疫球蛋白;并发自身免疫性溶血性贫血或血小板减少可用较大剂量糖皮质激素,无效且脾大明显者,可考虑切脾。

4.护理措施

(1)一般护理:卧床休息,采取舒适卧位,进食高热量、高维生素、营养丰富的软食,摄取足够的水分。

(2)病情观察:定期监测体温,观察感染的症状、体征及其变化情况。

(3)对症护理:高热患者可给予物理降温,必要时遵医嘱给予药物降温,及时更换衣物,保持皮肤清洁干燥;严重贫血患者应给予常规氧气吸入,以改善组织缺氧,可给予患者输血以减轻贫血和缓解机体的缺氧症状。

(4)用药护理:主要包括化疗药物不良反应的护理、干扰素-α 不良反应的护理。

(5)健康指导:向患者说明遵医嘱坚持治疗的重要性,保证充足的休息,适当活动,注意饮食,定期复查血象,出现发热、出血或其他感染迹象应及时就诊。

(董珍梅)

第五节 淋 巴 瘤

淋巴瘤起源于淋巴结和淋巴组织,其发生大多与免疫应答过程中淋巴细胞增殖分化产生的某种免疫细胞恶变有关,是免疫系统的恶性肿瘤。按组织病理学改变分类,淋巴瘤可分为非霍奇金淋巴瘤(non-Hodgkin lymphoma,NHL)和霍奇金淋巴瘤(Hodgkin lymphoma,HL)两类。

一、病因

病毒感染(如EB病毒等)、宿主的免疫功能、幽门螺杆菌抗原的存在可能与淋巴瘤的发病有关。

二、临床表现

(一)突出表现
无痛性、进行性的淋巴结肿大或局部肿块是淋巴瘤共同的临床表现。

(二)霍奇金淋巴瘤
多见于青年,儿童少见。首发症状常是无痛性颈部或锁骨上淋巴结进行性肿大(占60%～80%),其次为腋下淋巴结肿大。5%～16%的HL患者发生带状疱疹。饮酒后引起的淋巴结疼痛是HL所特有,但并非每一个HL患者都是如此。发热、盗汗、瘙痒及消瘦等全身症状较多见。30%～40%的HL患者以原因不明的持续发热为起病症状。周期性发热约见于1/6的患者。皮肤瘙痒是HL较特异的表现,可为HL唯一的全身症状。

(三)非霍奇金淋巴瘤
NHL具有以下特点。

(1)全身性:可发生在身体的任何部位,其中淋巴结、扁桃体、脾及骨髓是最易受到累及的部位。

(2)多样性:组织器官不同,受压迫或浸润的范围和程度不同,引起的症状也不同。

(3)随着年龄增长,发病者增多,男性多于女性;除惰性淋巴瘤外,一般发展迅速。

(4)NHL对各器官的压迫和浸润较HL多见,常以高热或各器官、系统症状为主要临床表现。

三、辅助检查

(一)血常规检查
HL常有轻或中度贫血,部分患者嗜酸性粒细胞增多;NHL白细胞计数多正常,伴有淋巴细胞计数绝对或相对增多。

(二)骨髓细胞学检查

骨髓涂片找到 Reed-Sternberg 细胞(R-S 细胞)是 HL 骨髓浸润的依据。一部分 NHL 患者的骨髓涂片中可找到淋巴瘤细胞。

(三)影像学检查

浅表淋巴结 B 超、胸(腹)部 CT 等检查有助于确定病变的部位及其范围。目前 PETCT/CT 检查是评价淋巴瘤疗效的重要手段。

(四)实验室检查

疾病活动期有血沉增快、血清乳酸脱氢酶升高提示预后不良。骨骼受累,血清碱性磷酸酶活力增强或血钙增加。B 细胞 NHL 可并发溶血性贫血。

(五)病理学检查

淋巴结活检是淋巴瘤确诊和分型主要依据。

四、治疗

治疗原则是以化疗为主,化疗与放疗相结合,联合应用相关生物制剂的综合治疗。

(一)霍奇金淋巴瘤

1.化疗

ABVD 为 HL 的首选方案见表 7-1。

表 7-1　霍奇金淋巴瘤的主要化疗方案

方案	药物	备注
MOPP	氮芥、长春新碱、丙卡巴肼、泼尼松	如氮芥改为环磷酰胺静脉注射,即为 COPP 方案
ABVD	表柔比星、博来霉素、长春新碱、达卡巴嗪	4 种药均在第 1 及第 15 天静脉注射 1 次,疗程期间休息 2 周

2.放疗

扩大照射范围,除被累及的淋巴结及肿瘤组织外,还包括附近可能侵及的淋巴结,如病变在膈以上采用"斗篷"式、在膈以下采用倒"Y"字式。

(二)非霍奇金淋巴瘤

1.以化疗为主的综合治疗

(1)惰性淋巴瘤:联合化疗可用 COP 或 CHOP 方案(表 7-2)。

表 7-2　非霍奇金淋巴瘤的常用联合化疗方案

方案	药物
COP	环磷酰胺、长春新碱、泼尼松
CHOP	环磷酰胺、表柔比星、长春新碱、泼尼松
R-CHOP	利妥昔单抗、环磷酰胺、表柔比星、长春新碱、泼尼松
EPOCH	依托泊苷、表柔比星、长春新碱、泼尼松、环磷酰胺
ESHAP(复发淋巴瘤)	依托泊苷、泼尼松、顺铂、阿糖胞苷

(2)侵袭性淋巴瘤:侵袭性 NHL 的标准治疗方案是 CHOP 方案,化疗不应少于 6 个疗程。R-CHOP 方案是弥漫性大 B 细胞淋巴瘤治疗的经典方案。

难治性复发者的解救方案:可选择 ICE(异环磷酰胺、卡铂、依托泊苷)、DHAP(地塞米松、卡铂、高剂量阿糖胞苷)、MINE(异环磷酰胺、米托蒽醌、依托泊苷)、HyperCVAD/MTX-Ara-C 等方案进行解救治疗。

2.生物治疗

(1)单克隆抗体:凡细胞免疫表型为 CD20 的 B 细胞淋巴瘤患者,主要是 NHL 患者,均可用 CD20 单抗(利妥昔单抗)治疗。

(2)干扰素:这是一种能抑制多种血液肿瘤增殖的生物制剂。

(3)抗幽门螺杆菌治疗:胃黏膜相关淋巴样增殖淋巴瘤可用其治疗。

3.骨髓移植

对 55 岁以下患者,能耐受大剂量化疗的中高危患者,可考虑进行自体造血干细胞移植。部分复发或骨髓侵犯的年轻患者还可考虑异基因造血干细胞移植。

4.手术治疗

合并脾功能亢进,有切脾指征者可以切脾,为以后化疗创造有利条件。

五、护理措施

(一)一般护理

1.饮食

鼓励患者进食高热量、高维生素、营养丰富的半流质食物或软食,多食新鲜水果、蔬菜,禁食过硬、带刺、刺激性强的食物,指导患者摄取足够的水分。

2.运动与休息

活动应循序渐进、遵循适度原则。疾病早期可进行社交活动及身体锻炼,晚期应增加卧床休息,进行室内、床旁活动。

(二)病情观察

(1)观察生命体征变化,定期监测体温,观察降温后的反应,避免发生虚脱。

(2)观察患者放疗后的局部皮肤有无发红、瘙痒、灼热感及渗液、水疱形成等。

(3)观察患者情绪变化,有无焦虑、烦躁等。

(4)观察患者睡眠、饮食状况,有无恶心、呕吐、失眠等。

(5)观察患者淋巴结肿大部位、程度及相应器官压迫情况。

(三)对症护理

1.高热护理

可先采用物理降温,冰敷前额及大血管经过的部位,如颈部、腋窝和腹股沟;有出血倾向者禁用乙醇或温水拭浴。及时更换被汗浸湿的衣服及床单,保持皮肤干燥清洁。鼓励患者多饮水,必要时遵医嘱应用退热药物。

2.皮肤护理

放疗患者照射区皮肤应避免受到强冷或热的刺激,外出时避免阳光直射,不要使用有刺激性的化学物品。局部皮肤有发红、痒感时,应尽早涂油膏以保护皮肤,如皮肤为干反应,表现为局部皮肤灼痛;如为湿反应,表现为局部皮肤刺痒、渗液、水疱,可用氢化可的松软膏外涂,2%甲紫外涂,冰片、蛋清外敷,硼酸软膏外敷后加压包扎;如局部皮肤有溃疡坏死,应进行全身抗感染治疗,局部外科清创、植皮。

（四）用药护理

利妥昔单抗不良反应首先表现为发热和寒战，主要发生在第一次静脉注射时，通常在2个小时内，其他随后的症状包括恶心、荨麻疹、疲劳、头痛、瘙痒、呼吸困难、暂时性低血压、潮红、心律失常等。因此，每次静脉注射利妥昔单抗前应预先使用镇痛药（如对乙酰氨基酚）和抗过敏药（如开瑞坦），并且应严密监护患者生命体征，对出现轻微症状的患者可减慢滴速，对出现严重反应的患者，特别是有严重呼吸困难、支气管痉挛和低氧血症的患者应立即停止静脉注射，及时通知医师对症处理。

（五）心理护理

恶性淋巴瘤治疗时间长，治疗费用高，病情发展快，造成患者情绪悲观、低落，护士应耐心与患者交谈，了解其想法，给予适当的解释，鼓励积极接受治疗；家属要充分理解患者的痛苦和心情，注意言行，不要推诿、埋怨，要营造轻松的环境，保持患者心情舒畅，共同面对、互相支持。

（董珍梅）

第六节　多发性骨髓瘤

多发性骨髓瘤（multiple myeloma，MM）是恶性浆细胞病中最常见的一种类型。骨髓中有大量的异常浆细胞（或称骨髓瘤细胞）克隆性增殖，引起广泛溶骨性骨骼破坏、骨质疏松，血清中出现单克隆免疫球蛋白（M蛋白），正常的多克隆免疫球蛋白合成受抑制，尿中出现本-周蛋白，从而引起不同程度的肾损害、贫血、免疫功能异常。发病年龄大多在50～60岁之间，男女之比为3∶2。根据血清M成分的特点可分为IgG型、IgA型、IgD型、IgM型、IgE型、轻链型、非分泌型以及双克隆或多克隆免疫球蛋白型，其中IgG型最常见。

一、病因与发病机制

可能与病毒感染、电离辐射、接触工业或农业毒物，慢性抗原刺激及遗传因素有关。

二、临床表现

（一）骨骼损害
骨痛为常见症状，以腰骶部最多见，有自发性骨折的可能。

（二）感染
细菌和病毒感染。

（三）贫血
部分患者以贫血为首发症状。

（四）高钙血症
呕吐、乏力、意识模糊、多尿或便秘等。

（五）肾功能损害

蛋白尿、管型尿和急、慢性肾衰竭。

（六）高黏滞综合征

头晕、眼花、耳鸣、手指麻木、冠状动脉供血不足、慢性心力衰竭、意识障碍甚至昏迷。

（七）出血倾向

鼻出血、牙龈出血和皮肤紫癜多见。

（八）淀粉样变性和雷诺现象

常见舌肿大、腮腺肿大、心脏扩大、腹泻便秘、皮肤苔藓样变、外周神经病变以及肝肾功能损害等。如 M 蛋白为冷球蛋白，出现雷诺现象。

（九）髓外浸润

器官肿大、神经损害、髓外骨髓瘤、浆细胞白血病。

三、辅助检查

（一）血常规

正常细胞性贫血，晚期可见大量骨髓瘤细胞。

（二）骨髓细胞学

浆细胞异常增生，并伴有质的改变。

（三）血液生化检查

1.单株免疫球蛋白血症的检查

蛋白电泳出现 M 蛋白；免疫电泳发现重链；血清免疫球蛋白定量测定发现 M 蛋白增多，正常免疫球蛋白减少。

2.血钙、磷测定

高钙血症；晚期肾功能减退，血磷也升高。

3.血清 β_2 微球蛋白和蛋白测定

可评估肿瘤负荷及预后。

4.C-反应蛋白（CRP）和血清乳酸脱氢酶（LHD）测定

反应疾病的严重程度。

5.尿和肾功能监测

90％患者有蛋白尿，血清尿素氮和肌酐可升高，约半数患者尿中出现本-周蛋白。

（四）影像学检查

X 线检查、CT、MRI 等。

四、治疗

治疗原则：无症状或无进展的患者可以观察，每 3 个月复查 1 次。有症状的患者应积极化疗及造血干细胞移植。

（一）化疗

常用化疗方案见表 7-3。来那度胺是一种有效的沙利度胺类似物，与地塞米松联合用于治疗复发或难治性 MM。

表 7-3　骨髓瘤常用联合治疗方案

方案	药物
MPT	美法仑(马法兰)、泼尼松、沙利度胺
VAD	长春新碱、阿霉素、地塞米松
PAD	硼替佐米、阿霉素、地塞米松
VADT	长春新碱、阿霉素、地塞米松、沙利度胺
DT	地塞米松、沙利度胺
DTPAEC	地塞米松、沙利度胺、顺铂、阿霉素、环磷酰胺、依托泊苷

(二)骨病的治疗

双膦酸盐有抑制破骨细胞的作用。

(三)高钙血症

水化、利尿;使用双膦酸盐;糖皮质激素和/或降钙素。

(四)贫血

可考虑使用促红细胞生成素治疗。

(五)肾功能不全

水化、利尿;有肾衰竭者,应积极透析;慎用非甾体类消炎镇痛药;避免使用静脉造影剂。

(六)高黏滞血症

血浆置换可作为症状性高黏血症患者的辅助治疗。

(七)感染

若出现症状应用抗生素治疗。

(八)干细胞移植

自体干细胞移植可提高缓解率,清髓性异基因干细胞移植可在年轻患者中进行,常用于难治性、复发患者。

五、护理措施

(一)一般护理

1.饮食

给予高热量、低蛋白、富含维生素、易消化饮食,肾功能不全者给予低盐饮食,保证每天饮水量 2 000～3 000 mL。

2.运动与休息

注意卧床休息,使用硬板床或硬床垫,适度运动,劳逸结合,不做剧烈活动和扭腰、转体等动作。翻身时,动作轻柔,避免拖拉硬拽。骨质疏松患者不宜久站、久坐或较长时间固定于一种姿势。

(二)病情观察

注意观察患者疼痛的程度、性质及患者对疼痛的反应;密切监测患者体温变化,观察有无乏力、头晕、眼花、耳鸣等症状;观察出血的部位、主要表现形式、发展或消退情况;严密观察患者皮肤情况,预防压疮发生。观察尿常规、尿液性质、尿量等。

(三)对症护理

1.疼痛护理

协助患者睡硬板床,采取舒适卧位,适当按摩病变部位,避免用力过度。护士应耐心倾听患者对疼痛的主述,安抚患者,使其情绪稳定。指导患者放松,采用听音乐、自我暗示、按摩、针灸等方法转移注意力。遵医嘱应用镇痛药,选择合适的镇痛药及给药途径,密切关注疗效及不良反应。

2.躯体活动障碍护理

保持床单平整干燥,避免潮湿、皱褶等物理刺激;协助患者更换体位,适度床上活动。截瘫患者应保持肢体功能位,保持皮肤清洁干燥,严密观察皮肤情况,预防压疮发生。

3.排尿异常护理

密切观察患者尿量、颜色、性质,鼓励患者多饮水,遵医嘱给予患者碱化、利尿等措施。

4.受伤危险的护理

确保环境安全,地面干燥,夜间应保持病室仍有微弱灯光,家属陪伴活动;出现手指麻木时,嘱患者不要接触锐器及过烫的物品。

(四)用药护理

1.美法仑

最常见的不良反应是骨髓抑制,可导致白细胞和血小板计数减少,30%以上的患者口服后可出现胃肠道不适,如恶心、呕吐等,可相应给予保护胃黏膜的药物或止吐药物。

2.沙利度胺

抑制血管生成,其不良反应有镇静作用,困倦、头晕等。注意不能从事高空作业,停药后可以消退,长期大剂量使用本品可出现多发性神经炎、感觉异常等现象,一旦出现应立即停药。

3.硼替佐米

不良反应主要有疲劳、乏力、恶心、腹泻、食欲缺乏、周围神经病、发热等,应严密观察,给予相应措施。

4.双膦酸盐

使用静脉制剂应严格掌握输注速度。

(五)心理护理

多发性骨髓瘤患者治疗时间长,病情反复,病理性骨折导致其疼痛难忍,生活质量下降,心理负担较重。护士应及时与患者沟通,关心、体贴、安慰患者,使其获得情感支持,增强战胜疾病的信心,积极配合治疗。

六、健康指导

向患者及家属讲解疾病的相关知识。注意卧床休息,睡硬板床,适度运动,劳逸结合,避免剧烈活动。遵医嘱用药,定期复查与巩固治疗。若活动后出现剧烈疼痛,可能发生病理性骨折,应立即就医。注意预防感染,出现发热应及时就诊。

(董珍梅)

第八章 普外科护理

第一节 胃十二指肠损伤

一、概述

由于有肋弓保护且活动度较大,柔韧性较好,壁厚,钝挫伤时胃很少受累,只有胃膨胀时偶有发生。上腹或下胸部的穿透伤则常导致胃损伤,多伴有肝、脾、横膈及胰等损伤。胃镜检查及吞入锐利异物或吞入酸、碱等腐蚀性毒物也可引起穿孔,但很少见。十二指肠损害是由于上中腹部受到间接暴力或锐器的直接刺伤而引起的,缺乏典型的腹膜炎症状和体征,术前诊断困难,漏诊率高,多伴有腹部脏器合并伤,病死率高,术后并发症多,肠瘘发生率高。

二、护理评估

(一)健康史

详细询问患者、现场目击者或陪同人员,以了解受伤的时间、地点、环境,受伤的原因、外力的特点、大小和作用方向,坠跌高度;了解受伤前后饮食及排便情况,受伤时的体位,有无防御,伤后意识状态、症状、急救措施、运送方式,既往疾病及手术史。

(二)临床表现

(1)胃损伤若未波及胃壁全层,可无明显症状。若全层破裂,由于胃酸有很强的化学刺激性,可立即出现剧痛及腹膜刺激征。当破裂口接近贲门或食管时,可因空气进入纵隔而呈胸壁下气肿。较大的穿透性胃损伤时,可自腹壁流出食物残渣、胆汁和气体。

(2)十二指肠破裂后,因有胃液、胆汁及胰液进入腹腔,早期即可发生急性弥漫性腹膜炎,有剧烈的刀割样持续性腹痛伴恶心、呕吐,腹部检查可见有舟状腹、腹膜刺激征症状。

(三)辅助检查

1.疑有胃损伤者,应置胃管

若自胃内吸出血性液或血性物者可确诊。

2.腹腔穿刺术和腹腔灌洗术腹腔穿刺

抽出不凝血液、胆汁,灌洗吸出 10 mL 以上肉眼可辨的血性液体,即为阳性结果。

3.X 线检查

腹部 X 线片可显示腹膜后组织积气、肾脏轮廓清晰、腰大肌阴影模糊不清等有助于腹膜后十二指肠损伤的诊断。

4.CT 检查

可显示少量的腹膜后积气和渗至肠外的造影剂。

(四)治疗原则

抗休克和及时、正确的手术处理是治疗的两大关键。

(五)心理-社会因素

胃十二指肠外伤性损伤多数在意外情况下发生,患者出现突发外伤后易出现紧张、痛苦、悲哀、恐惧等心理变化,担心手术成功及疾病预后。

三、护理问题

(一)疼痛

与胃肠破裂、腹腔内积液、腹膜刺激征有关。

(二)组织灌注量不足

与大量失血、失液,严重创伤,有效循环血量减少有关。

(三)焦虑或恐惧

与经历意外及担心预后有关。

(四)潜在并发症

出血、感染、肠瘘、低血容量性休克。

四、护理目标

(1)患者疼痛减轻。

(2)患者血容量得以维持,各器官血供正常、功能完整。

(3)患者焦虑或恐惧减轻或消失。

(4)护士密切观察病情变化,如发现异常,及时报告医师,并配合处理。

五、护理措施

(一)一般护理

1.预防低血容量性休克

吸氧、保暖、建立静脉通道,遵医嘱输入温热生理盐水或乳酸盐林格液,抽血查全血细胞计数、血型和交叉配血。

2.密切观察病情变化

每15~30分钟应评估患者情况。评估内容包括意识状态、生命体征、肠鸣音、尿量、氧饱和度、有无呕吐、肌紧张和反跳痛等。观察胃管内引流物颜色、性质及量,若引流出血性液体,提示有胃、十二指肠破裂的可能。

3.术前准备

胃、十二指肠破裂大多需要手术处理,故患者入院后,在抢救休克的同时,尽快完成术前准备工作,如备皮、备血、插胃管及留置尿管,做好抗生素皮试等,一旦需要,可立即实施手术。

（二）心理护理

评估患者对损伤的情绪反应，鼓励他们说出自己内心的感受，帮助建立积极有效的应对措施。向患者介绍有关病情、损伤程度、手术方式及疾病预后，鼓励患者，告诉患者良好的心态、积极的配合有利于疾病早日康复。

（三）术后护理

1.体位

患者意识清楚、病情平稳，给予半坐卧位，有利于引流及呼吸。

2.禁食、胃肠减压

观察胃管内引流液颜色、性质及量，若引流出血性液体，提示有胃、十二指肠再出血的可能。十二指肠创口缝合后，胃肠减压管置于十二指肠腔内，使胃液、肠液、胰液得到充分引流，一定要妥善固定，避免脱出。一旦脱出，要在医师的指导下重新置管。

3.严密监测生命体征

术后 15～30 分钟监测生命体征直至患者病情平稳。注意肾功能的改变，胃十二指肠损伤后，特别有出血性休克时，肾脏会受到一定的损害，尤其是严重腹部外伤伴有重度休克者，有发生急性肾功能障碍的危险，所以，术后应密切注意尿量，争取保持每小时尿量在 50 mL 以上。

4.补液和营养支持

根据医嘱，合理补充水、电解质和维生素，必要时输新鲜血、血浆，维持水、电解质、酸碱平衡。给予肠内、外营养支持，促进合成代谢，提高机体防御能力。继续应用有效抗生素，控制腹腔内感染。

5.术后并发症的观察和护理

（1）出血：如胃管内 24 小时内引流出新鲜血液 200 mL 以上，提示吻合口出血，要立即配合医师给予胃管内注入凝血酶粉、冰盐水洗胃等止血措施。

（2）肠瘘：患者术后持续低热或高热不退，腹腔引流管中引流出黄绿色或褐色渣样物，有恶臭或引流出大量气体，提示肠瘘发生，要配合医师进行腹腔双套管冲洗，并做好相应护理。

（四）健康教育

（1）讲解术后饮食注意事项，当患者胃肠功能恢复，一般 35 天后开始恢复饮食，由流质逐步恢复至半流质、普食，进食高蛋白、高能量、易消化的食物，增强抵抗力，促进愈合。

（2）行全胃切除或胃大部分切除术的患者，因胃肠吸收功能下降，要及时补充微量元素和维生素等营养素，预防贫血、腹泻等并发症。

（3）避免工作过于劳累，注意劳逸结合。讲明饮酒、抽烟对胃、十二指肠疾病的危害性。

（4）避免长期大量服用非甾体抗炎药，如布洛芬等，以免引起胃肠道黏膜损伤。

（李　娜）

第二节　肠　梗　阻

肠腔内容物不能正常运行或通过肠道发生障碍时，称为肠梗阻，是外科常见的急腹症之一。

一、疾病概要

(一)病因和分类

1.按梗阻发生的原因分类

(1)机械性肠梗阻:最常见,是由各种原因引起的肠腔变窄、肠内容物通过障碍。主要原因:①肠腔堵塞,如寄生虫、粪块、异物等。②肠管受压,如粘连带压迫、肠扭转、嵌顿性疝等。③肠壁病变,如先天性肠道闭锁、狭窄、肿瘤等。

(2)动力性肠梗阻:较机械性肠梗阻少见。肠管本身无病变,梗阻原因是神经反射和毒素刺激引起肠壁功能紊乱,致肠内容物不能正常运行。可分为:①麻痹性肠梗阻,常见于急性弥散性腹膜炎、腹部大手术、腹膜后血肿或感染等。②痉挛性肠梗阻,由于肠壁肌肉异常收缩所致,常见于急性肠炎或慢性铅中毒。

(3)血运性肠梗阻:较少见。由于肠系膜血管栓塞或血栓形成,使肠管血运障碍,继而发生肠麻痹,肠内容物不能通过。

2.按肠管血运有无障碍分类

(1)单纯性肠梗阻:无肠管血运障碍。

(2)绞窄性肠梗阻:有肠管血运障碍。

3.按梗阻发生的部位分类

高位性肠梗阻(空肠上段)和低位性肠梗阻(回肠末段和结肠)。

4.按梗阻的程度分类

完全性肠梗阻(肠内容物完全不能通过)和不完全性肠梗阻(肠内容物部分可通过)。

5.按梗阻病情的缓急分类

急性肠梗阻和慢性肠梗阻。

(二)病理生理

1.肠管局部的病理生理变化

(1)肠蠕动增强:单纯性机械性肠梗阻,梗阻以上的肠蠕动增强,以克服肠内容物通过的障碍。

(2)肠管膨胀:肠腔内积气、积液所致。

(3)肠壁充血水肿、血运障碍,严重时可导致坏死和穿孔。

2.全身性病理生理变化

(1)体液丢失和电解质、酸碱平衡失调。

(2)全身性感染和毒血症,甚至发生感染中毒性休克。

(3)呼吸和循环功能障碍。

(三)临床表现

1.症状

(1)腹痛:单纯性机械性肠梗阻的特点是阵发性腹部绞痛;绞窄性肠梗阻表现为持续性剧烈腹痛伴阵发性加剧;麻痹性肠梗阻呈持续性胀痛。

(2)呕吐:早期常为反射性,呕吐胃内容物,随后因梗阻部位不同,呕吐的性质各异。高位肠梗阻呕吐出现早且频繁,呕吐物主要为胃液、十二指肠液、胆汁;低位肠梗阻呕吐出现晚,呕吐物常为粪样物;若呕吐物为血性或棕褐色,常提示肠管有血运障碍;麻痹性肠梗阻呕吐多为溢出性。

(3)腹胀:高位肠梗阻,腹胀不明显;低位肠梗阻及麻痹性肠梗阻则腹胀明显。

(4)停止肛门排气排便:完全性肠梗阻时,患者多停止排气、排便,但在梗阻早期,梗阻以下肠管内尚存的气体或粪便仍可排出。

2.体征

(1)腹部:视诊,单纯性机械性肠梗阻可见腹胀、肠型和异常蠕动波,肠扭转时腹胀多不对称;触诊,单纯性肠梗阻可有轻度压痛但无腹膜刺激征,绞窄性肠梗阻可有固定压痛和腹膜刺激征;叩诊,绞窄性肠梗阻时腹腔有渗液,可有移动性浊音;听诊,机械性肠梗阻肠鸣音亢进,可闻及气过水声或金属音,麻痹性肠梗阻肠鸣音减弱或消失。

(2)全身:单纯性肠梗阻早期多无明显全身性改变,梗阻晚期可有口唇干燥、眼窝凹陷、皮肤弹性差、尿少等脱水征。严重脱水或绞窄性肠梗阻时,可出现脉搏细速、血压下降、面色苍白、四肢发冷等中毒和休克征象。

3.辅助检查

(1)实验室检查:肠梗阻晚期,血红蛋白和血细胞比容升高,并有水、电解质及酸碱平衡失调。绞窄性肠梗阻时,白细胞计数和中性粒细胞比例明显升高。

(2)X线检查:一般在肠梗阻发生 4~6 小时后,立位或侧卧位 X 线平片可见肠胀气及多个液气平面。

(四)治疗原则

1.一般治疗

(1)禁食。

(2)胃肠减压:是治疗肠梗阻的重要措施之一。通过胃肠减压,吸出胃肠道内的气体和液体,从而减轻腹胀、降低肠腔内压力,改善肠壁血运,减少肠腔内的细菌和毒素。

(3)纠正水、电解质及酸碱平衡失调。

(4)防治感染和中毒。

(5)其他:对症治疗。

2.解除梗阻

解除梗阻分为非手术治疗和手术治疗两大类。

(五)常见几种肠梗阻

1.粘连性肠梗阻

粘连性肠梗阻是肠粘连或肠管被粘连带压迫所致的肠梗阻,较为常见。主要由于腹部手术、炎症、创伤、出血、异物等所致。以小肠梗阻为多见,多为单纯性不完全性梗阻。粘连性肠梗阻多采取非手术治疗,如无效或发生绞窄性肠梗阻时应及时手术治疗。

2.肠扭转

肠扭转指一段肠管沿其系膜长轴旋转而形成的闭袢性肠梗阻,常发生于小肠,其次是乙状结肠。

(1)小肠扭转:多见于青壮年,常在饱餐后立即进行剧烈活动时发病。表现为突发腹部绞痛,呈持续性伴阵发性加剧,呕吐频繁,腹胀不明显。

(2)乙状结肠扭转:多见于老年人,常有便秘习惯,表现为腹部绞痛,明显腹胀,呕吐不明显。肠扭转是较严重的机械性肠梗阻,可在短时间内发生肠绞窄、坏死,一经诊断,应急症手术治疗。

3.肠套叠

肠套叠指一段肠管套入与其相连的肠管内,以回结肠型(回肠末端套入结肠)最多见。肠套叠多见于2岁以下婴幼儿。典型表现为阵发性腹痛、果酱样血便和腊肠样肿块(多位于右上腹),右下腹触诊有空虚感。X线空气或钡剂灌肠显示空气或钡剂在结肠内受阻,梗阻端的钡剂影像呈"杯口状"或"弹簧状"阴影。早期肠套叠可试行空气灌肠复位,无效者或病期超过48小时,怀疑有肠坏死或肠穿孔者,应行手术治疗。

4.蛔虫性肠梗阻

由于蛔虫聚集成团并刺激肠管痉挛致肠腔堵塞,多见于2～10岁儿童,驱虫不当常为诱因。主要表现为阵发性脐部周围腹痛,伴呕吐,腹胀不明显。部分患者腹部可触及变形、变位的条索状团块。少数患者可并发肠扭转或肠壁坏死穿孔,蛔虫进入腹腔引起腹膜炎。单纯性蛔虫堵塞多采用非手术治疗,包括解痉止痛、禁食、酌情胃肠减压、输液、口服植物油驱虫等,若无效或并发肠扭转、腹膜炎时,应行手术取虫。

二、护理诊断/问题

(一)疼痛

疼痛与肠内容物不能正常运行或通过障碍有关。

(二)体液不足

体液不足与呕吐、禁食、胃肠减压、肠腔积液有关。

(三)潜在并发症

肠坏死、腹腔感染、休克。

三、护理措施

(一)非手术治疗的护理

(1)饮食:禁食,梗阻缓解12小时后可进少量流质饮食,忌甜食和牛奶;48小时后可进半流食。

(2)胃肠减压,做好相关护理。

(3)体位:生命体征稳定者可取半卧位。

(4)解痉挛、止痛:若无肠绞窄或肠麻痹,可用阿托品解除痉挛、缓解疼痛,禁用吗啡类止痛药,以免掩盖病情。

(5)输液:纠正水、电解质和酸碱失衡,记录24小时出入液量。

(6)防治感染和中毒:遵照医嘱应用抗生素。

(7)严密观察病情变化:出现下列情况时应考虑有绞窄性肠梗阻的可能,应及早采取手术治疗。①腹痛发作急骤,为持续性剧烈疼痛,或在阵发性加重之间仍有持续性腹痛,肠鸣音可不亢进。②早期出现休克。③呕吐早、剧烈而频繁。④腹胀不对称,腹部有局部隆起或触及有压痛的包块。⑤明显的腹膜刺激征,体温升高、脉快、白细胞计数和中性粒细胞比例增高。⑥呕吐物、胃肠减压抽出液、肛门排出物为血性或腹腔穿刺抽出血性液。⑦腹部X线检查可见孤立、固定的肠襻。⑧经积极非手术治疗后症状、体征无明显改善者。

(二)手术前后的护理

1.术前准备

除上述非手术护理措施外,按腹部外科常规行术前准备。

2.术后护理

(1)病情观察,观察患者生命体征、腹部症状和体征的变化,伤口敷料及引流情况,及早发现术后并发症。

(2)卧位,麻醉清醒、血压平稳后取半卧位。

(3)禁食、胃肠减压,待排气后,逐步恢复饮食。

(4)防止感染,遵照医嘱应用抗生素。

(5)鼓励患者早期活动。

（李　娜）

第三节　急性阑尾炎

急性阑尾炎是外科最常见的急腹症之一,多发生于青年人,男性发病率高于女性。

一、病因、病理

(一)病因

1.阑尾管腔梗阻

阑尾管腔梗阻是引起急性阑尾炎最常见的病因。阑尾管腔细长,开口较小,容易被食物残渣、粪石、蛔虫等阻塞而引起管腔梗阻。

2.细菌入侵

阑尾内存有大量大肠埃希菌和厌氧菌,当阑尾管腔阻塞后,细菌繁殖并产生毒素,损伤黏膜上皮,细菌经溃疡面侵入阑尾引起感染。

3.胃肠道疾病的影响

急性肠炎、血吸虫病等可直接蔓延至阑尾或引起阑尾管壁肌肉痉挛,使管壁血运障碍而致炎症。

(二)病理

根据急性阑尾炎发病过程的病理解剖学变化,可分为急性单纯性阑尾炎、急性化脓性阑尾炎、坏疽性及穿孔性阑尾炎、阑尾周围脓肿4种病理类型。

急性阑尾炎的转归取决于机体的抵抗力和治疗是否及时,可有炎症消退、炎症局限化、炎症扩散3种转归。

二、临床表现

(一)症状

1.腹痛

典型症状是转移性右下腹痛。因初期炎症仅限于阑尾黏膜或黏膜下层,由内脏神经反射引起上腹或脐部周围疼痛,范围较弥散。当炎症波及浆膜层和壁腹膜时,刺激了躯体神经,疼痛固定于右下腹。单纯性阑尾炎的腹痛程度较轻,化脓性及坏疽性阑尾炎的腹痛程度较重。当阑尾穿孔时,腹痛可减轻,因阑尾管腔内的压力骤减,但随着腹膜炎的出现,腹痛可继续加重。

2.胃肠道症状

早期可有轻度恶心、呕吐,部分患者可发生腹泻或便秘。盆腔阑尾炎时,炎症刺激直肠和膀胱,引起里急后重和排尿痛。

3.全身症状

早期有乏力、头痛,炎症发展时,可出现脉快、发热等,体温多在 38 ℃内。坏疽性阑尾炎时,出现寒战、体温明显升高。若发生门静脉炎,可出现寒战、高热和轻度黄疸。

(二)体征

1.右下腹固定压痛

右下腹固定压痛是急性阑尾炎最重要的体征。腹部压痛点常位于麦氏点。

2.反跳痛和腹肌紧张

提示阑尾已化脓、坏死或即将穿孔。

三、辅助检查

(1)腰大肌试验:若为阳性,提示阑尾位于盲肠后位贴近腰大肌。

(2)结肠充气试验:若为阳性,表示阑尾已有急性炎症。

(3)闭孔内肌试验:若为阳性,提示阑尾位置靠近闭孔内肌。

(4)直肠指诊:直肠右前方有触痛者,提示盆腔位置阑尾炎。若触及痛性肿块,提示盆腔脓肿。

四、治疗原则

急性阑尾炎诊断明确后应尽早行阑尾切除术。部分急性单纯性阑尾炎,可经非手术治疗而获得痊愈;阑尾周围脓肿,先行非手术治疗,待肿块缩小局限、体温正常,3 个月后再行阑尾切除术。

五、护理诊断/问题

(1)疼痛:与阑尾炎症、手术创伤有关。

(2)体温过高:与化脓性感染有关。

(3)潜在并发症:急性腹膜炎、感染性休克、腹腔脓肿、门静脉炎。

(4)潜在术后并发症:腹腔出血、切口感染、腹腔脓肿、粘连性肠梗阻。

六、护理措施

(一)非手术治疗的护理

(1)取半卧位。

(2)饮食和输液:流质饮食或禁食,禁食期间做好静脉输液的护理。

(3)控制感染:应用抗生素。

(4)严密观察病情:观察患者的生命体征、精神状态、腹部症状和体征、白细胞计数及中性粒细胞比例的变化。

(二)术后护理

1.体位

血压平稳后取半卧位。

2.饮食

术后1~2天胃肠蠕动恢复、肛门排气后可进流食,如无不适可改半流食,术后3~4天可进软质普食。

3.早期活动

轻症患者术后当天麻醉反应消失后,即可下床活动,以促进肠蠕动的恢复,防止肠粘连的发生。重症患者应在床上多翻身、活动四肢,待病情稳定后,及早下床活动。

4.并发症的观察和护理

(1)腹腔内出血:常发生在术后24小时内,表现为腹痛、腹胀、面色苍白、脉搏细速、血压下降等内出血表现或腹腔引流管有血性液引出。应嘱患者立即平卧,快速静脉输液、输血,并做好紧急手术止血的准备。

(2)切口感染:是术后最常见的并发症,表现为术后2~3天体温升高,切口胀痛、红肿、压痛等。可给予抗生素、理疗等,如已化脓应拆线引流脓液。

(3)腹腔脓肿:多见于化脓性或坏疽性阑尾炎术后。表现为术后5~7天体温升高或下降后又升高,有腹痛、腹胀、腹部压痛、腹肌紧张或腹部包块,常发生于盆腔、膈下、肠间隙等处,可出现直肠膀胱刺激症状及全身中毒症状。

(4)粘连性肠梗阻:常为不完全性肠梗阻,以非手术治疗为主,完全性肠梗阻者应手术治疗。

(5)粪瘘:少见,一般经非手术治疗后粪瘘可自行闭合。

七、特殊类型阑尾炎

(一)小儿急性阑尾炎

小儿大网膜发育不全,难以包裹发炎的阑尾。其临床特点:①病情发展快且重,早期出现高热、呕吐等胃肠道症状。②右下腹体征不明显。③小儿阑尾管壁薄,极易发生穿孔,并发症和死亡率较高。处理原则:及早手术。

(二)妊娠期急性阑尾炎

较常见,发病多在妊娠前6个月。其临床特点:①妊娠期盲肠和阑尾被增大的子宫推压上移,压痛点也随之上移。②腹膜刺激征不明显。③大网膜不易包裹炎症的阑尾,炎症易扩散。④炎症刺激子宫收缩,易引起流产或早产,威胁母子安全。处理原则:及早手术。

(三)老年人急性阑尾炎

老年人对疼痛反应迟钝,防御功能减退,其临床特点:①主诉不强烈,体征不典型,易延误诊断和治疗。②阑尾动脉多硬化,易致阑尾缺血坏死或穿孔。③常伴有心血管病、糖尿病等,使病情复杂严重。处理原则:及早手术。

(李　娜)

第四节　肝　脓　肿

肝脓肿是肝受感染后形成的脓肿。根据致病微生物不同分为细菌性肝脓肿和阿米巴性肝脓肿两种。临床上细菌性肝脓肿最多见,其中胆道感染是最常见的病因,细菌可经过胆道、肝动脉、门静脉、淋巴系统等侵入。主要症状是寒战、高热、肝区疼痛和肝大。体温可高达39～40℃,病情急骤严重,全身中毒症状明显。细菌性肝脓肿可引起急性化脓性腹膜炎、膈下脓肿、脓胸、化脓性心包炎等并发症,严重者可致心脏压塞。辅助检查包括实验室检查和影像学检查,B超是肝脓肿的首选检查方法。阿米巴性肝脓肿是肠道阿米巴感染的并发症,绝大多数是单发。处理原则为全身营养支持治疗,大剂量、联合应用抗菌药物,穿刺抽脓或置管引流,必要时行切开引流或肝叶切除。

一、常见护理诊断/问题

(一)体温过高
与肝脓肿及其产生的毒素吸收有关。

(二)疼痛
与脓肿导致肝包膜张力增加或穿刺、手术治疗有关。

(三)营养失调:低于机体需要量
与进食减少、感染、高热引起分解代谢增加有关。

(四)潜在并发症
腹膜炎、膈下脓肿、胸腔感染、出血及胆漏。

二、护理措施

(一)非手术治疗的护理/术前护理

1.高热护理

密切监测体温变化,遵医嘱给予物理降温或药物降温,必要时做血培养;及时更换汗湿的衣裤和床单,保持舒适。

注意降温过程中观察出汗情况,注意保暖等。鼓励患者多饮水,每天至少摄入2 000 mL液体,口服不足者应加强静脉补液、补钠,纠正体液失衡,防止患者因大量出汗引起虚脱。

2.用药护理

(1)遵医嘱早期使用大剂量抗菌药物以控制炎症,促使脓肿吸收自愈。注意把握用药间隔时间与药物配伍禁忌。

(2)阿米巴性肝脓肿使用抗阿米巴药物,如甲硝唑、氯喹等。甲硝唑为首选药物,一般用药2天后见效,6～9天体温可降至正常。如"临床治愈"后脓腔仍存在者,可继续服用1个疗程的甲硝唑。氯喹多用于对甲硝唑无效的病例,但对心血管有不良反应如心肌受损等,应特别注意。

(3)长期使用抗菌药物者,应警惕假膜性肠炎和继发双重感染。糖尿病患者免疫功能低下,长期应用抗菌药物,可能发生口腔、泌尿系统、皮肤黏膜、肠道的各种感染。

3.营养支持

肝脓肿是一种消耗性疾病,应鼓励患者多食高蛋白、高热量、富含维生素及膳食纤维的食物;进食困难、食欲缺乏、贫血、低蛋白血症、营养不良者应适当给予清蛋白、血浆、氨基酸等营养支持。

4.病情观察

加强对生命体征和腹部、胸部症状、体征的观察。观察患者体温变化;及早发现有无脓肿破溃引起的腹膜炎、膈下脓肿、胸腔感染等并发症。肝脓肿患者如继发脓毒血症、急性化脓性胆管炎或出现中毒性休克征象时,应立即通知医师并协助抢救。

（二）经皮肝穿刺抽脓或脓肿置管引流的护理

1.术前护理

（1）解释:向患者和家属解释经皮肝穿刺抽脓或脓肿置管引流的方法、效果及配合要求;嘱患者术中配合做好双手上举、平卧位或侧卧位,以利于穿刺操作。

（2）协助做好穿刺药物和物品准备。

2.术后护理

（1）穿刺后护理:每小时测量血压、脉搏、呼吸,平稳后可停止,如有异常及时汇报医师。观察穿刺点局部有无渗血、脓液渗出、血肿等。

（2）引流管护理:如脓液较稠、抽吸后脓腔不能消失、脓液难以抽净者,留置管道引流。要点:①妥善固定,防止滑脱。②取半卧位,以利引流和呼吸。③保持引流管通畅,勿压迫、折叠管道。必要时协助医师每天用生理盐水或含抗菌药物盐水或持续冲洗脓腔,冲洗时严格无菌原则,注意出入量,观察和记录脓腔引流液的颜色、性状及量。④预防感染,适时换药,直至脓腔愈合。⑤拔管,B超复查脓腔基本消失或脓腔引流量少于 10 mL/d,可拔除引流管。

（3）病情观察:观察患者有无发热、肝区疼痛等,观察肝脓肿症状和改善情况,适时复查B超,了解脓肿好转情况。位置较高的肝脓肿,穿刺后应注意呼吸、胸痛及胸部体征,及时发现气胸、脓胸等并发症。

（三）手术治疗的护理

手术方式有切开引流和肝叶切除两种。

1.术前准备

协助做好术前检查,术前常规准备等。

2.术后护理

（1）疼痛护理。①评估疼痛的诱发因素、伴随症状,观察并记录疼痛程度、部位、性质及持续时间等。②遵医嘱给予镇痛药物,并观察药物效果和不良反应。③指导患者采取放松和分散注意力的方法应对疼痛。

（2）病情观察:行脓肿切开引流者观察患者生命体征、腹部体征,注意有无脓液流入患者腹腔而并发腹腔感染。观察肝脓肿症状和改善情况,适时复查 B 超,了解脓肿好转情况。

（3）肝叶切除护理:术后 24 小时内应卧床休息,避免剧烈咳嗽,以防出血。给予氧气吸入,保证血氧浓度,促进肝创面愈合。

（四）术后并发症的观察和护理

出血、胆汁漏等并发症。

三、健康教育

（一）预防复发

（1）有胆道感染等疾病者应积极治疗原发病灶。

（2）多饮水,进食高热量、高蛋白、富含维生素和纤维素营养丰富易消化的食物,增强体质,提高机体免疫力。

（3）注意劳逸结合,避免过度劳累。

（4）遵医嘱按时服药，不得擅自改变药物剂量或随意停药。

（5）合并糖尿病患者，让其了解控制血糖在本病治疗中的重要性，应注意维持血糖。嘱遵医嘱按时注射胰岛素或口服降糖药物，定时监测血糖，控制空腹血糖在 5.8～7.0 mmol/L，餐后 2 小时血糖为 8～11 mmol/L。

（6）注意饮食卫生，不喝生水，不进食不卫生、未煮熟的食物。

（二）自我观察与复查

遵医嘱定期复查。若出现发热、腹部疼痛等症状，警惕有复发的可能，应及时就诊。

（杜志丹）

第五节 胆 囊 炎

一、疾病概述

（一）概念

胆囊炎是指发生在胆囊的细菌性和/或化学性炎症。根据发病的缓急和病程的长短分为急性胆囊炎、慢性胆囊炎和慢性胆囊炎急性发作三类。约 95% 的急性胆囊炎患者合并胆囊结石，称为急性胆石性胆囊炎；未合并胆囊结石者，称为急性非结石性胆囊炎。胆囊炎的发病率很高，仅次于阑尾炎。年龄多见于 35 岁以后，以 40～60 岁为高峰。女性发病率约为男性的 4 倍，肥胖者多于其他体型者。

（二）病因

1.急性胆囊炎

急性胆囊炎是外科常见急腹症，其发病率居于炎性急腹症的第二位，仅次于急性阑尾炎，女性居多。急性胆囊炎的病因复杂，胆囊结石和细菌感染是引发急性胆囊炎的两大重要因素，主要病因包括以下几点。

（1）胆道阻塞：由于结石阻塞或嵌顿于胆囊管或胆囊颈，导致胆汁排出受阻，胆汁潴留，其中水分吸收而胆汁浓缩，胆汁中的胆汁酸刺激胆囊黏膜而引起水肿、炎症，甚至坏死。90%～95% 的急性胆囊炎与胆石有关，在少数情况下，胰液从胰管和胆总管共同的腔道中反流，也可进入胆囊产生化学性刺激。结石亦可直接损伤受压部位的胆囊黏膜引起炎症。此外，胆囊颈或胆囊管腔的狭窄，或受到管外肿块的压迫也可以导致阻塞。胆管和胆囊颈结石嵌塞是引起急性胆囊炎重要的诱因。

（2）细菌入侵：急性胆囊炎时胆囊胆汁的细菌培养阳性率可高达 80%～90%，包括需氧菌与厌氧菌感染，其中大肠埃希菌最为常见。细菌多来源于胃肠道，致病菌通过胆道逆行、直接蔓延或经血液循环和淋巴途径入侵胆囊。结石压迫局部囊壁的静脉，使静脉回流受阻而淤血、出血，以至坏死而引起炎症。

（3）化学性刺激：胆汁酸、逆流的胰液和溶血卵磷脂，对细胞膜有毒性作用和损伤作用。

（4）病毒感染：乙肝病毒可以侵犯许多组织和器官，可以在胆管上皮中复制，对胆道系统有直接的侵害作用。

（5）胆囊的血流灌注量不足：如休克和动脉硬化等，可引起胆囊黏膜的局灶性坏死。

（6）其他：严重创伤、烧伤后、严重过敏、长期禁食或与胆囊无关的大手术等导致的内脏神经功能紊乱时发生急性胆囊炎。

2.慢性胆囊炎

大多继发于急性胆囊炎，是急性胆囊炎反复发作的结果。有较多的病例直接由化学刺激引起。胆囊结石或有阻塞常伴有慢性胆囊炎，这些原因不去除，浓缩胆汁长期刺激可造成慢性炎症。结石和慢性胆囊炎的关系尤为密切，约95％的慢性胆囊炎有胆石存在和反复急性发作的病史。

（三）病理生理

1.急性胆囊炎

（1）急性结石性胆囊炎：当结石致胆囊管梗阻时，胆汁淤积，胆囊内压力升高，胆囊肿大、黏膜充血、水肿，渗出增多；镜下可见血管扩张和炎性细胞浸润，称为急性单纯性胆囊炎。若梗阻未解除或炎症未控制，病情继续发展，病变可累及胆囊壁的全层，胆囊壁充血、水肿加重，出现瘀斑或脓苔，部分黏膜坏死脱落，甚至浆膜液有纤维素和脓性渗出物；镜下可见组织中有广泛的中性粒细胞浸润，黏膜上皮脱落，即为急性化脓性胆囊炎；还可引起胆囊积脓。若梗阻仍未解除，胆囊内压力继续升高，胆囊壁张力增高，导致血液循环障碍时，胆囊组织除上述炎性改变外，整个胆囊呈片状缺血坏死；镜下见胆囊黏膜结构消失，血管内外充满红细胞，即为急性坏疽性胆囊炎。若胆囊炎症继续加重，积脓增多，胆囊内压力增高，在胆囊壁的缺血、坏死或溃疡处极易造成穿孔，会引起胆汁性腹膜炎，穿孔部位常在颈部和底部，如胆囊坏疽穿孔发生过程较慢，周围粘连包裹，则形成胆囊周围脓肿。

（2）急性非结石性胆囊炎：病理过程与急性结石性胆囊炎基本相同，但急性非结石性胆囊炎更容易发生胆囊坏疽和穿孔，约75％的患者发生胆囊坏疽，15％的患者出现胆囊穿孔。

2.慢性胆囊炎

慢性胆囊炎是胆囊炎症和结石的反复刺激，胆囊壁炎性细胞浸润和纤维组织增生，胆囊壁增厚，可与周围组织粘连，甚至出现胆囊萎缩，失去收缩和浓缩胆汁的功能。可分为慢性结石性胆囊炎和慢性非结石性胆囊炎两大类，前者占本病的70％～80％，后者占20％～30％。

（四）临床表现

1.急性胆囊炎

（1）症状。①腹痛，多数患者有上腹部疼痛史，表现为右上腹阵发性绞痛，常在饱餐、进食油腻食物后或夜间发作，疼痛可放射至右肩及右肩胛下。②消化道症状，患者腹痛发作时常伴恶心、呕吐、厌食等消化道症状。③发热或中毒症状，根据胆囊炎症反应程度的不同，患者可出现不同程度的体温升高和脉搏加速。

（2）体征。①腹部压痛，早期可有右上腹压痛或叩痛。胆囊化脓坏疽时可扪及肿大的胆囊，可有不同程度和不同范围的右上腹压痛，或右季肋部叩痛，墨菲征常为阳性，伴有不同程度的肌紧张，如胆囊张力大时更加明显。腹式呼吸可因疼痛而减弱，常呈吸气性抑制。②黄疸，10％～25％的患者可出现轻度黄疸，多见于胆囊炎症反复发作合并Mirizzi综合征的患者。

2.慢性胆囊炎

临床症状常不典型，主要表现为上腹部饱胀不适、厌食油腻和嗳气等消化不良的症状，以及右上腹和肩背部隐痛。多数患者曾有典型的胆绞痛病史。体检可发现右上腹胆囊区压痛或不适感,墨菲征可呈弱阳性,如胆囊肿大,右上腹肋下可及光滑圆形肿块。在并发胆道急性感染时可有寒战、发热等。

(五)辅助检查

1.急性胆囊炎

(1)实验室检查:血常规检查可见血白细胞计数和中性粒细胞比例升高;部分患者可有血清胆红素、转氨酶、碱性磷酸酶和淀粉酶升高。

(2)影像学检查:B超检查可显示胆囊肿大,胆囊壁增厚,大部分患者可见胆囊内有结石光团。^{99m}Tc-EHIDA检查,急性胆囊炎时胆囊常不显影,但不作为常规检查。

2.慢性胆囊炎

B超检查是慢性胆囊炎首选的辅助检查方法,可显示胆囊增大,胆囊壁增厚,胆囊腔缩小或萎缩,排空功能减退或消失,并可探知有无结石。此外,CT、MRI、口服胆囊造影、腹部X线平片等也是重要的检查手段。

(六)主要处理原则

主要为手术治疗,手术时机和手术方式取决于患者的病情。

1.非手术治疗

(1)适应证:诊断明确、病情较轻的急性胆囊炎患者;老年人或伴有严重心血管疾病不能耐受手术的患者。在非手术治疗的基础上积极治疗各种并发症,待患者一般情况好转后再考虑择期手术治疗。作为手术前准备的一部分。

(2)常用的非手术治疗措施:主要包括禁饮食和/或胃肠减压,纠正水、电解质和酸碱平衡紊乱,控制感染,使用消炎利胆及解痉止痛药物,全身支持、对症处理,还可以使用中药、针刺疗法等。在非手术治疗期间,若病情加重或出现胆囊坏疽、穿孔等并发症应及时进行手术治疗。

2.手术治疗

(1)急诊手术适应证:①发病在48～72小时者。②经非手术治疗无效且病情加重者。③合并胆囊穿孔、弥漫性腹膜炎、急性梗阻性化脓性胆管炎、急性坏死性胰腺炎等严重并发症者。④其余患者可根据具体情况择期手术。

(2)手术方式。①胆囊切除术,根据病情选择开腹或腹腔镜行胆囊切除术。手术过程中遇到下列情况应同时做胆总管切开探查加T管引流术。患者有黄疸史;胆总管内扪及结石或术前B超提示肝总管、胆总管结石;胆总管扩张,直径大于1 cm者;胆总管内抽出脓性胆汁或有胆色素沉淀者;患者合并有慢性复发性胰腺炎者。②胆囊造口术,目的是减压和引流胆汁。主要用于年老体弱,合并严重心、肺、肾等内脏器官功能障碍不能耐受手术的患者,或局部炎症水肿、粘连严重导致局部解剖不清者。待病情稳定、局部炎症消退后再根据患者情况决定是否行择期手术治疗。

二、护理评估

(一)术前评估

1.健康史及相关因素

(1)一般情况:患者的年龄、性别、职业、居住地及饮食习惯等。

(2)发病的病因和诱因:腹痛的病因和诱因,腹痛发生的时间,是否与饱餐、进食油腻食物及夜间睡眠改变体位有关。

(3)腹痛的性质:是否为突发性腹痛,疼痛的性质是绞痛、隐痛、阵发性或持续性疼痛,有无放射至右肩背部或右肩胛下等。

(4)既往史:有无胆石症、胆囊炎、胆道蛔虫病史;有无胆道手术史;有无消化性溃疡及类似疼痛发作史;有无用药史、过敏史及腹部手术史。

2.身体评估

(1)全身:患者有无寒战、发热、恶心、呕吐;有无面色苍白等贫血现象;有无黏膜和皮肤黄染等;有无体重减轻;有无意识及神经系统的其他改变等。

(2)局部:腹痛的部位是位于右上腹还是剑突下,有无全腹疼痛;有无压痛、肌紧张及反跳痛;能否触及胆囊及胆囊肿大的程度,墨菲征是否阳性等。

(3)辅助检查:血常规检查中白细胞计数及中性粒细胞比例是否升高;血清胆红素、转氨酶、碱性磷酸酶及淀粉酶有无升高;B超是否观察到胆囊增大或结石影;^{99m}Tc-EHIDA 检查胆囊是否显影;心、肺、肾等器官功能有无异常。

3.心理-社会评估

了解患者及其家属在疾病治疗过程中的心理反应与需求,家庭及社会支持情况,心理承受程度及对治疗的期望等,引导患者正确配合疾病的治疗与护理。

(二)术后评估

1.手术中情况

了解手术的方式和手术范围,如是胆囊切除还是胆囊造口术,是开腹还是腹腔镜;术中有无行胆总管探查,术中出血量及输血、补液情况;有无留置引流管及其位置和目的。

2.术后病情

术后生命体征及手术切口愈合情况;T管及其他引流管引流情况,包括引流液的量、颜色、性质等;对老年患者尤其要评估其呼吸及循环功能等状况。

3.心理-社会评估

患者及其家属对术后和术后康复的认知和期望。

三、主要护理诊断/问题

(一)疼痛

与胆囊结石突然嵌顿、胆汁排空受阻致胆囊强烈收缩或继发胆囊感染、术后伤口疼痛有关。

(二)有体液不足的危险

与恶心、呕吐、不能进食和手术前后需要禁食有关。

(三)潜在并发症

胆囊穿孔、感染等。

四、主要护理措施

(一)减轻或控制疼痛

根据疼痛的程度,采取非药物或药物方法止痛。

1.卧床休息

协助患者采取舒适体位,指导其有节律的深呼吸,达到放松和减轻疼痛的效果。

2.合理饮食

病情较轻且决定采取非手术治疗的急性胆囊炎患者,指导其清淡饮食,忌食油腻食物;病情严重需急诊手术的患者予以禁食和胃肠减压,以减轻腹胀和腹痛。

3.药物止痛

对诊断明确的剧烈疼痛者,可遵医嘱通过口服、注射等方式给予消炎利胆、解痉或止痛药,以缓解疼痛。

4.控制感染

遵医嘱及时合理应用抗生素。通过控制胆囊炎症,减轻胆囊肿胀和胆囊压力达到减轻疼痛的效果。

(二)维持体液平衡

对于禁食患者,根据医嘱经静脉补充足够的热量、氨基酸、维生素、水、电解质等,以维持水、电解质及酸碱平衡。对能进食、进食量不足者,指导和鼓励其进食高蛋白、高碳水化合物、高维生素和低脂的食物,以保持良好的营养状态。

(三)并发症的预防和护理

1.加强观察

严密观察患者的生命体征变化,了解腹痛的程度、性质、发作的时间、诱因及缓解的相关因素和腹部体征的变化。若腹痛进行性加重,且范围扩大,出现压痛、反跳痛、肌紧张等,同时伴有寒战、高热的症状,提示胆囊穿孔或病情加重。

2.减轻胆囊内压力

遵医嘱应用敏感抗菌药,以有效控制感染,减轻炎性渗出,达到减少胆囊内压力、预防胆囊穿孔的目的。

3.及时处理胆囊穿孔

一旦发生胆囊穿孔,应及时报告医师,并配合做好紧急手术的准备。

五、护理效果评估

(1)患者腹痛得到缓解,能叙述自我缓解疼痛的方法。

(2)患者在禁食期间得到相应的体液补充。

(3)患者没有发生胆囊穿孔或能及时发现和处理已发生的胆囊穿孔。

(4)疾病愈合良好,无并发症发生。

(5)患者对疾病的心理压力得到及时的调适与干预。依从性较好,并对疾病的治疗和预防有一定的了解。

(易春梅)

第六节　急性化脓性腹膜炎

一、概念

急性化脓性腹膜炎是指由化脓性细菌,包括需氧菌和厌氧菌或两者混合所引起的腹膜腔急性感染。急性化脓性腹膜炎累及整个腹腔称为急性弥散性腹膜炎,腹膜腔炎症仅局限于病灶局部称为局限性腹膜炎,并可形成脓肿。根据腹腔内有无病变又分为原发性腹膜炎和继发性腹膜炎。腹腔内无原发病灶,而是血源性引起的,称为原发性腹膜炎,占2%。继发于腹腔内空腔脏器穿孔、损伤破裂、炎症扩散和手术污染等所引起的腹膜炎,称之为继发性腹膜炎,是急性化脓性腹膜炎中最常见的一种占98%。

二、临床表现

(一)腹痛

腹痛是最主要的症状,一般都很剧烈,不能忍受,且呈持续性,当患者深呼吸、咳嗽、转动体位时加重,故患者多不愿意改变体位。疼痛先以原发病灶处最明显,随炎症扩散可波及全腹。

(二)恶心、呕吐

恶心、呕吐为早期出现胃肠道症状。腹膜受到刺激,引起反射性恶心,呕吐,呕吐物为胃内容物。当出现麻痹性肠梗阻时,可吐出黄绿色胆汁,甚至粪质样内容物。

(三)全身症状

随着炎症发展,患者出现高热、大汗、口干、脉速、呼吸浅快等全身中毒症状,后期出现眼窝凹陷、四肢发冷、呼吸急促、脉搏细弱、血压下降、严重缺水、代谢性酸中毒及感染性休克的表现。但年老体衰或病情晚期者体温不一定升高,如脉搏加快,体温反而下降,提示病情恶化。

(四)腹部体征

腹胀明显,腹式呼吸减弱或消失。腹部有压痛、反跳痛、肌紧张,是腹膜炎的重要体征,称为腹膜刺激征。腹肌呈"木板样"多为胃十二指肠穿孔的临床表现,而老年、幼儿或极度虚弱的患者腹肌紧张可不明显,易被忽视。胃十二指肠穿孔时,腹腔可有游离气体,叩诊肝浊音界缩小或消失。腹腔内有较多积液时,移动性浊音呈阳性。

三、辅助检查

(一)血液检查

白细胞总数及中性粒细胞升高,可出现中毒性颗粒。病情危重或机体反应低下时,白细胞计数可不增高。

(二)腹部X线检查

立位平片,可见膈下游离气体;卧位片,在腹膜炎有肠麻痹时可见肠袢普遍胀气,肠间隙增宽及腹膜外脂肪线模糊以至消失。

(三)直肠指检

有无直肠前壁触痛、饱满,可判断有无盆腔感染或盆腔脓肿形成。

(四)B超检查

B超检查可帮助判断腹腔病变部位。

(五)腹腔穿刺

可根据抽出液性状、气味、混浊度做细菌培养、涂片,以及淀粉酶测定来帮助诊断及确定病变部位和性质。

四、护理措施

急性腹膜炎的治疗分为非手术和手术两种方法。非手术疗法主要适用于原发性腹膜炎;急性腹膜炎原因不明,病情不重,全身情况较好;炎症已有局限化趋势,症状有所好转。手术疗法主要适用于腹腔内病变严重;腹膜炎重或腹膜炎原因不明,无局限趋势;患者一般情况差,腹水多,肠麻痹重或中毒症状明显,甚至出现休克者;经短期(一般不超过 12 小时)非手术治疗症状及体征不缓解反而加重者。其治疗原则是处理原发病灶,消除引起腹膜炎的病因,清理或引流腹腔,促使腹腔脓性渗出液尽早局限、吸收。

(一)术前护理

(1)病情观察:定时监测体温、脉搏、呼吸、血压,准确记录 24 小时出入量。观察腹部体征变化,对休克患者应监测中心静脉压及血气分析数值。

(2)禁食:尤其是胃肠道穿孔者,可减少胃肠道内容物继续溢入腹腔。

(3)胃肠减压:可减轻胃肠道内积气、积液,减少胃肠内容物继续溢入腹腔,有利或减轻腹膜的疼痛刺激,减少毒素吸收,降低肠壁张力,改善肠壁血液供给,利于炎症局限,并促进胃肠道蠕动恢复。

(4)保持水、电解质平衡:腹膜炎时,腹腔内有大量液体渗出,加之呕吐,患者不仅丧失水、电解质,也丧失了大量的血浆,应根据患者的临床表现和血生化测定、中心静脉压等监测,输入适量的晶体液和胶体液,纠正水、电解质和酸碱失衡,保持尿量每小时 30 mL 以上。

(5)抗感染:继发性腹膜炎常为混合感染,因此需针对性地、大剂量联合应用抗生素。

(6)对诊断不明确者,应严禁使用止痛剂,以免掩盖病情,贻误诊断和治疗。

(7)积极做好手术准备,做好患者及家属的工作,解除思想顾虑,积极配合治疗。

(二)术后护理

(1)定时监测体温、脉搏、呼吸、血压及尿量的变化。

(2)患者血压平稳后,应取半卧位,以利于腹腔引流,减轻腹胀,改善呼吸。

(3)补液与营养:由于术前大量体液丧失,患者术后又需禁食,故要注意水、电解质平衡,酸碱平衡和营养的补充。

(4)继续胃肠减压:腹膜炎患者虽经手术治疗,但腹膜的炎症尚未清除,肠蠕动尚未恢复,故应禁食,同时采用有效的胃肠减压,直至肠蠕动恢复,肛门排气后,方可拔除胃管,开始进食。

(5)引流的护理:妥善固定引流管,避免受压、扭曲,保持通畅,观察并记录引流量、颜色、气味等。如需用负压吸引者应注意负压大小,如用双套管引流者,常需用抗生素盐水冲洗,冲洗时应注意无菌操作,记录冲洗量和引流量及性状。冲洗时注意保持床铺的干燥。

(6)应用抗生素以减轻和防治腹腔残余感染。

(7)为了减少患者的不适,酌情使用止痛剂。

(8)鼓励患者早期活动,防止肠粘连。

(9)观察有无腹腔残余脓肿,如患者体温持续不退或下降后又有升高,白细胞计数升高,全身有中毒症状,以及腹部局部体征的变化,大便次数增多等提示有残余脓肿,应及时报告医师处理。

(三)健康教育

(1)术后肠功能恢复后的饮食要根据不同疾病具体计划,先进流质饮食,再过渡到半流质饮食。应指导和鼓励患者吃易消化、高蛋白、高热量、高维生素的食物。

(2)向患者解释术后半卧位的意义。在病情允许的情况下,应鼓励患者尽早下床活动。

(3)出院后如突然出现腹痛加重,应及时到医院就诊。

(罗建美)

第九章 骨科护理

第一节 肱骨干骨折

一、疾病概述

(一)概念

肱骨干骨折是发生在肱骨外科颈下 1～2 cm 至肱骨髁上 2 cm 段内的骨折。在肱骨干中下 1/3 段后外侧有桡神经沟,此处骨折最容易发生桡神经损伤。

(二)相关病理生理

1.骨折的愈合过程

(1)血肿炎症极化期:在伤后 48～72 小时,血肿在骨折部位形成。由于创伤后,骨骼的血液供应减少,可引起骨坏死。死亡细胞促进成纤维细胞和成骨细胞向骨折部位移行,迅速形成纤维软骨,形成骨的纤维愈合。

(2)原始骨痂形成期:由于血管和细胞的增殖,骨折后的 2～3 周内骨折断端的周围形成骨痂。随着愈合的继续,骨痂被塑造成疏松的纤维组织,伸向骨内。常发生在骨折后 3 周至 6 个月内。

(3)骨板形成塑形期:在骨愈合的最后阶段,过多的骨痂被吸收,骨连接完成。随着肢体的负重,骨痂不断得到加强,损伤的骨组织逐渐恢复到损伤前的结构强度和形状。这个过程最早发生在骨折后 6 周,可持续 1 年。

2.影响愈合的因素

(1)全身因素,如年龄、营养和代谢因素、健康状况。

(2)局部因素,如骨折的类型和数量、骨折部位的血液供应、软组织损伤程度、软组织嵌入以及感染等。

(3)治疗方法,如反复多次的手法复位、骨折固定不牢固、过早和不恰当的功能锻炼、治疗操作不当等。

(三)病因与诱因

肱骨干骨折可由直接暴力或间接暴力引起。直接暴力常由外侧打击肱骨干中部,致横形或粉碎性骨折。间接暴力常由于手部或肘部着地,外力向上传导,加上身体倾斜所产生的剪式应力,多导致中下1/3骨折。

(四)临床表现

1.症状

患侧上臂出现疼痛、肿胀、皮下瘀斑,上肢活动障碍。

2.体征

患侧上臂可见畸形、反常活动、骨摩擦感、骨擦音。若合并桡神经损伤,可出现患侧垂腕畸形、各手指关节不能背伸、拇指不能伸直、前臂旋后障碍、手背桡侧皮肤感觉减退或消失。

(五)辅助检查

X线拍片可确定骨折类型、移位方向。

(六)治疗原则

1.手法复位外固定

在止痛、持续牵引和肌肉放松的情况下复位,复位后可选择石膏或小夹板固定。复位后比较稳定的骨折,可用U形石膏固定。中、下段长斜形或长螺旋形骨折因手法复位后不稳定,可采用上肢悬垂石膏固定,宜采用轻质石膏,以免因重量太大导致骨折端分离。选择小夹板固定者可屈肘90°角位,用三角巾悬吊,成人固定6~8周,儿童固定4~6周。

2.切开复位内固定

在切开直视下复位后用加压钢板螺钉内固定或带锁髓内针固定。内固定可在半年以后取出,若无不适也可不取。

二、护理评估

(一)一般评估

1.健康史

(1)一般情况:了解患者的年龄、职业特点、运动爱好、日常饮食结构、有无酗酒等。

(2)受伤情况:了解患者受伤的原因、部位和时间,受伤时的体位和环境,外力作用的方式、方向与性质,骨折轻重程度及有无合并桡神经损伤,急救处理的过程等。

(3)既往史:重点了解与骨折愈合有关的因素,如患者有无骨折史,有无药物滥用、服用特殊药物及药物过敏史,有无手术史等。

2.生命体征

按护理常规监测生命体征。

3.患者主诉

受伤的原因、时间、外力方式与性质、骨折轻重程度及有无合并桡神经损伤、受伤时的体位和环境、急救处理的过程等。

4.相关记录

外伤情况及既往史;X线片及实验室检查等结果记录。

(二)身体评估

1.术前评估

(1)视诊:患侧上臂出现疼痛、肿胀、皮下瘀斑,可见畸形,若合并桡神经损伤,可出现患侧垂腕畸形。

(2)触诊:患侧有触痛,骨摩擦感或骨擦音,若合并桡神经损伤,手背桡侧皮肤感觉减退或消失。

(3)动诊:可见反常活动,若合并桡神经损伤,各手指关节不能背伸,拇指不能伸直,前臂旋后障碍。

(4)量诊:患肢有无短缩、双侧上肢周径大小、关节活动度。

2.术后评估

(1)视诊:患侧上臂出现肿胀、皮下瘀斑减轻或消退;外固定清洁、干燥,保持有效固定。

(2)触诊:患侧触痛减轻或消退;若合并桡神经损伤者,手背桡侧皮肤感觉改善或恢复正常。

(3)动诊:反常活动消失;若合并桡神经损伤者,各手指关节能背伸,拇指能伸直,前臂旋后正常。

(4)量诊:患肢无短缩、双侧上肢周径大小相等、关节活动度无差异。

(三)心理-社会评估

患者突然受伤骨折,患侧肢体活动障碍,生活自理能力下降,疼痛刺激以及外固定的使用,易产生焦虑、紧张及自身形象紊乱等心理变化。

(四)辅助检查阳性结果评估

X线片结果确定骨折类型、移位方向。

(五)治疗效果的评估

(1)局部无压痛及纵向叩击痛。

(2)局部无反常活动。

(3)X线片显示骨折处有连续骨痂通过,骨折线已模糊。

(4)拆除外固定后,成人上肢能胸前平举1 kg重物持续达1分钟。

(5)连续观察2周骨折处不变形。

三、主要护理诊断

(一)疼痛

疼痛与骨折、软组织损伤、肌痉挛和水肿有关。

(二)潜在并发症

肌萎缩、关节僵硬。

四、主要护理措施

(一)病情观察与体位护理

1.疼痛护理

及时评估患者疼痛程度,遵医嘱给予止痛药物。

2.体位

用吊带或三角巾将患肢托起,以促进静脉回流,减轻肢体肿胀、疼痛。

(二)饮食护理

指导患者进食高蛋白、高维生素、高热量、高钙和高铁的食物。

(三)生活护理

指导患者进行力所能及的活动,必要时为其帮助。

(四)心理护理

向患者和家属解释骨折的愈合是一个循序渐进的过程,充分固定能为骨折断端连接提供良好的条件。正确的功能锻炼可以促进断端生长愈合和患肢功能恢复。

(五)健康教育

1.指导功能锻炼

复位固定后尽早开始手指屈伸活动,并进行上臂肌肉的主动舒缩运动,但禁止做上臂旋转运动。2～3周后,开始主动的腕、肘关节屈伸活动和肩关节的外展、内收活动,逐渐增加活动量和活动频率。6～8周后加大活动量,并做肩关节旋转活动,以防肩关节僵硬或萎缩。

2.复查

告知患者若骨折远端肢体肿胀或疼痛明显加重,肢体感觉麻木、肢端发凉,夹板或外固定松动,应立即到医院复查并评估功能恢复情况。

3.安全指导

指导患者及家属评估家庭环境的安全性,妥善放置可能影响患者活动的障碍物。

五、护理效果评估

(1)患者是否主诉骨折部位疼痛减轻或消失,感觉舒适。

(2)患侧肢端能否维持正常的组织灌注,皮肤温度和颜色正常,末梢动脉搏动有力。

(3)能否避免出现肌萎缩、关节僵硬等并发症发生。一旦发生,能否及时发现和处理。

(4)患者在指导下能否按计划进行有效的功能锻炼,患肢功能恢复情况及有无活动障碍。

(李　腾)

第二节　股骨颈骨折

一、疾病概述

(一)概念

股骨颈骨折多发生在中老年人,以女性多见。常出现骨折不愈合(占 15%)和股骨头缺血性坏死(占 20%～30%)。

(二)相关病理生理

股骨颈骨折的发生常与骨质疏松导致骨质量下降有关,使患者在遭受轻微扭转暴力时即发生骨折。

(三)病因与分类

患者多在走路时滑倒,身体发生扭转倒地,间接暴力传导致股骨颈发生骨折。青少年股骨颈骨折较少见,常需较大暴力才会引起,且多为不稳定性骨折。

(1)按骨折线部位分类:股骨头下骨折、经股骨颈骨折和股骨颈基底骨折。

(2)按 X 线表现分类:内收骨折、外展骨折。

(3)按移位程度分类:常采用 Garden 分型,可分为不完全骨折、完全骨折但不移位、完全骨折部分移位且股骨头与股骨颈有接触、完全移位的骨折。

(四)临床表现

1.症状

中老年人有摔倒受伤史,伤后感髋部疼痛,下肢活动受限,不能站立和行走。嵌插骨折患者受伤后仍能行走,但是数天后髋部疼痛逐渐加强,活动后更痛,甚至完全不能行走,提示可能由受伤时的稳定骨折发展为不稳定骨折。

2.体征

患肢缩短,出现外旋畸形,一般在 45°～60°角。患侧大转子突出,局部压痛和轴向叩击痛。患者较少出现髋部肿胀和瘀斑。

(五)辅助检查

髋部正侧位 X 线拍片可见明确骨折的部位、类型、移位情况,是选择治疗方法的重要依据。

(六)治疗原则

1.非手术治疗

无明显移位的骨折、外展型或嵌插型等稳定性骨折者,年龄过大、全身情况差。或合并有严重心、肺、肾、肝等功能障碍者,可选择非手术治疗。患者可穿防旋鞋,下肢 30°角外展中立位皮肤牵引,卧床 6～8 周。对全身情况很差的高龄患者应以挽救生命和治疗并发症为主,骨折可不进行特殊治疗。尽管可能发生骨折不愈合,但患者仍能扶拐行走。

2.手术治疗

对内收型骨折和有移位的骨折,65 岁以上老年人的股骨头下型骨折、青少年股骨颈骨折、股骨陈旧骨折不愈合以及影响功能的畸形愈合等,应采用手术治疗。

(1)闭合复位内固定:对所有类型股骨颈骨折患者均可进行闭合复位内固定术。闭合复位成功后,在股骨外侧打入多根空心加压螺钉内固定或动力髋钉板固定。

(2)切开复位内固定:对闭合复位困难或复位失败者可行切开复位内固定术。经切口在直视下复位,用加压螺钉。

(3)人工关节置换术:对全身情况尚好的高龄患者股骨头下骨折,已合并骨关节炎或股骨头坏死者,可选择单纯人工股骨头置换术或全髋关节置换术。

二、护理评估

(一)一般评估

1.健康史

(1)一般情况:了解患者的年龄、职业特点、运动爱好、日常饮食结构、有无酗酒等。

(2)受伤史:有摔倒受伤后感髋部疼痛,下肢活动受限,不能站立和行走。

(3)既往史:重点了解与骨折愈合有关的因素,如患者有无骨折史,有无药物滥用、服用特殊药物及药物过敏史,有无手术史等。

2.生命体征

根据病情定时监测生命体征。

3.患者主诉

受伤的原因、时间、外力方式与性质,骨折轻重程度及有无合并桡神经损伤、受伤时的体位和环境、急救处理的过程等。

4.相关记录

外伤情况及既往史;X线拍片及实验室检查等结果记录。

(二)身体评估

1.术前评估

(1)视诊:患肢出现外旋畸形,股骨大转子突出。

(2)触诊:患肢局部压痛。

(3)叩诊:患肢局部纵向压痛。

(4)动诊:患肢活动受限。

(5)量诊:患肢有无短缩、双侧下肢周径大小、关节活动度。

2.术后评估

(1)视诊:患肢保持外展中立位;外固定清洁、干燥,保持有效固定。

(2)触诊:患肢局部压痛减轻或消退。

(3)叩诊:患肢局部纵向压痛减轻或消退。

(4)动诊:患肢根据愈合情况进行相应活动。

(5)量诊:患肢无短缩,双侧下肢周径大小相等、关节活动度无差异。

(三)心理-社会评估

患者受伤骨折,患侧肢体活动障碍,生活自理能力下降,疼痛刺激以及外固定的使用,易产生焦虑、紧张及自身形象紊乱等心理变化。

(四)辅助检查阳性结果评估

髋部正侧位X线拍片结果确定骨折的部位、类型、移位方向。

(五)治疗效果的评估

(1)局部无压痛及叩击痛。

(2)局部无反常活动。

(3)内固定治疗者,X线拍片显示骨折处有连续骨痂通过,骨折线已模糊。

(4)X线片证实骨折愈合后可正常行走或负重行走。

三、主要护理诊断

(一)躯体活动障碍

躯体活动障碍与骨折、牵引或石膏固定有关。

(二)失用综合征的危险

失用综合征的危险与骨折、软组织损伤或长期卧床有关。

(三)潜在并发症

下肢深静脉血栓、肺部感染、压疮、股骨头缺血坏死、骨折不愈合、关节脱位、关节感染等。

四、主要护理措施

(一)病情观察与并发症预防

1.搬运与移动

尽量避免搬运和移动患者。搬运时将髋关节与患肢整体托起,防止关节脱位或骨折断端移位造成新的损伤。在病情允许的情况下,指导患者借助吊架或床栏更换体位、坐起、转移到轮椅上以及使用助行器、拐杖行走的方法。

2.疼痛护理

及时评估患者疼痛程度,遵医嘱给予止痛药物。人工关节置换术后患者有中度至重度疼痛,术后用患者自控性止痛治疗、静脉或硬膜外止痛治疗可以控制疼痛。疼痛将逐渐减轻,到术后第3天,口服止痛药就可以充分缓解疼痛。口服止痛药在运动或体位改变前1.5小时服用为宜。

3.下肢深静脉血栓的预防

指导患者卧床时多做踝关节运动,鼓励患者术后早期运动和行走。人工关节置换术后患者要穿抗血栓长袜或充气压力长袜,术后第1天鼓励患者下床取坐位。

4.压疮的预防

保持床单的清洁、干燥,定时翻身并按摩受压的骨突部位,避免剪切力、摩擦力等损伤。

5.肺部感染的预防

鼓励患者进行主动咳嗽,可指导患者使用刺激性肺活量测定器(一种显示一次呼吸气量多少的塑料装置)来逐步增加患者的呼吸深度,调节深呼吸和咳嗽过程,防止肺炎。

6.关节感染的预防

保持关节腔内有效的负压吸引,引流管留置不应超过72小时,24小时引流量少于20 mL后才可拔管。若手术后关节持续肿胀疼痛、伤口有异常体液溢出、皮肤发红、局部皮温较高,应警惕是否为关节感染。关节感染虽然少见,但是最严重的并发症。

(二)饮食护理

指导患者进食高蛋白、高维生素、高热量、高钙和高铁的食物。对于手术或进食困难者,予以静脉营养支持。

(三)生活护理

指导患者进行力所能及的活动,必要时为其帮助,如协助进食、进水、排便和翻身等。

(四)心理护理

向患者和家属解释骨折的愈合是一个循序渐进的过程,充分固定能为骨折断端连接提供良好的条件。正确的功能锻炼可以促进断端生长愈合和患肢功能恢复。对可能遗留残疾的患者,应鼓励其表达自己的思想,减轻患者及其家属的心理负担。

(五)健康教育

1.非手术治疗

卧床期间保持患肢外展中立位,即平卧时两腿分开30°角,腿间放枕头,脚尖向上或穿"丁"字鞋。不可使患肢内收或外旋,坐起时不能交叉盘腿,以免发生骨折移位。翻身过程应由护士或家属协助,使患肢在上且始终保持外展中立位,然后在两大腿之间放1个枕头以防内收。指导患肢股四头肌等长收缩、踝关节和足趾屈伸旋转运动,在非睡眠状态下每小时练习1次,每次5~20分钟,以防止下肢深静脉血栓、肌萎缩和关节僵硬。在锻炼患肢的同时,指导患者进行双上肢及健侧下肢全范围关节活动和功能锻炼。

一般8周后复查X线片,若无异常可去除牵引后在床上坐起;3个月后骨折基本愈合,可先双扶拐患肢不负重活动,后逐渐单拐部分负重活动;6个月后复查X线检查显示骨折愈合牢固后,可完全负重行走。

2.内固定治疗

卧床期间不可使患肢内收,坐起不能交叉盘腿。若骨折复位良好,术后早期即可扶双拐下床活动,逐渐增加负重重量,X线检查证实骨折愈合后可弃拐负重行走。

3.人工关节置换术

卧床期间两腿间垫枕,保持患肢外展中立位,同时进行患肢股四头肌等长收缩、踝关节和足趾屈伸旋转运动。骨水泥型假体置换术后第1天后,即可遵医嘱进行床旁坐、站及扶双拐行走练习。生物型假体置换者一般于术后1周开始逐步进行行走练习。根据患者个体情况不同,制订具体康复计划,如果活动后感觉到关节持续疼痛和肿胀,说明练习强度过大。

在术后3个月内,关节周围软组织没有充分愈合,为避免关节脱位,应尽量避免屈髋大于90°角和下肢内收超过身体中线。因此,避免下蹲、坐矮凳、坐沙发、跪姿、盘腿、过度内收或外旋、交叉腿站立、跷二郎腿或过度弯腰拾物等动作;侧卧时应健侧在下,患肢在上,两腿间夹枕头;排便时使用坐便器。可以坐高椅、散步、骑车、跳舞和游泳等,上楼时健肢先上,下楼时患肢先下。另外,嘱患者尽量不做或少做有损人工关节的活动,如爬山、爬楼梯和跑步等;避免在负重状态下反复做髋关节屈伸运动,或做剧烈跳跃和急转急停运动。肥胖患者应控制体重,预防骨质疏松,避免过多负重。

警惕术后关节感染的发生。人工关节置换多年后关节松动或磨损,可在活动时出现关节疼痛、跛行、髋关节功能减退。患者摔倒或髋关节扭伤后髋部不能活动,伴有疼痛,双下肢不等长,可能出现了关节脱位。嘱患者出现以上情况应尽快就诊。

严格定期随诊,术后1、2、3、6、12个月以及以后每年,以便指导锻炼和了解康复情况。

4.安全指导

指导患者及家属评估家庭环境的安全性,妥善放置可能影响患者活动的障碍物。指导患者安全使用步行辅助器械或轮椅。行走练习时需有人陪伴,以防摔倒。

五、护理效果评估

(1)患者是否主诉骨折部位疼痛减轻或消失,感觉舒适。

(2)患侧肢端能否维持正常的组织灌注,皮肤温度和颜色正常,末梢动脉搏动有力。

(3)能否避免下肢深静脉血栓、肺部感染、压疮、股骨头缺血坏死、骨折不愈合、关节脱位、关节感染等并发症的发生。一旦发生,能否及时发现和处理。

(4)患者在指导下能否按计划进行有效的功能锻炼,患肢功能恢复情况及有无活动障碍。

(李　腾)

第十章 妇科护理

第一节 外阴炎及阴道炎

一、外阴炎

外阴炎是妇科常见病,是外阴部的皮肤与黏膜的炎症,可发生于任何年龄,以生育期及绝经后妇女多见。

(一)护理评估

1.健康史

(1)病因评估:外阴炎主要指外阴部的皮肤与黏膜的炎症,以大、小阴唇为多见。由于外阴与尿道、肛门、阴道邻近且暴露,同时,阴道分泌物、月经血、产后的恶露、尿液、粪便的刺激、糖尿病患者的糖尿的长期浸渍,均可引起外阴不同程度的炎症,此外,穿化纤内裤、紧身内裤、使用卫生巾使局部透气性差等,均可诱发外阴部的炎症。

(2)病史评估:评估有无外阴炎的因素存在,有无糖尿病、阴道炎病史。

2.身心状况

(1)症状:外阴瘙痒、疼痛、红、肿、灼热,性交及排尿时加重。

(2)体征:局部充血、肿胀、糜烂,常有抓痕,严重者形成溃疡或湿疹。慢性炎症者,外阴局部皮肤或黏膜增厚、粗糙、皲裂等。

(3)心理-社会状况:了解病程,了解患者对症状的反应,有无烦躁、不安等心理。

(二)护理诊断及合作性问题

(1)皮肤或黏膜完整性受损:与皮肤黏膜炎症有关。

(2)舒适改变:与外阴瘙痒、疼痛、分泌物增多有关。

(3)焦虑:与性交障碍、行动不便有关。

(三)护理目标

(1)患者皮肤与黏膜完整。

(2)患者病情缓解或好转,舒适感增加。

(3)患者情绪稳定,积极配合治疗与护理。

(四)护理措施

1.一般护理

炎症期间宜进食清淡且富含营养的食物,禁食辛辣、刺激性食物。

2.心理护理

患者常出现烦躁不安、焦虑紧张,应帮助患者树立信心,减轻心理负担,坚持治疗,讲究患者常出现烦躁不安、焦虑紧张,应帮助患者树立信心,减轻心理负担,坚持治疗,讲究卫生。

3.病情监护

积极寻找病因,消除刺激原。

4.治疗护理

(1)治疗原则:去除病因,积极治疗原发病,如阴道炎、尿瘘、粪瘘、糖尿病等。

(2)治疗配合:保持外阴清洁干燥,局部使用约 40 ℃的 1:5 000 高锰酸钾溶液坐浴,每天 2 次,每次15～30分钟,5～10 次为 1 个疗程。如有破溃,可涂抗生素软膏或紫草油,急性期可用物理治疗。

(五)健康指导

(1)卫生宣教,指导妇女穿棉质内裤,减少分泌物刺激,对公共场所,如游泳池、公共浴室等谨慎出入,注意经期、孕期、产期及流产后的生殖道清洁,防止感染。

(2)定期妇科检查,积极参与普查与普治。

(3)指导用药方法及注意事项。

(4)加强性道德教育,纠正不良性行为。

(六)护理评价

(1)患者诉说外阴瘙痒症状减轻,舒适感增加。

(2)患者焦虑缓解或消失,掌握了卫生保健常识,能养成良好卫生习惯。

二、前庭大腺炎

细菌侵入前庭大腺腺管内致腺管充血、水肿称为前庭大腺炎。

(一)护理评估

1.健康史

(1)病因评估:前庭大腺腺管开口位于小阴唇与处女膜之间,在性交、流产、分娩或其他情况污染外阴部时,病原体易侵入引起炎症,因此,以育龄妇女多见,主要病原体为葡萄球菌、链球菌、大肠埃希菌、淋病奈瑟菌及沙眼衣原体等。急性炎症发作时,细菌先侵犯腺管,腺管口因炎症肿胀阻塞,渗出物不能排出,积存而形成脓肿,称为前庭大腺脓肿(又称巴氏腺脓肿),多发于一侧。如急性炎症消退,腺管口粘连阻塞,分泌物不能外流,脓液转清,则形成前庭大腺囊肿,多为单侧,大小不等,可持续数年不增大。患者往往无自觉症状。

(2)病史评估:了解患者有无反复的外阴感染史及卫生习惯。

2.身心状况

(1)症状:初起时局部肿胀、疼痛、烧灼感,行走不便,可伴有大小便困难等。有时可出现发热等全身症状(表 10-1)。

表 10-1　前庭大腺炎临床类型及身体状况

临床类型	身体状况
急性期	(1)大阴唇下 1/3 处疼痛、肿胀,严重时行走受限。检查局部可见皮肤红、肿、热、压痛。 (2)脓肿形成时,可触及波动感,脓肿直径可达 5~6 cm,可自行破溃。如破口大,引流通畅,脓液流出后炎症消退;如破口小,引流欠佳,炎症持续不退或反复发作。 (3)可出现全身不适、发热等全身症状
慢性期	慢性期囊肿形成,患者感到外阴部有坠胀感或性交不适。检查时局部可触及囊性肿物,大小不一,有时可反复急性发作

(2)体征:外阴部皮肤红肿、压痛明显。当脓肿形成时,疼痛加剧,并可触及波动感,脓肿直径可达 5~6 cm。

(3)心理-社会状况:了解病程,了解患者对症状的反应,有无烦躁、不安等心理,患者常有因害羞或怕痛而未及时诊治的心理障碍。

(二)辅助检查

取前庭大腺开口处分泌物做细菌培养,确定病原体。

(三)护理诊断及合作性问题

(1)皮肤完整性受损:与脓肿自行破溃或手术切开引流有关。

(2)疼痛:与局部炎症刺激有关。

(四)护理目标

(1)患者皮肤保持完整。

(2)疼痛缓解或好转。

(五)护理措施

1.一般护理

急性期患者应卧床休息,饮食易消化、富含营养。

2.心理护理

患者常常烦躁不安、焦虑紧张,应尊重患者,为患者保密,以解除其忧虑,使其积极治疗,帮助其建立治愈疾病的信心和生活的勇气。

3.病情监护

观察患者的生命体征,重点观察体温变化,观察伤口愈合情况。

4.治病护理

(1)治疗原则:急性期局部热敷或坐浴,抗生素消炎治疗;脓肿形成或囊肿较大时,切开引流或行囊肿造口术,保持腺体功能,防止复发。

(2)治疗配合:急性炎症发作时,取前庭大腺开口处分泌物做细菌培养,确定病原体。根据细菌培养结果和药物敏感试验选用抗生素口服或肌内注射。脓肿形成或囊肿较大时,切开引流或行囊肿造口术,并放置引流条。术后保持局部清洁,引流条每天更换一次,外阴用 1:5 000 氯己定棉球擦拭,每天擦洗外阴 2 次,也可用清热解毒中药热敷或坐浴,每天 2 次。

(六)健康指导

(1)向患者及家属讲解此病的病因及预防措施,指导患者注意外阴清洁卫生。

(2)告知患者及家属月经期、产褥期禁止性交;月经期应使用消毒卫生巾预防感染;术后注意事项及正确用药。告知患者相关卫生保健常识,养成良好卫生习惯。

(七)护理评价

(1)患者诉说外阴不适症状减轻,舒适感增加。

(2)患者接受医护人员指导,焦虑缓解或消失。

阴道炎是阴道黏膜及黏膜下结缔组织的炎症,是妇科常见病。正常健康妇女由于解剖结构、组织特点,阴道对病原体的侵入有自然防御功能。当各种因素导致自然防御功能降低,阴道内生态平衡遭到破坏时,病原体侵入导致阴道炎症。幼女及绝经后妇女由于雌激素缺乏,阴道上皮薄,阴道抵抗力低,比青春期及育龄期妇女更易受感染。

三、滴虫性阴道炎

滴虫性阴道炎是由阴道毛滴虫引起的最常见的阴道炎。阴道毛滴虫主要寄生于女性阴道,也可存在于尿道、尿道旁腺及膀胱。男性可存在于包皮皱襞、尿道及前列腺内。滴虫适宜生长在温度为 25～40 ℃,pH 为 5.2～6.6 的潮湿环境。月经前后,阴道内酸性减弱,接近中性,隐藏在腺体及阴道皱襞中的滴虫常得以繁殖,而发生滴虫性阴道炎。此病的传播途径有经性交的直接传播及经游泳池、浴盆、厕所、衣物、器械等途径的间接传播。

(一)护理评估

1.健康史

(1)病因评估:阴道毛滴虫呈梨形,体积为多核白细胞的 2～3 倍。滴虫顶端有 4 根鞭毛,体部有波动膜,后端尖并有轴柱凸出。活的滴虫透明无色,如水滴,鞭毛随波动膜的波动而活动(图 10-1)。阴道毛滴虫极易传播,pH 在 4.5 以下时便受到抑制甚至致死。pH 上升至 7.5 时,其繁殖可完全被抑制。在妊娠期和月经来潮前后,阴道 pH 升高,可使阴道毛滴虫的感染率和发病率升高。

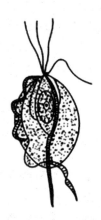

图 10-1　滴虫模式图

(2)病史评估:评估发作与月经周期的关系,既往阴道炎病史,个人卫生情况;分析感染经过;了解治疗经过。

2.身心状况

(1)症状:主要症状为白带呈稀薄泡沫状,量多及伴有外阴、阴道口瘙痒。如有其他细菌混合感染,白带可呈黄绿色、血性、脓性且有臭味。局部可有灼热、疼痛、性交痛。合并尿路感染,可有尿频、尿痛、血尿。阴道毛滴虫能吞噬精子,阻碍乳酸生成,影响精子在阴道内存活,可致不孕。

(2)体征:妇科检查时可见阴道黏膜充血,严重时有散在的出血点。有时可见阴道后穹隆处有液性或脓性泡沫状分泌物。

(3)心理-社会状况:患者常因炎症反复发作而烦恼,出现无助感。

(二)辅助检查

(1)悬滴法:在玻片上加 1 滴温生理盐水,自阴道后穹隆处取少许分泌物混于生理盐水中,用低倍镜检查,如有滴虫,可见其活动。阳性率可达 80%～90%。取分泌物检查前 24～48 小时,避免性交、阴道灌洗及阴道上药。

(2)培养法:适于症状典型而悬滴法未见滴虫者,可用培养基培养,其准确率可达 98%。

(三)护理诊断及合作性问题

(1)知识缺乏:缺乏对疾病传染途径的认识及缺乏阴道炎治疗的知识。

(2)舒适改变:与外阴瘙痒、分泌物增多有关。

(3)组织完整性受损:与分泌物增多、外阴瘙痒、搔抓有关。

(四)护理目标

(1)患者能说出疾病传染的途径、阴道炎的治疗与日常防护知识。

(2)患者分泌物减少.舒适度提高。保持组织完整性,无破损。

(五)护理措施

1.一般护理

注意个人卫生,保持外阴部清洁、干燥,避免搔抓外阴导致皮肤破损。

2.心理护理

解除患者因疾病带来的烦恼,减轻其对确诊后的心理压力,增强治疗疾病的信心。告知患者夫妇滴虫性阴道炎的传播途径、临床表现、治疗方法和注意事项,减轻他们的焦虑心理,同时鼓励他们积极配合治疗。

3.病情观察

观察患者的外阴瘙痒症状、阴道分泌物的量及颜色等。

4.治疗护理

(1)治疗原则:杀灭阴道毛滴虫,保持阴道的自净作用,防止复发,夫妻双方要同时治疗,切断直接传染途径。

(2)治疗配合:①局部治疗:增强阴道酸性环境,用 1%乳酸溶液、0.5%醋酸溶液或 1:5 000 高锰酸钾溶液冲洗阴道后,每晚睡前用甲硝唑 200 mg,置于阴道后穹隆,每天一次,10 天为 1 个疗程。②全身治疗:甲硝唑(灭滴灵)每次 200～400 mg,每天 3 次,口服,10 天为 1 个疗程。③指导患者正确用药,按疗程坚持用药,注意冲洗液的浓度、温度。④观察用药后反应:甲硝唑口服后偶见胃肠道反应,如食欲缺乏、恶心、呕吐、白细胞减少、皮疹等,一旦发现,应报告医师并停药。妊娠期、哺乳期妇女应慎用,因为药能通过胎盘进入胎儿体内,并可由乳汁排泄。

(六)健康指导

(1)做好卫生宣教,积极开展普查普治,消灭传染源,严格禁止滴虫阴道炎或带虫者进入游泳池。医疗单位做好消毒隔离,防止交叉感染。治疗期间勤换内裤,内裤、坐浴及洗涤用物应煮沸消毒 5～10 分钟以消灭病原体,禁止性生活,避免交叉或重复感染的机会。哺乳期妇女在用药期间或用药后 24 小时内不宜哺乳。经期暂停坐浴、阴道冲洗及阴道用药。

（2）夫妻应双双检查,男方若查出毛滴虫,夫妻应同治,有助于提高疗效,治疗期间应禁止性生活。

（3）治愈标准:治疗后应在每次月经干净后复查 1 次,连续 3 次均为阴性,方为治愈。

（七）护理评价

（1）患者自诉外阴不适症状减轻,舒适感增加,悬滴法试验连续 3 个周期复查为阴性。

（2）患者正确复述预防及治疗此疾病的相关知识。

四、外阴阴道假丝酵母菌病

外阴阴道假丝酵母菌病（vulvovaginal candidiasis,VVC）也称外阴阴道念珠菌病,是一种常见的外阴、阴道炎,80%～90%的病原体为白假丝酵母菌,其发病率仅次于滴虫阴道炎。白假丝酵母菌是真菌,不耐热,加热至 60 ℃,持续 1 小时,即可死亡;但对干燥、日光、紫外线及化学制剂的抵抗力较强。

（一）护理评估

1.健康史

（1）病因评估:念珠菌为条件致病菌,可存在口腔、肠道和阴道而不引起症状。当阴道内糖原增多、酸度增加、局部细胞免疫力下降时,念珠菌可繁殖并引起炎症,故外阴阴道假丝酵母菌病多见于孕妇、糖尿病患者及接受大量雌激素治疗者。此外,长期应用抗生素、服用类固醇皮质激素或免疫缺陷综合征等,可以改变阴道内微生物之间的相互制约关系,易发此症;紧身化纤内裤、肥胖可使会阴局部的温度及湿度增加,也易使念珠菌得以繁殖而引起感染。

（2）传播途径评估:①内源性感染为主要感染,假丝酵母菌除寄生阴道外,还可寄生于人的口腔、肠道,这些部位的假丝酵母菌可互相传染。②通过性交直接传染。③通过接触感染的衣物等间接传染。

（3）病史评估:了解有无糖尿病及长期使用抗生素、雌激素、类固醇皮质激素病史,了解个人卫生习惯及有无不洁性生活史。

2.身心状况

（1）症状:外阴、阴道奇痒,坐卧不安,痛苦异常,可伴有尿痛、尿频、性交痛。阴道分泌物为干酪样或豆渣样。

（2）体征:妇科检查见小阴唇内侧、阴道黏膜红肿并附着白色块状薄膜,容易剥离,下面为糜烂及溃疡。

（3）心理-社会状况:患者常因外阴瘙痒痛苦不堪,由于影响休息与睡眠,产生忧虑与烦躁,评估患者心理障碍及影响疾病治疗的原因。

3.辅助检查

（1）悬滴法:在玻片上加 1 滴温生理盐水,自阴道后穹隆处取少许分泌物混于生理盐水中,用低倍镜检查,若找到白假丝酵母菌的芽孢和假菌丝即可确诊。

（2）培养法:适于症状典型而悬滴法未见白假丝酵母菌者,可用培养基培养。

（二）护理诊断及合作性问题

1.焦虑

焦虑与易复发,影响休息与睡眠有关。

2.组织完整性受损

组织完整性受损与分泌物增多、外阴瘙痒、搔抓有关。

(三)护理目标

(1)患者情绪稳定,积极配合治疗与护理。

(2)患者病情改善,舒适度提高。

(3)保持组织完整性,组织无破损。

(四)护理措施

1.一般护理

注意个人卫生,保持外阴部清洁、干燥,避免搔抓外阴以免皮肤破损。

2.心理护理

向患者讲解外阴阴道假丝酵母菌病的病因、治疗方法和注意事项等,消除患者的顾虑和焦虑心理,使其积极配合治疗。

3.病情观察

观察患者的外阴瘙痒症状、阴道分泌物的量及颜色等。

4.治疗护理

(1)治疗原则:消除诱因,改变阴道酸碱度,根据患者情况选择局部或全身应用抗真菌药杀灭致病菌。

(2)用药护理:①局部治疗,用 2‰～4‰碳酸氢钠溶液冲洗阴道或坐浴,再选用制霉菌素栓剂、克霉唑栓剂、咪康唑栓剂等置于阴道内,一般 7～10 天为 1 个疗程。②全身用药,若局部用药效果较差或病情顽固者,可选用伊曲康唑、氟康唑、酮康唑等口服。③用药注意,孕妇要积极治疗,否则阴道分娩时新生儿易感染发生鹅口疮。妊娠期坚持局部治疗,禁用口服唑类药物。勤换内裤,内裤、坐浴及洗涤用物应煮沸消毒 5～10 分钟以消灭病原体,避免交叉和重复感染的机会。④用药护理,嘱阴道灌洗或坐浴应注意药液浓度和治疗时间,灌洗药物要充分溶化,温度一般为 40 ℃,切忌过烫,以免烫伤皮肤。

(五)健康指导

(1)做好卫生宣教,养成良好的卫生习惯,每天洗外阴、换内裤。切忌搔抓。

(2)约 15%的男性与女性患者接触后患有龟头炎,对有症状男性也应进行检查与治疗。

(3)鼓励患者坚持用药,不随意中断疗程。

(4)嘱积极治疗糖尿病等疾病,正确使用抗生素、雌激素,以免诱发外阴阴道假丝酵母菌病。

(六)护理评价

(1)患者分泌物减少,性状转为正常,舒适感增加。

(2)患者正确复述预防及治疗此疾病的相关知识,做到积极配合并坚持治疗。

五、萎缩性阴道炎

萎缩性阴道炎属非特异性阴道炎,常见于绝经后及卵巢切除后或盆腔放疗者。绝经后的萎缩性阴道炎又称老年性阴道炎。

(一)护理评估

1.健康史

(1)病因评估:①妇女绝经后;②手术切除卵巢;③产后闭经;④药物假绝经治疗;⑤盆腔放疗

后等。由于雌激素水平降低,阴道上皮萎缩变薄,上皮细胞内糖原减少,阴道内 pH 增高,阴道自净作用减弱,局部抵抗力降低,致病菌入侵后易繁殖引起炎症。

(2)病史评估:了解有无糖尿病及长期使用抗生素、雌激素、类固醇皮质激素病史;了解个人卫生习惯及有无不洁性生活史;了解有无进行盆腔放疗等。

2.身心状况

(1)症状:白带增多,多为黄水状,严重感染时可呈脓性,有臭味。黏膜有浅表溃疡时,分泌物可为血性,有的患者可有点滴出血,可伴有外阴瘙痒、灼热、尿频、尿痛、尿失禁等症状。

(2)体征:妇科检查可见阴道皱襞消失,上皮菲薄,黏膜出血,表面可有小出血点或片状出血点;严重时可形成浅表溃疡,阴道弹性消失、狭窄,慢性炎症、溃疡还可引起阴道粘连,导致阴道闭锁。

(3)心理-社会状况:老年人常因思想比较保守,不愿就医而出现无助感。其他患者常因知识缺乏而病急乱投医,因此,应注意评估影响患者不愿就医的因素及家庭支持系统。

3.辅助检查

取分泌物检查,悬滴法排除滴虫性阴道炎和外阴阴道假丝酵母菌病;有血性分泌物时,常需做宫颈刮片或分段诊刮排除宫颈癌和子宫内膜癌。

(二)护理诊断及合作性问题

(1)舒适改变:与外阴瘙痒、疼痛、分泌物增多有关。

(2)知识缺乏:与缺乏绝经后妇女预防保健知识有关。

(3)有感染的危险:与局部分泌物增多、破溃有关。

(三)护理目标

(1)患者分泌物减少,性状转为正常,舒适感增加。

(2)患者正确复述预防及治疗此疾病的相关知识,做到积极配合并坚持治疗。

(3)患者无感染发生或感染被及时发现和控制,体温、血常规正常。

(四)护理措施

1.一般护理

嘱患者保持外阴清洁,勤换内裤。穿棉织内裤,减少刺激等。

2.心理护理

使患者了解老年性阴道炎的病因和治疗方法,减轻其焦虑;对卵巢切除、放疗者给予心理安慰与相关医学知识解释,增强其治疗疾病的信心;解释雌激素替代疗法可缓解症状,帮助其建立治愈疾病的信心。

3.病情观察

观察白带性状、量、气味,有无外阴瘙痒、灼热及膀胱刺激症状等。

4.治疗护理

(1)治疗原则:增强阴道黏膜的抵抗力,抑制细菌生长繁殖。

(2)治疗配合:①增加阴道酸度,用 0.5%醋酸或 1%乳酸溶液冲洗阴道,每天 1 次。阴道冲洗后,将甲硝唑 200 mg 或氧氟沙星 200 mg,放入阴道深部,每天 1 次,7～10 天为 1 个疗程。②增加阴道抵抗力,针对病因给予雌激素制剂,可局部用药,也可全身用药。将己烯雌酚 0.125～0.25 mg,每晚放入阴道深部,4 天为 1 个疗程。③全身用药,可口服尼尔雌醇,首次 4 mg,以后每2～4 周 1 次,每晚 2 mg,维持 2～3 个月。

(五)健康指导

(1)对围绝经期、老年妇女进行健康教育,使其掌握预防老年性阴道炎的措施及技巧。

(2)指导患者及其家属阴道灌洗、上药的方法和注意事项。用药前洗净双手及会阴,减少感染的机会。自己用药有困难者,指导其家属协助用药或由医务人员帮助使用。

(3)告知使用雌激素治疗可出现的症状,嘱乳癌或子宫内膜癌患者慎用雌激素制剂。

(六)护理评价

(1)患者分泌物减少,性状转为正常,舒适感增加。

(2)患者正确复述预防及治疗此疾病的相关知识,做到积极配合并坚持治疗。

(张　凤)

第二节　子宫颈炎

子宫颈炎是指子宫颈发生的急性/慢性炎症。子宫颈炎是妇科常见疾病之一,包括宫颈阴道部炎症及宫颈管黏膜炎症。临床上分为急性子宫颈炎和慢性子宫颈炎。临床多见的子宫颈炎是急性子宫颈管黏膜炎,若急性子宫颈炎未经及时诊治或病原体持续存在,可导致慢性子宫颈炎症。

由于宫颈管黏膜上皮为单层柱状上皮,抗感染能力较差,当遇到多种病原体侵袭、物理化学因素刺激、机械性子宫颈损伤、子宫颈异物等,引起子宫颈局部充血、水肿,上皮变性、坏死,黏膜、黏膜下组织、腺体周围大量中性粒细胞浸润,或子宫颈间质内有大量淋巴细胞、浆细胞等慢性炎细胞浸润,可伴有子宫颈腺上皮及间质增生和鳞状上皮化生。因子宫颈阴道部鳞状上皮与阴道鳞状上皮相延续,亦可由阴道炎症引起宫颈阴道部炎症。

病原体种类:①性传播疾病的病原体主要是淋病奈瑟菌及沙眼衣原体。②内源性病原体,与细菌性阴道病病原体、生殖道支原体感染有关。

一、护理评估

(一)健康史

1.一般资料

年龄、月经史、婚育史,是否处在妊娠期。

2.既往疾病史

详细了解有无阴道炎、性传播疾病及子宫颈炎症的病史,包括发病时间、病程经过、治疗方法及效果。

3.既往手术史

详细询问分娩手术史,了解阴道分娩时有无宫颈裂伤;是否做过妇科阴道手术操作及有无宫颈损伤、感染史。

4.个人生活史

了解个人卫生习惯,分析可能的感染途径。

(二)生理状况

1.症状

(1)急性子宫颈炎:阴道分泌物增多,呈黏液脓性,阴道分泌物的刺激可引起外阴瘙痒及灼热感;可出现月经间期出血、性交后出血等症状;常伴有尿道症状,如尿急、尿频、尿痛。

(2)慢性子宫颈炎:患者多无症状,少数患者可有阴道分泌物增多,呈淡黄色或脓性,偶有接触性出血、月经间期出血,偶有分泌物刺激引起外阴瘙痒或不适。

2.体征

(1)急性子宫颈炎:检查见脓性或黏液性分泌物从子宫颈管流出;用棉拭子擦拭子宫颈管时,容易诱发子宫颈管内出血。

(2)慢性子宫颈炎:检查可见宫颈呈糜烂样改变,或有黄色分泌物覆盖子宫颈口或从宫颈管流出,也可见子宫颈息肉或子宫颈肥大。

3.辅助检查

(1)实验室检查:分泌物涂片做革兰染色,中性粒细胞>30/高倍视野;阴道分泌物湿片检查白细胞>10/高倍视野;做淋菌奈瑟菌及沙眼衣原体检测,以明确病原体。

(2)宫腔镜检查:镜下可见血管充血,宫颈黏膜及黏膜下组织、腺体周围大量中性粒细胞浸润,腺腔内可见脓性分泌物。

(3)宫颈细胞学检查:宫颈刮片、宫颈管吸片,与宫颈上皮瘤样病变或早期宫颈癌相鉴别。

(4)阴道镜及活组织检查:必要时进行,以明确诊断。

(三)高危因素

(1)性传播疾病,年龄<25岁,多位性伴侣或新性伴侣且为无保护性交。

(2)细菌性阴道病。

(3)分娩、流产或手术致子宫颈损伤。

(4)卫生不良或雌激素缺乏,局部抗感染能力差。

(四)心理-社会因素

1.对健康问题的感受

是否存在因无明显症状,而不重视或延误治疗。

2.对疾病的反应

是否因病变在宫颈,又涉及生殖器官与性,而不愿及时就诊;或因阴道分泌物增多引起不适;或治疗效果不明显而烦躁不安;或遇有白带带血或接触性出血时,担心疾病的严重程度,疑有癌变而恐惧、焦虑。

3.家庭、社会及经济状况

家人对患者是否关心;家庭经济状况及是否有医疗保险。

二、护理诊断

(一)皮肤完整性受损

其与宫颈上皮糜烂及炎性刺激有关。

(二)舒适的改变

其与白带增多有关。

(三)焦虑

其与害怕宫颈癌有关。

三、护理措施

(一)症状护理

1.阴道分泌物增多

观察阴道分泌物颜色、性状、气味及量,选择合适的药液进行阴道冲洗。在不清楚种类时,不可滥用冲洗液,指导患者勤换会阴垫及内裤,保持外阴清洁干燥。

2.外阴瘙痒与灼痛

嘱患者尽量避免搔抓,防止外阴部皮肤破损,减少活动,避免摩擦外阴。

(二)用药护理

药物治疗主要用于急性子宫颈炎。

1.遵医嘱用药

(1)经验性抗生素治疗:在未获得病原体检测结果前,采用针对衣原体的经验性抗生素治疗,阿奇霉素 1 g,单次顿服,或多西环素 100 mg,每天 2 次,连服 7 天。

(2)针对病原体的抗生素治疗:临床上除选用抗淋病奈瑟菌的药物外,同时应用抗衣原体感染的药物。对于单纯急性淋病奈瑟菌性子宫颈炎,常用药物有头孢菌素,如头孢曲松钠 250 mg,单次肌内注射,或头孢克肟 400 mg,单次口服等;对沙眼衣原体所致子宫颈炎,治疗药物有四环素类,如多西环素 100 mg,每天 2 次,连服 7 天。

2.用药观察

注意观察药物的不良反应,若出现不良反应,立即停药并通知医师。

3.用药注意事项

注意药物的半衰期及有效作用时间;注意药物的配伍禁忌;抗生素应现配现用。

4.用药指导

若病原体为沙眼衣原体及淋病奈瑟菌,应对性伴侣进行相应的检查和治疗。

(三)物理治疗及手术治疗的护理

1.宫颈糜烂样改变

若为无症状的生理性柱状上皮异位,无须处理;对伴有分泌物增多、乳头状增生或接触性出血,可给予局部物理治疗,包括激光、冷冻、微波等,也可以给予中药作为物理治疗前后的辅助治疗。

2.慢性子宫颈黏膜炎

针对病因给予治疗,若病原体不清可试用物理治疗,方法同上。

3.子宫颈息肉

配合医师行息肉摘除术。

4.子宫颈肥大

一般无须治疗。

(四)心理护理

(1)加强疾病知识宣传,引导患者正确认识疾病,以及时就诊,接受规范治疗。

(2)向患者解释疾病与健康的问题,鼓励患者表达自己的想法。对病程长、迁延不愈的患者,给予关心和耐心解说,告知疾病的过程及防治措施;对病理检查发现宫颈上皮有异常增生的病例,告知通过密切监测,坚持治疗,可阻断癌变途径,以缓解焦虑心理,增加治疗的信心。

（3）与家属沟通,让其多关心患者,支持患者,坚持治疗,促进康复。

四、健康指导

(一)讲解疾病知识

向患者讲解子宫颈炎的疾病知识,告知及时就诊和规范治疗的重要性。

(二)个人卫生指导

嘱患者保持外阴清洁,每天清洗外阴 2 次,养成良好的卫生习惯,尤其是经期、孕产期及产褥期卫生,避免感染发生。

(三)随访指导

告知患者,物理治疗后有分泌物增多,甚至有多量水样排液,在术后 1～2 周脱痂时可有少量出血,是创面愈合的过程,不必应诊;如出血量多于月经量则需到医院就诊处理;在物理治疗后 2 个月内禁止性生活、盆浴和阴道冲洗;治疗后经过 2 个月经周期,于月经干净后 3～7 天来院复查,评价治疗效果,效果欠佳者可进行第二次治疗。

(四)体检指导

坚持每 1～2 年做 1 次体检,以及早发现异常,以及早治疗。

五、注意事项

（1）治疗前,应常规做宫颈刮片行细胞学检查。

（2）在急性生殖器炎症期不做物理治疗。

（3）治疗时间应选在月经干净后 3～7 天内进行。

（4）物理治疗后可出现阴道分泌物增多,甚至有大量水样排液,在术后 1～2 周脱痂时可有少许出血。

（5）应告知患者,创面完全愈合时间为 4～8 周,期间禁盆浴、性交和阴道冲洗。

（6）物理治疗有引起术后出血、宫颈管狭窄、感染的可能,应定期复查,观察创面愈合情况直到痊愈,同时检查有无宫颈管狭窄。

（刘丽霞）

第三节　盆腔炎性疾病

盆腔炎性疾病(PID)是指女性上生殖道的一组炎性疾病,主要包括子宫内膜炎、输卵管炎、输卵管卵巢脓肿、盆腔腹膜炎。最常见的是输卵管炎及输卵管卵巢脓肿。

女性生殖系统具有比较完善的自然防御功能,当自然防御功能遭到破坏,或机体免疫力降低、内分泌发生变化或外源性病原体入侵而导致子宫内膜、输卵管、卵巢、盆腔腹膜、盆腔结缔组织发生炎症。感染严重时,可累及周围器官和组织,当病原体毒性强、数量多、患者抵抗力低时,常发生败血症及脓毒血症,若未得到及时治疗可能发生盆腔炎性疾病后遗症。

一、护理评估

(一)健康史

(1)了解既往疾病史、用药史、月经史及药物过敏史。

(2)了解流产、分娩的时间、经过及处理。

(3)了解本次患病的起病时间、症状、疼痛性质、部位、有无全身症状。

(二)生理状况

1.症状

(1)轻者无症状或症状轻微不易被发现,常表现为持续性下腹痛,活动或性交后加重;发热、阴道分泌物增多等。

(2)重者可表现为寒战、高热、头痛、食欲减退;月经期发病者可表现为经量增多、经期延长;腹膜炎者出现消化道症状,如恶心、呕吐、腹胀等;若脓肿形成,可有下腹包块及局部刺激症状。

2.体征

(1)急性面容、体温升高、心率加快。

(2)下腹部压痛、反跳痛及肌紧张。

(3)检查见阴道充血;大量脓性臭味分泌物从宫颈口外流;穹隆有明显触痛;宫颈充血、水肿、举痛明显;子宫体增大有压痛且活动受限;一侧或双侧附件增厚,有包块,压痛。

3.辅助检查

(1)实验室检查:宫颈黏液脓性分泌物,或阴道分泌物0.9%氯化钠溶液湿片中见到大量白细胞;红细胞沉降率升高;血C反应蛋白升高;宫颈分泌物培养或革兰染色涂片淋病奈瑟菌阳性或沙眼衣原体阳性。

(2)阴道超声检查:显示输卵管增粗,输卵管积液,伴或不伴有盆腔积液、输卵管卵巢肿块。

(3)腹腔镜检查:输卵管表面明显充血;输卵管壁水肿;输卵管伞端或浆膜面有脓性渗透物。

(4)子宫内膜活组织检查证实子宫内膜炎。

(三)高危因素

1.年龄

盆腔炎性疾病高发年龄为15~25岁。

2.性活动及性卫生

初次性交年龄小、有多个性伴侣、性交过频及性伴侣有性传播疾病;有使用不洁的月经垫、经期性交等。

3.下生殖道感染

性传播疾病,如淋病奈瑟菌性宫颈炎、衣原体性宫颈炎及细菌性阴道病。

4.子宫腔内手术操作后感染

刮宫术、输卵管通液术、子宫输卵管造影术、宫腔镜检查、人工流产、放置宫内节育器等手术时,消毒不严格或术前适应证选择不当,导致感染。

5.邻近器官炎症直接蔓延

如阑尾炎、腹膜炎等蔓延至盆腔。

6.复发

盆腔炎性疾病再次发作。

(四)心理-社会因素

1.对健康问题的感受

是否存在因无明显症状或症状轻,而不重视致延误治疗。

2.对疾病的反应

是否由于慢性疾病过程长,患者思想压力大而产生焦虑、烦躁情绪;若病情严重,则担心预后,患者往往有恐惧、无助感。

3.家庭、社会及经济状况

是否存在因炎症反复发作,严重影响妇女生殖健康甚至导致不孕,且增加家庭与社会经济负担。

二、护理诊断

(一)疼痛

其与感染症状有关。

(二)体温过高

其与盆腔急性炎症有关。

(三)睡眠形态紊乱

其与疼痛或心理障碍有关。

(四)焦虑

其与病程长治疗效果不明显或不孕有关。

(五)知识缺乏

其与缺乏经期卫生知识有关。

三、护理措施

(一)症状护理

1.密切观察

分泌物增多,观察阴道分泌物颜色、性状、气味及量,选择合适的药液进行阴道冲洗。在不清楚阴道炎的种类时,不可滥用冲洗液,指导患者勤换会阴垫及内裤,保持外阴清洁干燥。

2.支持疗法

卧床休息,取半卧位,有利于脓液积聚于直肠子宫陷凹,使炎症局限;给高热量、高蛋白、高维生素饮食或半流质饮食,以及时补充丢失的液体;对出现高热的患者,采取物理降温,出汗时及时更衣,保持身体清洁舒服;若患者腹胀严重,应行胃肠减压。

3.症状观察

密切监测生命体征,测体温、脉搏、呼吸、血压,每4小时1次;物理降温后30分钟测体温,以观察降温效果。若患者突然出现腹痛加剧、寒战、高热、恶心、呕吐、腹胀,应立即报告医师,同时做好剖腹探查的准备。

(二)用药护理

1.门诊治疗

指导患者遵医嘱用药,了解用药方案并告知注意事项。常用方案:头孢西丁钠2 g,单次肌内注射,同时口服丙磺舒1 g,然后改为多西环素100 mg,每天2次,连服14天,可同时加服甲硝唑400 mg,每天2~3次,连服14天;或选用其他第三代头孢菌素与多西环素、甲硝唑合用。

2.住院治疗

严格遵医嘱用药,了解用药方案并密切观察用药反应。

(1)头霉素类或头孢菌素类药物:头孢西丁钠 2 g,静脉滴注,每 6 小时 1 次。头孢替坦二钠 2 g,静脉滴注,每 12 小时 1 次。加多西环素 100 mg,每 12 小时 1 次,静脉输注或口服。对不能耐受多西环素者,可用阿奇霉素替代,每次 500 mg,每天 1 次,连用 3 天。对输卵管卵巢脓肿患者,可加用克林霉素或甲硝唑。

(2)克林霉素与氨基糖苷类药物联合方案:克林霉素 900 mg,每 8 小时 1 次,静脉滴注;庆大霉素先给予负荷量(2 mg/kg),然后予维持量(1.5 mg/kg),每 8 小时 1 次,静脉滴注;临床症状、体征改善后继续静脉应用 24～48 小时,克林霉素改口服,每次 450 mg,1 天4 次,连用 14 天;或多西环素 100 mg,每 12 小时1 次,连续用药 14 天。

3.观察药物疗效

若用药后 48～72 小时,体温持续不降,患者症状加重,应及时报告医师处理。

4.中药治疗

主要为活血化瘀、清热解毒药物。可遵医嘱指导服中药或用中药外敷腹部,若需进行中药保留灌肠,按保留灌肠操作规程完成。

(三)手术护理

1.药物治疗无效

经药物治疗 48～72 小时,体温持续不降,患者中毒症状加重或包块增大者。

2.脓肿持续存在

经药物治疗病情好转,继续控制炎症数天(2～3 周),包块仍未消失但已局限化。

3.脓肿破裂

突然腹痛加剧、寒战、高热、恶心、呕吐、腹胀,检查腹部拒按或有中毒性休克表现。

(四)心理护理

(1)关心患者,倾听患者诉说,鼓励患者表达内心感受,通过与患者进行交流,建立良好的护患关系,尽可能满足患者的合理需求。

(2)加强疾病知识宣传,解除患者思想顾虑,增加其对治疗的信心。

(3)与家属沟通,指导家属关心患者,与患者及家属共同探讨适合个人的治疗方案,取得家人的理解和帮助,减轻患者心理压力。

四、健康指导

(一)讲解疾病知识

向患者讲解盆腔炎性疾病的疾病知识,告知及时就诊和规范治疗的重要性。

(二)个人卫生指导

保持会阴清洁做好经期、孕期及产褥期的卫生宣传。

(三)性生活指导及性伴侣治疗

注意性生活卫生,月经期禁止性交。

(四)饮食生活指导

给予高热量、高蛋白、高维生素饮食,增加营养,积极锻炼身体,注意劳逸结合,不断提高机体抵抗力。

(五)随访指导

对于抗生素治疗的患者,应在 72 小时内随诊,明确有无体温下降、反跳痛减轻等临床症状改善。若无改善,需做进一步检查。对沙眼衣原体及淋病奈瑟菌感染者,可在治疗后 4～6 周复查病原体。

五、注意事项

(一)倾听患者主诉

应仔细倾听患者主诉,全面了解患者疾病史,认真阅读治疗方案,制订相应的护理计划,配合完成相应治疗和处理。

(二)预防宣传

(1)注意性生活卫生,减少性传播疾病。

(2)及时治疗下生殖道感染。

(3)进行公共卫生教育,提高公民对生殖道感染的认识,明白预防感染的重要性。

(4)严格掌握妇科手术指征,做好术前准备,严格无菌操作,预防感染。

(5)及时治疗盆腔炎性疾病,防止后遗症发生。

（刘丽霞）

第四节　生殖器结核

由结核分枝杆菌引起的女性生殖器炎症称为生殖器结核,又称结核性盆腔炎。可出现不孕、月经失调、下腹坠痛等全身症状。若为活动期,可有结核病的一般症状,如发热、盗汗、乏力、食欲缺乏、体重减轻。

一、护理评估

(一)月经失调

子宫内膜结核早期因内膜充血及溃疡,可有月经过多;晚期因内膜遭到不同程度的破坏,可出现月经稀少或闭经。

(二)下腹坠痛

因炎症及粘连所致,经期常加重。

(三)全身症状

若在活动期,可有结核病的一般症状,如发热、盗汗、食欲缺乏等。

(四)不孕

由于输卵管的黏膜破坏与粘连、管腔阻塞或管腔僵硬、活动受限可导致不孕。

二、护理诊断

(一)疼痛

其与炎症引起下腹疼痛有关。

(二)营养失调:低于机体需要量

其与结核所致慢性消耗有关。

三、护理措施

(1)注意休息,急性期患者至少休息3个月,慢性患者可以从事轻松的工作。

(2)加强营养、增强体质。

(3)督促患者按时、按量、按疗程接受药物治疗,以达到彻底治愈,防止复发。

(4)注意药物的毒性反应,如:眩晕、口麻、耳鸣、四肢麻木、恶心、呕吐、肝功能损坏等,及时向医师反映情况。

四、健康指导

(1)注意个人卫生尤其经期卫生,节制性生活、以防反复感染。

(2)向患者讲授疾病发生、发展过程、治疗措施、重点讲解用药注意事项,增加患者参与意识,树立患者战胜疾病的信心。

五、注意事项

(1)疼痛控制、不影响休息睡眠。

(2)患者营养能满足机体需要。

（刘丽霞）

第五节　经前紧张综合征

经前紧张综合征是指妇女在月经来潮前出现的一系列异常现象,如头痛、乳房胀痛、失眠、情绪不稳定、抑郁、焦虑、全身水肿等。严重时影响正常的生活和社会活动。

一、护理评估

(一)病史

经前紧张综合征常发生于30～40岁的妇女,年轻女性很少出现。症状在排卵后即开始,月经来潮前几天达高峰,经血出现后消失。

(二)身心状况

主要表现为紧张、烦躁易怒、抑郁、焦虑、失眠、注意力不集中、疲乏无力、头痛等。有些妇女出现手足及面部水肿、乳房胀痛,少数妇女因肠黏膜水肿而出现腹泻现象。

(三)检查

盆腔检查及实验室检查均属正常。

二、护理诊断

(一)焦虑

其与一系列精神症状及不被人理解有关。

(二)体液过多

其与水钠潴留有关。

三、护理目标

让患者正确认识经前紧张综合征,以减轻症状。

四、护理措施

(1)进行关于经前紧张综合征的有关知识的教育和指导,避免经前过度紧张,注意休息和充足的睡眠。

(2)帮助患者适当控制食盐和水的摄入。

(3)给患者服用适当的镇静剂如安定,也可服用谷维素来控制神经和精神症状,还可服用适当的利尿剂减轻水肿,以改善头痛等不适。

(4)遵医嘱用孕激素或雄激素拮抗雌激素与醛固酮的作用。

五、评价

(1)患者能够了解经前紧张综合征的相关知识。

(2)患者症状减轻,自我控制能力增强。

(刘丽霞)

第六节 痛 经

痛经是指在行经前、后或月经期出现下腹疼痛、坠胀伴腰酸及其他不适,严重影响生活和工作质量者。痛经分为原发性痛经与继发性痛经两类。前者指生殖器官无器质性病变的痛经,称功能性痛经;后者指盆腔器质性病变引起的痛经,如子宫内膜异位症等。本节仅叙述原发性痛经。

一、护理评估

(一)健康史

原发性痛经常见于青少年,多发生在有排卵的月经周期,精神紧张、恐惧、寒冷刺激及经期剧烈运动可加重疼痛。评估时需了解患者的年龄和月经史、疼痛特点及与月经的关系、伴随症状和缓解疼痛的方法等。

(二)身体状况

1.痛经

痛经是主要症状,多自月经来潮后开始,最早出现在月经来潮前12小时,月经第1天疼痛最剧烈,持续2~3天后逐渐缓解。疼痛呈痉挛性,多位于下腹正中,常放射至腰骶部、外阴与肛门,少数人的疼痛可放射至大脚内侧。可伴面色苍白、出冷汗、恶心、呕吐、腹泻、头晕、乏力等。痛经多于月经初潮后1~2年发病。

2.妇科检查

生殖器官无器质性病变。

(三)心理-社会状况

患者缺乏痛经的相关知识,担心痛经可能影响健康及婚后的生育能力,表现为情绪低落、烦躁、焦虑;伴随着月经的疼痛,常常使患者抱怨自己是女性。

(四)辅助检查

B超检查生殖器官有无器质性病变。

(五)处理要点

以解痉、镇痛等对症治疗为主,并注意对患者的心理治疗。

二、护理问题

(一)急性疼痛

与经期宫缩有关

(二)焦虑

与反复疼痛及缺乏相关知识有关。

三、护理措施

(一)一般护理

(1)下腹部局部可用热水袋热敷。

(2)鼓励患者多饮热茶、热汤。

(3)注意休息,避免紧张。

(二)病情观察

(1)观察疼痛的发生时间、性质、程度。

(2)观察疼痛时的伴随症状,如恶心、呕吐、腹泻。

(3)了解引起疼痛的精神因素。

(三)用药护理

遵医嘱给予解痉、镇痛药,常用药物有前列腺素合成酶抑制剂(如吲哚美辛、布洛芬等),亦可选用避孕药或中药治疗。

(四)心理护理

讲解有关痛经的知识及缓解疼痛的方法,使患者了解经期下腹坠胀、腰酸、头痛等轻度不适是生理反应。原发性痛经不影响生育,生育后痛经可缓解或消失,从而消除患者紧张、焦虑的情绪。

(五)健康指导

进行经期保健的教育,包括注意经期清洁卫生,保持精神愉快,加强经期保护,避免剧烈运动及过度劳累,防寒保暖等。疼痛难忍时一般选择非麻醉性镇痛药治疗。

(刘丽霞)

第七节 围绝经期综合征

绝经是每一个妇女生命过程中必然发生的生理过程。绝经提示卵巢功能衰退,生殖功能终止,绝经过渡期是指围绕绝经前、后的一段时期,包括从绝经前出现与绝经有关的内分泌、生理学和临床特征起,至最后一次月经后一年。

围绝经期综合征(menopausal syndrome,MPS)以往称为更年期综合征,是指妇女在绝经前、后由于卵巢功能衰退、雌激素水平波动或下降所致的以自主神经功能紊乱为主,伴有神经心理症状的一组症候群。多发生于 45～55 岁,约 2/3 的妇女出现不同程度的低雌激素血症引发的一系列症状。绝经分为自然绝经和人工绝经。自然绝经是指卵巢内卵泡生理性耗竭所致的绝经;人工绝经是指双侧卵巢经手术切除或受放射线损坏导致的绝经,后者更易发生围绝经期综合征。

一、护理评估

(一)健康史

了解患者的发病年龄、职业、文化水平及性格特征,询问月经情况及生育史,有无卵巢切除或盆腔肿瘤放疗,有无心血管疾病及其他疾病病史。

(二)身体状况

1.月经紊乱

半数以上妇女出现 2～8 年无排卵性月经,表现为月经频发、不规则子宫出血、月经稀发(月经周期超过 35 天)以至绝经,少数妇女可突然绝经。

2.雌激素下降相关征象

(1)血管舒缩症状:主要表现为潮热、出汗,是血管舒缩功能不稳定的表现,是围绝经期综合征最突出的特征性症状。潮热起自前胸,涌向头颈部,然后波及全身。在潮红的区域患者感到灼热,皮肤发红,紧接着大量出汗。持续数秒至数分钟不等。此种血管功能不稳定可历时 1 年,有时长达 5 年或更长。

(2)精神神经症状:常有焦虑、抑郁、激动、喜怒无常、脾气暴躁、记忆力下降、注意力不集中、失眠多梦等。

(3)泌尿生殖系统症状:出现阴道干燥、性交困难及老年性阴道炎,排尿困难、尿频、尿急、尿失禁及反复发作的尿路感染。

(4)心血管疾病:绝经后妇女冠状动脉粥样硬化性心脏病(简称冠心病)、高血压和脑出血的发病率及死亡率逐渐增加。

(5)骨质疏松症:绝经后妇女约有 25% 患骨质疏松症、腰酸背痛、腿抽搐、肌肉关节疼痛等。

3.体格检查

全身检查注意血压、精神状态、皮肤、毛发、乳房改变及心脏功能,妇科检查注意生殖器官有无萎缩、炎症及张力性尿失禁。

（三）心理-社会状况

因家庭和社会环境的变化或绝经前曾有精神状态不稳定等，更易引起患者心情不畅、忧虑、多疑、孤独等。

（四）辅助检查

根据患者的具体情况不同，可选择血常规、尿常规、心电图及血脂检查、B超、宫颈刮片及诊断性刮宫等。

（五）处理要点

1.一般治疗

加强心理治疗及体育锻炼，补充钙剂，必要时选用镇静剂、谷维素。

2.激素替代疗法

补充雌激素是关键，可改善症状、提高生活质量。

二、护理问题

（一）自我形象紊乱

与对疾病不正确认识及精神神经症状有关。

（二）知识缺乏

缺乏性激素治疗相关知识。

三、护理措施

（一）一般护理

改善饮食，摄入高蛋白质、高维生素、高钙饮食，必要时可补充钙剂，能延缓骨质疏松症的发生，达到抗衰老效果。

（二）病情观察

（1）观察月经改变情况，注意经量、周期、经期有无异常。

（2）观察面部潮红时间和程度。

（3）观察血压波动、心悸、胸闷及情绪变化。

（4）观察骨质疏松症的影响，如关节酸痛、行动不便等。

（5）观察情绪变化，如情绪不稳定、易怒、易激动、多言多语、记忆力降低。

（三）用药护理

指导应用性激素。

1.适应证

主要用于治疗雌激素缺乏所致的潮热多汗、精神症状、老年性阴道炎、尿路感染，预防存在高危因素的心血管疾病、骨质疏松症等。

2.药物选择及用法

在医师指导下使用，尽量选用天然性激素，剂量个体化，以最小有效量为佳。

3.禁忌证

原因不明的子宫出血、肝胆疾病、血栓性静脉炎及乳腺癌等。

4.注意事项

（1）雌激素剂量过大可引起乳房胀痛、白带多、头痛、水肿、色素沉着、体重增加等，可酌情减量或改用雌三醇。

(2)用药期间可能发生异常子宫出血,多为突破性出血,但应排除子宫内膜癌。

(3)较长时间的口服用药可能影响肝功能,应定期复查肝功能。

(4)单一雌激素长期应用,可使子宫内膜癌危险性增加,雌、孕激素联合用药能够降低风险。坚持体育锻炼,多参加社会活动;定期健康体检,积极防治围绝经期妇女常见病。

(四)心理护理

使患者及其家属了解围绝经期是必然的生理过程,介绍减轻压力的方法,改变患者的认知、情绪和行为,使其正确评价自己。

(五)健康指导

(1)向围绝经期妇女及其家属介绍绝经是一个生理过程,绝经发生的原因及绝经前、后身体将发生的变化,帮助患者消除因绝经变化产生的恐惧心理,并对将发生的变化做好心理准备。

(2)介绍绝经前、后减轻症状的方法,适当的摄取钙质和维生素 D;坚持锻炼如散步、骑自行车等。合理安排工作,注意劳逸结合。

(3)定期普查,更年期妇女最好半年至一年进行 1 次体格检查,包括妇科检查和防癌检查,有选择地做内分泌检查。

(4)绝经前行双侧卵巢切除术者,宜适时补充雌激素。

(刘丽霞)

第八节 闭 经

闭经是妇科常见症状,分为原发性闭经和继发性闭经两类。原发性闭经指年龄超过16岁,第二性征已发育,或年龄超过 14 岁,第二性征尚未发育,且无月经来潮者;继发性闭经指正常月经建立后,因病理性原因月经停止 6 个月,或按自身原来月经周期计算停经 3 个周期以上者。青春期以前、妊娠期、哺乳期以及绝经后的无月经均属生理现象。

一、护理评估

(一)健康史

原发性闭经较少见,常由于遗传性因素或先天性发育缺陷所致,评估时应注意患者生殖器官和第二性征发育情况及家族史。继发性闭经发病率高,病因复杂,评估时应详细询问患者月经史,已婚者应注意有无产后大出血、不孕及流产史。根据控制正常月经周期的 4 个环节,按病变部位将闭经分为下丘脑性闭经、垂体性闭经、卵巢性闭经及子宫性闭经。

1.下丘脑性闭经

下丘脑性闭经最常见,以功能性原因为主。

(1)精神因素:精神创伤、紧张忧虑、环境改变、过度劳累、盼子心切或畏惧妊娠等可使内分泌调节功能紊乱而发生闭经。闭经多为一时性,可自行恢复。

(2)剧烈运动、体重下降和神经性厌食:均可诱发闭经。因初潮发生和月经维持有赖于一定比例(17%～20%)的机体脂肪,中枢神经对体重下降极为敏感。

(3)药物:一般在停药后 3～6 个月月经恢复。

2.垂体性闭经

垂体器质性病变或功能失调可影响卵巢功能而引起闭经。

(1)垂体梗死:常见于产后出血使垂体缺血坏死,出现闭经、性欲减退、毛发脱落、第二性征衰退等希恩综合征。

(2)垂体肿瘤:可引起闭经溢乳综合征。

3.卵巢性闭经

因性激素水平低落,子宫内膜不发生周期性变化而导致闭经。

(1)卵巢功能早衰:40 岁前绝经者称卵巢功能早衰,常伴有围绝经期综合征的表现。

(2)卵巢功能性肿瘤、卵巢切除或组织破坏。

(3)多囊卵巢综合征:表现为闭经、不孕、多毛、肥胖、双侧卵巢增大。

4.子宫性闭经

月经调节功能及第二性征发育正常,但子宫内膜受到破坏或对卵巢激素不能产生正常的反应而引起闭经。

(1)先天性子宫发育不良或子宫切除术后者。

(2)子宫内膜损伤:子宫腔放疗后、结核性子宫内膜炎、子宫腔粘连综合征,后者因人工流产刮宫过度,使子宫内膜损伤粘连而无月经产生。

5.其他内分泌功能异常

甲状腺功能减退或亢进、肾上腺皮质功能亢进、糖尿病等可引起闭经。

(二)身体状况

了解患者的闭经类型、时间及伴随症状。注意观察患者精神状态、智力发育、营养与健康状况;检查全身发育状况,测量身高、体重、四肢与躯干比例;第二性征如音调、毛发分布、乳房发育状况,挤压乳腺有无乳汁分泌;妇科检查生殖器官有无发育异常和肿瘤等。

(三)心理-社会状况

患者担心闭经对自己的健康、性生活及生育能力有影响,病程过长及治疗效果不佳会加重患者及其家属的心理压力,产生情绪低落、焦虑,反过来又加重闭经。

(四)辅助检查

1.子宫功能检查

(1)诊断性刮宫:适用于已婚妇女,必要时可在宫腔镜直视下检查。

(2)子宫输卵管碘油造影:了解子宫腔及输卵管情况。

(3)药物撤退试验:①孕激素试验可评估内源性雌激素水平;②雌、孕激素序贯疗法。

2.卵巢功能检查

通过 B 超检查、基础体温测定、宫颈黏液结晶检查、阴道脱落细胞检查、血清激素测定、诊断性刮宫,了解排卵情况及体内性激素水平。

3.垂体功能检查

如垂体兴奋试验等。

4.其他检查

B 超检查、染色体检查及内分泌检查等。

(五)处理要点

(1)全身治疗积极治疗全身性疾病,增强体质,加强营养,保持正常体重。

(2)心理治疗精神因素所致闭经,应行心理疏导。

(3)病因治疗子宫腔粘连、先天畸形、卵巢及垂体肿瘤等采取相应手术治疗。

(4)性激素替代疗法:根据病变部位及病因,给予相应激素治疗,常用雌激素替代疗法,雌、孕激素序贯疗法和雌、孕激素合并疗法。

(5)诱发排卵常用氯米芬、HCG。

二、护理问题

(一)焦虑

与担心闭经对健康、性生活及生育的影响有关。

(二)功能障碍性悲哀

与长期闭经及治疗效果不佳,担心丧失女性形象有关。

三、护理措施

(一)一般护理

1.鼓励患者增加营养

营养不良引起的闭经者,应供给足够的营养。

2.保证睡眠

工作紧张引起的闭经者,鼓励患者加强锻炼,增强体质,注意劳逸结合。如为肥胖引起的闭经,指导患者进低热量饮食,但需要富有维生素和矿物质,嘱咐患者适当增加运动量。

(二)病情观察

(1)观察患者情绪变化,有无引起闭经的精神因素,如工作、家庭、生活等情况。

(2)对有人工流产、剖宫产史的闭经患者,应监测阴道流血情况及月经变化。

(3)注意患者体重增加或减少的数据和时间,与闭经前、后的关系。

(4)观察患者甲状腺有无肿大、有无糖尿病症状。

(三)用药护理

指导患者合理使用性激素,说明性激素的作用、不良反应、用药方法及注意事项。

(四)心理护理

讲解月经的生理知识,使患者了解闭经与女性特征、生育及健康的关系,减轻心理压力,避免闭经加重。对原发性闭经者,特别是生殖器官畸形者进行心理疏导,保持心情舒畅,正确对待疾病,提高对自我形象的认识。

(五)健康指导

(1)告知患者要耐心坚持规范治疗,在医师的指导下接受全身系统检查。

(2)短期治疗效果可能不明显,要有心理准备,不要放弃治疗,树立战胜疾病的信心。

(刘丽霞)

第九节 外阴、阴道创伤

外阴、阴道部位置虽较隐蔽,但损伤并不少见。此处组织薄弱、神经敏感、血管丰富,受伤后损害重,较疼痛。解剖上前为尿道口,后为肛门,易继发感染,使病情复杂化。

一、护理评估

(一)病因评估
(1)分娩:分娩是导致外阴、阴道创伤的主要原因。
(2)外伤:如骑跨在自行车架上或自高处跌落骑跨于硬物上,外阴骤然触于锐器上,创伤有时可伤及阴道,甚至穿过阴道损伤尿道、膀胱或直肠。
(3)幼女受到强暴所致软组织受损。
(4)初次性交可使处女膜破裂:绝大多数可自行愈合,偶可见裂口延至小阴唇、阴道或伤及穹隆,引起大量阴道流血。

(二)身心状况
(1)症状:疼痛为主要症状,程度可轻可重,患者常坐卧不安,行走困难,随着局部肿块的逐渐增大,疼痛也越来越严重,甚至出现疼痛性休克;水肿或血肿导致局部肿胀,也是常见症状;少量或大量血液自阴道或外阴创伤处流出。
(2)体征:患者出血多,可出现脉搏快、血压低等出血性休克或贫血的体征。妇科检查外阴肿胀出血,形成外阴血肿时,可见外阴部有紫蓝色肿块突起,有明显压痛。

(三)心理-社会状况
由于是意外事件,且创伤又涉及女性最隐蔽部位,患者及家属常表现出明显的忧虑和担心。

二、辅助检查

出血多者红细胞计数及血红蛋白值下降,合并感染者,可见白细胞增高。

三、护理诊断及合作性问题

(一)疼痛
与外阴、阴道的创伤有关。

(二)恐惧
与突发创伤事件,担心预后对自身的影响有关。

(三)感染
与伤口受到污染,未得到及时治疗有关。

四、护理目标

(1)患者疼痛缓解,舒适感增加。
(2)患者无感染发生或感染被及时发现和控制,体温、血常规正常。

五、护理措施

(一)一般护理

患者平卧、给氧。做好血常规检查,建立静脉通道,配血,必要时输血。

(二)心理护理

对患者及家属表示理解,护士应使用亲切温和的语言给予安慰,鼓励他们面对现实,积极配合治疗。

(三)病情监测

密切观察患者生命体征及尿量变化,并准确记录;严密观察患者血肿的大小及其变化,有无活动性出血;术后观察患者阴道及外阴伤口有无出血,有无进行性疼痛加剧或阴道、肛门坠胀等再次血肿的症状。

(四)治疗护理

1.治疗原则

根据不同情况,给予相应处理,原则是止痛、止血、抗休克和抗感染。

2.治疗配合

(1)预防和纠正休克:立即建立静脉通道,做好输血、输液准备,遵医嘱及时给予患者止血药、镇静药、镇痛药;做好手术准备。

(2)配合护理:对损伤程度轻,血肿<5 cm 的患者,采取正确的体位,避免血肿受压;及时给予患者止血、止痛药;24 小时内可冷敷,降低局部神经敏感性和血流速度,有利于减轻患者的疼痛和不适;还可以用丁字带、棉垫加压包扎,预防血肿扩散。24 小时后热敷或外阴部烤灯,促进血肿或水肿的吸收。保持外阴清洁,每天外阴冲洗 3 次,大小便后立即擦洗。血肿较大者,需手术切开血肿行血管结扎术后抗感染治疗。

(3)术前准备:需要急诊手术的应进行皮肤、肠道的准备。

(4)术后护理:术后常需外阴加压包扎或阴道填塞纱条,患者疼痛较重,应积极止痛。外阴包扎松解或阴道纱条取出后,注意观察患者阴道及外阴伤口有无再次血肿的症状。保持外阴清洁,遵医嘱给予抗生素预防感染。

(五)健康指导

减少会阴部剧烈活动,避免疼痛;合理膳食;保持心情平静。保持局部清洁、干燥;遵医嘱用药;发现异常,及时就诊。

(六)护理评价

评价护理目标是否达到,护理措施的实施情况,健康指导是否落实到位,有无新的护理问题出现。

(刘丽霞)

第十节 尿 瘘

尿瘘是指人体泌尿系统与其他系统之间形成的异常通道。其表现为患者无法自主排尿,尿液不断外流。根据尿瘘的发生部位,它可分为膀胱阴道瘘、尿道阴道瘘、膀胱宫颈瘘、膀胱尿道阴道瘘、膀胱宫颈阴道瘘及输尿管阴道瘘等。临床上以膀胱阴道瘘最多见,有时可同时并存两种以上的尿瘘。

一、护理评估

(一)健康史

1.病因评估

导致尿瘘的原因很多,以产伤和妇科手术损伤为多见。

(1)产伤:难产是造成尿瘘的主要原因,在我国约占90%。根据损伤过程,尿瘘分为坏死型和创伤型两类。坏死型尿瘘是由于产程过长,软产道组织被压迫过久以致局部组织缺血坏死形成;创伤型尿瘘是由于剖宫产手术或产科助产手术操作不当直接损伤所致。

(2)妇科手术创伤:经阴道或经腹的手术时,盆腔粘连操作不细致而误伤膀胱、尿道或输尿管所致。

(3)其他:药物侵蚀、生殖系统肿瘤、放疗、结核浸润膀胱、尿道,长期放置子宫托等导致。

2.病史评估

询问患者分娩史,了解有无难产、盆腔手术史;有无外伤及阴道用药;极少数有生殖器、膀胱肿瘤、结核、放疗等病病史。评估患者目前存在的问题。

(二)身心状况

1.症状

(1)漏尿:漏尿为主要的临床表现,尿液不断由阴道排出,无自主排尿。漏尿出现时间的早晚与尿瘘形成的原因有关,手术直接损伤者术后立即出现,坏死型尿瘘多在产后或手术后3～7天出现。

(2)外阴皮炎:外阴皮肤由于尿液长期刺激,导致外阴、臀部,甚至大腿内侧常出现湿疹或皮炎,继发感染后,患者感外阴灼痛、行动不便等。

(3)尿路感染:多伴尿路感染可出现尿频、尿急、尿痛症状。

2.体征

妇科检查可发现尿液从阴道流出的部位,可见外阴、臀部和大腿内侧皮肤炎症部位出现湿疹,甚至浅表溃疡,还能明确漏孔的位置、大小等。

3.心理-社会状况

生殖器官瘘管是一种极为痛苦的损伤性疾病,由于排尿不能自行控制,使外阴部长期浸泡在尿液中,生活不便,身体发出异常的气味,不仅给患者带来了肉体上的痛苦,而且患者因害怕与人群接近,精神负担也很大,表现为自卑、无助。

二、辅助检查

(一)亚甲蓝试验

目的是鉴别患者漏孔类型。将200 mL稀释好的亚甲蓝经尿道注入膀胱,膀胱宫颈瘘可自宫颈外口流出,膀胱阴道瘘者可见蓝色液体从阴道壁小孔溢出,阴道内流出清凉液体,说明流出的尿液来自肾脏,系输尿管阴道瘘。

(二)靛胭脂试验

将靛胭脂 5 mL,静脉推注,10 分钟内看见蓝色液体流入阴道,可确诊者输尿管阴道瘘。适用于亚甲蓝实验阴道流出清亮尿液的患者。

(三)其他

膀胱镜检查可了解膀胱内瘘孔位置和数目;亦可做肾盂输尿管造影,以了解输尿管的情况。

三、护理诊断及合作性问题

(一)皮肤完整性受损

与尿液长期刺激外阴皮肤有关。

(二)社交孤立

与长期漏尿,身体有异味,不愿与人交往有关。

(三)有感染危险

与留置导尿管时间长,机体抵抗力低有关。

四、护理目标

(1)患者皮肤完整性无受损,舒适感增加。

(2)患者恢复信心,情绪稳定,积极配合治疗与护理。

(3)患者无感染发生或感染被及时发现和控制,体温、血常规正常。

五、护理措施

(一)一般护理

指导患者保持外阴部清洁、干燥,鼓励患者多饮水。由于尿漏,很多患者为了减少排尿,往往自己限制饮水量,造成对皮肤刺激更大的酸性尿液,而多饮水可达到稀释尿液,减少对皮肤的刺激作用,还能起到自身冲洗膀胱的目的。护理人员应向患者解释限制饮水的危害,指导患者每天饮水不少于 3 000 mL。

(二)心理护理

关心体贴患者,理解患者因疾病所导致的不良心理反应和痛苦,耐心讲解尿瘘相关知识,回答患者所提出的各种问题,消除其思想顾虑。

(三)病情监测

观察患者尿液流出位置,漏尿时的伴随症状,对已手术的患者,注意观察术后的愈合情况。

(四)治疗护理

1.治疗要点

手术为首选治疗。对分娩或妇科手术后 7 天内发生的漏尿,可先长时间留置导尿管和/或放置输尿管导管,并变换体位,部分患者可自愈。根据瘘孔部位及类型选择经腹、经阴道或经阴道腹部联合手术的方式。

2.护理配合

(1)术前护理:除按外阴、阴道手术术前常规准备外,有外阴湿疹、溃疡者,需治疗待痊愈后再行手术。老年妇女或闭经者,术前 1 周给予雌激素口服,促使阴道上皮增生,有利于术后伤口的愈合。有尿路感染者应先遵医嘱控制感染后,再行手术。

(2)术后护理:术后护理是手术能否成功的关键,除按外阴、阴道手术术后常规护理外,还应注意。①术后体位,应根据患者瘘孔位置决定,原则上是使瘘孔处于高位,减少尿液浸渍感染。瘘孔在侧面者可采取健侧卧位;膀胱阴道瘘若瘘孔在后底部,应采取俯卧位;由于患者手术后俯卧位会压迫伤口,而又难以保持一种姿势时,多采用侧卧位与平卧位交替进行。②尿管护理,术后保留尿管或耻骨上膀胱造瘘 10～14 cm,注意固定尿管,保持引流通畅,发现阻塞及时处理。尿管拔除后协助患者每 1～2 小时排尿一次,以后逐步延长排尿时间。③术后遵医嘱给予抗生素,每天补液 2 500～3 000 mL,鼓励患者多饮水,稀释尿液,防止发生血尿或尿液浓缩沉积过多形成结石。④术后加强盆底肌锻炼,预防咳嗽和便秘等使腹压增加的因素。

六、健康指导

3 个月内避免性生活,鼓励患者适当活动,避免重体力劳动;尿瘘修补术手术成功者妊娠后应加强孕期保健,并提前住院行剖宫产;如手术失败,指导患者保护会阴,尽量避免外阴皮肤的刺激,同时告之下次手术时间,增强患者再次手术的信心。

七、护理评价

评价护理目标是否达到,护理措施的实施情况,健康指导是否落实到位,有无新的护理问题出现。

(李　娟)

第十一节　子宫脱垂

子宫脱垂是指子宫从正常位置沿阴道下降,子宫颈外口达到坐骨棘水平以下,甚至子宫部分或全部脱出阴道口外,常伴有阴道前后壁膨出。

一、护理评估

(一)健康史

1.病因与发病机制

(1)分娩损伤:分娩损伤是最主要的原因。在分娩过程中,产妇过早屏气,第二产程延长或经阴道手术助产,盆底肌肉、筋膜以及子宫韧带过度伸展,甚至撕裂,分娩后未及时修补或修补不佳。产褥期产妇过早体力劳动,过高的腹压会压迫子宫向下移位发生脱垂。

(2)长期腹压增加:如长期慢性咳嗽、习惯性便秘、久站、久蹲等使腹内压增高,迫使子宫向下移位,导致脱出,产褥期腹压增加更容易导致子宫脱垂。

(3)盆底组织发育不良或退行性变:子宫脱垂偶见于未产妇女,主要为先天性盆底组织发育不良所致。老年妇女盆底组织萎缩退化或支持组织削弱,也可发生子宫脱垂。

2.病史评估

了解患者分娩史,评估其有无第二产程延长、阴道助产等难产史,产后恢复情况;了解患者有无慢性病病史,如长期慢性咳嗽等;是否存在先天性盆底组织发育不良。

(二)身心状况

1.症状

子宫脱垂轻度时(Ⅰ度)可无自觉症状,加重后(Ⅱ度、Ⅲ度)出现以下症状。

(1)下坠感及腰背酸痛:常在久站、走路与重体力劳动时加重,卧床休息后症状减轻。

(2)肿物自阴道脱出:走路、蹲或排便等腹压增加时,阴道口有一肿物脱出。轻者平卧休息后可自行恢复,重者不能自行恢复,需用手还纳,甚至用手也难以还纳,行走不便。

(3)阴道分泌物增多:脱出的子宫及阴道壁由于反复摩擦而发生感染,有脓血性分泌物渗出。

(4)大小便异常:由于膀胱、尿道膨出,患者常伴有尿频、尿急甚至尿潴留或压力性尿失禁。直肠膨出的患者可伴有便秘和排便困难等。

2.体征

患者取膀胱截石位,根据患者向下用力屏气时子宫下降的程度,将子宫脱垂分为三度。

Ⅰ度:轻型为子宫颈外口距处女膜处小于 4 cm,但未达处女膜缘;重型为宫颈外口已达处女膜缘,检查时在阴道口可见子宫颈。

Ⅱ度:轻型为宫颈已脱出阴道口,但宫体仍在阴道内;重型为宫颈或部分宫体脱出阴道口外。

Ⅲ度:子宫颈及宫体全部脱出至阴道口外。脱出的子宫及阴道壁由于长期暴露摩擦,导致宫颈及阴道壁可见溃疡,有少量阴道出血或脓性分泌物。

3.心理-社会状况

由于长期的子宫脱垂使患者行动不便,不能从事体力劳动,使工作和生活受到影响,患者感到烦恼、痛苦;严重会影响性生活,患者常出现烦躁、焦虑、情绪低落等。

二、辅助检查

注意检查血常规,注意张力性尿失禁及妇科检查情况。

三、护理诊断及合作性问题

(1)焦虑:与长期的子宫脱出影响日常生活和工作有关。

(2)舒适的改变:与子宫脱出影响行动有关。

(3)组织完整性受损:与外露子宫、阴道前后壁长期摩擦有关。

四、护理目标

(1)患者情绪稳定,能配合治疗、护理活动。

(2)患者病情缓解,舒适感增加。

(3)患者组织完整,无受损。

五、护理措施

(一)一般护理

(1)指导患者保持外阴干燥、清洁,每天用流水冲洗外阴,禁止使用刺激性强的药液。有溃疡者每天用 0.02% 高锰酸钾液坐浴 1～2 次,每次 20～30 分钟,勤换内衣裤。

（2）有肿块脱出者及早就医，及时回纳脱出物并教会患者正确的回纳手法，病情重不能回纳者，应卧床休息，减少下地活动次数和时间。

（3）教给患者做盆底肌肉锻炼，如做提肛运动；指导患者避免增加腹压的因素，如咳嗽、久站及久蹲等；保持大便通畅，每天进食蔬菜应保持 500 g。

（4）每天为患者提供酸性果汁，可保持尿液呈酸性，不利于细菌生长；指导患者练习卧床排尿；若有肿块脱出影响排尿，指导患者排尿前先将脱出物还纳；尿潴留留置尿管者，应间歇放尿以训练膀胱功能。排尿功能恢复正常后，鼓励患者每天饮水 2 000 mL 以上。

（5）嘱患者加强营养，进食高蛋白、高维生素食物，增强体质。

（二）心理护理

帮助患者树立战胜疾病的信心，耐心讲解子宫脱垂的知识和预后，鼓励病友间交流沟通，促进积极因素。

（三）病情监护

观察患者有无外阴异物感，子宫脱垂的程度；注意阴道分泌物的颜色、气味、性状。

（四）治疗护理

1.治疗原则

治疗以安全、简单、有效为原则。

（1）非手术治疗：用于Ⅰ度轻型子宫脱垂，年老不能耐受手术或需要生育者。①支持疗法：注意休息，增加营养，保持大便通畅，避免重体力劳动，治疗增加腹压的疾病，加强盆底肌的锻炼。②子宫托：子宫托是一种支持子宫和阴道壁使其维持在阴道内不脱出的工具，适用于各度子宫脱垂及阴道前后壁膨出的患者。重度子宫脱垂伴盆底肌明显萎缩以及宫颈或阴道壁有炎症或有溃疡者均不宜使用，经期和妊娠期停用。

（2）手术治疗：适用于非手术治疗无效或Ⅱ度、Ⅲ度子宫脱垂者。手术方式主要包括：阴道前后壁修补术；阴道前后壁修补加主韧带缩短及宫颈部分切除术，也叫曼彻斯特手术；经阴道子宫全切除及阴道前后壁修补术；阴道纵隔成形术等。

2.治疗配合及特殊专科护理

（1）支持治疗的护理：教会患者做盆底肌肉锻炼增强盆底肌肉张力。做缩肛运动，用力收缩3～10 秒，放松 5～10 秒，每次连续 5～10 分钟，每天 3～4 次，持续 3 个月。

（2）教会患者使用子宫托（图 10-2）。①放托：患者排空直肠、膀胱，洗净双手，取半卧位或蹲位，双腿分开，一手持子宫托盘呈倾斜位进入阴道内，将托柄向内、向上旋转，直至托盘达子宫颈，向下屏气，使托盘吸附于宫颈，托柄弯曲度朝前，对正耻骨弓后面。②取托：手指捏住托柄轻轻摇晃，待负压消失后向后外方牵拉取出。③注意事项：放置子宫托之前阴道应有一定水平的雌激素作用，绝经后的妇女可用阴道雌激素霜剂，4～6 周后再使用子宫托；经期和妊娠期停用；选择大小合适的子宫托，以放置后不脱出又无不适为宜；每晚取出洗净，次晨放入，切忌久置不取，以免过久压迫导致生殖道糜烂、溃疡甚至瘘；放托后，分别于第 1、3、6 个月时到医院检查 1 次，以后每3～6 个月到医院复查。

（3）做好术前、术后护理。术前护理同外阴、阴道手术护理。术后除按外阴、阴道手术患者的护理外，应卧床休息 7～10 天，留尿管 10～14 天。避免增加腹压，坚持肛提肌锻炼。

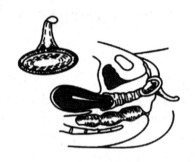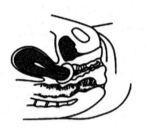

图 10-2　喇叭形子宫托及放置

六、健康指导

休息 3 个月，3 个月内禁止性生活、盆浴，半年内避免重体力劳动；术后 2 个月、3 个月分别门诊复查；宣传产后护理保健知识，进行产后体操锻炼和盆底肌锻炼，增强体质；积极治疗便秘、慢性咳嗽等长期性疾病；实行计划生育。

七、护理评价

评价护理目标是否达到，护理措施的实施情况，健康指导是否落实到位，有无新的护理问题出现。

（李　娟）

第十二节　子宫内膜异位症

子宫内膜异位症是指具有生长功能的子宫内膜生长在子宫腔内壁以外引起的症状和体征。异位的子宫内膜绝大多数局限在盆腔内的生殖器官和邻近器官的腹膜面，故临床上称为盆腔子宫内膜异位症。当子宫内膜生长在子宫肌层内称子宫腺肌病，部分患者两者可合并存在。

子宫内膜异位症的发病率近年来明显增高，是目前常见的妇科病之一。多见于 30～40 岁的妇女。本病为良性病变，但有远距离转移和种植能力。初潮前无发病者，绝经后异位的子宫内膜组织可逐渐萎缩吸收，妊娠或使用性激素抑制卵巢功能可暂时阻止本病的发展，因此，子宫内膜的发病与卵巢的周期性变化有关。也发生周期性出血，引起周围组织纤维化、粘连，病变局部形成紫蓝色硬结或包块。卵巢的子宫内膜异位症最为常见，卵巢内的异位内膜因反复出血而形成多个囊肿，但以单个多见，故又称为卵巢子宫内膜异位囊肿。囊肿内含暗褐色黏稠的陈旧血，状似巧克力液体，故又称为卵巢巧克力囊肿。

一、护理评估

（一）病史

1.月经史

初潮年龄，月经周期、经期、经量是否正常，有无痛经或其他伴随症状。痛经的性质，是否为进行性加重。

2.婚育史

结婚年龄,婚次,夫妻性生活情况,有无经期性交,生育情况,足月产、早产、流产次数,现有子女数等。

3.既往病史

有无先天性生殖道畸形、子宫手术或经期盆腔检查等情况。

(二)身心状态

1.身体状态

(1)痛经:痛经是子宫内膜异位症的典型症状,其特点为继发性和进行性加重。疼痛多位于下腹部和腰骶部,可放射至阴道、会阴、肛门或大腿,常于月经来潮前1～2天开始,经期第一天最为剧烈,以后逐渐减轻,至月经干净时消失。

(2)月经失调:部分患者有经量增多和经期延长,少数出现经前期点滴出血。月经失调可能与卵巢无排卵、黄体功能不足等有关。

(3)性交痛:由于异位的内膜出现在子宫直肠陷凹或病变导致子宫后倾固定,性交时子宫颈受到碰撞及子宫收缩和向上提升,可引起疼痛。

(4)不孕:占40％左右,其不孕的原因可能与盆腔内器官和组织广泛粘连和输卵管的蠕动减弱,影响卵子的排出、摄取和受精卵的运行有关。

2.心理状态

由于疼痛、不孕造成患者顾虑重重,心理压力大,需要手术的患者会有紧张、恐惧等心理问题。

(三)诊断性检查

1.妇科检查

典型者子宫后倾固定,盆腔检查可扪及盆腔内有触痛性结节或子宫旁有不活动的囊性包块。

2.辅助检查

(1)B超检查:可确定卵巢子宫内膜异位囊肿的位置、大小和形状。

(2)腹腔镜检查:可发现盆腔内器官或子宫直肠陷凹、子宫骶骨韧带等处有紫蓝色结节。

二、护理诊断

(一)焦虑

其与不孕和需要手术有关。

(二)知识缺乏

其与缺乏自我照顾及与手术相关的知识有关。

(三)舒适改变

其与痛经及手术后伤口有关。

三、护理目标

(1)患者能正确认识疾病的性质及发生原因,解除紧张、恐惧的心理,坚定治疗信心。

(2)患者自觉疼痛症状缓解。

四、护理措施

(1)心理护理:许多年轻患者因顽固的痛经、不孕等情况而焦虑。护理人员应多关心和理解患者,说明该病只要坚持用药或采取必要的手术便可改善症状,鼓励患者树立信心,积极配合治疗,对尚未生育的患者应给予指导和帮助,促使其尽早受孕。

(2)做好卫生宣传教育工作,防止经血逆流,如有先天性生殖道畸形或后天性炎性阴道狭窄、宫颈粘连等应及时手术。凡进入宫腔内的经腹手术,应保护腹壁切口和子宫切口,防止子宫内膜种植到腹壁切口或子宫切口。经期应避免盆腔检查和性交。

(3)使用激素治疗患者,应介绍服药的注意事项及用后可能出现的反应(恶心、食欲缺乏、闭经、乏力或体重增加等),使其解除思想顾虑,提高治疗效果。

(4)用药期间注意有无卵巢子宫内膜异位囊肿破裂的征象,如出现急性腹痛应及时通知医师,并做好剖腹探查的各项准备。

(5)对需要手术者应按腹部手术做好术前准备和术后护理。

(6)出院健康教育,加强患者对病程及治疗的认识,指导伤口处理和康复教育,术后 6 周避免盆浴和性生活,6 周后来院复查。

五、评价

(1)患者无焦虑的表现并对治疗充满信心。

(2)患者能按时服药并了解药物的反应。

(3)自觉症状缓解和消失。

(李　娟)

第十三节　子宫腺肌病

子宫腺肌病是指当子宫内膜腺体和间质侵入子宫肌层时,形成弥漫或局限性的病变,是妇科常见病。多发生于 30～50 岁经产妇;约 15% 的患者同时合并子宫内膜异位症;约 50% 的患者合并子宫肌瘤;临床病理切片检查,发现 10%～47% 子宫肌层中有子宫内膜组织,但 35% 无临床症状。

多次妊娠及分娩、人工流产、慢性子宫内膜炎等造成子宫内膜基底层损伤,子宫内膜自基底层侵入子宫肌层内生长,可能是主要原因。此外,由于内膜基底层缺乏黏膜下层的保护,在解剖机构上子宫内膜易于侵入肌层。腺肌病常合并子宫肌瘤和子宫内膜增生,提示高水平雌孕激素刺激,也可能是促进内膜向肌层生长的原因之一。

应视患者症状、年龄、生育要求而定。药物治疗,适用于症状较轻,有生育要求和接近绝经期的患者;年轻或希望生育的子宫腺肌瘤患者,可试行病灶挖除术;症状严重、无生育要求或药物治疗无效者,应行全子宫切除术。

一、护理评估

(一)健康史

了解患者年龄、婚姻、月经史、婚育史、生育史、出现典型症状的情况以及对患者身心的影响,了解患者既往患病史。子宫腺肌病多发生于生育年龄的经产妇,常合并内异症和子宫肌瘤,有多次妊娠及分娩或过度刮宫史。生殖道阻塞,如单角子宫、宫颈阴道不通畅患者等常同时合并腺肌病。

（二）生理状况

1.症状

询问患者是否有经量过多、经期延长和逐渐加重的进行性痛经。

2.体征

妇科检查时子宫均匀性增大或局限性隆起、质硬且有压痛。

3.辅助检查

阴道B超提示子宫增大，肌层中不规则回声增强；盆腔MRI可协助诊断；宫腔镜下取子宫肌肉活检，可确诊。

（三）高危因素

1.年龄

40岁以上的经产妇。

2.子宫损伤

多次妊娠、人工流产、慢性子宫内膜炎等造成子宫内膜基底层损伤。

3.先天不足

生殖道阻塞，如单角子宫、宫颈阴道不通、有子宫无阴道的先天畸形等。

4.卵巢功能失调

高水平雌孕激素刺激者，如子宫肌瘤、子宫内膜增生患者。

（四）心理-社会因素

了解患者对疾病的认知，是否存在焦虑、恐惧等表现；了解患者家庭关系，是否因不孕或继发不孕影响夫妻、家庭关系；了解患者的经济水平等。

二、护理诊断

（一）焦虑

其与月经改变和痛经有关。

（二）知识缺乏

其与缺乏自我照顾及与手术相关的知识有关。

（三）舒适改变

其与痛经有关。

三、护理目标

（1）患者能正确认识疾病的性质及发生原因，解除紧张、恐惧的心理，坚定治疗信心。

（2）患者自觉疼痛症状缓解。

四、护理措施

（一）症状护理

1.月经改变

经量增多者，指导患者使用透气棉质卫生巾，保留卫生巾称重，以评估月经量；经期延长者，早晚用温开水清洗外阴各1次，以防逆行感染。若合并贫血，需指导患者遵医嘱服用药物，观察贫血的改善情况。

2.痛经

询问患者疼痛部位、性质、疼痛开始时间及持续时间。疼痛轻者,指导患者腹部热敷、卧床休息;疼痛重者,遵医嘱给予前列腺素合成酶抑制剂。

(二)用药护理

1.口服避孕药

其适用于轻度内异症患者,常用低剂量高效孕激素和炔雌醇复合制剂,用法为每天1片,连续用6～9个月,护士需观察药物疗效,观察有无恶心、呕吐等不良反应。

2.促性腺激素释放激素激动剂

常用药物:亮丙瑞林3.75 mg,月经第1天皮下注射后,每隔28天注射1次,共3～6次。需观察有无潮热、阴道干燥、性欲减退和骨质丢失等不良反应,停药后可消失。连续用药3个月以上者,需添加小剂量雌激素和孕激素,以防止骨质丢失。

3.左炔诺黄体酮宫内节育器(LNG-ZUS)

治疗初期部分患者会出现淋漓出血、下移甚至脱落等,需加强随访。

(三)手术护理

1.保守手术

如小病灶挖除术或子宫肌壁楔形切除术,可明显减轻症状并增加妊娠概率。指导其术后6个月受孕。

2.子宫切除术

年轻或未绝经的患者可保留卵巢;绝经后或合并严重子宫内膜异位症者,可行双卵巢切除术。

(四)心理护理

(1)痛经、月经改变以及贫血者影响生活质量,患者焦虑烦躁,向患者说明月经时轻度疼痛不适是生理反应,给予舒缓的音乐、舒适的环境,保证足够的休息和睡眠,患者及家属、护士共同制订规律而适度的锻炼计划,家属督促患者适度锻炼,可缓解患者的心理压力。

(2)手术患者担心预后和性生活,说明子宫切除术后症状可基本消失,生活质量会得到改善。此外,子宫是月经来潮和孕育胎儿的器官,切除子宫不会男性化,增加对治疗的信心。

(五)健康指导

(1)指导患者随访:手术患者出院后3个月到门诊复查,了解术后康复情况。

(2)保守手术和子宫切除患者,术后休息1～3个月,3个月之内避免性生活及阴道冲洗,避免提举重物,防止正在愈合的腹部肌肉用力,并应逐渐加强腹部肌肉的力量。未经医护人员许可避免从事可增加盆腔充血的活动,如跳舞、久站等。

(3)有生殖道阻塞疾病时,嘱患者积极治疗,实施整形手术。

(4)对实施保守手术治疗的患者,指导其术后6个月受孕。

(5)注意高危因素与妇科疾病的相关性,定期做好妇科病普查。

五、评估

(1)医务人员避免过度刮宫,减少内膜碎片进入肌层的机会。

(2)药物治疗过程中如出现严重的绝经期症状,可酌情反向添加治疗提高雌激素水平,降低相关血管症状和骨质疏松的发生,也可提高患者的顺应性。

(李　娟)

第十四节 子宫肌瘤

子宫肌瘤是女性生殖器官中最常见的一种良性肿瘤。主要由子宫平滑肌组织增生而成,其间还有少量的纤维结缔组织。多见于30～50岁女性。由于肌瘤生长速度慢,对机体影响不大。所以,子宫肌瘤的临床报道发病率远比真实的要低。

一、护理评估

(一)健康史

了解患者一般情况,评估月经史、婚育史,是否有不孕、流产史;询问有无长期使用雌激素类药物。如果接受过治疗,还应了解治疗的方法及所用药物的名称、剂量、用法及用药后的反应等。

(二)身体状况

1.症状

了解有无月经异常、腹部肿块、白带增多或贫血、腹痛等临床表现,了解出现症状的时间及具体表现。

2.体征

了解妇科检查结果,子宫是否均匀或不规则增大、变硬,阴道有无子宫肌瘤脱出等情况。了解B超检查所示结果中肌瘤的大小、个数及部位等。

(三)心理-社会状况

患者及家属对子宫肌瘤缺乏认识,担心肿瘤为恶性,对治疗方案的选择犹豫不决,对需要手术治疗而焦虑不安,担心手术切除子宫可能会影响其女性特征,影响夫妻生活。

二、护理诊断

(1)营养失调:低于机体需要量;与月经改变、长期出血导致贫血有关。

(2)知识缺乏:缺乏子宫肌瘤疾病发生、发展、治疗及护理知识。

(3)焦虑:与月经异常,影响正常生活有关。

(4)自我形象紊乱:与手术切除子宫有关。

三、护理目标

(1)患者获得子宫肌瘤及其健康保健知识。

(2)患者贫血得到纠正,营养状况改善。

(3)患者出院时,不适症状缓解。

四、护理措施

(一)心理护理

评估患者对疾病的认知程度,尊重患者,耐心解答患者提出的问题,告知患者和家属子宫肌瘤是妇科最常见的良性肿瘤,手术或药物治疗都不会影响今后日常生活和工作,让患者消除顾虑,纠正错误认识,配合治疗。

(二)缓解症状

对出血多需住院的患者,护士应严密观察并记录其生命体征变化情况,协助医师完成血常规及凝血功能检查、备血、核对血型、交叉配血等。注意收集会阴垫,评估出血量。按医嘱给予止血药和子宫收缩剂,必要时输血、补液、抗感染或刮宫止血。巨大子宫肌瘤者常出现局部压迫症状,如排尿不畅者应予以导尿;便秘者可用缓泻剂缓解不适症状。带蒂的浆膜下肌瘤发生扭转或肌瘤红色变性时应评估疼痛的程度、部位、性质,有无恶心、呕吐、体温升高征象。需剖腹探查时,护士应迅速做好急诊手术前准备和术中术后护理。保持患者的外阴清洁干燥,如黏膜下肌瘤脱出宫颈口者,应保持其局部清洁,预防感染,为经阴道摘取肌瘤者做好术前准备。

(三)手术护理

经腹或腹腔镜下行肌瘤切除或子宫切除术的患者按腹部手术患者的一般护理,并要特别注意观察术后阴道流血情况。经阴道黏膜下肌瘤摘除术常在蒂部留置止血钳24～48小时,取出止血钳后需继续观察阴道流血情况,按阴道手术患者进行护理。

(四)健康教育

1.保守治疗的患者

需定期随访,护士要告知患者随访的目的、意义和随访时间。应3～6个月定期复查,期间监测肌瘤生长状况、了解患者症状的变化,如有异常及时和医师联系,修正治疗方案。对应用激素治疗的患者,护士要向患者讲解用药的相关知识,使患者了解药物的治疗作用、使用剂量、服用时间、方法、不良反应及应对措施,避免擅自停药和服药过量引起撤退性出血和男性化。

2.手术后的患者

出院后1个月门诊复查,了解患者术后康复情况,并给予术后性生活、自我保健、日常工作恢复等健康指导。任何时候出现不适或异常症状,需及时随诊。

五、结果评价

(1)患者能叙述子宫肌瘤保守治疗的注意事项或术后自我护理措施。

(2)患者面色红润,无疲倦感。

(3)患者出院时,能列举康复期随访时间及注意问题。

(李　娟)

第十五节　子宫肉瘤

子宫肉瘤是来源于子宫肌层或肌层内结缔组织和子宫内膜间质的恶性程度较高的女性生殖器官肿瘤。

一、护理评估

(一)临床表现

早期症状不明显,随着病情发展,可出现下列表现。

(1)阴道不规则出血。

(2)阴道分泌物增多或排液。

(3)原有子宫肌瘤短期内增大,腹痛、腹部包块。

(4)可有膀胱或直肠压迫症状。

(5)体征:子宫增大外形不规则,可见脱出宫颈口及阴道内赘生物,晚期可呈冰冻骨盆、腹水、贫血及恶病质。

(二)治疗

治疗以手术为主,术后加用放疗或化疗。

(三)康复

(1)做好心理护理,鼓励患者表达自己感受。

(2)遵医嘱用药。

(3)定期随访,及时发现异常。

二、护理诊断

(一)绝望

其与疾病的诊断有关。

(二)疼痛

其与疾病及手术有关。

(三)睡眠形态紊乱

其与疾病的诊断及环境改变有关。

(四)知识缺乏

其与对疾病知识及术前术后注意事项不了解有关。

三、护理目标

(1)患者能提高对本病的认识,消除绝望心理,增强治疗信心。

(2)减轻缓解疼痛。

(3)改善睡眠质量,适应术前术后环境。

(4)了解疾病知识及术前术后注意事项。

四、护理措施

(一)术前护理

(1)向患者介绍有关子宫肉瘤的医学常识,介绍诊治过程中出现的各种情况及应对措施。

(2)遵医嘱做好术前护理,饮食以高蛋白易消化为主。

(二)协助术后康复

(1)连续心电监护,每小时观察并记录一次生命体征及血氧饱和度。

(2)注意输液速度,记录出入量。

(3)保持尿管、盆腔引流管通畅,认真观察引流物性状及量。

(4)观察伤口有无渗出,腹带松紧适宜,减轻伤口张力。

(5)遵医嘱给予止痛剂。

（6）指导患者进行床上肢体活动,防止静脉血栓及压疮发生。

（三）健康指导

（1）保持外阴清洁干燥。

（2）术后禁止性生活 3 个月。

（3）遵医嘱每个月入院化疗。

（4）应定期进行肺部检查。

五、评价

（1）患者能列举常用的缓解心理应激的措施,心情平稳,积极配合治疗。

（2）患者术后疼痛逐渐缓解或消失。

（3）患者能叙述影响睡眠的因素及应对技巧。

（4）患者出院时,能列举康复期随访事宜。

（李　娟）

第十一章 产科护理

第一节 异位妊娠

受精卵在于子宫体腔以外着床称为异位妊娠，习称宫外孕。异位妊娠依受精卵在子宫体腔外种植部位不同分为输卵管妊娠、卵巢妊娠、腹腔妊娠、阔韧带妊娠和宫颈妊娠（图11-1）。

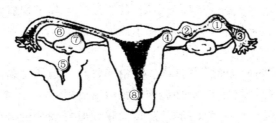

①输卵管壶腹部妊娠；②输卵管峡部妊娠；③输卵管伞部妊娠；④输卵管间质部妊娠；⑤腹腔妊娠；⑥阔韧带妊娠；⑦卵巢妊娠；⑧宫颈妊娠

图 11-1 异位妊娠的发生部位

异位妊娠是妇产科常见的急腹症，发病率约 1%，是孕产妇的主要死亡原因之一。以输卵管妊娠最常见。输卵管妊娠占异位妊娠 95% 左右，其中壶腹部妊娠最多见，约占 78%，其次为峡部、伞部、间质部妊娠较少见。

一、病因

（一）输卵管炎症

此是异位妊娠的主要病因。可分为输卵管黏膜炎和输卵管周围炎。输卵管黏膜炎轻者可发生黏膜皱褶粘连、管腔变窄。或使纤毛功能受损，从而导致受精卵在输卵管内运行受阻并于该处着床；输卵管周围炎病变主要在输卵管浆膜层或浆肌层，常造成输卵管周围粘连、输卵管扭曲、管腔狭窄、蠕动减弱而影响受精卵运行。

（二）输卵管手术史输卵管绝育史及手术史者

输卵管妊娠的发生率为 $10\%\sim20\%$。尤其是腹腔镜下电凝输卵管及硅胶环套术绝育，可因输卵管瘘或再通而导致输卵管妊娠。曾经接受输卵管粘连分离术、输卵管成形术（输卵管吻合术或输卵管造口术）者，在再次妊娠时输卵管妊娠的可能性亦增加。

（三）输卵管发育不良或功能异常

输卵管过长、肌层发育差、黏膜纤毛缺乏、双输卵管、输卵管憩室或有输卵管副伞等，均可造成输卵管妊娠。输卵管功能（包括蠕动、纤毛活动以及上皮细胞分泌）受雌、孕激素调节。若调节失败，可影响受精卵正常运行。

（四）辅助生殖技术

近年，由于辅助生育技术的应用，使输卵管妊娠发生率增加，既往少见的异位妊娠，如卵巢妊娠、宫颈妊娠、腹腔妊娠的发生率增加。1998年，美国报道因助孕技术应用所致输卵管妊娠的发生率为2.8%。

（五）避孕失败

宫内节育器避孕失败，发生异位妊娠的机会较大。

（六）其他

子宫肌瘤或卵巢肿瘤压迫输卵管，影响输卵管管腔通畅，使受精卵运行受阻。输卵管子宫内膜异位可增加受精卵着床于输卵管的可能性。

二、病理

（一）输卵管妊娠的特点

输卵管管腔狭小，管壁薄且缺乏黏膜下组织，其肌层远不如子宫肌壁厚与坚韧，妊娠时不能形成完好的蜕膜，不利于胚胎的生长发育，常发生以下结局：

1.输卵管妊娠流产

多见于妊娠8~12周输卵管壶腹部妊娠。受精卵种植在输卵管黏膜皱襞内，由于蜕膜形成不完整，发育中的胚泡常向管腔突出，最终突破包膜而出血，胚泡与管壁分离，若整个胚泡剥离落入管腔，刺激输卵管逆蠕动经伞端排出到腹腔，形成输卵管妊娠完全流产，出血一般不多。若胚泡剥离不完整，妊娠产物部分排出到腹腔，部分尚附着于输卵管壁，形成输卵管妊娠不全流产，滋养细胞继续侵蚀输卵管壁，导致反复出血，形成输卵管血肿或输卵管周围血肿，血液不断流出并积聚在直肠子宫陷窝形成盆腔血肿，量多时甚至流入腹腔。

2.输卵管妊娠破裂

多见于妊娠6周左右输卵管峡部妊娠。受精卵着床于输卵管黏膜皱襞间，胚泡生长发育时绒毛向管壁方向侵蚀肌层及浆膜，最终穿破浆膜，形成输卵管妊娠破裂。输卵管肌层血管丰富。短期内可发生大量腹腔内出血，使患者出现休克。其出血量远较输卵管妊娠流产多，腹痛剧烈；也可反复出血，在盆腔与腹腔内形成血肿。孕囊可自破裂口排出，种植于任何部位。若胚泡较小则可被吸收；若过大则可在直肠子宫陷凹内形成包块或钙化为石胎。

输卵管间质部妊娠虽少见，但后果严重，其结局几乎均为输卵管妊娠破裂。由于输卵管间质部管腔周围肌层较厚、血运丰富，因此破裂常发生于孕12~16周。其破裂犹如子宫破裂，症状较严重，往往在短时间内出现低血容量休克症状。

3.陈旧性宫外孕

输卵管妊娠流产或破裂，若长期反复内出血形成的盆腔血肿不消散，血肿机化变硬并与周围组织粘连，临床上称为陈旧性宫外孕。

4.继发性腹腔妊娠

无论输卵管妊娠流产或破裂，胚胎从输卵管排入腹腔内或阔韧带内，多数死亡，偶尔也有存活者。若存活胚胎的绒毛组织附着于原位或排至腹腔后重新种植而获得营养,可继续生长发育,形成继发性腹腔妊娠。

(二)子宫的变化

输卵管妊娠和正常妊娠一样,合体滋养细胞产生 HCG 维持黄体生长,使类固醇激素分泌增加,致使月经停止来潮、子宫增大变软、子宫内膜出现蜕膜反应。若胚胎受损或死亡,滋养细胞活力消失,蜕膜自宫壁剥离而发生阴道流血。有时蜕膜可完整剥离,随阴道流血排出三角形蜕膜管型;有时呈碎片排出。排出的组织见不到绒毛,组织学检查无滋养细胞,此时血 β-HCG 下降。子宫内膜形态学改变呈多样性,若胚胎死亡已久,内膜可呈增生期改变,有时可见 Arias-Stella (A-S)反应,镜检见内膜腺体上皮细胞增生、增大,细胞边界不清,腺细胞排列成团突入腺腔,细胞极性消失,细胞核肥大、深染,细胞质有空泡。这种子宫内膜过度增生和分泌反应,可能为类固醇激素过度刺激所引起;若胚胎死亡后部分深入肌层的绒毛仍存活,黄体退化迟缓,内膜仍可呈分泌反应。

三、临床表现

输卵管妊娠的临床表现与受精卵着床部位、有无流产或破裂,以及出血量多少与时间长短等有关。

(一)症状

典型症状为停经后腹痛与阴道流血。

1.停经

除输卵管间质部妊娠停经时间较长外,多有 6~8 周停经史。有 20%~30% 患者无停经史,将异位妊娠时出现的不规则阴道流血误认为月经。或由于月经过期仅数天而不认为是停经。

2.腹痛

腹痛是输卵管妊娠患者的主要症状。在输卵管妊娠发生流产或破裂之前,由于胚胎在输卵管内逐渐增大,常表现为一侧下腹部隐痛或酸胀感。当发生输卵管妊娠流产或破裂时,突感一侧下腹部撕裂样疼痛,常伴有恶心、呕吐。若血液局限于病变区,主要表现为下腹部疼痛,当血液积聚于直肠子宫陷凹时,可出现肛门坠胀感。随着血液由下腹部流向全腹,疼痛可由下腹部向全腹部扩散,血液刺激膈肌,可引起肩胛部放射性疼痛及胸部疼痛。

3.阴道流血

胚胎死亡后。常有不规则阴道流血,色暗红或深褐,量少呈点滴状,一般不超过月经量,少数患者阴道流血量较多,类似月经。阴道流血可伴有蜕膜管型或蜕膜碎片排出,系子宫蜕膜剥离所致。阴道流血一般常在病灶去除后方能停止。

4.晕厥与休克

由于腹腔内出血及剧烈腹痛,轻者出现晕厥,严重者出现失血性休克。出血量越多越快,症状出现越迅速越严重,但与阴道流血量不成正比。

5.腹部包块

输卵管妊娠流产或破裂时所形成的血肿时间较久者,由于血液凝同并与周围组织或器官(如子宫、输卵管、卵巢、肠管或大网膜等)发生粘连形成包块,包块较大或位置较高者,腹部可扪及。

(二)体征

根据患者内出血的情况,患者可呈贫血貌。腹部检查:下腹压痛、反跳痛明显,出血多时,叩诊有移动性浊音。

四、处理原则

处理原则以手术治疗为主,其次是药物治疗。

(一)药物治疗

1.化疗

主要适用于早期输卵管妊娠、要求保存生育能力的年轻患者。符合下列条件可采用此法:①无药物治疗的禁忌证;②输卵管妊娠未发生破裂或流产;③输卵管妊娠包块直径≤4 cm;④血β-HCG<2 000 U/L;⑤无明显内出血,常用甲氨蝶呤(MTX),治疗机制是抑制滋养细胞增生,破坏绒毛,使胚胎组织坏死、脱落、吸收。但在治疗中若病情无改善,甚至发生急性腹痛或输卵管破裂症状,则应立即进行手术治疗。

2.中医药治疗

中医学认为本病属血瘀少腹,不通则痛的实证。以活血化瘀、消癥为治则,但应严格掌握指征。

(二)手术治疗

手术治疗分为保守手术和根治手术。保守手术为保留患侧输卵管,根治手术为切除患侧输卵管。手术治疗适用于:①生命体征不稳定或有腹腔内出血征象者;②诊断不明确者;③异位妊娠有进展者(如血β-HCG处于高水平,附件区大包块等);④随诊不可靠者;⑤药物治疗禁忌证者或无效者。

1.保守手术

此适用于有生育要求的年轻妇女,特别是对侧输卵管已切除或有明显病变者。

2.根治手术

此适用于无生育要求的输卵管妊娠内出血并发休克的急症患者。

3.腹腔镜手术

这是近年治疗异位妊娠的主要方法。

五、护理

(一)护理评估

1.病史

应仔细询问月经史,以准确推断停经时间。注意不要将不规则阴道流血误认为末次月经,或由于月经仅过期几天,不认为是停经。此外,对不孕、放置宫内节育器、绝育术、输卵管复通术、盆腔炎等与发病相关的高危因素应予高度重视。

2.身心状况

输卵管妊娠发生流产或破裂前,症状及体征不明显。当患者腹腔内出血较多时呈贫血貌,严重者可出现面色苍白,四肢湿冷,脉快、弱、细,血压下降等休克症状。体温一般正常,出现休克时体温略低,腹腔内血液吸收时体温略升高,但不超过38 ℃。下腹有明显压痛、反跳痛,尤以患侧为重,肌紧张不明显,叩诊有移动性浊音。血凝后下腹可触及包块。

由于输卵管妊娠流产或破裂后,腹腔内急性大量出血及剧烈腹痛,以及妊娠终止的现实都将是孕妇出现较为激烈的情绪反应。可表现为哭泣、自责、无助、抑郁和恐惧等行为。

3.诊断检查

(1)腹部检查:输卵管妊娠流产或破裂者,下腹部有明显压痛或反跳痛,尤以患侧为甚,轻度腹肌紧张;出血多时,叩诊有移动性浊音;如出血时间较长,形成血凝块,在下腹可触及软性肿块。

(2)盆腔检查:输卵管妊娠未发生流产或破裂者,除子宫略大较软外,仔细检查可能触及胀大的输卵管并有轻度压痛。输卵管妊娠流产或破裂者,阴道后穹隆饱满,有触痛。将宫颈轻轻上抬或左右摇动时引起剧烈疼痛,称为宫颈抬举痛或摇摆痛,是输卵管妊娠的主要体征之一。子宫稍大而软,腹腔内出血多时子宫检查呈漂浮感。

(3)阴道后穹隆穿刺:是一种简单、可靠的诊断方法,适用于疑有腹腔内出血的患者。由于腹腔内血液易积聚于子宫直肠陷凹,抽出暗红色不凝血为阳性,说明存在血腹症。无内出血、内出血量少、血肿位置较高或子宫直肠陷凹有粘连者,可能抽不出血液,因而穿刺阴性不能排除输卵管妊娠存在。如有移动性浊音,可做腹腔穿刺。

(4)妊娠试验:放射免疫法测血中 HCG,尤其是 β-HCG 阳性有助诊断。虽然此方法灵敏度高,异位妊娠的阳性率一般可达 80%～90%,但 β-HCG 阴性者仍不能完全排除异位妊娠。

(5)血清孕酮测定:对判断正常妊娠胚胎的发育情况有帮助,血清孕酮<5 ng/mL 应考虑宫内妊娠流产或异位妊娠。

(6)超声检查:B超显像有助于诊断异位妊娠。阴道B超检查较腹部B超检查准确性高。诊断早期异位妊娠。单凭B超现象有时可能会误诊。若能结合临床表现及 β-HCG 测定等,对诊断的帮助很大。

(7)腹腔镜检查:适用于输卵管妊娠尚未流产或破裂的早期患者和诊断有困难的患者,腹腔内有大量出血或伴有休克者,禁做腹腔镜检查。在早期异位妊娠患者,腹腔镜可见一侧输卵管肿大,表面紫蓝色,腹腔内无出血或有少量出血。

(8)子宫内膜病理检查:诊刮仅适用于阴道流血量较多的患者,目的在于排除宫内妊娠流产。将宫腔排出物或刮出物做病理检查,切片中见到绒毛,可诊断为宫内妊娠,仅见蜕膜未见绒毛者有助于诊断异位妊娠。现已经很少依靠诊断性刮宫协助诊断。

(二)护理诊断

1.潜在并发症

出血性休克。

2.恐惧

与担心手术失败有关。

(三)预期目标

(1)患者休克症状得以及时发现并缓解。

(2)患者能以正常心态接受此次妊娠失败的事实。

(四)护理措施

1.接受手术治疗患者的护理

(1)护士在严密监测患者生命体征的同时,配合医师积极纠正患者休克症状,做好术前准备。手术治疗是输卵管异位妊娠的主要处理原则。对于严重内出血并发休克的患者,护士应立即开放静脉,交叉配血,做好输血输液的准备。以便配合医师积极纠正休克,补充血容量,并按急症手术要求迅速做好手术准备。

(2)加强心理护理:护士于术前简洁明了地向患者及家属讲明手术的必要性,并以亲切的态度和切实的行动赢得患者及家属的信任,保持周围环境的安静、有序,减少和消除患者的紧张、恐惧心理,协助患者接受手术治疗方案。术后,护士应帮助患者以正常的心态接受此次妊娠失败的现实,向她们讲述异位妊娠的有关知识,一方面可以减少因害怕再次发生移位妊娠而抵触妊娠的不良情绪,另一方面也可以增加和提高患者的自我保健意识。

2.接受非手术治疗患者的护理

对于接受非手术治疗方案的患者,护士应从以下几方面加强护理。

(1)护士需密切观察患者的一般情况、生命体征,并重视患者的主诉,尤应注意阴道流血量与腹腔内出血量不成比例,当阴道流血量不多时,不要误认为腹腔内出血量亦很少。

(2)护士应告诉患者病情发展的一些指征,如出血增多、腹痛加剧、肛门坠胀感明显等,以便当患者病情发展时,医患均能及时发现,给予相应处理。

(3)患者应卧床休息,避免腹部压力增大,从而减少异位妊娠破裂的机会。在患者卧床期间,护士需提供相应的生活护理。

(4)护士应协助正确留取血标本,以检测治疗效果。

(5)护士应指导患者摄取足够的营养物质,尤其是富含铁蛋白的食物,如动物肝脏、肉类、豆类、绿叶蔬菜以及黑木耳等,以促进血红蛋白的增加,增强患者的抵抗力。

3.出院指导

输卵管妊娠的预后在于防治输卵管的损伤和感染,因此护士应做好妇女的健康保健工作,防止发生盆腔感染。教育患者保持良好的卫生习惯,勤洗浴、勤换衣,性伴侣稳定。发生盆腔炎后须立即彻底治疗,以免延误病情。另外,由于输卵管妊娠者中约有10%的再发生率和50%~60%的不孕率。因此,护士需告诫患者,下次妊娠时要及时就医,并且不宜轻易终止妊娠。

(五)护理评价

(1)患者的休克症状得以及时发现并纠正。

(2)患者消除了恐惧心理.愿意接受手术治疗。

(刘丽霞)

第二节 过 期 妊 娠

一、概述

(一)定义

平时月经周期规则,妊娠达到或超过42周(≥294天)尚未分娩者,称为过期妊娠,其发生率占妊娠总数的3%~15%。

(二)发病机制

各种原因引起的雌孕激素失调导致孕激素优势,分娩发动延迟,胎位不正、头盆不称,胎儿、子宫不能密切接触,反射性子宫收缩减少,引起过期妊娠。

(三)处理原则

妊娠40周以后胎盘功能逐渐下降,42周以后明显下降,因此,在妊娠41周以后,即应考虑终止妊娠,尽量避免过期妊娠。应根据胎儿安危状况、胎儿大小、宫颈成熟度综合分析,选择恰当的分娩方式。

(1)促宫颈成熟:目前常用的促宫颈成熟的方法主要有 PGE_2 阴道制剂和宫颈扩张球囊。

(2)人工破膜可减少晚期足月和过期妊娠的发生。

(3)引产术:常用静脉滴注缩宫素,诱发宫缩直至临产;胎头已衔接者,通常先人工破膜,1 小时后开始滴注缩宫素引产。

(4)适当放宽剖宫产指征。

二、护理评估

(一)健康史

详细询问患者病史,准确判断预产期、妊娠周数等。

(二)症状、体征

孕期达到或超过 42 周,通过胎动、胎心率、B 超检查、雌孕激素测定、羊膜镜检查等确定胎盘功能是否正常。

(三)辅助检查

B 超检查、雌孕激素测定、羊膜镜检查;胎儿监测的方法包括 NST、CST、生物物理评分(BPP)、改良 BPP(NST+羊水测量)。尽管 41 周及以上孕周者应行胎儿监测,但采用何种方法及以何频率目前都尚无充分的资料予以确定。

(四)高危因素

高危因素包括初产妇、既往过期妊娠史、男性胎儿、孕妇肥胖。对双胞胎的研究也提示遗传倾向对晚期或过期妊娠的风险因素占 23%～30%。某些胎儿异常可能也与过期妊娠相关,如无脑儿和胎盘硫酸酯酶缺乏,但并不清楚两者之间联系的确切原因。

(五)心理-社会因素

过期妊娠加大胎儿、新生儿及孕产妇风险,导致个人、家庭成员产生紧张、焦虑、担忧等不良情绪。

三、护理措施

(一)常规护理

(1)查看历次产检记录,准确核实孕周。

(2)听胎心,待产期间每 4 小时听 1 次或遵医嘱;交接班必须听胎心;临产后按产程监护常规进行监护;每天至少进行一次胎儿电子监护,特殊情况随时监护。

(3)重视自觉胎动并记录于入院病历中。

(二)产程观察

(1)加强胎心监护。

(2)观察胎膜是否破裂,以及羊水量、颜色、性状等。

(3)注意产程进展、观察胎位变化。

(4)不提倡常规会阴侧切。

(三)用药护理

1.缩宫素静脉滴注

缩宫素作用时间短,半衰期为 5～12 分钟。

(1)静脉滴注中缩宫素的配制方法:应先用生理盐水或乳酸钠林格注射液500 mL,用7号针头行静脉滴注,按每分钟8滴调好滴速,然后再向输液瓶中加入2.5 U缩宫素,将其摇匀后继续滴入。切忌先将2.5 U缩宫素溶于生理盐水或乳酸钠林格注射液中直接穿刺行静脉滴注,因此法初调时不易掌握滴速,可能在短时间内使过多的缩宫素进入体内,不够安全。

(2)合适的浓度与滴速:因缩宫素个体敏感度差异极大,静脉滴注缩宫素应从小剂量开始循序增量,起始剂量为2.5 U缩宫素溶于500 mL生理盐水或乳酸钠林格注射液中,即0.5%缩宫素浓度,以每毫升15滴计算,相当于每滴液体中含缩宫素0.33 mU。从每分钟8滴开始,根据宫缩、胎心情况调整滴速,一般每隔20分钟调整1次。应用等差法,即从每分钟8滴(2.7 mU/min)调整至16滴(5.4 mU/min),再增至24滴(8.4 mU/min);为安全起见,也可从每分钟8滴开始,每次增加4滴,直至出现有效宫缩。

(3)有效宫缩的判定标准:10分钟内出现3次宫缩,每次宫缩持续30~60秒,伴有宫颈的缩短和宫口扩张。最大滴速不得超过每分钟40滴,即13.2 mU/min,如达到最大滴速,仍不出现有效宫缩时可增加缩宫素浓度,但缩宫素的应用量不变。增加浓度的方法是500 mL生理盐水或乳酸钠林格注射液中加5 U缩宫素,即1%缩宫素浓度,先将滴速减半,再根据宫缩情况进行调整,增加浓度后,最大增至每分钟40滴(26.4 mU),原则上不再增加滴数和缩宫素浓度。

(4)注意事项:①要有专人观察宫缩强度、频率、持续时间及胎心率变化并及时记录,调好宫缩后行胎心监护,破膜后要观察羊水量及有无胎粪污染及其程度。②警惕变态反应。③禁止肌内、皮下、穴位注射及鼻黏膜用药。④输液量不宜过大,以防止发生水中毒。⑤宫缩过强时应及时停用缩宫素,必要时使用宫缩抑制剂。⑥引产失败:缩宫素引产成功率与宫颈成熟度、孕周、胎先露高低有关,如连续使用2~3天仍无明显进展,应改用其他引产方法。

2.前列腺素制剂促宫颈成熟

常用的促宫颈成熟的药物主要是前列腺素制剂。目前常在临床使用的前列腺素制剂如下。

(1)可控释地诺前列酮栓:一种可控制释放的前列腺素 E_2(PGE_2)栓剂,含有10 mg地诺前列酮,以0.3 mg/h的速度缓慢释放,需低温保存,可以控制药物释放,在出现宫缩过频时能方便取出。

1)应用方法:外阴消毒后将可控释地诺前列酮栓置于阴道后穹隆深处,并旋转90°,使栓剂横置于阴道后穹隆,宜于保持原位。在阴道口外保留2~3 cm的终止带,以便于取出。在药物置入后,嘱孕妇平卧20~30分钟,以利栓剂吸水膨胀;2小时后复查,若栓剂仍在原位孕妇可下地活动。

2)出现以下情况时应及时取出:①出现规律宫缩(每3分钟1次的宫缩)并同时伴随有宫颈成熟度的改善,宫颈Bishop评分大于等于6分。②自然破膜或行人工破膜术。③子宫收缩过频(每10分钟有5次及以上的宫缩)。④置药24小时。⑤有胎儿出现不良状况的证据:胎动减少或消失、胎动过频、胎儿电子监护结果分级为Ⅱ类或Ⅲ类。⑥出现不能用其他原因解释的母体不良反应,如恶心、呕吐、腹泻、发热、低血压、心动过速或者阴道流血增多。取出至少30分钟后方可静脉滴注缩宫素。

3)禁忌证:包括哮喘、青光眼、严重肝肾功能不全等;有急产史或有3次以上足月产史的经产妇;瘢痕子宫妊娠;有子宫颈手术史或子宫颈裂伤史;已临产;Bishop评分大于等于6分;急性盆腔炎;前置胎盘或不明原因阴道流血;胎先露异常;可疑胎儿窘迫;正在使用缩宫素;对地诺前列酮或任何赋形剂成分过敏者。

(2)米索前列醇:一种人工合成的前列腺素 E_1(PGE_1)制剂,有 100 μg 和 200 μg 两种片剂,美国食品与药品监督管理局(FDA)于 2002 年批准米索前列醇用于妊娠中期促宫颈成熟和引产,而用于妊娠晚期促宫颈成熟虽未经 FDA 和中国国家食品药品监督管理总局认证,但美国 ACOG 于 2009 年又重申了米索前列醇在产科领域使用的规范。参考美国 ACOG 2009 年的规范并结合我国米索前列醇的临床使用经验,经中华医学会妇产科学分会产科学组多次讨论,米索前列醇在妊娠晚期促宫颈成熟的应用常规如下:用于妊娠晚期未破膜而宫颈不成熟的孕妇,是一种安全有效的引产方法。每次阴道放药剂量为 25 μg,放药时不要将药物压成碎片。如 6 小时后仍无宫缩,在重复使用米索前列醇前应行阴道检查,重新评价宫颈成熟度,了解原放置药物是否溶化、吸收,如未溶化和吸收则不宜再放。每天总量不超过 50 μg,以免药物吸收过多。如需加用缩宫素,应该在最后一次放置米索前列醇后再过 4 小时以上,并行阴道检查证实米索前列醇已经吸收才可以加用。使用米索前列醇者应在产房观察,监测宫缩和胎心率,一旦出现宫缩过频,应立即进行阴道检查,并取出残留药物。

1)优点:价格低、性质稳定、易于保存、作用时间长,尤其适合基层医疗机构应用。一些前瞻性随机临床试验和荟萃分析表明,米索前列醇可有效促进宫颈成熟。母体和胎儿使用米索前列醇产生的多数不良后果与每次用药量超过 25 μg 相关。

2)禁忌证与取出指征:应用米索前列醇促宫颈成熟的禁忌证及药物取出指征与可控释地诺前列酮栓相同。

(四)产程处理

进入产程后,应鼓励产妇取左侧卧位、吸氧。产程中最好连续监测胎心,注意羊水形状,必要时取胎儿头皮血测 pH,及早发现胎儿宫内窘迫,并及时处理。过期妊娠时,常伴有胎儿窘迫、羊水粪染,分娩时应做相应准备。胎儿娩出后立即在直接喉镜指引下行气管插管,吸出气管内容物,以减少胎粪吸入综合征的发生。

(五)心理护理

(1)为孕产妇提供心理支持,帮助其建立母亲角色。

(2)安抚产妇家属,帮助产妇家庭应对过期妊娠分娩。

(3)接纳可能出现的难产,行胎头吸引、产钳助产等。

四、健康指导

(1)合理、适当地休息、饮食、睡眠等。

(2)情绪放松、身体放松。

(3)适当运动,无其他特殊情况时取自由体位待产。

(4)讲解临产征兆、自觉胎动计数等,指导产妇如何积极配合治疗。

(5)讲解过期妊娠分娩及过期产儿护理原则。

五、注意事项

应急处理:做好正常分娩、难产助产、剖宫产准备。

(刘丽霞)

第三节 多胎妊娠

一、概述

(一)定义

一次妊娠宫腔内同时有两个或两个以上的胎儿时为多胎妊娠,以双胎妊娠为多见。随着辅助生殖技术广泛开展,多胎妊娠发生率明显增高。

(二)类型特点

多胎妊娠包括由一个卵子受精后分裂而形成的单卵双胎妊娠和由两个卵子分别受精而形成的双卵双胎妊娠,双卵双胎妊娠约占双胎妊娠的70%,两个卵子可来源于同一成熟卵泡或两侧卵巢的成熟卵泡。

(三)治疗原则

1.妊娠期

及早诊断出双胎妊娠者并确定羊膜绒毛性,增加其产前检查次数,注意休息,加强营养,注意预防贫血、妊娠期高血压疾病的发生,防止早产、羊水过多、产前出血等。

2.分娩期

观察产程和胎心变化,如发现有宫缩乏力或产程延长,应及时处理。第一个胎儿娩出后,应立即断脐,助手扶正第二个胎儿的胎位,使其保持纵产式,等待15～20分钟后,第二个胎儿自然娩出。如等待15分钟仍无宫缩,则可人工破膜或静脉滴注催产素促进宫缩。如发现有脐带脱垂或怀疑胎盘早剥时,即手术助产。如第一个胎儿为臀位,第二个胎儿为头位,应注意防止胎头交锁导致难产。

3.产褥期

第二个胎儿娩出后应立即肌内注射或静脉滴注催产素,腹部放置沙袋,防止腹压骤降引起休克,同时预防发生产后出血。

二、护理评估

(一)健康史

评估本次妊娠的双胎羊膜绒毛膜性,孕妇的早孕反应程度,食欲、呼吸情况,以及下肢水肿、静脉曲张程度。

(二)生理状况

1.孕妇的并发症

妊娠期高血压疾病、妊娠期肝内胆汁淤积症、贫血、羊水过多、胎膜早破、宫缩乏力、胎盘早剥、产后出血、流产等。

2.围产儿并发症

早产、脐带异常、胎头交锁、胎头碰撞、胎儿畸形以及单绒毛膜双胎特有的并发症,如双胎输血综合征、选择性生长受限、一胎无心畸形等;极高危的单绒毛膜单羊膜囊双胎,由于两个胎儿共用一个羊膜腔,两胎儿间无羊膜分隔,因脐带缠绕和打结而发生宫内意外的可能性较大。

(三)辅助检查

1.B 超检查

B 超检查可以早期诊断双胎、畸胎,能提高双胎妊娠的孕期监护质量。在妊娠 6～9 周,可通过孕囊数目判断绒毛膜性;妊娠 10～14 周,可以通过双胎间的羊膜与胎盘交界的形态判断绒毛膜性。单绒毛膜双胎羊膜分隔与胎盘呈"T"征,而双绒毛膜双胎胎膜融合处夹有胎盘组织,所以胎盘融合处表现为"双胎峰"(或"λ 征")。

妊娠 18～24 周,最晚不要超过 26 周,对双胎妊娠进行超声结构筛查。双胎容易因胎儿体位的关系影响结构筛查质量,有条件的医院可根据孕周分次进行包括胎儿心脏在内的结构筛查。

2.血清学筛查

唐氏综合征在单胎与双胎妊娠孕中期血清学筛查的检出率分别为 60%～70% 和 45%,其假阳性率分别为 5% 和 10%。由于双胎妊娠筛查检出率较低,而且假阳性率较高,目前并不推荐单独使用血清学指标进行双胎的非整倍体筛查。

3.有创性产前诊断

双胎妊娠有创性产前诊断操作带来的胎儿丢失率要高于单胎妊娠,以及后续的处理如选择性减胎等也存在危险性,建议转诊至有能力进行宫内干预的产前诊断中心进行。

(四)高危因素

多胎妊娠者可出现妊娠期高血压疾病、妊娠肝内胆汁淤积症、贫血、羊水过多、胎膜早破、宫缩乏力、胎盘早剥、产后出血、流产等多种并发症。

(五)心理-社会因素

双胎妊娠的孕妇在孕期必须适应两次角色转变,首先是接受妊娠,其次当被告知是双胎妊娠时,必须适应第二次角色转变,即成为两个孩子的母亲;双胎妊娠属于高危妊娠,孕妇既兴奋又常常担心母儿的安危,尤其担心胎儿的存活率。

三、护理措施

(一)常规护理

(1)增加产前检查的次数,每次监测宫高、腹围和体重。

(2)注意休息;卧床时最好取左侧卧位,增加子宫、胎盘的血供,减少早产的机会。

(3)加强营养,尤其是注意补充铁、钙、叶酸等,以满足妊娠的需要。

(二)症状护理

双胎妊娠孕妇胃区受压致食欲减退,因此应鼓励孕妇少量多餐,满足孕期需要,必要时给予饮食指导,如增加铁、叶酸、维生素的供给。因双胎妊娠的孕妇腰背部疼痛症状较明显,应注意休息,可指导其做骨盆倾斜运动,局部热敷也可缓解症状。采取措施预防静脉曲张的发生。

(三)用药护理

双胎妊娠可能出现妊娠期高血压疾病、妊娠肝内胆汁淤积症、贫血、羊水过多、胎膜早破、胎盘早剥等多种并发症,按相应用药情况护理。

(四)分娩期护理

(1)阴道分娩时严密观察产程进展和胎心率变化,及时处理问题。

(2)防止第二胎儿胎位异常、胎盘早剥;防止产后出血的发生;产后腹部加压,防止腹压骤降引起的休克。

（3）如行剖宫产，需要配合医师做好剖宫产术前准备和产后双胎新生儿护理准备；如系早产，产后应加强对早产儿的观察和护理。

（五）心理护理

帮助双胎妊娠的孕妇完成两次角色转变，使其接受成为两个孩子母亲的事实。告知双胎妊娠虽属高危妊娠，但孕妇不必过分担心母儿的安危，说明保持心情愉快、积极配合治疗的重要性，指导家属准备双份新生儿用物。

四、健康指导

护士应指导孕妇注意休息，加强营养，注意阴道流血量和子宫复旧情况，防止产后出血。并指导产妇正确进行母乳喂养，选择有效的避孕措施。

五、注意事项

合理营养，注意补充铁剂，防止妊娠期贫血，妊娠晚期特别注意避免疲劳，加强休息，预防早产和分娩期并发症。

（刘丽霞）

第四节　前置胎盘

妊娠 28 周后，胎盘附着于子宫下段，甚至胎盘下缘达到或覆盖宫颈内口，其位置低于胎先露部，称为前置胎盘。前置胎盘是妊娠晚期严重并发症，也是妊娠晚期阴道流血最常见的原因。其发病率国外报道 0.5%，国内报道 0.24%～1.57%。

一、病因

目前尚不清楚，高龄初产妇（年龄＞35 岁）、经产妇及多产妇、吸烟或吸毒妇女为高危人群。其病因可能与下述因素有关。

（一）子宫内膜病变或损伤

多次刮宫、分娩、子宫手术史等是前置胎盘的高危因素。上述情况可损伤子宫内膜，引起子宫内膜炎或萎缩性病变，再次受孕时子宫蜕膜血管形成不良、胎盘血供不足，刺激胎盘面积增大延伸到子宫下段。前次剖宫产手术瘢痕可妨碍胎盘在妊娠晚期向上迁移。增加前置胎盘的可能性。据统计发生前置胎盘的孕妇，85%～95% 为经产妇。

（二）胎盘异常

双胎妊娠时胎盘面积过大，前置胎盘发生率较单胎妊娠高 1 倍；胎盘位置正常而副胎盘位于子宫下段接近宫颈内口；膜状胎盘大而薄，扩展到子宫下段，均可发生前置胎盘。

（三）受精卵滋养层发育迟缓

受精卵到达子宫腔后，滋养层尚未发育到可以着床的阶段，继续向下游走到达子宫下段，并在该处着床而发育成前置胎盘。

二、分类

根据胎盘下缘与宫颈内口的关系,将前置胎盘分为 3 类(图 11-2)。

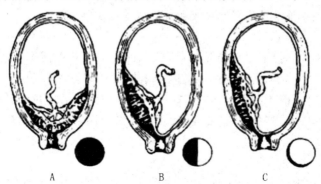

图 11-2 前置胎盘的类型
A.完全性前置胎盘;B.部分性前置胎盘;C.边缘性前置胎盘

(1)完全性前置胎盘又称中央性前置胎盘,胎盘组织完全覆盖宫颈内口。
(2)部分性前置胎盘宫颈内口部分为胎盘组织所覆盖。
(3)边缘性前置胎盘胎盘附着于子宫下段,胎盘边缘到达宫颈内口,未覆盖宫颈内口。

胎盘位于子宫下段,与胎盘边缘极为接近,但未达到宫颈内口,称为低置胎盘。胎盘下缘与宫颈内口的关系可因宫颈管消失、宫口扩张而改变。前置胎盘类型可因诊断时期不同而改变,如临产前为完全性前置胎盘,临产后因口扩张而成为部分性前置胎盘。目前临床上均依据处理前最后一次检查结果来决定其分类。

三、临床表现

(一)症状

前置胎盘的典型症状是妊娠晚期或临产时,发生无诱因、无痛性反复阴道流血。妊娠晚期子宫下段逐渐伸展,牵拉宫颈内口,宫颈管缩短;临产后规律宫缩使宫颈管消失成为软产道的一部分。宫颈外口扩张,附着于子宫下段及宫颈内口的胎盘前置部分不能相应伸展而与其附着处分离,血窦破裂出血。前置胎盘出血前无明显诱因,初次出血量一般不多,剥离处血液凝固后,出血自然停止;也有初次即发生致命性大出血而导致休克的。由于子宫下段不断伸展,前置胎盘出血常反复发生,出血量也越来越多。阴道流血发生的迟早、反复发生次数、出血量多少与前置胎盘类型有关。完全性前置胎盘初次出血时间早,多在妊娠28 周左右,称为"警戒性出血"。边缘性前置胎盘出血多发生于妊娠晚期或临产后,出血量较少。部分性前置胎盘的初次出血时间、出血量及反复出血次数,介于两者之间。

(二)体征

患者一般情况与出血量有关,大量出血呈现面色苍白、脉搏增快微弱、血压下降等休克表现。腹部检查:子宫软,无压痛,大小与妊娠周数相符。由于子宫下段有胎盘占据,影响胎先露部入盆,故胎先露高浮,易并发胎位异常。反复出血或一次出血量过多,使胎儿宫内缺氧,严重者胎死宫内。当前置胎盘附着于子宫前壁时,可在耻骨联合上方听到胎盘杂音。临产时检查见宫缩为阵发性,间歇期子宫完全松弛。

四、处理原则

处理原则是抑制宫缩、止血、纠正贫血和预防感染。根据阴道流血量、有无休克、妊娠周数、胎位、胎儿是否存活、是否临产及前置胎盘类型等综合作出决定。

(一)期待疗法

应在保证孕妇安全的前提下尽可能延长孕周,以提高围生儿存活率。适用于妊娠<34周、胎儿体重<2 000 g、胎儿存活、阴道流血量不多、一般情况良好的孕妇。

尽管国外有资料证明,前置胎盘孕妇的妊娠结局住院与门诊治疗并无明显差异,但我国仍应强调住院治疗。住院期间密切观察病情变化,为孕妇提供全面优质护理是期待疗法的关键措施。

(二)终止妊娠

1.终止妊娠指征

(1)孕妇反复发生多量出血甚至休克者,无论胎儿成熟与否,为了母亲安全应终止妊娠。

(2)期待疗法中发生大出血或出血量虽少,但胎龄达孕36周以上,胎儿成熟度检查提示胎儿肺成熟者。

(3)胎龄未达孕36周,出现胎儿窘迫征象,或胎儿电子监护发现胎心异常者。

(4)出血量多,危及胎儿。

(5)胎儿已死亡或出现难以存活的畸形,如无脑儿。

2.剖宫产

剖宫产可在短时间内娩出胎儿,迅速结束分娩,对母儿相对安全,是处理前置胎盘的主要手段。剖宫产指征应包括完全性前置胎盘,持续大量阴道流血;部分性和边缘性前置胎盘出血量较多,先露高浮,短时间内不能结束分娩;胎心异常。术前应积极纠正贫血、预防感染等,备血,做好处理产后出血和抢救新生的准备。

3.阴道分娩

边缘性前置胎盘、枕先露、阴道流血不多、无头盆不称和胎位异常,估计在短时间内能结束分娩者,可予以试产。

五、护理

(一)护理评估

1.病史

除个人健康史外,在孕产史中尤其注意识别有无剖宫产术、人工流产术及子宫内膜炎等前置胎盘的易发因素。此外妊娠中特别是孕28周后,是否出现无痛性、无诱因、反复阴道流血症状,并详细记录具体经过及医疗处理情况。

2.身心状况

患者的一般情况与出血量的多少密切相关。大量出血时可见面色苍白、脉搏细速、血压下降等休克症状。孕妇及其家属可因突然阴道流血而感到恐惧或焦虑,既担心孕妇的健康,更担心胎儿的安危,可能显得恐慌、紧张、手足无措。

3.诊断检查

(1)产科检查:子宫大小与停经月份一致,胎儿方位清楚,先露高浮,胎心可以正常,也可因孕妇失血过多致胎心异常或消失。前置胎盘位于子宫下段前壁时,可于耻骨联合上方听见胎盘血管杂音。临产后检查,宫缩为阵发性,间歇期子宫肌肉可以完全放松。

(2)超声波检查:B超断层相可清楚看到子宫壁、胎头、宫颈和胎盘的位置,胎盘定位准确率达95%以上,可反复检查,是目前最安全、有效的首选检查方法。

(3)阴道检查:目前一般不主张应用。只有在近临产期出血不多时,终止妊娠前为除外其他出血原因或明确诊断决定分娩方式前考虑采用。要求阴道检查操作必须在输血、输液和做好手术准备的情况下方可进行。怀疑前置胎盘的个案,切忌肛查。

(4)术后检查胎盘及胎膜:胎盘的前置部分可见陈旧血块附着呈黑紫色或暗红色,如这些改变位于胎盘的边缘,而且胎膜破口处距胎盘边缘<7 cm,则为部分性前置胎盘。如行剖宫产术,术中可直接了解胎盘附着的部分并确立诊断。

(二)护理诊断

1.潜在并发症

出血性休克。

2.有感染的危险

有感染的危险与前置胎盘剥离面靠近子宫颈口、细菌易经阴道上行感染有关。

(三)预期目标

(1)接受期待疗法的孕妇血红蛋白不再继续下降,胎龄可达或更接近足月。

(2)产妇产后未发生产后出血或产后感染。

(四)护理措施

根据病情须立即接受终止妊娠的孕妇,立即安排孕妇去枕侧卧位,开放静脉,配血,做好输血准备。在抢救休克的同时,按腹部手术患者的护理进行术前准备,并做好母儿生命体征监护及抢救准备工作。接受期待疗法的孕妇的护理措施如下。

1.保证休息

减少刺激孕妇需住院观察,绝对卧床休息,尤以左侧卧位为佳,并定时间断吸氧,每天3次,每次1小时,以提高胎儿血氧供应。此外,还需避免各种刺激,以减少出血可能。医护人员进行腹部检查时动作要轻柔,禁做阴道检查和肛查。

2.纠正贫血

除采取口服硫酸亚铁、输血等措施外,还应加强饮食营养指导,建议孕妇多食高蛋白及含铁丰富的食物,如动物肝脏、绿叶蔬菜和豆类等,一方面有助于纠正贫血,另一方面还可以增强机体抵抗力,同时也促进胎儿发育。

3.监测生命体征

及时发现病情变化严密观察并记录孕妇生命体征,阴道流血的量、色,流血事件及一般状况,检测胎儿宫内状态。按医嘱及时完成实验室检查项目,并交叉配血备用。发现异常及时报告医师并配合处理。

4.预防产后出血和感染

(1)产妇回病房休息时严密观察产妇的生命体征及阴道流血情况,发现异常及时报告医师处理,以防止或减少产后出血。

(2)及时更换会阴垫,以保持会阴部清洁、干燥。

(3)胎儿分娩后,以及早使用宫缩剂,以预防产后大出血;对新生儿严格按照高危儿处理。

5.健康教育

护士应加强对孕妇的管理和宣教。指导围孕期妇女避免吸烟、酗酒等不良行为,避免多次刮宫、引产或宫内感染,防止多产,减少子宫内膜损伤或子宫内膜炎。对妊娠期出血,无论量多少均应就医,做到及时诊断、正确处理。

(五)护理评价

(1)接受期待疗法的孕妇胎龄接近(或达到)足月时终止妊娠。

(2)产妇产后未出现产后出血和感染。

(刘丽霞)

第五节　胎盘早剥

妊娠 20 周以后或分娩期正常位置的胎盘在胎儿娩出前部分或全部从子宫壁剥离,称为胎盘早剥。胎盘早剥是妊娠晚期严重并发症,具有起病急、发展快特点,若处理不及时可危及母儿生命。胎盘早剥的发病率:国外 1%～2%,国内 0.46%～2.1%。

一、病因

胎盘早剥确切的原因及发病机制尚不清楚,可能与下述因素有关。

(一)孕妇血管病变

孕妇患严重妊娠期高血压疾病、慢性高血压、慢性肾脏疾病或全身血管病变时,胎盘早剥的发生率增高。妊娠合并上述疾病时,底蜕膜螺旋小动脉痉挛或硬化,引起远端毛细血管变性坏死甚至破裂出血,血液流至底蜕膜层与胎盘之间形成胎盘后血肿。致使胎盘与子宫壁分离。

(二)机械性因素

外伤尤其是腹部直接受到撞击或挤压;脐带过短(<30 cm)或脐带围绕颈、绕体相对过短时,分娩过程中胎儿下降牵拉脐带造成胎盘剥离;羊膜穿刺时刺破前壁胎盘附着处,血管破裂出血引起胎盘剥离。

(三)宫腔内压力骤减

双胎妊娠分娩时,第一胎儿娩出过速;羊水过多时,人工破膜后羊水流出过快,均可使宫腔内压力骤减,子宫骤然收缩,胎盘与子宫壁发生错位剥离。

(四)子宫静脉压突然升高

妊娠晚期或临产后,孕妇长时间仰卧位,巨大妊娠子宫压迫下腔静脉,回心血量减少,血压下降。此时子宫静脉淤血、静脉压增高、蜕膜静脉床淤血或破裂,形成胎盘后血肿,导致部分或全部胎盘剥离。

(五)其他一些高危因素

如高龄孕妇、吸烟、可卡因滥用、孕妇代谢异常、孕妇有血栓形成倾向、子宫肌瘤(尤其是胎盘附着部位肌瘤)等与胎盘早剥发生有关。有胎盘早剥史的孕妇再次发生胎盘早剥的危险性比无胎盘早剥史者高 10 倍。

二、分类及病理变化

胎盘早剥主要病理改变是底蜕膜出血并形成血肿,使胎盘从附着处分离。按病理类型,胎盘早剥可分为显性、隐性及混合性 3 种(图 11-3)。若底蜕膜出血量少,出血很快停止,多无明显的临床表现,仅在产后检查胎盘时发现胎盘母体面有凝血块及压迹。若底蜕膜继续出血,形成胎盘后血肿,胎盘剥离面随之扩大,血液冲开胎盘边缘并沿胎膜与子宫壁之间经过颈管向外流出,称为显性剥离或外出血。若胎盘边缘仍附着于子宫壁或由于胎先露部固定于骨盆入口,使血液积聚于胎盘与子宫壁之间,称为隐性剥离或内出血。由于子宫内有妊娠产物存在,子宫肌不能有效收缩,以压迫破裂的血窦而止血,血液不能外流,胎盘后血肿越积越大,子宫底随之升高。当出血达到一定程度时,血液终会冲开胎盘边缘及胎膜外流,称为混合型出血。偶有出血穿破胎膜溢入羊水中成为血性羊水。

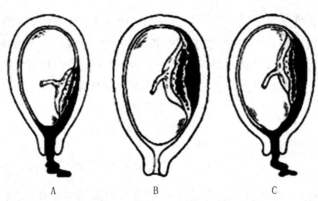

图 11-3　胎盘早剥类型
A.显性剥离;B.隐性剥离;C.混合性剥离

胎盘早剥发生内出血时,血液积聚于胎盘与子宫壁之间,随着胎盘后血肿压力的增加,血液浸入子宫肌层,引起肌纤维分离、断裂甚至变性,当血液渗透至子宫浆膜层时,子宫表面现紫蓝色瘀斑,称为子宫胎盘卒中,又称为库弗莱尔子宫。有时血液还可渗入输卵管系膜、卵巢生发上皮下、阔韧带内。子宫肌层由于血液浸润、收缩力减弱,造成产后出血。

严重的胎盘早剥可以引发一系列病理生理改变。从剥离处的胎盘绒毛和蜕膜中释放大量组织凝血活酶,进入母体血循环,激活凝血系统,导致弥散性血管内凝血(DIC),肺、肾等脏器的毛细血管内微血栓形成,造成脏器缺血和功能障碍。胎盘早剥持续时间越长,促凝物质不断进入母血,激活纤维蛋白溶解系统,产生大量的纤维蛋白原降解产物(FDP),引起继发性纤溶亢进。发生胎盘早剥后,消耗大量凝血因子,并产生高浓度 FDP,最终导致凝血功能障碍。

三、临床表现

根据病情严重程度,Sher 将胎盘早剥分为 3 度。

(一)Ⅰ度

Ⅰ度多见于分娩期,胎盘剥离面积小,患者常无腹痛或腹痛轻微,贫血体征不明显。腹部检查见子宫软,大小与妊娠周数相符,胎位清楚,胎心率正常。产后检查见胎盘母体面有凝血块及压迹即可诊断。

(二)Ⅱ度

Ⅱ度为胎盘剥离面为胎盘面积 1/3 左右。主要症状为突然发生持续性腹痛、腰酸或腰背痛，疼痛程度与胎盘后积血量成正比。无阴道流血或流血量不多，贫血程度与阴道流血量不相符。腹部检查见子宫大于妊娠周数，子宫底随胎盘后血肿增大而升高。胎盘附着处压痛明显(胎盘位于后壁则不明显)，宫缩有间歇，胎位可扪及，胎儿存活。

(三)Ⅲ度

Ⅲ度为胎盘剥离面超过胎盘面积 1/2。临床表现较Ⅱ度重。患者可出现恶心、呕吐、面色苍白、四肢湿冷、脉搏细数、血压下降等休克症状，且休克程度大多与阴道流血量不成正比。腹部检查见子宫硬如板状，宫缩间歇时不能松弛，胎位扪不清，胎心消失。

四、处理原则

纠正休克、及时终止妊娠是处理胎盘早剥的原则。患者入院时，情况危重、处于休克状态，应积极补充血容量，及时输入新鲜血液，尽快改善患者状况。胎盘早剥一旦确诊，必须及时终止妊娠。终止妊娠的方法根据胎次、早剥的严重程度、胎儿宫内状况及宫口开大等情况而定。此外，对并发症如凝血功能障碍、产后出血和急性肾衰竭等进行紧急处理。

五、护理

(一)护理评估

1.病史

孕妇在妊娠晚期或临产时突然发生腹部剧痛，有急性贫血或休克现象，应引起高度重视。护士需结合有无妊娠期高血压疾病或高血压病史、胎盘早剥史、慢性肾炎史、仰卧位低血压综合征史及外伤史，进行全面评估。

2.身心状况

胎盘早剥孕妇发生内出血时，严重者常表现为急性贫血和休克症状，而无阴道流血或有少量阴道流血。因此对胎盘早剥孕妇除进行阴道流血的量、色评估外，应重点评估腹痛的程度、性质、孕妇的生命体征和一般情况，以及时、准确地了解孕妇的身体状况。胎盘早剥孕妇入院时情况危急，孕妇及其家属常常感到高度紧张和恐惧。

3.诊断检查

(1)产科检查:通过四步触诊判断胎方位、胎心情况、宫高变化、腹部压痛范围和程度等。

(2)B型超声检查:正常胎盘 B 型超声图像应紧贴子宫体部后壁、前壁或侧壁，若胎盘与子宫体之间有血肿时，在胎盘后方出现液性低回声区，暗区常不止一个，并见胎盘增厚。若胎盘后血肿较大时，能见到胎盘胎儿面凸向羊膜腔，甚至能使子宫内的胎儿偏向对侧。若血液渗入羊水中，见羊水回声增强、增多，系羊水混浊所致。当胎盘边缘已与子宫壁分离，未形成胎盘后血肿，则见不到上述图像，故 B 型超声检查诊断胎盘早剥有一定的局限性。重型胎盘早剥时常伴胎心、胎动消失。

(3)实验室检查:主要了解患者贫血程度及凝血功能。重型胎盘早剥患者应检查肾功能与二氧化碳结合力。若并发 DIC 时进行筛选试验(血小板计数、凝血酶原时间、纤维蛋白原测定)，结果可疑者可做纤溶确诊试验(凝血酶时间、优球蛋白溶解时间、血浆鱼精蛋白副凝时间)。

(二)可能的护理诊断

1.潜在并发症

弥散性血管内凝血。

2.恐惧

此与胎盘早剥引起的起病急、进展快,危及母儿生命有关。

3.预感性悲哀

此与死产、切除子宫有关。

(三)预期目标

(1)孕妇出血性休克症状得到控制。

(2)患者未出现凝血功能障碍、产后出血和急性肾衰竭等并发症。

(四)护理措施

胎盘早剥是一种妊娠晚期严重危及母儿生命的并发症,积极预防非常重要。护士应使孕妇接受产前检查,预防和及时治疗妊娠期高血压疾病、慢性高血压、慢性肾病等;妊娠晚期避免仰卧位及腹部外伤;施行外倒转术时动作要轻柔;处理羊水过多和双胎者时,避免子宫腔压力下降过快等。对于已诊断为胎盘早剥的患者,护理措施如下。

1.纠正休克

改善患者的一般情况护士应迅速开放静脉,积极补充其血容量,及时输入新鲜输血。既能补充血容量,又可补充凝血因子。同时密切监测胎儿状态。

2.严密观察病情变化

及时发现并发症凝血功能障碍表现为皮下、黏膜或注射部位出血,子宫出血不凝,有时有尿血、咯血及呕血等现象;急性肾衰竭可表现为尿少或无尿。护士应高度重视上述症状,一旦发现,及时报告医师并配合处理。

3.为终止妊娠做好准备

一旦确诊,应及时终止妊娠,以孕妇病情轻重、胎儿宫内状况、产程进展、胎产式等具体状态决定分娩方式,护士需为此做好相应准备。

4.预防产后出血

胎盘早剥的产妇胎儿娩出后易发生产后出血,因此分娩后应及时给予宫缩剂,并配合按摩子宫,必要时按医嘱做切除子宫的术前准备。未发生出血者,产后仍应加强生命体征观察,预防晚期产后出血的发生。

5.产褥期的处理

患者在产褥期应注意加强营养,纠正贫血。更换消毒会阴垫,保持会阴清洁,预防感染。根据孕妇身体情况给予母乳指导。死产者及时给予退乳措施,可在分娩后24小时内尽早服用大剂量雌激素,同时紧束双乳,少进汤类;水煎生麦芽当茶饮;针刺足临泣、悬钟等穴位等。

(五)护理评价

(1)母亲分娩顺利,婴儿平安出生。

(2)患者未出现并发症。

(李　娟)

第六节 胎膜早破

胎膜早破(premature rupture of membranes,PROM)是指在临产前胎膜自然破裂。它是常见的分娩期并发症,妊娠满 37 周的发生率为 10%,妊娠不满 37 周的发生率为 2.0%~3.5%。胎膜早破可引起早产及围生儿死亡率增加,亦可导致孕产妇宫内感染率和产褥期感染率增加。

一、病因

一般认为胎膜早破与以下因素有关,常为多因素所致。

(一)上行感染

可由生殖道病原微生物上行感染,引起胎膜炎,使胎膜局部张力下降而破裂。

(二)羊膜腔压力增高

常见于多胎妊娠、羊水过多等。

(三)胎膜受力不均

胎先露高浮、头盆不称、胎位异常可使胎膜受压不均导致破裂。

(四)营养因素

缺乏维生素 C、锌及铜,可使胎膜张力下降而破裂。

(五)宫颈内口松弛

常因手术创伤或先天性宫颈组织薄弱,宫颈内口松弛,胎膜进入扩张的宫颈或阴道内,导致感染或受力不均,而使胎膜破裂。

(六)细胞因子

IL-1、IL-6、IL-8、TNF-α 升高,可激活溶酶体酶,破坏羊膜组织,导致胎膜早破。

(七)机械性刺激

创伤或妊娠后期性交也可导致胎膜早破。

二、临床表现

(一)症状

孕妇突感有较多液体自阴道流出,有时可混有胎脂及胎粪,无腹痛等其他产兆,当咳嗽、打喷嚏等腹压增加时,羊水可少量间断性排出。

(二)体征

肛诊或阴检时,触不到羊膜囊,上推胎儿先露部可见到羊水流出。如伴羊膜腔感染时,可有臭味,并伴有发热、母儿心率增快、子宫压痛,以及白细胞计数增多、C 反应蛋白升高。

三、对母儿的影响

(一)对母亲的影响

胎膜早破后,生殖道病原微生物易上行感染,通常感染程度与破膜时间有关。羊膜腔感染易发生产后出血。

(二)对胎儿的影响

胎膜早破经常诱发早产,早产儿易发生呼吸窘迫综合征。羊膜腔感染时,可引起新生儿吸入性肺炎,严重者发生败血症、颅内感染等。脐带受压、脐带脱垂时可致胎儿窘迫。胎膜早破发生的孕周越小,胎肺发育不良发生率越高,围生儿死亡率越高。

四、处理原则

预防感染和脐带脱垂,如有感染、胎窘征象,及时行剖宫产终止妊娠。

五、护理

(一)护理评估

1.病史

询问病史,了解是否有发生胎膜早破的病因,确定具体的胎膜早破的时间、妊娠周数,是否有宫缩、见红等产兆,是否出现感染征象,是否出现胎窘现象。

2.身心状况

观察孕妇阴道流液的色、质、量,是否有气味。孕妇常可能因为不了解胎膜早破的原因,而对不可自控的阴道流液形成恐慌,可能担心自身与胎儿的安危。

3.辅助检查

(1)阴道流液的 pH 测定:正常阴道液 pH 为 4.5～5.5,羊水 pH 为 7.0～7.5。若 pH＞6.5,提示胎膜早破,准确率 90%。

(2)肛查或阴道窥阴器检查:肛查时未触到羊膜囊,上推胎儿先露部,有羊水流出。阴道窥阴器检查时见液体自宫口流出或可见阴道后穹隆有较多混有胎脂和胎粪的液体。

(3)阴道液涂片检查:阴道液置于载玻片上,干燥后镜检可见羊齿植物叶状结晶为羊水,准确率 95%。

(4)羊膜镜检查:可直视胎先露部,看不到前羊膜囊,即可诊断。

(5)胎儿纤维结合蛋白(fetal fibronectin, fFN)测定:fFN 是胎膜分泌的细胞外基质蛋白。当宫颈及阴道分泌物内 fFN 含量＞0.05 mg/L 时,胎膜抗张能力下降,易发生胎膜早破。

(6)超声检查:羊水量减少可协助诊断,但不可确诊。

(二)护理诊断

(1)有感染的危险:与胎膜破裂后,生殖道病原微生物上行感染有关。

(2)知识缺乏:缺乏预防和处理胎膜早破的知识。

(3)有胎儿受伤的危险:与脐带脱垂、早产儿肺部发育不成熟有关。

(三)护理目标

(1)孕妇无感染征象发生。

(2)孕妇了解胎膜早破的知识如突然发生胎膜早破,能够及时进行初步应对。

(3)胎儿无并发症发生。

(四)护理措施

1.预防脐带脱垂的护理

胎膜早破并胎先露未衔接的孕妇绝对卧床休息,多采用左侧卧位,注意抬高臀部防止脐带脱垂造成胎儿宫内窘迫。注意监测胎心变化,进行肛查或阴检时,确定有无隐性脐带脱垂,一旦发生,立即通知医师,并于数分钟内结束分娩。

2.预防感染

保持床单位清洁。使用无菌的会阴垫于外阴处,勤于更换,保持清洁干燥,防止上行感染。更换会阴垫时观察羊水的色、质、量、气味等。嘱孕妇保持外阴清洁,每天对其会阴擦洗 2 次。同时观察产妇的生命体征,血生化指标,了解是否存在感染征象。按医嘱一般破膜大于 12 小时给予抗生素防止感染。

3.监测胎儿宫内情况

密切观察胎心率的变化,嘱孕妇自测胎动。如有混有胎粪的羊水流出,即为胎儿宫内缺氧的表现,应及时予以吸氧,左侧卧位,并根据医嘱做好相应的护理。

若胎膜早破孕周小于 35 周者。根据医嘱予地塞米松促进胎肺成熟。若孕周小于 37 周并已临产,或孕周大于 37 周。胎膜早破 12～18 小时后仍未临产者,可根据医嘱尽快结束分娩。

4.健康教育

孕期时为孕妇讲解胎膜早破的定义与原因,并强调孕期卫生保健的重要性。指导孕妇,如出现胎膜早破现象,无须恐慌,应立即平卧,及时就诊。孕晚期禁止性交,避免腹部碰撞或增加腹压。指导孕期补充足量的维生素和锌、铜等微量元素。如宫颈内口松弛者,应多卧床休息,并遵医嘱根据需要于孕 14～16 周时行宫颈环扎术。

（李　娟）

第七节　胎　儿　窘　迫

胎儿窘迫是指孕妇、胎儿、胎盘等各种原因引起的胎儿宫内缺氧,影响胎儿健康甚至危及生命。胎儿窘迫是一种综合征,主要发生在临产过程。也可发生在妊娠后期。发生在临产过程者,可以是妊娠后期的延续和加重。

一、病因

胎儿窘迫的病因涉及多方面,可归纳为三大类。

(一)母体因素

妊娠妇女患有高血压疾病、慢性肾炎、妊娠高血压综合征、重度贫血、心脏病、肺源性心脏病、高热、吸烟、产前出血性疾病和创伤、急产或子宫不协调性收缩、缩宫素使用不当、产程延长、子宫过度膨胀、胎膜早破等;或者产妇长期仰卧位,镇静药,麻醉药使用不当等。

(二)胎儿因素

胎儿心血管系统功能障碍、胎儿畸形,如严重的先天性心血管疾病、母婴血型不合引起的胎儿溶血、胎儿贫血、胎儿宫内感染等。

(三)脐带、胎盘因素

脐带因素有长度异常、缠绕、打结、扭转、狭窄、血肿、帆状附着;胎盘因素有植入异常、形状异常、发育障碍、循环障碍等。

二、病理生理

胎儿窘迫的基本病理生理变化是缺血、缺氧引起的一系列变化。缺氧早期或者一过性缺氧时。机体主要通过减少胎盘和自身耗氧量代偿,胎儿则通过减少对肾与下肢血供等方式来保证心脑血流量,不产生严重的代偿障碍及器官损害。缺氧严重则可引起严重的并发症。缺氧初期通过自主神经反射兴奋交感神经,使肾上腺儿茶酚胺及皮质醇分泌增多,引起血压上升及心率加快。此时胎儿的大脑、肾上腺、心脏及胎盘血流增加,而肾、肺、消化系统等血流减少,出现羊水减少、胎儿发育迟缓等。若缺氧继续加重,则转为兴奋迷走神经,血管扩张,有效循环血量减少,主要器官的功能由于血流不能保证而受损,于是胎心率减慢。缺氧继续发展下去可引起严重的器官功能损害,尤其可以引起缺血缺氧性脑病甚至胎死宫内。此过程基本是低氧血症至缺氧,然后至代谢性酸中毒,主要表现为胎动减少、羊水少、胎心监护基线变异差、出现晚期减速甚至呼吸抑制。由于缺氧时肠蠕动加快,肛门括约肌松弛引起胎粪排出。此过程可以形成恶性循环,更加重母体及胎儿的危险。不同原因引起的胎儿窘迫表现过程可以不完全一致,所以应加强监护、积极评价、及时发现高危征象并积极处理。

三、临床表现

胎儿窘迫的主要表现为胎心音改变、胎动异常及羊水胎粪污染或羊水过少,严重者胎动消失。根据其临床表现,胎儿窘迫可以分为急性胎儿窘迫和慢性胎儿窘迫。急性胎儿窘迫多发生在分娩期,主要表现为胎心率加快或减慢;CST 或者 OCT 等出现频繁的晚期减速或变异减速;羊水胎粪污染和胎儿头皮血 pH 下降,出现酸中毒。羊水胎粪污染可以分为三度:Ⅰ度羊水呈浅绿色;Ⅱ度羊水呈黄绿色,浑浊;Ⅲ度羊水呈棕黄色,稠厚。慢性胎儿窘迫发生在妊娠末期,常延续至临产并加重,主要表现为胎动减少或消失、NST 基线平直、胎儿发育受限、胎盘功能减退、羊水胎粪污染等。

四、处理原则

急性胎儿窘迫者,应积极寻找原因并给予及时纠正。若宫颈未完全扩张、胎儿窘迫情况不严重者,给予吸氧,嘱产妇左侧卧位,若胎心率变为正常,可继续观察;若宫口开全、胎先露部已达坐骨棘平面以下 3 cm 者,应尽快助产经阴道娩出胎儿;若因缩宫素使宫缩过强造成胎心率减慢者。应立即停止使用,继续观察,病情紧迫或经上述处理无效者立即剖宫产结束分娩。慢性胎儿窘迫者,应根据妊娠周数、胎儿成熟度和窘迫程度决定处理方案。首先应指导妊娠妇女采取左侧卧位,间断吸氧,积极治疗各种并发症或并发症,密切监护病情变化。若无法改善,则应在促使胎儿成熟后迅速终止妊娠。

五、护理评估

(一)健康史

了解妊娠妇女的年龄、生育史、内科疾病史如高血压疾病、慢性肾炎、心脏病等;本次妊娠经过,如妊娠高血压综合征、胎膜早破、子宫过度膨胀(如羊水过多和多胎妊娠);分娩经过,如产程延长(特别是第二产程延长)、缩宫素使用不当。了解有无胎儿畸形、胎盘功能的情况。

(二)身心状况

胎儿窘迫时,妊娠妇女自感胎动增加或停止。在窘迫的早期可表现为胎动过频(每 24 小时大于20 次);若缺氧未纠正或加重,则胎动转弱且次数减少,进而消失。胎儿轻微或慢性缺氧时,胎心率加快(>160 次/分);若长时间或严重缺氧。则会使胎心率减慢。若胎心率<100 次/分则提示胎儿危险。胎儿窘迫时主要评估羊水量和性状。

孕产妇夫妇因为胎儿的生命遭遇危险而产生焦虑,对需要手术结束分娩产生犹豫、无助感。对于胎儿不幸死亡的孕产妇夫妇,其感情上受到强烈的创伤,通常会经历否认、愤怒、抑郁、接受的过程。

(三)辅助检查

1.胎盘功能检查

出现胎儿窘迫的妊娠妇女一般 24 小时尿 E_3 值急骤减少 30%～40%,或于妊娠末期连续多次测定在每 24 小时 10 mg 以下。

2.胎心监测

胎动时胎心率加速不明显,基线变异率<3 次/分,出现晚期减速、变异减速等。

3.胎儿头皮血血气分析

pH<7.20。

六、护理诊断/诊断问题

(一)气体交换受损(胎儿)

气体交换受损(胎儿)与胎盘子宫的血流改变、血流中断(脐带受压)或血流速度减慢(子宫-胎盘功能不良)有关。

(二)焦虑

焦虑与胎儿宫内窘迫有关。

(三)预期性悲哀

预期性悲哀与胎儿可能死亡有关。

七、预期目标

(1)胎儿情况改善,胎心率在 120～160 次/分。

(2)妊娠妇女能运用有效的应对机制控制焦虑。

(3)产妇能够接受胎儿死亡的现实。

八、护理措施

(1)妊娠妇女左侧卧位,间断吸氧。严密监测胎心变化,一般每15 分钟听 1 次胎心或进行胎心监护,注意胎心变化。

(2)为手术者做好术前准备,如宫口开全、胎先露部已达坐骨棘平面以下 3 cm 者,应尽快阴道助产娩出胎儿。

(3)做好新生儿抢救和复苏的准备。

(4)心理护理:①向孕产妇提供相关信息,包括医疗措施的目的、操作过程、预期结果及孕产妇需做的配合;将真实情况告知孕产妇,有助于其减轻焦虑,也可帮助产妇面对现实。必要时陪伴产妇,对产妇的疑虑给予适当的解释。②对于胎儿不幸死亡的父母亲,护理人员可安排一个远离其他婴儿和产妇的单人房间,陪伴他们或安排家人陪伴他们,勿让其独处;鼓励其诉说悲伤,接纳其哭泣及抑郁的情绪,陪伴在旁提供支持及关怀;若他们愿意,护理人员可让他们看看死婴并同意他们为死产婴儿做一些事情,包括沐浴、更衣、命名、拍照或举行丧礼,但事先应向他们描述死婴的情况,使之有心理准备。解除"否认"的态度而进入下一个阶段,提供足印卡、床头卡等作为纪念,帮助他们使用适合自己的压力应对技巧和方法。

九、结果评价

(1)胎儿情况改善,胎心率在 120～160 次/分。

(2)妊娠妇女能运用有效的应对机制来控制焦虑,叙述心理和生理上的感受。

(3)产妇能够接受胎儿死亡的现实。

(李 娟)

第八节 羊 水 栓 塞

羊水栓塞(amniotic fluid embolism,AFE)是指在分娩过程中,羊水突然进入母体血循环而引起的急性肺栓塞、休克和弥散性血管内凝血(DIC)、肾衰竭和猝死的严重分娩并发症。其起病急、病情凶险,是造成孕产妇死亡的重要原因之一,发生于足月分娩者死亡率高达 70%～80%。也可发生在妊娠早、中期的流产,但病情较轻,死亡率较低。

一、病因

羊水栓塞是由污染羊水中的有形物质(胎儿毳毛、角化上皮、胎脂、胎粪)进入母体血循环引起。通常有以下几个原因。

(1)羊膜腔内压力增高(子宫收缩过强),胎膜与宫颈壁分离或宫颈口扩张引起宫颈黏膜损伤时,静脉血窦开放,羊水进入母体血循环。

(2)宫颈裂伤、子宫破裂、前置胎盘、胎盘早剥或剖宫产术中羊水通过病理性开放的子宫血窦进入母体血循环。

(3)羊膜腔穿刺或钳刮术时子宫壁损伤处静脉窦也可以成为羊水进入母体通道。

二、病理生理

近年来研究认为,羊水栓塞主要是变态反应。羊水进入母体循环后,通过阻塞肺小血管,引起变态反应而导致凝血机制异常,使机体发生一系列的病理生理变化。

(一)肺动脉高压

羊水内的有形物质如胎儿毳毛、胎脂、胎粪、角化上皮细胞等直接形成栓子。一方面,羊水的有形物质激活凝血系统,使小血管内形成广泛的血栓而阻塞肺小血管,反射性引起迷走神经兴奋,使肺小血管痉挛加重。另一方面,羊水内有形物质经肺动脉进入肺循环,阻塞小血管,引起肺内小支气管痉挛,支气管内分泌物增加,使肺通气、换气量减少,反射性地引起肺小血管痉挛,肺小管阻塞而引起肺动脉压增高,导致急性右心衰竭,继而发生呼吸和循环功能衰竭、休克,甚至死亡。

(二)过敏性休克

羊水中有形物质成为致敏原,作用于母体,引起变态反应所导致的过敏性休克,多在羊水栓塞后立即出现血压骤降甚至消失,甚至心、肺功能衰竭的表现。

(三)弥散性血管内凝血(DIC)

妊娠时母体血液呈高凝状态。羊水中含有大量促凝物质可激活母体凝血系统,进入母血循环后,在血管内产生大量的微血栓,消耗大量的凝血因子和纤维蛋白原,从而导致DIC。同时纤维蛋白原下降时,可激活纤溶系统,由于大量凝血物质的消耗和纤溶系统的激活,产妇血液系统由高凝状态转变为纤溶亢进,血液不凝固,极易发生严重的产后出血及失血性休克。

(四)急性肾衰竭

由于休克和DIC,导致肾脏急剧缺血,进一步发生肾衰竭。

三、临床表现

(一)症状

羊水栓塞起病急骤、来势凶险,多发生于分娩过程中,尤其发生在胎儿娩出前后的短时间内。临床经过可分为以下3个阶段。

1.急性休克期

在分娩过程中。尤其是刚破膜不久,产妇突感寒战、烦躁不安、气急、恶心、呕吐等先兆症状,继而出现呛咳、呼吸困难、发绀、抽搐、昏迷,迅速出现循环衰竭,进入休克或昏迷状态。病情严重者仅在数分钟内死亡。

2.出血期

患者渡过呼吸、循环衰竭和休克而进入凝血功能障碍阶段,表现为难以控制的大量出血,血液不凝,身体其他部位出血如切口渗血、全身皮肤黏膜出血、血尿、消化道大出血或肾脏出血,产妇可死于出血性休克。

3.急性肾衰竭

后期存活的患者出现少尿、无尿和尿毒症的症状。主要为循环功能衰竭引起的肾脏缺血,DIC早期形成的血栓堵塞肾内小血管,引起肾脏缺血、缺氧,导致肾脏器质性损害。

(二)体征

心率增快,血压骤降,肺部听诊可闻及湿啰音。全身皮肤黏膜有出血点及瘀斑,阴道流血不止,切口渗血不凝。

四、处理原则

及时处理,立即抢救,抗过敏,纠正呼吸、循环系统衰竭和改善低氧血症,抗休克,防止DIC和肾衰竭的发生。

五、护理

(一)护理评估

1.病史

评估发生羊水栓塞临床表现的各种诱因,有无胎膜早破或人工破膜,前置胎盘或胎盘早剥,宫缩过强或强直性宫缩,中期妊娠引产或钳刮术,羊膜腔穿刺术等病史。

2.身心状况

胎膜破裂后,胎儿娩出后或手术中产妇突然出现寒战、呛咳、气急、烦躁不安、尖叫、呼吸困难、发绀、抽搐、出血不凝、不明原因休克等症状和体征,血压下降或消失,应考虑为羊水栓塞,立即进行抢救。

3.辅助检查

(1)血涂片查找羊水有形物质:采集下腔静脉血,镜检见到羊水有形成分可确诊。

(2)床旁胸部 X 线片:可见肺部双侧弥漫性点状、片状浸润影,沿肺门分布,伴轻度肺不张和右心扩大。

(3)床旁心电图或心脏彩色多普勒超声检查:提示有心房、有心室扩大,ST 段下降。

(4)若患者死亡,行尸检时,可见肺水肿、肺泡出血。心内血液查到有羊水有形物质,肺小动脉或毛细血管有羊水有形成分栓塞,子宫或阔韧带血管内查到羊水有形物质。

(二)护理诊断

(1)气体交换受损:与肺血管阻力增加、肺动脉高压、肺水肿有关。

(2)组织灌注无效:与弥散性血管内凝血及失血有关。

(3)有胎儿窘迫的危险:与羊水栓塞、母体血循环受阻有关。

(三)护理目标

(1)实施抢救后,患者胸闷、气急、呼吸困难等症状有所改善。

(2)患者心率、血压恢复正常,出血量减少,肾功能恢复正常。

(3)新生儿无生命危险。

(四)护理措施

1.羊水栓塞的预防

加强产前检查,及时注意有无诱发因素,及时发现前置胎盘、胎盘早剥等并发症并予以积极处理。严密观察产程进展情况,正确掌握缩宫素的使用方法,防止宫缩过强。严格掌握人工破膜的指征和时间,宜在宫缩间歇期行人工破膜术,破口要小,并注意控制羊水流出的速度。

2.配合医师,并积极抢救患者

(1)吸氧:最初阶段是纠正缺氧。给予患者半卧位,加压给氧,必要时给予气管插管或者气管切开,减轻肺水肿,改善脑缺氧。

(2)抗过敏:根据医嘱,尽快给予大剂量肾上腺糖皮质激素抗过敏、解除痉挛,保护细胞。可予地塞米松 20～40 mg 静脉推注,以后根据病情可静脉滴注维持。氢化可的松 100～200 mg 加入 5%～10%葡萄糖注射液 50～100 mL 快速静脉滴注,后予 300～800 mg 加入 5%葡萄糖注射液 250～500 mL 静脉滴注,日用上限可达 500～1 000 mg。

(3)缓解肺动脉高压:解痉药物能改善肺血流灌注,预防有心衰竭所致的呼吸循环衰竭。首选盐酸罂粟碱,30～90 mg 加入 25%葡萄糖注射液 20 mL 缓慢推注,能松弛平滑肌,扩张冠状动脉、肺和脑动脉,降低小血管阻力。与阿托品合用扩张小动脉效果更佳。其次使用阿托品,阿托品能阻断迷走神经反射所导致的肺血管和支气管痉挛。1 mg 阿托品加入 10%～25%葡萄糖注射液 10 mL,每 15～30 分钟静脉推注 1 次。直至症状缓解,微循环改善为止。第三,使用氨茶碱。氨茶碱具有松弛支气管平滑肌、解除肺血管痉挛的作用,250 mg 氨茶碱加入 25%葡萄糖注射液 20 mL 缓慢推注。第四,酚妥拉明为 α 肾上腺素能抑制剂,能解除肺血管痉挛,降低肺动脉阻力,消除肺动脉高压。可用 5～10 mg 加入 10％葡萄糖注射液 100 mL 静脉滴注。

(4)抗休克。①补充血容量、使用升压药物:扩容常使用右旋糖酐-40 静脉滴注,并且补充新鲜的血液和血浆。在抢救过程中,监测中心静脉压,了解心脏负荷情况,并据此调节输液量和输液速度。升压药物可用多巴胺 20 mg 加入 5％葡萄糖溶液 250 mL 静脉滴注,随时根据血压调节滴速。②纠正酸中毒:根据血氧分析和血清电解质结果,判断是否存在酸中毒。一旦发现,5％碳酸氢钠 250 mL 静脉滴注。及时应用可纠正休克和代谢失调,并根据血清电解质,及时纠正电解质紊乱。③纠正心力衰竭消除肺水肿:使用毛花苷 C 或毒毛花苷 K 静脉滴注。同时使用呋塞米静脉推注,有利于消除肺水肿,防止急性肾衰竭。

(5)防治 DIC:DIC 阶段应早期抗凝,补充凝血因子,及时输注新鲜血液和血浆、纤维蛋白原等;应用肝素,尤其在羊水栓塞时其血液呈高凝状态时短期内使用。用药过程中监测出凝血时间,如使用肝素过量(凝血时间＞30 分钟),则出现出血倾向,如伤口渗血、血肿、阴道流血不止等,可用鱼精蛋白对抗。

DIC 晚期纤溶时期,抗纤溶可使用氨基己酸、氨甲苯酸、氨甲环酸抑制纤溶激活酶,使纤溶酶原不被激活,从而抑制纤维蛋白溶解。抗纤溶的同时补充纤维蛋白原和凝血因子,防止大出血。

(6)预防肾衰竭:抢救的同时注意尿量,如补足血容量后仍然少尿或无尿,需要及时使用呋塞米等利尿剂,预防与治疗肾衰竭。

(7)预防感染:使用肾毒性较小的抗生素防止感染。

(8)产科处理:第一产程发病的产妇应立即考虑行剖宫产终止妊娠,去除病因。第二产程发病者,及时行阴道助产结束分娩,并且密切观察出血量、出凝血时间等,如果发生产后出血不止,应及时配合医师,做好子宫切除术的准备。

3.提供心理支持

如果在发病抢救过程中,产妇神志清醒,应给予产妇鼓励,安抚其紧张和恐惧的心理,使其配合医师抢救;对于家属要表示理解和抚慰,向家属解释产妇的病情,争取家属的支持和配合。在产妇病情稳定的情况下,可允许家属探视并且陪伴产妇,同时,病情稳定的康复期,可与产妇和家属一起制定康复计划,适时地给予相应的健康教育。

(李　娟)

第九节　子　宫　破　裂

子宫破裂是指在分娩期或妊娠晚期子宫体部或子宫下段发生破裂,是产科严重的并发症,若不及时诊治,可随时威胁母儿生命。

根据子宫破裂发生的时间可分为妊娠期破裂和分娩期破裂;根据子宫破裂发生的部位可分为子宫体部破裂和子宫下段破裂;根据子宫破裂发生的程度可分为完全性破裂和不完全性破裂。完全破裂是指子宫壁的全层破裂,导致宫腔内容物进入腹腔,破裂常发生于子宫下段。不完全破裂是指子宫内膜、肌层部分或全部破裂,而浆膜层完整,常发生于子宫下段,宫腔与腹腔不相通,而往往在破裂侧进入阔韧带之间,形成阔韧带血肿。

一、病因

(一)梗阻性难产

它是引起子宫破裂最常见的原因。骨盆狭窄、头盆不称、软产道阻塞(发育畸形、瘢痕或肿瘤等)、胎位异常(肩先露、额先露),胎儿异常(巨大胎儿、胎儿畸形)等,均可以导致胎先露部下降受阻,子宫上段为克服产道阻力而强烈收缩,使子宫下段过分伸展变薄超过最大限度,而发生子宫破裂。

(二)瘢痕子宫

剖宫产、子宫修补术、子宫肌瘤剔除术等都会使术后子宫肌壁留有瘢痕,于妊娠晚期或者临产后因子宫收缩牵拉及宫腔内压力增高而致子宫瘢痕破裂。宫体部瘢痕多于妊娠晚期发生自发破裂,多为完全破裂;子宫下段瘢痕破裂多发生于临产后,为不完全破裂。前次手术后伴感染或愈合不良者,发生子宫破裂概率更大。

(三)宫缩剂使用不当

分娩前肌内注射缩宫素或过量静脉滴注缩宫素,使用前列腺素栓剂及其他子宫收缩药物使用不当,均可导致子宫收缩过强,造成子宫破裂。多产、高龄、子宫畸形或发育不良、多次刮宫史、宫腔感染等都会增加子宫破裂的概率。

(四)手术创伤

手术创伤多发生于不适当或粗暴的阴道助产手术,如宫颈口未开全时行产钳或臀牵引术,强行剥离植入性胎盘或严重粘连胎盘,行毁胎术、穿颅术时器械、胎儿骨片伤及子宫等情况均可导致子宫破裂。

二、临床表现

子宫破裂多发生于分娩期,通常是个逐渐发展的过程,可分为先兆子宫破裂和子宫破裂两个阶段。其症状与破裂发生的时间、部位、范围、出血量、胎儿及子宫肌肉收缩情况有关。

(一)先兆子宫破裂

子宫病理性缩复环形成、下腹部压痛、胎心率异常、血尿,是先兆子宫破裂的四大主要表现。

1.症状

常见于产程长、有梗阻性难产因素的产妇。产妇通常在临产过程中,当宫缩愈强。但胎儿下降受阻,产妇表现为烦躁不安、疼痛难忍、下腹部拒按、呼吸急促、脉搏加快,同时膀胱受压充血,出现排尿困难及血尿。

2.体征

因胎先露部下降受阻,子宫收缩过强,子宫体部肌肉增厚变短,子宫下段肌肉变薄拉长,在两者间形成环状凹陷,称为病理性缩复环(图11-4)。可见该环逐渐上升至脐平或脐上,压痛明显。因子宫收缩过强过频,胎儿可能触不清,胎心率先加快后减慢或听不清,胎动频繁。

(二)子宫破裂

1.症状

产妇突感下腹部撕裂样剧痛,子宫收缩停止,腹部稍感舒适。后因血液、羊水进入腹腔,出现全腹持续性疼痛,伴有面色苍白、冷汗淋漓、脉搏细速、呼吸急促等现象。

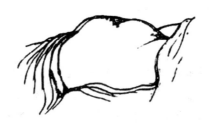

图 11-4 病理性缩复环

2.体征

产妇全腹压痛、反跳痛,腹壁下可扪及胎体,子宫位于侧方,胎心胎动消失。阴道出血可见鲜血流出,下降中的胎儿先露部消失,扩张的宫颈口回缩,部分产妇可扪及子宫下段裂口及宫颈。若为子宫不完全破裂者,上述体征不明显,仅在不全破裂处有压痛、腹痛,若破裂口累及两侧子宫血管,可致急性大出血或形成阔韧带内血肿,查体时可在子宫一侧扪及逐渐增大且有压痛的包块。

三、处理原则

(一)先兆子宫破裂

立即抑制宫缩,使用麻醉药物或者肌内注射哌替啶,即刻行剖宫终止妊娠。

(二)子宫破裂

在输血、输液、吸氧等抢救休克的同时,无论胎儿是否存活,都尽快做好剖宫产的准备,进行手术治疗。根据产妇全身状况、破裂的部位和程度、破裂的时间、有无感染征象等决定手术方法。

四、护理

(一)护理评估

1.病史

收集产妇既往有无与子宫破裂相关的病史,如子宫手术瘢痕、剖宫产史;此次妊娠有无出现高危因素,如胎位不正、头盆不称等;临产期间有无滥用缩宫素。

2.身心状况

评估产妇目前的临床表现和生命体征、情绪变化。如宫缩的强度、间隔时间、腹部疼痛的性质,有无排尿困难、有无血尿、有无出现病理性缩复环,同时监测胎儿宫内情况,了解有无出现胎儿窘迫征象。产妇精神状态有无烦躁不安、恐惧、焦虑、衰竭等现象。

3.辅助检查

(1)腹部检查:可了解产妇腹部疼痛的部位和体征,从而判断子宫破裂的阶段。

(2)实验室检查:血常规检查可了解有无白细胞计数升高、血红蛋白下降等感染、出血征象;同时尿常规检查可了解有无肉眼血尿。

(3)超声检查:可协助发现子宫破裂的部位和胎儿的位置。

(二)护理诊断

1.疼痛

疼痛与产妇出现强直行宫缩、子宫破裂有关。

2.组织灌注无效

组织灌注无效与子宫破裂后出血量多有关。

3.预感性悲哀

预感性悲哀与担心自身预后和胎儿可能死亡有关。

(三)护理目标

(1)及时补充血容量,产妇低血容量予以纠正。

(2)能够抑制强直性子宫收缩,产妇疼痛略有缓解。

(3)产妇情绪能够得到安抚和平稳。

(四)护理措施

1.预防子宫破裂

向孕产妇宣教,做好计划生育工作,避免多次人工流产,减少多产。认真做好产前检查,如有瘢痕子宫、产道异常者提前入院待产。正确处理产程,严密观察产程进展,尽早发现先兆子宫破裂的征象并进行及时处理。严格掌握使用缩宫素的指征和禁忌证,避免滥用,滴注缩宫素时应有专人看护并记录,从小剂量起,逐渐增加,严防发生过强宫缩。

2.先兆子宫破裂的护理

密切观察产程进展,注意胎儿心率变化。待产时,如果宫缩过强过频,下腹部压痛明显,或出现病理性缩复环时,及时报告医师,停止缩宫素等一切操作,严密监测产妇生命体征,根据医嘱使用抑制宫缩药物。

3.子宫破裂的护理

迅速开放静脉通路,短时间内补充液体、输血,补足血容量,同时吸氧、保暖,纠正酸中毒,进行抗休克处理,根据医嘱做好手术前各项准备,严密监测产妇生命体征、24小时出入量,各种实验室检查结果,评估出血量,根据医嘱使用抗生素防止感染。

4.心理支持

协助医师根据产妇的情况,向产妇及家属解释病情治疗计划,取得家属的支持和产妇的配合。如果出现胎儿死亡的产妇,要努力开解其悲伤的心情,鼓励其说出内心感受,为其提供安静的环境,同时给予关心和生活上的护理,努力帮助其接受现实,调整情绪,为产妇提供相应的产褥期休养计划,做好关于其康复的各种宣教。

(李 娟)

第十二章 儿科护理

第一节 新生儿高胆红素血症

一、疾病概述

(一)分类

新生儿高胆红素血症又称新生儿黄疸,是由于胆红素在体内积聚而引起。它可分为生理性黄疸及病理性黄疸。新生儿溶血病为临床最常见的病理性黄疸,其发病率为 11.9%,当血中未结合胆红素增高,通过血-脑脊液屏障,可引起胆红素脑病(核黄疸),严重时可致死亡,幸存者易留后遗症。可根据临床表现分为生理性黄疸与病理性黄疸,详见表 12-1。

表 12-1　生理性黄疸与病理性黄疸的区别

鉴别点	生理性黄疸	病理性黄疸
黄疸出现的时间	出生后 2~3 天出现黄疸 出生后 4~5 天达到高峰	出生后 24 小时内
黄疸持续时间及特点	两周内消退	足月儿大于两周,早产儿大于四周;退而复现或进行性加重
血清胆红素	足月儿<205 μmol/L(12 mg/dL) 早产儿<257 μmol/L(15 mg/dL)	足月儿>205 μmol/L(12 mg/dL) 早产儿>257 μmol/L(15 mg/dL) 血清结合胆红素>26 μmol/L(1.5 mg/dL)
伴随症状	无	感染等,常与病因相关

注:当出现以上任何一种病理性黄疸的特征表现时均应考虑为病理性黄疸。

(二)症状和体征

皮肤黏膜黄染、贫血、肝大等。新生儿红细胞破坏,可是胆红素释放入血,加重黄疸的程度;严重时可致贫血、肝脾功能亢进,从而造成贫血、肝脾增大。详见图 12-1。

1.判断生理性/病理性黄疸

首先根据黄疸发生发展的特点来区分属生理性还是病理性;病理性黄疸常伴有其他症状,且与其病因相关。

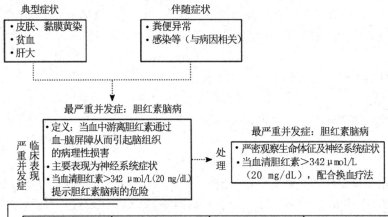

图 12-1 新生儿黄疸临床症状

2.黄疸的程度

从黄染的部位和范围来估计血清胆红素,了解患儿病情进展。详见图 12-2 及表 12-2。

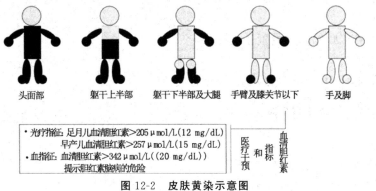

图 12-2 皮肤黄染示意图

表 12-2 皮肤黄疸分布与血清胆红素浓度的关系

黄疸出现的部位	血清胆红素 μmol/L(mg/dL)值	血清胆红素 μmol/L(mg/dL)值
头面部	100.9±5.1(5.9±0.3)	73.5~135.1(4.3~7.9)
躯干上半部	152.2±29.1(8.9±1.7)	92.3~208.6(5.4~12.2)
躯干下半部及大腿	201.8±30.8(11.8±1.8)	138.5~282.2.(8.1~16.5)
手臂及膝关节以下	256.5±29.1(15.0±1.7)	189.8~312.9(11.1~18.3)
手及脚	>256.5(>15)	

(三)相关检查指标

1.血液检查

总胆红素测定及直接胆红素测定、红细胞计数、网织红细胞计数。

2.血型鉴定

检查母婴血型可协助诊断是否为新生儿溶血病。

3.抗体测定

溶血病三项试验可确诊是否为新生儿溶血病。

二、治疗概述

应首先区分生理性黄疸或病理性黄疸,生理性黄疸一般无须治疗两周内可消退,病理性黄疸需要临床治疗及干预,应尽快找出病因,治疗原发病的同时,积极对症治疗。对症治疗包括:光照疗法、换血治疗、纠正贫血及输清蛋白,纠正酸中毒等。新生儿黄疸常见护理问题表现如下。

(一)症状相关

1.排便异常

便秘或排绿糊便与肝肠循环增加有关。

2.活动无耐力

HGB≤140 g/L 与红细胞大量破坏,引起贫血有关。

(二)治疗相关

1.有受伤的危险

视网膜、会阴部损伤与光疗中的眼罩、尿布脱落有关。

2.皮肤完整性受损

光疗后出现皮疹、出血点与光疗不良反应有关。

3.体温过高

体温≥38 ℃与光疗箱温度设置过高有关。

(三)并发症相关

胆红素脑病与血清胆红素通过血-脑屏障有关。

三、护理评估、诊断和措施

(一)常见护理问题

1.生理性黄疸常见病因

(1)红细胞破坏胆红素释放入血。

(2)肝功能发育不完善,肝脏转化、排泄胆红素能力差。

(3)母乳性黄疸:母乳中含有较多脂肪酶及 β 葡萄糖醛酰苷酶,可抑制肝脏酶的活性,增加肝肠循环。母乳性黄疸是最常见的生理性黄疸。①特点:母乳喂养后 4～5 天出现黄疸,2～3 周达高峰,4～12 周后降至正常。②处理:停止母乳喂养24～72 小时后,黄疸即下降。

2.病理性黄疸常见病因

(1)胆红素排泄障碍:肝炎、先天性胆道闭锁。

(2)胆红素结合障碍:糖尿病母亲的婴儿、先天性非溶性高胆红素血症。

(3)胆红素产生过多:新生儿溶血病、感染、肝肠循环增加、G-6-PD 缺陷病。

(4)新生儿溶血病:临床最常见病理性黄疸。指母婴血型不合,母血中血型抗体通过胎盘进入胎儿循环,发生同种免疫反应导致胎儿、新生儿红细胞破坏而引起的溶血。①ABO 溶血:母亲 O 型,胎儿 A 或 B 型。ABO 溶血是最常见的溶血类型,约 50% 在第一胎发病。②Rh 溶血:母亲 Rh 阴性,胎儿 Rh 阳性。

(二)家庭基本资料

个人病史:评估患儿与母亲的血型,以确定是否为新生儿溶血症可能;有无感染史、母乳喂养史、胆道闭锁等相关可能导致新生儿黄疸的常见病因。

(三)健康管理

1.有受伤的危险

长期蓝光照射会损伤患儿视网膜、会阴部的功能。因此在光疗中须做好眼部、会阴部位的保护。

(1)相关因素:光照疗法中眼罩、尿布脱落。

(2)护理诊断:有受伤的危险。

(3)护理措施:在光疗过程中未发生眼罩、尿布脱落,无光疗引起的视网膜、会阴部损伤。妥善固定眼罩、尿布覆盖保护会阴部;光疗过程中每小时巡视。

2.有皮肤完整性受损的危险

由于蓝光照射对患儿皮肤的刺激,光疗后患儿皮肤可能出现皮疹、出血点等,一般无须干预,光疗停止后可自行消退。

(1)相关因素:光疗不良反应。

(2)护理诊断:皮肤完整性受损。

(3)护理措施:光疗后皮疹、出血点消退。①评估皮疹、出血点发生的原因,若为疾病原因引起的出血点应及时与医师沟通。②皮疹、出血点为光疗后的常见并发症,一般光疗后可自行消退;光疗中每小时巡视光疗箱的温度,可减少皮疹的发生。

(四)排泄

粪便形态的改变。经肠道排泄是胆红素的重要排泄途径。当患儿便秘时,可加重肠肝循环,导致体内胆红素的积聚过多,进而加重黄疸的程度;而光照疗法的原理是促进患儿胆红素经肠道排出体外,粪便中伴有胆红素排泄时可呈现绿糊便,故护理人员可通过每天观察黄疸患儿的排便情况,以评估胆红素的代谢情况。

1.相关因素和临床表现

见图 12-3。

2.护理诊断

有便秘的危险。

3.护理措施

黄疸患儿每天排便。

(1)每天评估患儿有无排便及粪便的性状。

(2)每天按摩腹部,促进肠蠕动恢复。

(3)对于新生儿黄疸的患儿,可遵医嘱予以助排便,如开塞露灌肠。

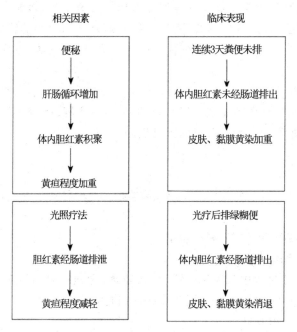

图 12-3 粪便形态改变的相关因素和临床表现

（五）活动和运动

新生儿出生后体缺氧或感染可使体内红细胞的大量破坏，严重时可致贫血，临床表现为精神萎靡、喂奶时吸吮无力、皮肤黏膜苍白；同时，红细胞破坏使大量胆红素释放入血，加重黄疸程度。

1.相关因素

新生儿出生后缺氧、感染、患儿与母亲血型不合造成溶血性黄疸时可导致红细胞大量破坏。

2.护理诊断

活动无耐力。

3.护理措施

患儿静脉 HGB≥140 g/L，毛细血管 HGB≥145 g/L。

（1）保证环境安静，集中治疗护理操作，保证患儿充足睡眠。

（2）沐浴方式选用床边擦浴，减少能量消耗。

（3）耐心喂养，保证患儿每次奶量完成。

（4）监测生命体征，了解患儿 HGB 的动态变化；护理人员应评估导致 HGB 破坏的原因（主要为感染、溶血、缺氧）；溶血性黄疸是导致新生儿黄疸患儿中贫血发生的首要病因，对于此类患儿，护理人员应及时配合确诊病因，遵医嘱给予静脉输血、丙球、清蛋白。

（江　洁）

第二节　小儿惊厥

惊厥的病理生理基础是脑神经元的异常放电和过度兴奋，是由多种原因所致的大脑神经元，暂时性功能紊乱的一种表现。发作时全身或局部肌群突然发生阵挛或强直性收缩,多伴有不同程度的意识障碍。惊厥是小儿最常见的急症,有 5%～6% 的小儿曾发生过高热惊厥。

一、病因

小儿惊厥可由众多因素引起,凡能造成脑神经元兴奋性功能紊乱的因素,如脑缺氧、缺血、低血糖、脑炎症、水肿、中毒变性、坏死等,均可导致惊厥的发生。将其病因归纳为以下几类。

(一)感染性疾病

1.颅内感染性疾病

(1)细菌性脑膜炎、脑血管炎、颅内静脉窦炎。

(2)病毒性脑炎、脑膜脑炎。

(3)脑寄生虫病,如脑型肺吸虫病、脑型血吸虫病、脑囊虫病、脑棘球蚴病、脑型疟疾等。

(4)各种真菌性脑膜炎。

2.颅外感染性疾病

(1)呼吸系统感染性疾病。

(2)消化系统感染性疾病。

(3)泌尿系统感染性疾病。

(4)全身性感染性疾病及某些传染病。

(5)感染性病毒性脑病,脑病合并内脏脂肪变性综合征。

(二)非感染性疾病

1.颅内非感染性疾病

(1)癫痫。

(2)颅内创伤,出血。

(3)颅内占位性病变。

(4)中枢神经系统畸形。

(5)脑血管病。

(6)神经皮肤综合征。

(7)中枢神经系统脱髓鞘病和变性疾病。

2.颅外非感染性疾病

(1)中毒:如有毒动植物,氰化钠、铅、汞中毒,急性乙醇中毒及各种药物中毒等。

(2)缺氧:如新生儿窒息,溺水,麻醉意外,一氧化碳中毒,心源性脑缺血综合征等。

(3)先天性代谢异常疾病:如苯酮尿症、黏多糖病、半乳糖血症、肝豆状核变性、尼曼-匹克病等。

(4)水、电解质紊乱及酸碱失衡:如低血钙、低血钠、高血钠及严重代谢性酸中毒等。

(5)全身及其他系统疾病并发症:如系统性红斑狼疮、风湿病、肾性高血压脑病、尿毒症、肝昏迷、糖尿病、低血糖、胆红素脑病等。

(6)维生素缺乏症:如维生素 B_6 缺乏症、维生素 B_6 依赖症、维生素 B_1 缺乏性脑型脚气病等。

二、临床表现

(一)惊厥发作形式

1.强直-阵挛发作

发作时突然意识丧失,摔倒,全身强直,呼吸暂停,角弓反张,牙关紧闭,面色青紫,持续10～20秒,转入阵挛期;不同肌群交替收缩,致肢体及躯干有节律地抽动,口吐白沫(若咬破舌头可吐血沫)。呼吸恢复,但不规则,数分钟后肌肉松弛而缓解,可有尿失禁,然后入睡,醒后可有头痛、疲乏,对发作不能回忆。

2.肌阵挛发作

肌阵挛发作是由肢体或躯干的某些肌群突然收缩(或称电击样抽动),表现为头、颈、躯干或某个肢体快速抽搐。

3.强直发作

表现为肌肉突然强直性收缩,肢体可固定在某种不自然的位置持续数秒钟,躯干四肢姿势可不对称,面部强直表情,眼及头偏向一侧,睁眼或闭眼,瞳孔散大,可伴呼吸暂停,意识丧失,发作后意识较快恢复,不出现发作后嗜睡。

4.阵挛性发作

发作时全身性肌肉抽动,左右可不对称,肌张力可增高或减低,有短暂意识丧失。

5.限局性运动性发作

发作时无意识丧失,常表现为下列形式。

(1)某个肢体或面部抽搐:由于口、眼、手指在脑皮质运动区所代表的面积最大,因而这些部位最易受累。

(2)杰克逊(Jackson)癫痫发作:发作时大脑皮质运动区异常放电灶逐渐扩展到相邻的皮质区。抽搐也按皮质运动区对躯干支配的顺序扩展,如从面部抽搐开始→手→前臂→上肢→躯干→下肢。若进一步发展,可成为全身性抽搐,此时可有意识丧失。常提示颅内有器质性病变。

(3)旋转性发作:发作时头和眼转向一侧,躯干也随之强直性旋转,或一侧上肢上举,另一侧上肢伸直,躯干扭转等。

6.新生儿轻微惊厥

新生儿轻微惊厥是新生儿期常见的一种惊厥形式,发作时呼吸暂停,两眼斜视,眼睑抽搐,频频的眨眼动作,伴流涎,吸吮或咀嚼样动作,有时还出现上下肢类似游泳或蹬自行车样的动作。

(二)惊厥的伴随症状及体征

1.发热

发热为小儿惊厥最常见的伴随症状,如系单纯性或复杂性高热惊厥患儿,于惊厥发作前均有38.5 ℃,甚至 40 ℃以上高热。由上呼吸道感染引起者,还可有咳嗽、流涕、咽痛、咽部出血、扁桃体肿大等表现。如为其他器官或系统感染所致惊厥,绝大多数均有发热及其相关的症状和体征。

2.头痛及呕吐

头痛及呕吐为小儿惊厥常见的伴随症状之一,年长儿能正确叙述头痛的部位、性质和程度,婴儿常表现为烦躁、哭闹、摇头、抓耳或拍打头部。多伴有频繁喷射状呕吐,常见于颅内疾病及全身性疾病,如各种脑膜炎、脑炎、中毒性脑病、瑞氏综合征、颅内占位性病变等。同时还可出现程度不等的意识障碍,颈项抵抗,前囟饱满,颅神经麻痹,肌张力增高或减弱,克尼格征、布鲁津斯基征及巴宾斯基征阳性等体征。

3.腹泻

腹泻如遇重度腹泻病,可致水、电解质紊乱及酸碱失衡,出现严重低钠或高钠血症,低钙、低镁血症,以及由于补液不当,造成水中毒也可出现惊厥。

4.黄疸

新生儿溶血症,当出现胆红素脑病时,不仅皮肤巩膜高度黄染,还可有频繁性惊厥;重症肝炎患儿,当肝功能衰竭,出现惊厥前即可见到明显黄疸;在瑞氏综合征、肝豆状核变性等病程中,均可出现不等的黄疸,此类疾病初期或中末期均能出现惊厥。

5.水肿、少尿

各类肾炎或肾病为儿童时期常见多发病。水肿、少尿为该类疾病的首起表现,当其中部分患儿出现急、慢性肾衰,或肾性高血压脑病时,均可有惊厥。

6.智力低下

常见于新生儿窒息所致缺氧、缺血性脑病,颅内出血患儿,病初即有频繁惊厥,其后有不同程度的智力低下。智力低下亦见于先天性代谢异常疾病,如苯丙酮尿症、糖尿症等氨基酸代谢异常病。

三、诊断依据

(一)病史

了解惊厥的发作形式,持续时间,有无意识丧失,伴随症状,诱发因素及有关的家族史。

(二)体检

全面的体格检查,尤其神经系统的检查,如神志、头颅、头围、囟门、颅缝、脑神经、瞳孔、眼底、颈抵抗、病理反射、肌力、肌张力、四肢活动等。

(三)实验室及其他检查

1.血、尿、粪常规

血白细胞显著增高,通常提示细菌感染。红细胞血色素很低,网织红细胞增高,提示急性溶血。尿蛋白及细胞数增高,提示肾炎或肾盂肾炎。粪镜检,排除痢疾。

2.血生化等检验

除常规查肝功能、肾功能、电解质外,应根据病情选择有关检验。

3.脑脊液检查

凡疑有颅内病变惊厥的患儿,尤其是颅内感染时,均应做脑脊液常规、生化、培养或有关的特殊化验。

4.脑电图

阳性率可达 $80\%\sim90\%$。小儿惊厥,尤其无热惊厥,其中不少系小儿癫痫。脑电图上可表现为阵发性棘波、尖波、棘慢波、多棘慢波等多种波型。

5.CT 检查

疑有颅内器质性病变惊厥患儿,应做脑 CT 扫描,高密度影见于钙化、出血、血肿及某些肿瘤;低密度影常见于水肿,脑软化,脑脓肿,脱髓鞘病变及某些肿瘤。

6.MRI 检查

MRI 对脑、脊髓结构异常反映较 CT 更敏捷,能更准确反映脑内病灶。

7.单光子反射计算机体层成像 SPECT

单光子反射计算机体层成像 SPECT 可显示脑内不同断面的核素分布图像,对癫痫病灶、肿瘤定位及脑血管疾病提供诊断依据。

四、治疗

(一)止惊治疗

1.地西泮

每次 0.25～0.50 mg/kg,最大剂量不超过 10 mg,缓慢静脉注射,1 分钟不大于 1 mg。必要时可在15～30 分钟后重复静脉注射一次。以后可口服维持。

2.苯巴比妥钠

新生儿首次剂量 15～20 mg 静脉注射。维持量 3～5 mg/(kg·d)。婴儿、儿童首次剂量为5～10 mg/kg,静脉注射或肌内注射,维持量 5～8 mg/(kg·d)。

3.水合氯醛

每次 50 mg/kg,加水稀释成 5％～10％溶液,保留灌肠。惊厥停止后改用其他镇静剂止惊药维持。

4.氯丙嗪

剂量为每次 1～2 mg/kg,静脉注射或肌内注射,2～3 小时后可重复 1 次。

5.苯妥英钠

每次 5～10 mg/kg,肌内注射或静脉注射。遇有"癫痫持续状态"时可给予 15～20 mg/kg,速度不超过 1 mg/(kg·min)。

6.硫苯妥钠

催眠,大剂量有麻醉作用。每次 10～20 mg/kg,稀释成 2.5％溶液肌内注射。也可缓慢静脉注射,边注射边观察,惊止即停止注射。

(二)降温处理

1.物理降温

可用 30％～50％乙醇擦浴。头部、颈、腋下、腹股沟等处可放置冰袋。亦可用冷盐水灌肠。或用低于体温 3～4 ℃的温水擦浴。

2.药物降温

一般用布洛芬混悬液,每次 0.1 mL/kg,口服。亦可用其滴鼻,3 岁以上患儿,每次 2～4 滴。

(三)降低颅内压

惊厥持续发作时,引起脑缺氧、缺血,易致脑水肿;如惊厥是颅内感染炎症引起,疾病本身即有脑组织充血水肿,颅内压增高,因而及时应用脱水降颅内压治疗。常用 20％甘露醇溶液每次5～10 mL/kg,静脉注射或快速静脉滴注(10 mL/min),6～8 小时重复使用。

(四)纠正酸中毒

惊厥频繁,或持续发作过久,可致代谢性酸中毒,如血气分析发现血 pH＜7.2,BE 为15 mmol/L时,用 5％碳酸氢钠 3～5 mL/kg,稀释成 1.4％的等张液静脉滴注。

(五)病因治疗

对惊厥患儿应通过病史了解,全面体检及必要的化验检查,争取尽快地明确病因,给予相应治疗。对可能反复发作的病例,还应制订预防复发的防治措施。

五、护理

(一)护理诊断

(1)有窒息的危险。

(2)有受伤的危险。

(3)潜在并发症:脑水肿。

(4)潜在并发症:酸中毒。

(5)潜在并发症:呼吸系统及循环系统衰竭。

(6)知识缺乏。

(二)护理目标

(1)不发生误吸或窒息,适当加以保护防止受伤。

(2)保护呼吸功能,预防并发症。

(3)患儿家长情绪稳定,能掌握止痉、降温等应急措施。

(三)护理措施

1.一般护理

(1)将患儿平放于床上,取头侧位。保持安静,治疗操作应尽量集中进行,动作轻柔敏捷,禁止一切不必要的刺激。

(2)保持呼吸道通畅:头侧向一边,及时清除呼吸道分泌物。有发绀者供给氧气,窒息时施行人工呼吸。

(3)控制高热:物理降温可用温水或冷水毛巾湿敷额头部,每5～10分钟更换1次,必要时用冰袋放在额部或枕部。

(4)注意安全,预防损伤,清理好周围物品,防止坠床和碰伤。

(5)协助做好各项检查,及时明确病因。根据病情需要,于惊厥停止后,配合医师做血糖、血钙或腰椎穿刺、血气分析及血电解质等针对性检查。

(6)加强皮肤护理:保持皮肤清洁干燥,衣、被、床单清洁、干燥、平整,以防皮肤感染及压疮的发生。

(7)心理护理:关心体贴患儿,处置操作熟练、准确,以取得患儿信任,消除其恐惧心理。说服患儿及家长主动配合各项检查及治疗,使诊疗工作顺利进行。

2.临床观察内容

(1)惊厥发作时,观察惊厥患儿抽搐的时间和部位,有无其他伴随症状。

(2)观察病情变化,尤其随时观察呼吸、面色、脉搏、血压、心音、心率、瞳孔大小、对光反射等重要的生命体征,发现异常及时通报医师,以便采取紧急抢救措施。

(3)观察体温变化,如有高热,及时做好物理降温及药物降温.如体温正常,应注意保暖。

3.药物观察内容

(1)观察止惊药物的疗效。

(2)使用地西泮、苯巴比妥钠等止惊药物时,注意观察患儿呼吸及血压的变化。

4.预见性观察

若惊厥持续时间长、频繁发作,应警惕有无脑水肿,颅内压增高的表现,如收缩压升高、脉率减慢,呼吸节律慢而不规则,则提示颅内压增高。如未及时处理.可进一步发生脑疝,表现为瞳孔不等大、对光反射消失、昏迷加重、呼吸节律不整甚至骤停。

六、康复与健康指导

(1)做好患儿的病情观察准备好急救物品,教会家属正确的退热方法,提高家长的急救知识和技能。

(2)加强患儿营养与体育锻炼,做好基础护理等。

(3)向家长详细交代患儿的病情、惊厥的病因和诱因,指导家长掌握预防惊厥的措施。

(朱瑞雪)

第三节 小 儿 肺 炎

肺炎指不同病原体或其他因素所致的肺部炎症。以发热、咳嗽、气促、呼吸困难和肺部固定湿啰音为共同临床表现。该病是儿科常见疾病中能威胁生命的疾病之一。据联合国儿童基金会统计,全世界每年有 350 万左右 5 岁以下儿童死于肺炎,占 5 岁以下儿童总死亡率的 28%;我国每年 5 岁以下儿童因肺炎死亡者约 35 万,占全世界儿童肺炎死亡数的 10%。因此积极采取措施,降低小儿肺炎的死亡率,是21世纪世界儿童生存、保护和发展纲要规定的重要任务。

目前,小儿肺炎的分类尚未统一,常用方法有四种,各肺炎可单独存在,也可两种同时存在。①病理分类:可分为支气管肺炎、大叶性肺炎、间质性肺炎等。②病因分类:感染性肺炎如病毒性肺炎、细菌性肺炎、支原体肺炎、衣原体肺炎、真菌性肺炎、原虫性肺炎;非感染性肺炎如吸入性肺炎、坠积性肺炎等。③病程分类:急性肺炎(病程<1 个月)、迁延性肺炎(病程 1～3 个月)、慢性肺炎(病程>3 个月)。④病情分类:轻症肺炎(主要为呼吸系统表现)、重症肺炎(除呼吸系统受累外,其他系统也受累,且全身中毒症状明显)。

临床上若病因明确,则按病因分类,否则按病理分类。

一、病因与发病机制

引起肺炎的主要病原体为病毒和细菌,病毒中最常见的为呼吸道合胞病毒,其次为腺病毒、流感病毒等;细菌中以肺炎链球菌多见,其他有葡萄球菌、链球菌、革兰阴性杆菌等。低出生体重、营养不良、维生素 D缺乏性佝偻病、先天性心脏病等患儿易患本病,且病情严重,容易迁延不愈,病死率也较高。

病原体多由呼吸道入侵,也可经血行入肺,引起支气管、肺泡、肺间质炎症,支气管因黏膜水肿而管腔变窄,肺泡壁因充血水肿而增厚,肺泡腔内充满炎症渗出物,影响了通气和气体交换;同时由于小儿呼吸系统的特点,当炎症进一步加重时,可使支气管管腔更加狭窄、甚至阻塞,造成通气和换气功能障碍,导致低氧血症及高碳酸血症。为代偿缺氧,患儿呼吸与心率加快,出现鼻翼翕动和三凹征,严重时可产生呼吸衰竭。由于病原体作用,重症常伴有毒血症,引起不同程度的感染中毒症状。缺氧、二氧化碳潴留及毒血症可导致循环系统、消化系统、神经系统的一系列症状,以及水、电解质和酸碱平衡紊乱。

(一)循环系统

缺氧使肺小动脉反射性收缩,肺循环压力增高,形成肺动脉高压;同时病原体和毒素侵袭心肌,引起中毒性心肌炎。肺动脉高压和中毒性心肌炎均可诱发心力衰竭。重症患儿常出现微循环障碍、休克甚至弥散性血管内凝血。

(二)中枢神经系统

缺氧和高碳酸血症使脑血管扩张、血流减慢,血管通透性增加,致使颅内压增高。严重缺氧和脑供氧不足使脑细胞无氧代谢增加,造成乳酸堆积、ATP 生成减少和 Na-K 离子泵转运功能障碍,引起脑细胞内水钠潴留,形成脑水肿。病原体毒素作用亦可引起脑水肿。

(三)消化系统

低氧血症和毒血症可引起胃黏膜糜烂、出血、上皮细胞坏死脱落等应激性反应,导致黏膜屏障功能破坏,使胃肠功能紊乱,严重者可引起中毒性肠麻痹和消化道出血。

(四)水、电解质和酸碱平衡紊乱

重症肺炎可出现混合性酸中毒,因为严重缺氧时体内需氧代谢障碍、酸性代谢产物增加,常可引起代谢性酸中毒;而 CO_2 潴留、H_2CO_3 增加又可导致呼吸性酸中毒。缺氧和 CO_2 潴留还可导致。肾小动脉痉挛而引起水钠潴留,重症者可造成稀释性低钠血症。

二、临床表现

(一)支气管肺炎

支气管肺炎为小儿最常见的肺炎。多见于 3 岁以下婴幼儿。

1.轻症

轻症以呼吸系统症状为主,大多起病较急。主要表现为发热、咳嗽和气促。

(1)发热:热型不定,多为不规则热,新生儿或重度营养不良儿可不发热,甚至体温不升。

(2)咳嗽:较频,早期为刺激性干咳,以后有痰,新生儿则表现为口吐白沫。

(3)气促:多发生在发热、咳嗽之后,呼吸频率加快,每分钟可达 40～80 次,可有鼻翼翕动、点头呼吸、三凹征、唇周发绀。肺部可听到较固定的中、细湿啰音,病灶较大者可出现肺实变体征。

2.重症

重症肺炎常有全身中毒症状及循环、神经、消化系统受累的临床表现。

(1)循环系统:常见心肌炎、心力衰竭及微循环障碍。心肌炎表现为面色苍白、心动过速、心音低钝、心律不齐,心电图显示 ST 段下移和 T 波低平、倒置;心力衰竭表现为呼吸突然加快,心率>60 次/分;极度烦躁不安,明显发绀,面色发灰;心率增快,>180 次/分,心音低钝有奔马率;颈静脉怒张,肝脏迅速增大,尿少或无尿,颜面或下肢水肿等。

(2)神经系统:表现为烦躁或嗜睡,脑水肿时出现意识障碍、反复惊厥、前囟膨隆、脑膜刺激征等。

(3)消化系统:常有食欲缺乏、腹胀、呕吐、腹泻等;重症可引起中毒性肠麻痹和消化道出血,表现为严重腹胀、肠鸣音消失、便血等。

若延误诊断或病原体致病力强,可引起脓胸、脓气胸、肺大泡等并发症,多表现为体温持续不退,或退而复升,中毒症状或呼吸困难突然加重。

(二)几种不同病原体所致肺炎的特点

1.呼吸道合胞病毒性肺炎

由呼吸道合胞病毒感染所致,多见于2岁以内婴幼儿,尤以2～6个月婴儿多见。常于上呼吸道感染后2～3天出现干咳、低至中度发热,喘憋为突出表现,2～3天后病情逐渐加重,出现呼吸困难和缺氧症状。肺部听诊可闻及多量哮鸣音、呼气性喘鸣,肺基底部可听到细湿啰音。喘憋严重时可合并心力衰竭、呼吸衰竭。

临床上有两种类型。

(1)毛细支气管炎:有上述临床表现,但中毒症状不严重,当毛细支气管接近完全阻塞时,呼吸音可明显减低,胸部X线常显示不同程度的梗阻性肺气肿和支气管周围炎,有时可见小点片状阴影或肺不张。

(2)间质性肺炎:全身中毒症状较重,呼吸困难明显,肺部体征出现较早,胸部X线呈线条状或单条状阴影增深,或互相交叉成网状阴影,多伴有小点状致密阴影。

2.腺病毒性肺炎

腺病毒性肺炎为腺病毒引起,在我国以3、7两型为主,11、12型次之。本病多见于6个月～2岁的婴幼儿。起病急骤,呈稽留高热,全身中毒症状明显,咳嗽较剧,可出现喘憋、呼吸困难、发绀等。肺部体征出现较晚,常在发热4～5天后出现湿啰音,以后病变融合而呈现肺实变体征。少数患儿可并发渗出性胸膜炎。胸部X线改变的出现较肺部体征为早,可见大小不等的片状阴影或融合成大病灶,并多见肺气肿,病灶吸收较缓慢,需数周至数月。

3.葡萄球菌肺炎

葡萄球菌肺炎包括金黄色葡萄球菌及白色葡萄球菌所致的肺炎。多见于新生儿及婴幼儿。临床起病急,病情重,进展迅速;多呈弛张高热,婴儿可呈稽留热;中毒症状明显,面色苍白、咳嗽、呻吟、呼吸困难,皮肤常见一过性猩红热样或荨麻疹样皮疹,有时可找到化脓灶,如疖肿等。肺部体征出现较早,双肺可闻及中、细湿啰音,易并发脓胸、脓气胸等,可合并循环、神经及胃肠功能障碍。胸部X线常见浸润阴影,易变性是其特征。

4.流感嗜血杆菌肺炎

流感嗜血杆菌肺炎由流感嗜血杆菌引起。近年来,由于广泛使用广谱抗生素和免疫抑制剂,加上院内感染等因素,流感嗜血杆菌感染有上升趋势,多见于4岁以下的小儿,常并发于流感病毒或葡萄球菌感染者。临床起病较缓,病情较重,全身中毒症状明显,有发热、痉挛性咳嗽、呼吸困难、鼻翼翕动、三凹征、发绀等,体检肺部有湿啰音或肺实变体征。易并发脓胸、脑膜炎、败血症、心包炎、中耳炎等。胸部X线表现多种多样。

5.肺炎支原体肺炎

肺炎支原体肺炎由肺炎支原体引起,多见于年长儿,婴幼儿发病率也较高。以刺激性咳嗽为突出表现,有的酷似百日咳样咳嗽,咳出黏稠痰,甚至带血丝;常有发热,热程1～3周。年长儿可伴有咽痛、胸闷、胸痛等症状,肺部体征不明显,常仅有呼吸音粗糙,少数闻及干湿啰音。婴幼儿起病急,呼吸困难、喘憋和双肺哮鸣音较突出。部分患儿出现全身多系统的临床表现,如心肌炎、心包炎、溶血性贫血、脑膜炎等。胸部X线检查可分为4种改变:①肺门阴影增浓。②支气管肺炎改变。③间质性肺炎改变。④均一的实变影。

6.衣原体肺炎

沙眼衣原体肺炎多见于6个月以下的婴儿,可于产时或产后感染,起病缓,先有鼻塞、流涕,后出现气促、频繁咳嗽,有的酷似百日咳样阵咳,但无回声,偶有呼吸暂停或呼气喘鸣,一般无发热。可同时患有咽结膜热或有咽结膜热病史。胸部 X 线呈弥漫性间质性改变和过度充气。肺炎衣原体肺炎多见于 5 岁以上小儿,发病隐匿,体温不高,咳嗽逐渐加重,两肺可闻及干湿啰音。X 线显示单侧肺下叶浸润,少数呈广泛单侧或双侧浸润。

三、治疗要点

采取综合措施,积极控制感染,改善肺的通气功能,防止并发症。

(一)控制感染

根据不同病原体选用敏感抗生素积极控制感染,使用原则为:早期、联合、足量、足疗程,重症宜静脉给药。

WHO 推荐的 4 种第 1 线抗生素为:复方磺胺甲基异恶唑、青霉素、氨苄西林、阿莫西林,其中青霉素为首选药,复方磺胺甲基异恶唑不能用于新生儿。怀疑有金葡菌肺炎者,推荐用氨苄西林、氯霉素、苯唑西林或氯唑西林和庆大霉素。我国卫健委对轻症肺炎推荐使用头孢氨苄(头孢菌素Ⅳ)。大环内酯类抗生素如红霉素、交沙霉素、罗红霉素、阿奇霉素等对支原体肺炎、衣原体肺炎等均有效。除阿奇霉素外,用药时间应持续至体温正常后 5～7 天,临床症状基本消失后 3 天。支原体肺炎至少用药 2～3 周。应用阿奇霉素 3～5 天 1 个疗程,根据病情可再重复 1 个疗程,以免复发。葡萄球菌肺炎比较顽固。疗程宜长,一般于体温正常后继续用药 2 周,总疗程 6 周。

病毒感染尚无特效药,可用利巴韦林、干扰素、聚肌胞、乳清液等,中药治疗有一定疗效。

(二)对症治疗

止咳、止喘、保持呼吸道通畅;纠正低氧血症、水及电解质、酸碱平衡紊乱;对于中毒性肠麻痹者,应禁食、胃肠减压,皮下注射新斯的明。对有心力衰竭、感染性休克、脑水肿、呼吸衰竭者,采取相应的治疗措施。

(三)肾上腺皮质激素的应用

若中毒症状明显,或严重喘憋,或伴有脑水肿、中毒性脑病、感染性休克、呼吸衰竭等,以及胸膜有渗出者,可应用肾上腺皮质激素,常用地塞米松,每天 2～3 次,每次 2～5 mg,疗程 3～5 天。

(四)防治并发症

对并发脓胸、脓气胸者及时抽脓、抽气;对年龄小、中毒症状明显、脓液黏稠经反复穿刺抽脓不畅者,以及有张力气胸者进行胸腔闭式引流。

四、护理措施

(一)改善呼吸功能

(1)保持病室环境舒适,空气流通,温湿度适宜,尽量使患儿安静,以减少氧的消耗。不同病原体肺炎患儿应分室居住,以防交叉感染。

(2)置患儿于有利于肺扩张的体位并经常更换,或抱起患儿,以减少肺部淤血和防止肺不张。

(3)给氧。凡有低氧血症,有呼吸困难、喘憋、口唇发绀、面色灰白等情况立即给氧。婴幼儿可用面罩法给氧,年长儿可用鼻导管法。若出现呼吸衰竭,则使用人工呼吸器。

(4)正确留取标本,以指导临床用药;遵医嘱使用抗生素治疗,以消除肺部炎症,促进气体交换;注意观察治疗效果。

（二）保持呼吸道通畅

（1）及时清除患儿口鼻分泌物，经常协助患儿转换体位，同时轻拍背部，边拍边鼓励患儿咳嗽，以促使肺泡及呼吸道的分泌物借助重力和震动易于排出；病情许可的情况下可进行体位引流。

（2）给予超声雾化吸入，以稀释痰液，利于咳出；必要时予以吸痰。

（3）遵医嘱给予祛痰剂如复方甘草合剂等；对严重喘憋者遵医嘱给予支气管解痉剂。

（4）给予易消化、营养丰富的流质、半流质食物，少食多餐，避免过饱影响呼吸；哺喂时应耐心，防止呛咳引起窒息；重症不能进食者，给予静脉营养。保证液体的摄入量，以湿润呼吸道黏膜，防止分泌物干结，利于痰液排出；同时可以防止发热导致的脱水。

（三）加强体温监测

观察体温变化并警惕高热惊厥的发生。对高热者给予降温处理。保持口腔及皮肤清洁。

（四）密切观察病情

（1）如患儿出现烦躁不安、面色苍白、气喘加剧、心率加速（＞160次/分）、肝脏在短时间内急剧增大等心力衰竭的表现，及时报告医师，给予氧气吸入并减慢输液速度，遵医嘱给予强心、利尿药物，以增强心肌收缩力，减慢心率，增加心搏出量，减轻体内水钠潴留，从而减轻心脏负荷。

（2）若患儿出现烦躁或嗜睡、惊厥、昏迷、呼吸不规则等，提示颅内压增高，立即报告医师并共同抢救。

（3）患儿腹胀明显伴低钾血症时，及时补钾；若有中毒性肠麻痹，应禁食、予以胃肠减压，遵医嘱皮下注射新斯的明，以促进肠蠕动，消除腹胀，缓解呼吸困难。

（4）如患儿病情突然加重，出现剧烈咳嗽、烦躁不安、呼吸困难、胸痛、面色发绀、患侧呼吸运动受限等，提示并发了脓胸或脓气胸，应及时配合进行胸腔穿刺或胸腔闭式引流。

（五）健康教育

向患儿家长讲解疾病的有关知识和护理要点，指导家长合理喂养，加强体格锻炼，以改善小儿呼吸功能；对易患呼吸道感染的患儿，在寒冷季节或气候骤变外出时，应注意保暖，避免着凉；定期健康检查，按时预防接种。对年长儿说明住院和注射等对疾病痊愈的重要性，鼓励患儿克服暂时的痛苦，与医护人员合作；教育患儿咳嗽时用手帕或纸捂嘴，不随地吐痰，防止病原菌污染空气而传染给他人。

（朱瑞雪）

第四节　小儿高血压

高血压分原发性高血压和继发性高血压两类。小儿大多为后者，且以肾性高血压最常见，占75％～80％，其他继发性高血压主要见于嗜铬细胞瘤、先天性肾上腺皮质增生症、原发性醛固酮增生症、主动脉缩窄、肾动脉狭窄等。

一、临床特点

（一）症状

轻度高血压患儿常无明显症状，仅于体检时发现。血压明显增高时可有头痛、眩晕、恶心、呕吐和视力改变。继发性高血压往往有各种基础疾病的临床表现。部分患儿可出现高血压脑病，表现有呕吐、运动失调、惊厥、失语、偏瘫和昏迷。

(二)体征

血压超过下列值：足月新生儿 12.0/8.0 kPa(90/60 mmHg)，早产儿 10.7/5.3 kPa(80/40 mmHg)，婴幼儿 13.3/8.0 kPa(100/60 mmHg)，学龄前儿童 14.7/9.3 kPa(110/70 mmHg)，学龄儿童 16.0/10.7 kPa(120/80 mmHg)，≥13 岁 18.7/12.0 kPa(140/90 mmHg)。任何年龄组超过 20.0/13.3 kPa(150/100 mmHg)，则为重度高血压。

(三)辅助检查

(1)肾性高血压尿中可出现红细胞、蛋白。血尿素氮、肌酐增高，血电解质发生变化；先天性肾上腺皮质增生症患儿尿 17-羟类固醇，17-酮类固醇增高等；嗜铬细胞瘤患儿 24 小时尿香草苦杏仁酸(VMA)值升高。

(2)X 线胸片、心电图、超声心动图、肾脏 B 超、静脉肾盂造影、同位素肾图及肾扫描可出现异常。

(3)肾活体病理检查可有阳性发现。

二、护理评估

(一)健康史
了解原发病情况及高血压的程度，患儿的饮食结构，了解有无家族史。

(二)症状、体征
测量生命体征，评估患儿有无头晕、恶心、视力等改变。

(三)社会、心理
评估家庭支持系统对患儿的影响程度，患儿的心理状态。

(四)辅助检查
了解并分析尿、血、心电图、B 超等各种检查结果。

三、常见护理问题

(一)舒适的改变
与血压增高致头痛、头晕、恶心、呕吐有关。

(二)合作性问题
高血压危象。

(三)知识缺乏
缺乏高血压自我保健知识。

四、护理措施

(一)休息
对血压较高，症状明显者应卧床休息。

(二)饮食
应适当控制钠盐及动物脂肪的摄入，避免高胆固醇食物，多食含纤维素、蛋白质的食物，适当控制食量和总热量，以清淡、无刺激性的食物为宜。

(三)严密观察病情

对有心、脑、肾并发症患儿应严密观察血压波动情况,如患儿血压急剧升高,同时出现头痛、呕吐等症状时应考虑发生高血压危象的可能,立即通知医师并让患儿卧床、吸氧,同时准备快速降压药物、脱水剂等,监测其心率、呼吸、血压、神志等。如患儿抽搐、躁动,则应注意安全。

(四)用药护理

观察各药物的疗效及不良反应,及时采取措施。

(五)心理护理

了解患儿的性格特征,有无引起精神紧张的心理-社会因素,根据患儿不同的性格特征给予指导,训练自我控制能力,同时指导家长要尽力避免各种可能导致患儿精神紧张的因素,尽可能减轻患儿的心理压力和矛盾冲突。

(六)健康教育

(1)疾病知识的宣教:对患儿及家长进行高血压有关知识和服用降压药物应注意的事项的教育,对使用后可引起直立性低血压的降压药物,如钙通道阻滞剂时,应向其说明在变换体位时,动作应尽量缓慢,特别在夜间起床如厕时更应注意,以免动作过快致血压骤降,引起晕厥而发生意外。

(2)饮食与运动:协助患儿安排合理的饮食和适当的体育活动,注意改进饮食结构,减少钠、脂肪的摄入,多吃富含钾、钙的食物,并补充优质蛋白质。

(3)自我保健的教育:对患儿及家长进行高血压自我保健的教育,并协助制订个体化的自我保健计划,指导患儿及家长掌握自测血压的方法。

五、出院指导

(1)宣教有关高血压病的知识,合理安排生活,注意劳逸结合,定期测量血压。提高患儿的社会适应能力,维持心理平衡,避免各种不良刺激。

(2)注意饮食控制和调节,减少钠盐、动物脂肪的摄入。

(3)保持大便通畅。

(4)适当参与运动。

(5)定期随访血压持续升高或出现头晕、头痛、恶心等症状时,应及时就医。

(6)保持心理平衡,避免情绪激动,生气和愤怒可诱发血压的升高。

(7)指导患儿遵医嘱准时服药,不可自行改变剂量或增减药物,不可突然停药,以免造成血压突然升高。服药时出现不良反应,应及时就诊。

(朱瑞雪)

第五节　小儿心律失常

正常心律起源于窦房结,心激动按一定的频率、速度及顺序传导到结间传导束、房室束、左右束支及浦肯野纤维网而达心室肌。如心激动的频率、起搏点或传导不正常都可造成心律失常。

一、期前收缩

期前收缩是由心脏异位兴奋灶发放的冲动所引起,为小儿时期最常见的心律失常。异位起搏点可位于心房、房室交界或心室组织,分别引起房性、交界性及室性期前收缩,其中室性期前收缩为多见。

(一)病因

其常见于无器质性心脏病的小儿。可由疲劳、精神紧张、自主神经功能不稳定引起,但也可发生于病毒性心肌炎、先天性心脏病或风湿性心脏病。另外,拟交感胺类洋地黄、奎尼丁、锑剂中毒及缺氧、酸碱平衡失调、电解质紊乱(低血钾等)、心导管检查、心脏手术等均可引起期前收缩。健康学龄儿童1‰～2‰有期前收缩。

(二)症状

年长儿可诉述心悸、胸闷、不适。听诊可发现心律不齐,心搏提前,其后常有一定时间的代偿间歇,心音强弱也不一致。期前收缩常使脉律不齐,若期前收缩发生过早,可使脉搏短绌,期前收缩次数因人而异,且同一患儿在不同时期亦可有较大出入。某些患儿于运动后心率增快时期前收缩减少,但也有些反而增多,前者常提示无器质性心脏病,后者则可能同时有器质性心脏病存在。为了明确诊断,了解期前收缩的性质,必须做心电图检查。根据心电图上有无 P 波、P 波形态、P-R 的长短及 QRS 波的形态,来判断期前收缩属于哪种类型。

1.房性期前收缩的心电图特征

(1)P 波提前,可与前一心动的 T 波重叠,形态与窦性 P 波稍有差异,但方向一致。

(2)P-R＞0.10 秒。

(3)期前收缩后的代偿间歇往往不完全。

(4)一般 P 波、QRS-T 正常,若不继以 QRS-T 波,称为阻滞性期前收缩;若继以畸形的 QRS-T 波,为心室差异传导所致。

2.交界性期前收缩的心电图特征

(1)QRS-T 波提前,形态、时限与正常窦性基本相同。

(2)期前收缩所产生的 QRS 波前或后有逆行 P 波,P-R＜0.10 秒,R-P＜0.20 秒,有时 P 波可与 QRS 波重叠,辨认不清。

(3)代偿间歇往往不完全。

3.室性期前收缩的心电图特征

(1)QRS 波提前,形态异常、宽大、QRS 波＞0.10 秒,T 波与主波方向相反。

(2)QRS 波前多无 P 波。

(3)代偿间歇完全。

(4)有时在同一导联出现形态不一、配对时间不等的室性期前收缩,称为多源性期前收缩。

(三)治疗

必须针对基本病因治疗原发病。一般认为若期前收缩次数不多、无自觉症状者可不必用药。若期前收缩次数＞10 次/分,有自觉症状,或在心电图上呈多源性者,则应予以治疗。可选用普罗帕酮(心律平)口服,每次 5～7 mg/kg,每 6～8 小时 1 次。亦可服用 β 受体阻滞剂普萘洛尔(心得安)每天1 mg/kg,分2～3 次;房性期前收缩若用之无效可改用洋地黄类。室性期前收缩必要时可每天应用苯妥英钠5～10 mg/kg,分 3 次口服;胺腆酮 5～10 mg/kg,分 3 次口服;普鲁卡因胺 50 mg/kg,分4 次口服;或奎尼丁 30 mg/kg,分 4～5 次口服。后者可引起心室内传导阻滞,需心电图随访,在住院观察下应用为妥。对洋地黄过量或低血钾引起者,除停用洋地黄外,应给予氯化钾口服或静脉滴注。

(四)预后

其预后取决于原发疾病。有些无器质性心脏病的患儿期前收缩可持续多年,不少患儿最后终于消失,个别患儿可发展为更严重的心律失常,如室性心动过速等。

二、阵发性心动过速

阵发性心动过速是异位心动过速的一种,按其发源部位分室上性(房性或房室结性)和室性两种,绝大多数病例属于室上性心动过速。

(一)室上性阵发性心动过速

室上性阵发性心动过速是由心房或房室交界处异位兴奋灶快速释放冲动所产生的一种心律失常。本病虽非常见,但属于对药物反应良好、可以完全治愈的儿科急症之一,若不及时治疗易致心力衰竭。本病可发生于任何年龄,容易反复发作,但初次发病以婴儿时期为多见,个别可发生于胎儿末期(由胎儿心电图证实)。

1.病因

其可在先天性心脏病、预激综合征、心肌炎、心内膜弹力纤维增生症等疾病基础上发生,但多数患儿无器质性心脏疾病。感染为常见的诱因,也可由疲劳、精神紧张、过度换气、心脏手术时和手术后、心导管检查等诱发。

2.临床表现

临床表现小儿常突然烦躁不安,面色青灰或灰白、皮肤湿冷、呼吸增快、脉搏细弱,常伴有干咳,有时呕吐,年长儿还可自诉心悸、心前区不适、头晕等。发作时心率突然增快,为 160～300 次/分,多数＞200 次/分,一次发作可持续数秒钟至数天。发作停止时心率突然减慢,恢复正常。此外,听诊时第一心音强度完全一致,发作时心率较固定而规则等均为本病的特征。发作持续超过 24 小时者,容易发生心力衰竭。若同时有感染存在,则可有发热、血常规白细胞增高等表现。

3.X 线检查

X 线检查取决于原来有无心脏器质性病变和心力衰竭,透视下见心脏搏动减弱。

4.心电图检查

心电图检查中 P 波形态异常,往往较正常时小,常与前一心动的 T 波重叠,以致无法辨认。如能见到 P 波,则 P-R 间期常为 0.08～0.13 秒。虽然根据 P 波和 P-R 间期长短可以区分房性或交界性,但临床上常有困难。QRS 波形态同窦性,发作时间持久者,可有暂时 ST 段及 T 波改变。部分患儿在发作间歇期可有预激综合征。

5.诊断

发作的突然起止提示这是心律失常,以往的发作史对诊断很有帮助。体格检查:心律绝对规律、匀齐,心音强度一致,心率往往超出一般窦性范围,再结合上述心电图特征,诊断不太困难,但需与窦性心动过速及室性心动过速鉴别。

6.治疗

其可先采用物理方法以提高迷走神经张力,如无效或当时有效但很快复发时,需用药物治疗。

(1)物理方法:①冰水毛巾敷面法。对新生儿和小婴儿效果较好。用毛巾在 4～5 ℃水中浸湿后,敷在患儿面部,可强烈兴奋迷走神经,每次 10～15 秒。如 1 次无效,可隔 3～5 分钟再用,一般不超过3次。②压迫颈动脉窦法。在甲状软骨水平扪得右侧颈动脉搏动后,用大拇指向颈椎方向压迫,以按摩为主,每次时间不超过 5～10 秒,一旦转律,便停止压迫,如无效,可用同法再试压左侧,但禁忌两侧同时压迫。③以压舌板或手指刺激患儿咽部使之产生恶心、呕吐。

(2)药物治疗:①洋地黄类药物。对病情较重,发作持续 24 小时以上,有心力衰竭表现者,宜首选洋地黄类药物。此药能增强迷走神经张力,减慢房室交界处传导,使室上性阵发性心动过速转为窦性心律,并能增强心肌收缩力,控制心力衰竭,室性心动过速或洋地黄引起室上性心动过速禁用此药。低钾、心肌炎、室上性阵发性心动过速伴房室传导阻滞或肾功能减退者慎用,常用制剂有地高辛口服、静脉注射或毛花苷 C 静脉注射,一般采用快速饱和法。②β受体阻滞剂。可试用普萘洛尔,小儿静脉注射剂量为每次0.05～0.15 mg/kg,以 5% 葡萄糖溶液稀释后缓慢推注,不少于 5～10 分钟,必要时每 6～8 小时重复 1 次。重度房室传导阻滞,伴有哮喘症及心力衰竭者禁用。③维拉帕米(异搏定)即戊胺安。此药为选择性钙通道阻滞剂,抑制 Ca^{2+} 进入细胞内,疗效显著。不良反应为血压下降,并能加重房室传导阻滞。剂量:每次0.1 mg/kg,静脉滴注或缓注,每分钟不超过 1 mg。④普罗帕酮。有明显延长传导作用,能抑制旁路传导。剂量为每次1～3 mg/kg,溶于 10 mL 葡萄糖液中,静脉缓注10～15 分钟;无效者可于20 分钟后重复 1～2 次;有效时可改为口服维持,剂量同治疗期前收缩。⑤奎尼丁或普鲁卡因胺。此两药能延长心房肌的不应期和降低异位起搏点的自律性,恢复窦性节律。奎尼丁口服剂量开始为每天30 mg/kg,分4～5 次,每2～3 小时口服1 次,转律后改用维持量;普鲁卡因胺口服剂量为每天50 mg/kg,分 4～6 次服;肌内注射用量每次6 mg/kg,每6 小时 1次,至心动过速停止或出现中毒反应为止。

(3)其他:对个别药物疗效不佳者可考虑用直流电同步电击转复心律,或经静脉插入起搏导管至右心房行超速抑制治疗。近年来对发作频繁、药物难以满意控制的室上性阵发性心动过速采用射频消融治疗取得成功。

7.预防

发作终止后可口服地高辛维持量 1 个月,如有复发,则于发作控制后再服 1 个月。奎尼丁对预激综合征患者预防复发的效果较好,可持续用半年至 1 年,也可口服普萘洛尔。

(二)室性心动过速

凡有连续 3 次或 3 次以上的室性期前收缩发生时,临床上称为室性心动过速,小儿时期较少见。

1.病因

室性心动过速可由心脏手术、心导管检查、严重心肌炎、先天性心脏病、感染、缺氧、电解质紊乱等原因引起,但不少病例的病因不易确定。

2.临床表现

临床表现与室上性阵发性心动过速相似,唯症状较严重。小儿烦躁不安、苍白、呼吸急促;年长儿可诉心悸、心前区痛,严重病例可有晕厥、休克、充血性心力衰竭等。发作短暂者血流动力学的改变较轻,发作持续 24 小时以上者则可发生显著的血流动力学改变,且很少有自动恢复的可能。体检发现心率增快,常＞150 次/分,节律整齐,心音可有强弱不等现象。

3.心电图检查

心电图中心室率常在 150～250 次/分。R-R 间期可略有变异,QRS 波畸形,时限增宽

(0.10 秒),P 波与 QRS 波之间无固定关系,心房率较心室率缓慢,有时可见到室性融合波或心室夺获现象。

4.诊断

心电图是诊断室性心动过速的重要手段,但有时与室上性心动过速伴心室差异传导的鉴别比较困难,必须结合病史、体检、心电图特点、对治疗的反应等仔细加以区别。

5.治疗

药物治疗可应用利多卡因 0.5～1.0 mg/kg 静脉滴注或缓慢推注,必要时可每 10～30 分钟重复,总量不超过 5 mg/kg。此药能控制心动过速,但作用时间很短,剂量过大能引起惊厥、传导阻滞等毒性反应,少数患者对此药有过敏现象。普鲁卡因胺静脉滴也有效,剂量 1.4 mg/kg,以 5%葡萄糖稀释成 1%溶液,在心电图监测下以每分钟 0.5～1 mg/kg 速度滴入,如出现心率明显改变或 QRS 波增宽,应停药;此药不良反应较利多卡因大,可引起低血压,抑制心肌收缩力。美西律口服,每次 100～150 mg,每 8 小时 1 次,对某些利多卡因无效者可能有效;若无心力衰竭存在禁用洋地黄类药物。对病情危重、药物治疗无效者,可应用直流电同步电击转复心律。个别患者采用射频消融治疗获得痊愈。

6.预后

本病的预后比室上性阵发性心动过速严重。同时有心脏病存在者病死率可达 50%以上,原无心脏病者也可发展为心室颤动,甚至死亡,所以必须及时诊断,予以适当处理。

三、房室传导阻滞

心脏的传导系统包括窦房结、结间束(前、中、后束)、房室结、房室束、左右束支及浦肯野纤维。心脏的传导阻滞可发生在传导系统的任何部位,当阻滞发生于窦房结与房室结之间,便称为房室传导阻滞。阻滞可以是部分性的(一度或二度),也可能为完全性的(三度)。

(一)一度房室传导阻滞

其在小儿中比较常见。大都由急性风湿性心肌炎引起,但也可发生于发热、心肌炎、肾炎、先天性心脏病及个别正常小儿,在应用洋地黄时也能延长 P-R 间期。由希氏束心电图证实阻滞可发生于心房、房室交界或希氏束,其中以房室交界阻滞者最常见。一度房室传导阻滞本身对血流动力学并无不良影响,临床听诊除第一心音较低钝外,无其他特殊体征,诊断主要通过心电图检查,心电图表现为 P-R 间期延长,但小儿 P-R 间期正常值随年龄、心率不同而不同,必须加以注意。部分正常小儿静卧后在 P-R 间期延长,直立或运动后可使 P-R 间期缩短至正常,此种情况说明 P-R 间期延长与迷走神经的张力过高有关。一度房室传导阻滞应着重病因治疗,其本身无须治疗,预后较好,部分可发展为更严重的房室传导阻滞。

(二)二度房室传导阻滞

二度房室传导阻滞时窦房结的冲动不能全部传到心室,因而造成不同程度的漏搏。

1.病因

产生原因有风湿性心脏病,各种原因引起的心肌炎、严重缺氧、心脏手术后及先天性心脏病(尤其是大动脉错位)等。

2.临床表现及分型

临床表现取决于基本心脏病变及由传导阻滞而引起的血流动力学改变。当心室率过缓时可引起胸闷、心悸,甚至产生眩晕和昏厥。听诊时除原有心脏疾病所产生的改变外,尚可发现心律不齐、脱漏搏动。心电图改变可分为两种类型：①第Ⅰ型（文氏型）：R-R间期逐步延长，终于后不出现QRS波；在P-R间期延长的同时，R-R间期往往逐步缩短，而且脱落的前、后两个P波的距离，小于最短的P-R间期的两倍。②第Ⅱ型（莫氏Ⅱ型）：此型P-R间期固定不变，但心室搏动呈规律地脱漏，而且常伴有QRS波增宽。近年来，通过希氏束心电图的研究发现第Ⅰ型比第Ⅱ型为常见，但第Ⅱ型的预后比较严重，容易发展为完全性房室传导阻滞，导致阿-斯综合征。

3.治疗

二度房室传导阻滞的治疗应针对原发疾病。当心室律过缓，心脏搏出量减少时可用阿托品、异丙肾上腺素治疗。病情轻者可以口服，后者舌下含用，情况严重时则以静脉输药为宜，有时甚至需要安装起搏器。

4.预后

预后与心脏的基本病变有关。由心肌炎引起者最后多完全恢复；当阻滞位于房室束远端，有QRS波增宽者预后较严重，可能发展为完全性房室传导阻滞。

（三）三度房室传导阻滞

它又称完全性房室传导阻滞，小儿较少见。完全性房室传导阻滞时，心房与心室各自独立活动，彼此无关，此时心室率比心房率慢。

1.病因

病因可分为获得性和先天性两种。获得性者以心脏手术后引起的最为常见，尤其是发生于大型室间隔缺损、法洛四联症、主动脉瓣狭窄等心脏病的手术后；其次则为心肌炎，如病毒性或白喉引起的心肌炎；此外，新生儿低血钙与酸中毒也可引起暂时性三度房室传导阻滞。先天性房室传导阻滞中约有50%患儿的心脏无形态学改变，部分患儿合并先天性心脏病或心内膜弹力纤维增生症等。

2.临床表现

临床表现不一，部分小儿并无主诉，获得性者和伴有先天性心脏病者病情较重。患儿因心搏出量减少而自觉乏力、眩晕、活动时气短。最严重的表现为阿-斯综合征发作，小儿检查时脉率缓慢而规则，婴儿＜80次/分，儿童＜60次/分，运动后仅有轻度或中度增加；脉搏多有力，颈静脉可有显著搏动，此搏动与心室收缩无关；第一心音强弱不一，有时可闻及第三心音或第四心音；绝大多数患儿心底部可听到1~2级喷射性杂音，为心脏每次搏出量增加引起的半月瓣相对狭窄所致。由于经过房室瓣的血量也增加，所以可闻及舒张中期杂音。可有心力衰竭及其他先天性、获得性心脏病的体征。在不伴有其他心脏疾病的三度房室传导阻滞患儿中，X线检查可发现60%有心脏增大。

3.诊断

心电图是重要的诊断方法。由于心房与心室都以其本身的节律活动，所以P波与QRS波之间彼此无关。心房率较心室率快，R-R间期基本规则。心室波形有两种形式：①QRS波的形态、时限正常，表示阻滞在房室束之上，以先天性者居多数。②QRS波有切迹，时限延长，说明起搏点在心室内或者伴有束支传导阻滞，常为外科手术所引起。

4.治疗

凡有低心排血量症状或阿-斯综合征表现者需进行治疗。少数患者无症状，心室率又不太缓慢，可以不必治疗，但需随访观察。纠正缺氧与酸中毒可改善传导功能。由心肌炎或手术暂时性损伤引起者,肾上腺皮质激素可消除局部水肿,恢复传导功能。起搏点位于希氏束近端者,应用阿托品可使心率增快。人工心脏起搏器是一种有效的治疗方法,可分为临时性与永久性两种。对急性获得性三度房室传导阻滞者临时性起搏效果很好;对三度房室传导阻滞持续存在,并有阿-斯综合征发作者需应用埋藏式永久性心脏起搏器。有心力衰竭者,尤其是应用人工心脏起搏器后尚有心力衰竭者,需继续应用洋地黄制剂。

5.预后

非手术引起的获得性者,可能完全恢复,手术引起者预后较差。先天性三度房室传导阻滞,尤其是不伴有其他先天性心脏病者,则预后较好。

四、心律失常的护理

(一)护理评估

1.健康史

(1)了解既往史,对患者情绪、心慌气急、头晕等表现进行评估。

(2)应注意评估可能存在的诱发心律失常的因素:如情绪激动、紧张、疲劳、消化不良、饱餐、用力过猛、洋地黄、奎尼丁、普鲁卡因胺、麻醉药等毒性作用及低血钾、心脏手术或心导管检查。

2.身体状况

(1)主要表现:①窦性心律失常。窦性心动过速患者可无症状或有心悸感;窦性心动过缓,心率过慢时可引起头晕、乏力、胸痛等。②期前收缩。患者可无症状,亦可有心悸或心跳暂停感,尤其频发室性期前收缩可致心悸不适、胸闷、乏力、头晕,甚至晕厥,室性期前收缩持续时间过长,可因此诱发或加重心绞痛、心力衰竭。③异位性心动过速。室上性阵发性心动过速在器质性心脏病的患者,大多有心悸、胸闷、乏力,而心脏病患者发作时可出现头晕、黑矇、晕厥、血压下降、心力衰竭。室性阵发性心动过速发作时多有晕厥、呼吸困难、低血压,甚至晕厥、抽搐、心绞痛等。④心房颤动。多有心悸、胸闷、乏力,严重者发生心力衰竭、休克、晕厥及心绞痛发作。⑤心室颤动。室颤一旦发生,患者立即出现阿-斯综合征,表现为意识丧失、抽搐、心跳呼吸停止。

(2)症状、体征。护士应重点检查脉搏频率及节律是否正常,结合心脏听诊可发现:①期前收缩时心律不规则,期前收缩后有较长的代偿间歇,第一心音增强,第二心音减弱,桡动脉触诊有脉搏缺如。②室上性阵发性心动过速心律规则,第一心音强度一致;室性阵发性心动过速心律可略不规则,第一心音强度不一致。③心房颤动时心音强弱不等、心律绝对不规则、脉搏短绌、脉率<心率。④心室颤动患者神志丧失、大动脉摸不到搏动,继以呼吸停止、瞳孔散大、发绀。⑤一度房室传导阻滞,听诊时第一心音减弱;二度Ⅰ型者听诊有心搏脱漏,二度Ⅱ听诊心律可慢而整齐或不齐;三度房室传导阻滞时,听诊心律慢而不规则,第一心音强弱不等,收缩压增高,脉压增宽。

3.社会-心理因素

患者可由于心律失常引起的胸闷、乏力、心悸等而紧张不安。期前收缩患者易过于注意自己脉搏,思虑过度;房颤患者可因血栓脱落导致栓塞,使患者致残而忧伤、焦虑;心动过速发作时病情重,患者有恐惧感;严重房室传导阻滞患者生活不能自理,需使用人工起搏器者对手术及自我护理缺乏认识,因而情绪低落、信心不足。

(二)护理诊断与合作性问题

1.心排血量减少

患者出现心慌、呼吸困难、血压下降,这与严重心律失常有关。

2.焦虑

患者因发生心绞痛、晕厥、抽搐而产生情绪紧张、恐惧感,其与严重心律失常致心跳不规则、与停跳感有关。

3.活动无耐力

此与心律失常导致心排血量减少有关。

4.并发症

并发症有晕厥、心绞痛,与严重心律失常导致心排血量降低,脑和心肌血供减少有关。

5.潜在并发症

其包括心搏骤停,与心室颤动、缓慢心律失常或心室停搏、持续性室性心动过速使心脏射血功能突然中止有关。

(三)预期目标

(1)血压稳定,呼吸平稳,心慌、乏力减轻或消失。

(2)忧虑恐惧情绪减轻或消除。

(3)保健意识增强,病情稳定。

(四)护理措施

1.减轻心脏负荷,缓解不适

(1)对功能性心律失常患者,应鼓励其正常生活,注意劳逸结合。频发期前收缩、室性阵发性心动过速或二度Ⅱ型及三度房室传导阻滞患者,应绝对卧床休息,为患者创造良好的安静休息环境,协助做好生活护理,关心患者,减少和避免任何不良刺激,促进身心休息。

(2)遵医嘱给予抗心律失常药物治疗。

(3)患者心悸、呼吸困难、血压下降、发生晕厥时,及时做好对症护理。

(4)终止室上性阵发性心动过速发作者,尚可试用兴奋迷走神经的方法:①用压舌板刺激腭垂,诱发恶心、呕吐。②深吸气后屏气,再用力做呼气动作。③颈动脉窦按摩,患者取仰卧位,先按摩右侧5~10秒,如无效再按摩左侧,不可两侧同时进行,按摩同时听诊心率,当心率减慢,立即停止。④压迫眼球,患者平卧,闭眼并眼球向下,用拇指在一侧眼眶下压迫眼球,每次10秒,青光眼或高度近视者禁忌。

(5)嘱患者当心律失常发作导致胸闷、心悸、头晕等不适时采取高枕卧位、半卧位或其他舒适体位,尽量避免左侧卧位,因左侧卧位时患者常能感受到心脏的搏动而使不适感加重。

(6)伴有气促、发绀等缺氧指征时,给予氧气持续吸入。

(7)评估患者活动受限的原因和体力活动类型,与患者及家属共同制订活动计划,告诉患者限制最大活动量的指征。对无器质性心脏病的良好心律失常患者,鼓励其正常工作和生活,建立健康的生活方式,避免过度劳累。

(8)保持环境安静、限制探视,保证患者充分的休息睡眠。给予高蛋白、高维生素、低钠食物,多吃新鲜蔬菜和水果,少量多餐,避免刺激性食物。

(9)监测生命体征,皮肤颜色及温度、尿量有无改变;监测心律、心率、心电图,判断心律失常的类型;评估患者有无头晕、晕厥、气急、疲劳、胸痛、烦躁不安等表现;严密心电监护,发现频发、多源性、二度Ⅱ型房室传导阻滞,尤其是室性阵发性心动过速、三度房室传导阻滞等,应立即报告医师,协助采取积极的处理措施;监测血气分析结果、电解质及酸碱平衡情况;密切观察患者的意识状态、脉率及心率,血压等。一旦发生如意识突然丧失、抽搐、大动脉搏动消失、呼吸停止等猝死表现,立即进行抢救,如心脏按压、人工呼吸、非同步直流电复律或配合临时起搏等。

2.调整情绪

患者焦虑、烦躁和恐惧情绪不仅加重心脏负荷,更易诱发心律失常,故须给予必要的解释和安慰。说明心律失常的可治性,稳定的情绪和平静的心态对心律失常的治疗是必不可少的,以消除思想顾虑和悲观情绪,使其乐于接受和配合各种治疗。了解患者思想动态和生活上的困难,进一步给予帮助,增加患者的安全感。

3.协助完成各项检查及治疗

(1)心电监护:对严重心律失常患者必须进行心电监护,护理人员应熟悉监护仪的性能、使用方法和观察结果。特别要密切注意有无引起猝死的危险征兆:①潜藏着引起猝死危险的心律失常,如频发性、多源性、成联律的室性期前收缩,室上性阵发性心动过速,心房颤动,二度Ⅱ型房室传导阻滞。②随时有猝死危险的严重心律失常,如室性阵发性心动过速、心室颤动、三度房室传导阻滞等。一旦发现应立即报告医师,紧急处理。

(2)特殊检查护理:心律失常的心脏电学检查除常规心电图、动态心电图记录外,其他如经食管心脏调搏术、记录心室晚电位等。护士应了解这些检查具有无创性、安全可靠、易操作、有实用性。向患者解释其作用目的和注意事项,鼓励患者消除顾虑配合检查。

(3)特殊治疗的护理配合:电复律为利用适当强度的高压直流电刺激,使全部心肌纤维瞬间同时除极,消除异位心律,转变为窦性心律,与抗心律失常药物联合应用,效果更为满意。人工心脏起搏器已广泛应用于临床,它能按一定的频率发放脉冲电流刺激心脏,引起心脏兴奋和收缩;安置起搏器后可能发生感染、出血、皮肤压迫坏死等不良反应,护士应熟悉起搏器性能并做好相应护理。介入性导管消融术是使用高频电磁波的射频电流直接作用于病灶区,治疗快速心律失常,不需开胸及全麻,安全有效,可告知患者大致过程、需要配合的事项及疗效,避免患者因精神紧张而影响配合。术前准备除一般基本要求外,需注意检查患者足背动脉搏动情况,以便与术中、术后搏动情况相对照;术中、术后加强心电监护和仔细观察患者有无心慌、气急、恶心、胸痛等症状,及时发现心脏穿孔和心脏压塞等严重并发症的早期征象;术后注意预防股动脉穿刺处出血,局部压迫止血20分钟,再以压力绷带包扎,观察15分钟,然后用沙袋压迫12小时,术侧肢体伸直制动,并观察足背动脉和足温情况,利于早期发现栓塞症状并及时做溶栓处理,常规应用抗生素和清洁伤口,预防感染,卧床24小时后如无并发症可下地活动。

五、健康教育

(1)积极防治原发疾病,避免各种诱发因素如发热、疼痛、寒冷、饮食不当、睡眠不足等。应用某些药物后产生不良反应及时就医。

(2)适当休息与活动。无器质性心脏病者应积极参加体育锻炼,调整自主神经功能;器质性心脏病者可根据心功能情况适当活动,注意劳逸结合。

(3)教会患者及家属检查脉搏和听心律的方法,每天至少1次,每次1分钟以上。向患者及家属讲解心律失常的常见病因、诱因及防治知识。

(4)指导患者正确选择食谱。饱食、刺激性饮料均可诱发心律失常,应选择低脂、易消化、清淡、富营养的食物。合并心力衰竭及使用利尿剂时应限制钠盐摄入及多进含钾的食物,嘱患者多食纤维素丰富的食物,保持大便通畅,心动过缓患者避免排便时屏气,以免兴奋迷走神经而加重心动过缓,以减轻心脏负荷和防止低钾血症诱发心律失常,保持大便通畅。嘱患者注意劳逸结合、生活规律;保持乐观、稳定的情绪。

(5)让患者认识服药的重要性,按医嘱继续服用抗心律失常药物,不可自行减量或撤换药物,如有不良反应及时就医。

(6)教给患者自测脉搏的方法,以利于自我病情监测;教会家属心肺复苏术以备急用;定期随访,经常复查心电图,及早发现病情变化。

（朱瑞雪）

第六节　小儿病毒性心肌炎

一、概述

病毒性心肌炎是由多种病毒侵犯心脏,引起局灶性或弥漫性心肌间质炎性渗出和心肌纤维变性、坏死或溶解的疾病,有的可伴有心包或心内膜炎症改变。可导致心肌损伤、心功能障碍、心律失常和周身症状。可发生于任何年龄,近年来发生率有增多的趋势,是儿科常见的心脏疾病之一。据全国九省市"病毒性心肌炎协作组"调查,其发病率占住院病儿总数的 5.97%,占门诊患者总数的 0.14%。

(一)病因

近年来由于病毒学及免疫病理学的迅速发展,通过大量动物实验及临床观察,证明多种病毒皆可引起心肌炎。其中柯萨奇病毒 B6(1～6 型)最常见,其他如柯萨奇病毒 A、ECHO 病毒、脊髓灰质炎病毒、流感及副流感病毒、腮腺炎病毒、水痘病毒、单纯疱疹病毒、带状疱疹病毒及肝炎病毒等也可能致病。由于柯萨奇病毒具有高度亲心肌性和流行性,据报道在很多原因不明的心肌炎和心包炎中,约 39% 由柯萨奇病毒 B 所致。

尽管罹患病毒感染的机会很多,而多数不发生心肌炎,在一定条件下才发病。例如,当机体由于继发细菌感染(特别是链球菌感染)、发热、缺氧、营养不良、接受类固醇或放疗等,而抵抗力低下时,可诱发发病。

病毒性心肌炎的发病原理至今未完全了解,目前提出病毒学说、免疫学说、生化机制等几种学说。

(二)病理

病毒性心肌炎病理改变轻重不等。轻者常以局灶性病变为主,而重者则多呈弥漫性病变。局灶性病变的心肌外观正常,而弥漫性者则心肌苍白、松软,心脏呈不同程度的扩大、增重。镜检可见病变部位的心肌纤维变性或断裂,心肌细胞溶解、水肿、坏死。间质有不同程度水肿,以及淋巴细胞、单核细胞和少数多核细胞浸润。病变以左室及室间隔最显著,可波及心包、心内膜及传导系统。

慢性病例心脏扩大,心肌间质炎症浸润及心肌纤维化并有瘢痕组织形成,心内膜呈弥漫性或局限性增厚,血管内皮肿胀等变化。

二、临床表现

病情轻重悬殊。轻症可无明显自觉症状,仅有心电图改变。重型可出现严重的心律失常、充血性心力衰竭、心源性休克,甚至个别患者因此而死亡。有 1/3 以上病例在发病前 1~3 周或发病同时呼吸道或消化道病毒感染,同时伴有发热、咳嗽、咽痛、周身不适、腹泻、皮疹等症状,继而出现心脏症状如年长儿常诉心悸、气短、胸部及心前区不适或疼痛、疲乏感等。发病初期常有腹痛、食欲缺乏、恶心、呕吐、头晕、头痛等表现。3 个月以内婴儿有拒乳、苍白、发绀、四肢凉、两眼凝视等症状。心力衰竭者,呼吸急促、突然腹痛、发绀、水肿等;心源性休克者,烦躁不安,面色苍白、皮肤发花、四肢厥冷或末梢发绀等;发生窦性停搏或心室纤颤时可突然死亡;高度房室传导阻滞在心室自身节律未建立前,由于脑缺氧而引起抽搐、昏迷称心脑综合征。如病情拖延至慢性期。常表现为进行性充血心力衰竭、全心扩大,可伴有各种心律失常。

体格检查:多数心尖区第一音低钝。一般无器质性杂音,仅在胸前或心尖区闻及 1~2 级吹风样收缩期杂音。有时可闻及奔马律或心包摩擦音。心律失常多见如阵发性心动过速、异位搏动、心房纤颤、心室扑动、停搏等。严重者心脏扩大,脉细数,颈静脉怒张,肝大和压痛,肺部啰音等;或面色苍白、四肢厥冷、皮肤发花、指(趾)发绀、血压下降等。

三、辅助检查

(一)实验室检查

(1)白细胞总数为 $10.0 \times 10^9 \sim 20.0 \times 10^9 /L$,中性粒细胞偏高。血沉、抗链"O"大多数是正常的。

(2)血清肌酸磷酸激酶、乳酸脱氢酶及其同工酶、谷草转氨酶在病程早期可增高。超氧化歧化酶急性期降低。

(3)若从心包、心肌或心内膜分离到病毒,或用免疫荧光抗体检查找到心肌中有特异的病毒抗原,电镜检查心肌发现有病毒颗粒,可以确定诊断;咽洗液、粪便、血液、心包液中分离出病毒,同时结合恢复期血清中同型病毒中和抗体滴度较第 1 份血清升高或下降 4 倍以上,则有助于病原诊断。

(4)补体结合抗体的测定,以及用分子杂交法或聚合酶链反应检测心肌细胞内的病毒核酸也有助于病原诊断。部分病毒性心肌炎患者可有抗心肌抗体出现,一般于短期内恢复,如持续提高,表示心肌炎病变处于活动期。

(二)心电图检查

心电图在急性期有多变与易变的特点,对可疑病例应反复检查,以助诊断。其主要变化为 ST-T 改变,各种心律失常和传导阻滞。恢复期以各种类型的期前收缩为多见。少数为慢性期病儿可有房室肥厚的改变。

(三)X 线检查

心影正常或不同程度的增大,多数为轻度增大。若反复迁延不愈或合并心力衰竭,心脏扩大明显。后者可见心搏动减弱,伴肺淤血、肺水肿或胸腔少量积液。有心包炎时,有积液征。

(四)心内膜心肌活检

心导管法心内膜心肌活检,在成人患者中早已开展,小儿患者仅是近年才有报道,为心肌炎诊断提供了病理学依据。据报道:原因不明的心律失常、充血性心力衰竭患者,经心内膜心肌活检证明约 40% 为心肌炎；临床表现和组织学相关性较差。原因是 EMB 取材很小且局限，以及取材时不一定是最佳机会；心内膜心肌活检本身可导致心肌细胞收缩，而出现一些病理性伪迹。因此，对于心内膜心肌活检病理无心肌炎表现者不一定代表心脏无心肌炎，此时临床医师不能忽视临床诊断。此项检查一般医院尚难开展，不作为常规检查项目。

四、诊断与鉴别诊断

(一)诊断要点

1.病原学诊断依据

(1)确诊指标：自患儿心内膜、心肌、心包(活检、病理)或心包穿刺液检查，发现以下之一者可确诊心肌炎由病毒引起。①分离到病毒。②用病毒核酸探针查到病毒核酸。③特异性病毒抗体阳性。

(2)参考依据：有以下之一者结合临床表现可考虑心肌炎系病毒引起。①自患儿粪便、咽拭子或血液中分离到病毒，且恢复期血清同抗体滴度较第一份血清升高或降低 4 倍以上。②病程早期患儿血中特异性 IgM 抗体阳性。③用病毒核酸探针自患儿血中查到病毒核酸。

2.临床诊断依据

(1)心功能不全、心源性休克或心脑综合征。

(2)心脏扩大(X 线、超声心动图检查具有表现之一)。

(3)心电图改变以 R 波为主的 2 个或 2 个以上主要导联(Ⅰ、Ⅱ、aVF、V_5)的 ST-T 改变持续 4 天以上伴动态变化，窦房传导阻滞，房室传导阻滞，完全性右或左束支阻滞，成联律、多形、多源、成对或并行性期前收缩，非房室结及房室折返引起的异位性心动过速，低电压(新生儿除外)及异常 Q 波。

(4)CK-MB 升高或心肌肌钙蛋白(cTnI 或 cTnT)阳性。

3.确诊依据

(1)具备临床诊断依据 2 项，可临床诊断为心肌炎。发病同时或发病前 1～3 周有病毒感染的证据支持诊断者。

(2)同时具备病原学确诊依据之一，可确诊为病毒性心肌炎，具备病原学参考依据之一，可临床诊断为病毒性心肌炎。

(3)凡不具备确诊依据，应给予必要的治疗或随诊，根据病情变化，确诊或除外心肌炎。

(4)应除外风湿性心肌炎、中毒性心肌炎、先天性心脏病、结缔组织病，以及代谢性疾病的心肌损害、甲状腺功能亢进症、原发性心肌病、原发性心内膜弹力纤维增生症、先天性房室传导阻滞、心脏自主神经功能异常、β受体功能亢进及药物引起的心电图改变。

4.临床分期

(1)急性期：新发病，症状及检查阳性发现明显且多变，一般病程在半年以内。

(2)迁延期：临床症状反复出现，客观检查指标迁延不愈，病程多在半年以上。

(3)慢性期：进行性心脏增大，反复心力衰竭或心律失常，病情时轻时重，病程在 1 年以上。

(二)鉴别诊断

在考虑九省市心肌炎协作组制订的心肌炎诊断标准时，应首先除外其他疾病，包括风湿性心肌炎、中毒性心肌炎，结核性心包炎、先天性心脏病、结缔组织病或代谢性疾病或代谢性疾病的心肌损害(包括维生素 B_1 缺乏症)、原发性心肌病、先天性房室传导阻滞、高原性心脏病、克山病、川崎病、良性期前收缩和神经功能紊乱、电解质紊乱及药物等引起的心电图改变。

五、治疗、预防、预后

本症尚无特殊治疗。应结合患儿病情采取有效的综合措施,可使大部患儿痊愈或好转。

(一)一般治疗

1.休息

急性期至少应卧床休息至热退3～4周,有心功能不全或心脏扩大者,更应强调绝对卧床休息,以减轻心脏负荷及减少心肌耗氧量。

2.抗生素

虽对引起心肌炎的病毒无直接作用,但因细菌感染是病毒性心肌炎的重要条件因子,故在开始治疗时,均主张适当使用抗生素。一般应用青霉素肌内注射1～2周,以清除链球菌和其他敏感细菌。

3.保护心肌

大剂量维生素C,具有增加冠状血管血流量、心肌糖原、心肌收缩力、改善心功能、清除自由基、修复心肌损伤的作用。剂量为$100\sim200$ mg/(kg·d),溶于$10\%\sim25\%$葡萄糖液$10\sim30$ mL内静脉注射,每天1次,15～30天为1个疗程;抢救心源性休克时,第一天可用3～4次。

至于极化液、能量合剂及ATP等均因难进入心肌细胞内,故疗效差,近年来多推荐:①辅酶Q_{10} 1 mg/(kg·d),口服,可连用1～3个月。②1,6-二磷酸果糖$0.7\sim1.6$ mL/kg静脉注射,最大量不超过2.5 mL/kg(75 mg/mL),静脉注射速度10 mL/min,每天1次,10～15天为1个疗程。

(二)激素治疗

肾上腺皮质激素可用于抢救危重病例及其他治疗无效的病例。口服泼尼松$1.0\sim1.5$ mg/(kg·d),用3～4周,症状缓解后逐渐减量停药。对反复发作或病情迁延者,依据近年来对本病发病机制研究的进展,可考虑较长期的激素治疗,疗程不少于半年,对于急重抢救病例可采用大剂量,如地塞米松$0.3\sim0.6$ mg/(kg·d),或氢化可的松$15\sim20$ mg/(kg·d),静脉滴注。

(三)免疫治疗

动物及临床研究均发现丙种球蛋白对心肌有保护作用。从1990年开始,在美国波士顿及洛杉矶儿童医院已将静脉注射丙种球蛋白作为病毒性心肌炎治疗的常规用药。

(四)抗病毒治疗

动物试验中联合应用利巴韦林和干扰素可提高生存率,目前欧洲正在进行干扰素治疗心肌炎的临床试验,其疗效尚待确定。环孢霉素A、环磷酰胺目前尚无肯定疗效。

(五)控制心力衰竭

心肌炎患者对洋地黄耐受性差,易出现中毒而发生心律失常,故应选用快速作用的洋地黄制剂,如毛花苷C(西地兰)或地高辛。病重者用地高辛静脉滴注,一般病例用地高辛口服,饱和量用常规的$1/2\sim2/3$量,心力衰竭不重,发展不快者,可用每天口服维持量法。利尿剂应早用和少用,同时注意补钾,否则易导致心律失常。注意供氧,保持安静。若烦躁不安,可给镇静剂。发生急性左心功能不全时,除短期内并用毛花苷C(西地兰)、利尿剂、镇静剂、氧气吸入外,应给予血管扩张剂,如酚妥拉明$0.5\sim1$ mg/kg加入10%葡萄糖液$50\sim100$ mL内快速静脉滴注。紧急情况下,可先用半量以10%葡萄糖液稀释静脉缓慢注射,然后将其余半量静脉滴注。

(六)抢救心源性休克

镇静、吸氧、大剂量维生素 C、扩容、激素、升压药、改善心功能及心肌代谢等。

近年来,应用血管扩张剂硝普钠取得良好疗效,常用剂量 5～10 mg,溶于 5% 葡萄糖 100 mL 中,开始 0.2 μg/(kg·min)滴注,以后每隔 5 分钟增加 0.1 μg/kg,直到获得疗效或血压降低,最大剂量不超过每分钟 4～5 μg/kg。

(七)纠正严重心律失常

心律失常的纠正在于心肌病变的吸收或修复。一般轻度心律失常如期前收缩、一度房室传导阻滞等,多不用药物纠正,而主要是针对心肌炎本身进行综合治疗。若发生严重心律失常如快速心律失常、严重传导阻滞都应迅速及时纠正,否则威胁生命。

六、护理

(一)护理诊断

(1)活动无耐力:与心肌功能受损,组织器官供血不足有关。

(2)舒适的改变——胸闷:与心肌炎症有关。

(3)潜在并发症:心力衰竭、心律失常、心源性休克。

(二)护理目标

(1)患儿活动量得到适当控制休息得到保证。

(2)患儿胸闷缓解或消失。

(3)患儿无并发症发生或有并发症时能被及时发现和适当处理。

(三)护理措施

1.休息

(1)急性期卧床休息至热退后 3～4 周,以后根据心功能恢复情况逐渐增加活动量。

(2)有心功能不全者或心脏扩大者应绝对卧床休息。

(3)总的休息时间不少于 6 个月。

(4)创造良好的休息环境,合理安排患儿的休息时间。保证患儿的睡眠时间。

(5)主动提供服务,满足患儿的生活需要。

2.胸闷的观察与护理

(1)观察患儿的胸闷情况,注意诱发和缓解因素,必要时给予吸氧。

(2)遵医嘱给予心肌营养药,促进心肌恢复正常。

(3)保证休息,减少活动。

(4)控制输液速度和输液总量,减轻心肌负担。

3.并发症的观察与护理

(1)密切注意心率、心律、呼吸、血压和面色改变,有心力衰竭时给予吸氧、镇静、强心等处理,应用洋地黄制剂时要密切观察患儿有无洋地黄中毒表现,如出现新的心律失常、心动过缓等。

(2)注意有无心律失常的发生,警惕危险性心律失常的发生,如频发室性期前收缩、多源室性期前收缩、二度以上房室传导阻滞、房颤、室颤等。一旦发生,需及时通知医师并给予相应处理。若为高度房室传导阻滞,给予异丙肾上腺素和阿托品提升心率。

(3)警惕心源性休克,注意血压、脉搏、尿量、面色等变化,一旦出现心源性休克,立即取平卧位,配合医师给予大剂量维生素 C 或肾上腺皮质激素治疗。

(四)康复与健康指导

(1)讲解病毒性心肌炎的病因、病理、发病机制、临床特点及诊断、治疗措施。

(2)强调休息的重要性,指导患儿控制活动量,建立合理的休息制度。

(3)讲解本病的预防知识,如预防上呼吸道感染和肠道感染等。

(4)有高度房室传导阻滞者讲解安装心脏起搏器的必要性。

七、展望

近年来,由于对心肌炎的病原学进一步了解和诊断方法的改进,心肌炎已成为常见心脏病之一,对人类健康构成了不同程度的威胁,因而对此病的诊治研究也正日益受到重视。其中,胸闷、心悸常可提示心脏波及,心脏扩大、心律失常或心力衰竭为心脏明显受损的表现,心电图 ST-T 改变与异位心律或传导阻滞反映心肌病变的存在。但对于怀疑为病毒性心肌炎的患者,提倡进行心脏活检以行病理学检查。

但分离病毒检查或特异性荧光抗体检查存在以下几个问题。

(1)患者不宜接受。

(2)炎性组织在心肌中呈灶状分布,由于活检标本小而致病灶标本不一定取到。

(3)提取 RNA 的质量和检测方法的敏感性不同。

(4)心脏上有病毒存在,而血液中不一定有抗原或抗体检出;心脏上无病毒存在,而心脏中有抗原或抗体检出;即使二者构成阳性反应也不足以证实有病毒性心肌炎存在;只有当感染某种病毒并引起相应的心脏损害时,心脏和血液检查呈阳性反应才有意义。在检查血液中抗原或抗体时,也会因检测试剂、检查方法、操作技术的不同而使结果迥异。

因此,病毒性心肌炎的确诊相当困难。由于抗病毒药物的疗效不显著,目前建议采用中西医结合疗法。有人用黄芪、牛磺酸及一般抗心律失常药物等为主的中西医结合方法治疗病毒感染性心肌炎,取得了比较满意的效果,如中药黄芪除具有抗病毒、调节免疫、保护心肌的作用,还可拮抗病毒感染心肌细胞对L型钙通道的增加,抑制内向钠钙交换电流,改善部分心电活动,清除氧自由基,而广泛应用于临床。牛磺酸是心肌游离氨基酸的重要成分,也可通过抑制病毒复制,抑制病毒感染心肌细胞引起的钙电流增加,使受感染而降低的最大钙电流膜电压及外向钾电流趋于正常,使心肌细胞钙内流减少,在病毒性心肌炎动物模型及临床病毒性心肌炎患者中,具有保护心肌、改善临床症状等作用。

(朱瑞雪)

第七节　小儿腹泻

一、护理评估

(一)健康史

应详细询问喂养史,是母乳喂养还是人工喂养,喂何种乳品,冲调浓度、喂哺次数及量,添加辅食及断奶情况。并了解当地有无类似疾病的流行。并注意患儿有无不洁饮食史、肠道内外感染、食物过敏史、外出旅游和气候变化史等。询问患儿腹泻开始时间,次数、颜色、性质、量、气味。并是否伴随发热、呕吐、腹胀、腹痛及里急后重等症状。既往有无腹泻史、其他疾病史和长期服用广谱抗生素史等。

(二)身体状况

观察患儿生命体征,有无腹痛、里急后重、大便性状为松散或水样,密切观察患儿生命体征、体重、出入量、尿量、神志状态、营养状态,皮肤弹性、眼窝凹陷、口舌黏膜干燥、神经反射等脱水表现。并评估脱水的程度和性质,检查肛周皮肤有无发红、破损;了解大便常规、大便致病菌培养等实验室检查结果。

(三)心理-社会状况

腹泻是小儿的常见病、多发病,年龄越小、发病率越高,特别是在贫困和卫生条件较差的地区,家长缺乏喂养及卫生知识是导致小儿易患腹泻的重要原因。故应了解患儿家长的心理状况及对疾病的病因、护理知识的认识程度,注意评估患儿家庭的经济状况、聚居条件、卫生习惯、家长的文化程度及家长对病因、护理知识的了解程度,认识疾病流行趋势。

(四)实验室检查

了解大便常规及致病菌培养等化验结果。分析血常规、红细胞计数、电解质、尿素氮、二氧化碳结合力(CO_2CP)等可了解体内酸碱平衡紊乱的性质和程度。

二、护理诊断

(一)体液不足
与腹泻、呕吐丢失过多和摄入量不足有关。

(二)体温过高
与肠道感染有关。

(三)有皮肤黏膜完整性受损的危险
与腹泻大便次数增多刺激臀部皮肤及尿布使用不当有关。

(四)知识缺乏(家长)
与喂养知识、卫生知识及腹泻患儿护理知识缺乏有关。

(五)营养失调
营养低于机体需要量,与呕吐、腹泻等消化功能障碍所致。

(六)排便异常腹泻
与喂养不当,肠道感染或功能紊乱。

(七)腹泻
与喂养不当、感染导致胃肠道功能紊乱有关。

(八)有交叉感染的可能
与免疫力低下有关。

(九)潜在并发症
1.酸中毒
与腹泻丢失碱性物质及热能摄入不足有关。

2.低血钾
与腹泻、呕吐丢失过多和摄入不足有关。

三、护理目标

(1)患儿腹泻、呕吐、排便次数逐渐减少至正常,大便次数性状颜色恢复正常。

(2)患儿脱水、电解质紊乱纠正,体重恢复正常,尿量正常,获得足够的液体和电解质。

(3)体温逐渐恢复正常。

(4)住院期间患儿能保持皮肤的完整性,不再有红臀发生。

(5)家长能说出婴儿腹泻的病因、预防措施和喂养知识,能协助医护人员护理患儿。

(6)患儿不发生酸中毒,低血钾等并发症。

(7)避免交叉感染的发生。

(8)保证患儿营养的补充将患儿体重保持不减或有增加。

四、护理措施

新入院的患儿首先要测量体重,便于了解患儿脱水情况和计液量。以后每周测一次,了解患儿恢复和体重增长情况。

(一)体液不足的护理

1.口服补液疗法的护理

口服补液疗法的护理适用于无脱水、轻中脱水或呕吐不严重的患儿,可采用口服方法,它能补充身体丢失的水分和盐,执行医嘱给口服补液盐时应在 4~6 小时之内少量多次喂,同时可以随意喂水,口服液盐一定用冷开水或温开水溶解。

(1)一般轻度脱水需 50~80 mL/kg,中度脱水需 80~100 mL/kg,于 8~12 小时内将累积损失量补足;脱水纠正后,将余量用等量水稀释按病情需要随时口服。对无脱水患儿,可在家进行口服补液的护理,可将 ORS 溶液加等量水稀释,每天 50~100 mL/kg,少量频服,以预防脱水(新生儿慎用),有明显腹胀、休克、心功能不全或其他严重并发症者及新生儿不宜口服补液。在口服补液过程中,如呕吐频繁或腹泻、脱水加重,应改为静脉补液。服用 ORS 溶液期间,应适当增加水分,以防高钠血症。

(2)护理中的注意事项:①向家长说明和示范口服液的配制方法。②向家长示范喂服方法:2 岁以下的患儿每 1~2 分钟喂 1 小勺(约 5 mL),大一点的患儿可用杯子直接喝,如有呕吐,停10 分钟后再慢慢喂服(每 2~3 分钟喂一勺)。③对于在家进行口服补液的患儿,应指导家长病情观察方法。口服补液可直到腹泻停止,并继续喂养。如病情不见好转或加重,应及时到医院就诊。④密切观察病情,如患儿出现眼睑水肿应停止服用 ORS 液,改用白开水或母乳,水肿消退后再按无脱水的方案服用。4 小时后应重新估计患儿脱水状况,然后选择上述适当的方案继续治疗护理。

2.禁食、静脉补液

禁食、静脉补液适用于中度以上脱水,吐、泻重或腹胀的患儿。在静脉输液前协助医师取静脉血做钾、钠、氯、二氧化碳结合力等项目检查。

(1)第一天补液:①输液总量,按医嘱要求安排 24 小时的液体总量(包括累积损失量、继续损失量和生理需要量)。并本着"急需先补、先快后慢、见尿补钾"的原则分批输入。如患儿烦躁不安,应检查原因,必要时可遵医嘱给予适量的镇静剂,如复方冬眠灵,10% 水合氯醛,以防患儿因烦躁不安而影响静脉输液。一般轻度脱水 90~120 mL/kg,中度脱水 120~150 mL/kg 重度脱水 150～180 mL/kg。②溶液种类根据脱水性质而定,若临床判断脱水困难,可先按等渗脱水处理。对于治疗前 6 小时内无尿的患儿首先要在30 分钟内给输入 2∶1 液,一定要记录输液后首次排尿时间,见尿后给含钾液体。③输液速度主要取决于脱水程度和继续损失的量与速度,遵循先快后慢原则。明确每小时的输入量,一般茂菲氏滴管 14～15 滴为 1 mL,严格执行补液计划,保证输液量的准确,掌握好输液速度和补液原则。注意防止输液速度过速或过缓。注意输液是否通畅,保护好输液肢体,随时观察针头有无滑脱,局部有无红肿、渗液及寒战、发绀等全身输液反应。对重度脱水有明显周围循环障碍者应先快速扩容;累积损失量(扣除扩容液量)一般在前 8～12 小时内补完,每小时 8～10 mL/kg;后 12～16 小时补充生理需要量和异常的损失量,每小时约5 mL/kg;若吐泻缓解,可酌情减少补液量或改为口服补液。④对于少数营养不良、新生儿及伴心、肺疾病的患儿应根据病情计算,每批液量一般减少 20%,输液速度应在原有基础减慢 2～4 小时,把累积丢失的液量由 8 小时延长到 10～12 小时输完。如有条件最好用输液泵,以便更精确地控制输液速度。

(2)第 2 天及以后的补液:脱水和电解质紊乱已基本纠正,主要补充生理需要量和继续损失量,可改为口服补液,一般生理需要量为每天 60～80 mL/kg,用 1/5 张含钠液;继续损失量是丢多少补多少,用1/3～1/2张含钠液,将这两部分相加于 12～24 小时内均匀静脉滴注。

3.准确记录出入量

准确记录出入量是医师调整患儿输液质和量的重要依据。

(1)大便次数,量(估计)及性质、大便的气味、颜色、有无黏液、脓血等。留大便常规并做培养。

(2)呕吐次数、量、颜色、气味,以及呕吐与其他症状的关系,体现了患儿病情发展情况。比如呕吐加重但无腹泻;补液后脱水纠正由于呕吐次数增多而效果不满意,这时要及时报告医师,以及早发现肠道外感染或急腹症。

4.严密观察病情,细心做好护理

(1)注意观察生命体征:包括体温、脉搏、血压、呼吸、精神状况。若出现烦躁不安、脉率加快、呼吸加快等,应警惕是否输液速度过快,是否发生心力衰竭和肺水肿等情况。

(2)观察脱水情况:注意患儿的神志、精神、皮肤弹性、有无口渴,皮肤、黏膜干燥程度,眼窝及前囟凹陷程度,机体温度及尿量等临床表现,估计患儿脱水程度,同时要动态观察经过补充液体后脱水症状是否得到改善。如补液合理,一般于补液后 3～4 小时应该排尿,此时说明血容量恢复,所以应注意观察和记录输液后首次排尿的时间、尿量。补液后 24 小时皮肤弹性恢复,眼窝凹陷消失,则表明脱水已被纠正。补液后眼睑出现水肿,可能是钠盐过多;补液后尿多而脱水未能纠正,则可能是葡萄糖液补入过多,宜调整溶液中电解质比例。

(3)密切观察代谢性酸中毒的表现:中、重度脱水患多有不同程度的酸中毒,当 pH 下降、二氧化碳结合力在 25% 容积以下时,酸中毒表现明显。当患儿出现呼吸深长、精神萎靡、嗜睡,严重者意识不清、口唇樱红、呼吸有丙酮味。应准备碱性液,及时使用碱性药物纠正,应补充碳酸氢钠或乳酸钠。注意碱性液体有无漏出血管外,以免引起局部组织坏死。

(4)密切观察低血钾表现:常发现于输液后脱水纠正时,当发现患儿尿量异常增多,精神萎靡、全身乏力、不哭或哭声低下、吃奶无力、肌张力低下、反应迟钝、恶心呕吐、腹胀及听诊肠鸣音减弱或消失,呼吸频不规整,心电图显示 T 波平坦或倒置、U 波明显、S-T 段下移(或心律失常,提示有低血钾存在,应及时补充钾盐)等临床表现,及时报告医师,做血生化检查。如是低血钾症,应遵医调整液体中钾的浓度。补充钾时应按照见尿补钾的原则,严格掌握补钾的速度,绝不可做静脉推入,以免发生高血钾引起心搏骤停。一般按每天 3～4 mmol/kg(相当于氯化钾200～300 mg/kg)补给,缺钾明显者可增至 4～6 mmol/kg,轻度脱水时可分次口服,中、重度脱水予以静脉滴入。并观察记录好治疗效果。

(5)密切观察有无低钙、低镁、低磷血症:当脱水和酸中毒被纠正时,大多表现有钙、磷缺乏,少数可有镁缺乏。低血钙或低血镁时表现为手足搐搦、惊厥;重症低血磷时出现嗜睡、精神错乱或昏迷,肌肉、心肌收缩无力。(营养不良或佝偻病活动期患儿更甚),这时要及时报告医师。静脉缓慢注射 10％葡萄糖酸钙或深部肌内注射 25％硫酸镁。

(6)低钠血症:多见于静脉输液停止后的患儿。这是以为患儿进食后水样便次数再次增多。主要表现为患儿前囟及眼窝凹陷、肢端凉、精神弱、尿少等。要及时报告医师要继续补充丢失液体。

(7)高钠血症:出现在按医嘱禁食补液或口服补液后,患儿出现烦躁不安、口渴、尿少、皮肤弹性差,甚至惊厥。这时应报告医师,必要时取血查生化,待结果回报后根据具体情况调整液体的质和量。

(8)泌尿系统感染:患儿腹泻渐好,但仍发热,阵阵哭闹不安,此时要报告医师,根据医嘱留尿常规,并寻找感染病灶。并发泌尿系统感染的患儿多见于女婴,在护理和换尿布时一定要注意女婴儿会阴部的清洁,防止上行性尿路感染。

5.计算液体出入量

24 小时液体入量包括口服液体和胃肠道外补液量。液体出量包括尿、大便和不显性失水。呼吸增快时,不显性失水增加 4～5 倍,体温每升高 1 ℃,不显性失水每小时增加 0.5 mL/kg;环境湿度大小可分别减少或增加不显性失水;体力活动增多时,不显性失水增加 30％。补液过程中,计算并记录 24 小时液体出入量,是液体疗法护理工作的重要内容。婴幼儿大小便不易收集,可用"秤尿布法"计算液体排出量。

(二)腹泻的护理

控制腹泻,防止继续失水。

1.调整饮食

根据世界卫生组织的要求对于轻中度脱水的患儿不必禁食,腹泻期间和恢复期适宜的营养对促进恢复、减少体重下降和生长停滞的程度、缩短腹泻后康复时间、预防营养不良非常重要。故腹泻脱水患儿除严重呕吐者暂禁食4～6小时(不禁水)外,均应继续喂养进食是必要的治疗与护理措施。但因同时存在着消化功能紊乱,故应根据患儿病情适当调整饮食,达到减轻胃肠道负担、恢复消化功能之目的。继续哺母乳喂养;人工喂养出生 6 个月以内的小儿,牛奶(或羊奶)应加米汤或水稀释,或用发酵奶(酸奶),也可用奶—谷类混合物,每天 6 次,以保证足够的热量。腹泻次数减少后,出生 6 个月以上的婴儿可用平常已经习惯的饮食,选用稀粥、面条、并加些熟的植物油、蔬菜、肉末等,但需由少到多,随着病情稳定和好转,并逐渐过渡到正常饮食。幼儿应给一些新鲜、味美、碎烂、营养丰富的食物。病毒性肠炎多有双糖酶缺乏,应限制糖量,并暂停乳类喂养,改为豆制代用品或发酵奶,对牛奶和大豆过敏者应该食用其他食物,以减轻腹泻,缩短病程。腹泻停止后,继续给予营养丰富的食物,并每天加餐 1 次,共 2 周,以赶上正常生长。双糖酶缺乏者,不宜用蔗糖,并暂停乳类。对少数严重病例口服营养物质不能耐受者,应加强支持疗法,必要时全静脉营养。

2.控制感染

感染是引起腹泻的重要原因,细菌性肠炎需用抗生素治疗。病毒性肠炎用饮食疗法和支持疗法常可痊愈。严格消毒隔离,防止感染传播,按肠道传染病隔离,护理患儿前后要认真洗手,防止感染,遵医嘱给予抗生素治疗。

3.观察排便情况

注意大便的变化,观察记录大便次数、颜色、性状、气味、量、及时送检,并注意采集黏液脓血部分,做好动态比较,根据大便常规检验结果,调整治疗和输液方案,为输液方案和治疗提供可靠依据。

(三)发热的护理

(1)保持室内安静、空气新鲜、通风良好,保持室温在 $18\sim22$ ℃,相对湿度 $55\%\sim65\%$,衣被适度,以免影响机体散热。

(2)让患儿卧床休息限制活动量,利于机体康复和减少并发症的发生。多饮温开水或选择喜欢的饮料,以加快毒素排泄带走热量和降低体温。

(3)密切观察患儿体温变化每 4 小时测体温 1 次,体温骤升或骤降时要随时测量并记录降温效果。体温超过 38.5 ℃时给予物理降温:温水擦浴;用 $30\%\sim50\%$ 的乙醇擦浴;冰枕、冷毛巾敷患儿前额,或冷敷腹股沟、腋下等大血管处;冷盐水灌肠。物理降温后 30 分钟测体温,并记录于体温单上。

(4)按医嘱给予抗感染药及解热药,并观察记录用药效果,药物降温后,密切观察,防止虚脱。

(5)患儿的衣服,出汗后及时擦干汗液,更换衣服,并注意保暖,在严重情况下给予吸氧,以免惊厥抽搐发生。

(6)加强口腔护理,鼓励多漱口,口唇干燥时可涂护唇油。

(四)维持皮肤完整

由于腹泻频繁,大便呈酸性或碱性,含有大量肠液及消化酶,臀部皮肤常处于被大便腐蚀的状态,容易发生肛门周围皮肤糜烂,严重者引起溃疡及感染,要注意每次换尿布大便后须用温水清洗臀部及肛周并吸干,局部皮肤发红处涂以 5% 鞣酸软膏或 40% 氧化锌油并按摩片刻,促进血液循环。应选用消毒软棉尿布并及时更换。避免使用不透气塑料布或橡皮布,防止尿布皮炎发生。局部有糜烂者可在便后用温水洗净后用灯泡照烤,待烤干局部渗液后,再涂紫草油或 1% 龙胆紫效果更好。

(五)做好床边隔离

护理患儿前后均要认真洗手,防止交叉感染。

(六)减轻患儿的恐惧

医护人员的检查、治疗应相对集中进行以减少患儿的哭闹,可根据患儿年龄给予不同玩具,减少其恐惧心理,若患儿哭闹不安影响静脉输液的顺利进行,必要时可根据医嘱适当应用镇静药物。

(七)对症治疗

腹胀明显者用肛管排气或肌内注射新斯的明。呕吐严重者针刺足三里、内关或肌内注射氯丙嗪等。

(八)注意口腔清洁

禁食患儿每天做口腔护理两次。由于长时间应用抗生素可发生鹅口疮。如口腔黏膜有乳白色分泌物附着即为鹅口疮,可涂制霉菌素;若发生溃疡性口炎时可用 3‰ 双氧水洗净口腔后,涂复方龙胆紫、金霉素鱼肝油。

(九)恢复期患儿护理

(1)新入院患儿分室居住,预防交叉感染。

(2)患儿消化功能恢复时,逐渐增加奶的质和量,细心添加辅食,避免小儿腹泻再次复发。

(十)健康教育

(1)宣传母乳喂养的优点,鼓励母乳喂养,尤其是出生后最初数月及出生后每个夏天更为重要,避免在夏季断奶。按时逐步加辅食,防止过食、偏食及饮食结构突然变动。如乳制品的调剂方法,辅食加方法,断奶时间选择方法,人工喂养儿根据具体情况。选用合适的代乳品。

(2)指导患儿家长配置和使用 ORS 溶液。

(3)注意饮食卫生,培养良好的卫生习惯;注意食物新鲜、清洁和奶具、食具应定时煮沸消毒,避免肠道内感染。教育儿童养成饭前便后洗手,勤剪指甲的良好习惯。

(4)及时治疗营养不良、维生素 D 缺乏性佝偻病等,加强体格锻炼,适当进行户外活动。防止受凉或过热,营养不良,预防感冒,肺炎及中耳炎等并发症的发生,避免长期滥用广谱抗生素。

(5)气候变化时及时增减衣物,防止受凉或过热,冬天注意保暖,夏天多喝水。尤其应做好腹部的保暖。集体机构中如有腹泻的流行,应积极治疗患儿,做好消毒隔离工作,防止交叉感染。

(朱瑞雪)

第十三章 老年科护理

第一节 老年期痴呆

一、概述

老年期痴呆是指发生在老年期由大脑的退行性病变、脑血管性病变和脑外伤、肿瘤、感染、中毒或代谢障碍等病因所致的以痴呆为主要临床表现的一组疾病。老年期痴呆是脑功能障碍而产生的获得性智能损害综合征。主要包括阿尔茨海默病（Alzheimer's disease, AD, 简称老年性痴呆）、血管性痴呆（vascular dementia, VD）、混合性痴呆和其他类型痴呆, 如帕金森病、酒精依赖、外伤等引起的痴呆。其中以 AD 和 VD 为主, 占全部痴呆的 70%～80%。AD 是一组病因未明的原发性退行性脑变性疾病。AD 起病可在老年前期（早老性痴呆）, 但老年期的（老年性痴呆）发病率更高。VD 是指由各种脑血管病导致脑循环障碍后引发的脑功能降低所致的痴呆。VD 大都在 70 岁以后发病, 在男性、高血压和/或糖尿病患者、吸烟过度者中较为多见。如能控制血压和血糖、戒烟等, 一般能使进展性血管性痴呆的发展有所减慢。研究表明, 老年期痴呆的发病可能与下列因素有关。①遗传因素：早发家族性 AD（FAD）与第 1、14、21 号染色体存在基因异常有关, 65%～75% 散发 AD 及晚发 FAD 与第 19 号染色体 $ApoE\varepsilon4$（载脂蛋白 ε4）基因有关。②神经递质乙酰胆碱减少, 影响记忆和认知功能。③免疫功能障碍：老年斑中淀粉样蛋白原纤维中发现有免疫球蛋白存在。④慢性病毒感染。⑤铝的蓄积。⑥高龄。⑦文化程度低。

二、护理评估

(一)健康史

评估患者有无 AD 的发病因素。询问患者有无脑外伤、心脑血管疾病、糖尿病、既往卒中史、吸烟等。

(二)身体状况

AD 和 VD 在临床上均有构成痴呆的记忆障碍和精神症状的表现, 但二者又在多方面存在差异, 见表 13-1。

表 13-1　AD 与 VD 的鉴别

鉴别点	AD	VD
起病	隐袭	起病迅速
病程	缓慢持续进展,不可逆	呈阶梯式进展
认知功能	可出现全面障碍	有一定的自知力
人格	常有改变	保持良好
神经系统体征	发生在部分患者中,多在疾病后期发生	在痴呆的早期就有明显的脑损害的局灶性症状体征

此外,VD 的临床表现除了构成痴呆的记忆障碍及精神症状外,还有脑损害的局灶性神经精神症状,如偏瘫、感觉丧失、视野缺损等,并且 VD 的这些临床表现与病损部位、大小及发作次数关系密切。

AD 则根据病情演变,一般分为三期。

1.第一期(遗忘期,即初期)

(1)首发症状为记忆减退,尤其是近期记忆减退明显,不能学习和保留新信息。

(2)语言能力下降,不能用合适的词语表达思维内容,甚至出现孤立性失语。

(3)定向力障碍,空间定向不良,易于迷路。

(4)抽象思维和判断能力受损。

(5)情绪不稳,情感幼稚,易激惹,偏执、急躁、缺乏耐心、易怒等。

(6)认知能力障碍,人格改变,如主动性减少、活动减少、孤僻、自私、对周围环境兴趣减少、对人缺乏热情,敏感多疑。本期能保持日常生活自理能力,一般不需特别照顾。病程可持续 1～3 年。

2.第二期(混乱期,即中期)

(1)完全不能学习和回忆新信息,远期记忆受损但未完全丧失。

(2)注意力不集中。

(3)定向力进一步丧失,常去向不明或迷路,并出现失语、失认、失用、失写、失计算。

(4)日常生活能力下降,如洗漱、梳头、进食、穿衣及大小便等需别人协助。

(5)人格进一步改变,如兴趣更加狭窄,对人冷漠,甚至对亲人漠不关心,言语粗俗,无故打骂家人,缺乏羞耻感和伦理感,行为不顾社会规范,不修边幅,不知整洁,将他人之物据为己有,争吃抢喝类似孩童,随地大小便,当众裸体,甚至发生违法行为。

(6)行为紊乱,如精神恍惚,无目的的翻箱倒柜;收藏废物,视为珍宝,怕被盗窃,东藏西藏;无目的徘徊,甚至出现攻击行为;动作日渐减少,端坐一隅,呆若木鸡。本期患者不能独立生活,需要特别照顾,是护理照管中最困难的时期,多在起病后的 2～10 年。

3.第三期(极度痴呆期,即末期)

(1)生活完全不能自理,卧床不起,大小便失禁。

(2)智能完全丧失。

(3)无自主运动,缄默不语,不会吞咽,成为植物人状态。常因吸入性肺炎、压疮、泌尿系统感染等并发症而死亡。本期多在发病后的 8～12 年。

(三)心理-社会状况

1.心理方面

老年痴呆患者大多数时间限制在家里,常感到孤独、寂寞、羞愧、抑郁,甚至有自杀行为。

2.社会方面

痴呆患者患病时间长、自理缺陷、人格障碍,需家人付出大量时间和精力进行照顾,常给家庭带来很大的烦恼,也给社会添加了负担,尤其是付出与效果不成正比时,有些家属会失去信心,甚至冷落、嫌弃老年人。

(四)辅助检查

1.影像学检查

对于 AD 患者,CT 或 MRI 显示有脑萎缩,且进行性加重;正电子发射体层摄影(PET)可测得大脑的葡萄糖利用和灌流在大脑某些区域(在疾病早期阶段的顶叶和颞叶,以及后期阶段的额前区皮层)有所降低。对 VD 患者,CT 或 MRI 检查发现有多发性脑梗死,或多发性腔隙性脑梗死,多位于丘脑及额颞叶,或有皮质下动脉硬化性脑病表现。

2.心理测验

简易智能精神状态检查量表(MMSE)、长谷川痴呆量表可用于筛查痴呆;韦氏记忆量表和临床记忆量表可测查记忆;韦氏成人智力量表可进行智力测查。

采用 Hachinski 缺血量表(表 13-2)可对 AD 和 VD 进行鉴别。

表 13-2 Hachinski 缺血量表

临床表现	分数	临床表现	分数
1.突然起病	2	8.情感脆弱	1
2.病情逐步恶化	1	9.高血压病史	1
3.病程有波动	2	10.卒中发作史	2
4.夜间意识模糊明显	1	11.合并动脉硬化	2
5.人格相对保存完整	1	12.神经系统局灶症状	2
6.情绪低落	1	13.神经系统局灶性体征	2
7.躯体性不适的主诉	1		

注:Hachiski 法评定:满分为 18 分,≤4 分为 AD,≥7 分为 VD。

三、护理诊断

(一)记忆受损

与记忆进行性减退有关。

(二)自理缺陷

与认知行为障碍有关。

(三)思维过程紊乱

与思维障碍有关。

(四)语言沟通障碍

与思维障碍有关。

(五)照顾者角色紧张

与老年人病情严重和病程的不可预测及照顾者照顾知识欠缺、身心疲惫有关。

四、护理目标

(1)患者能最大限度地保持记忆力和沟通能力,能满意地使用改变后的方式进行交流。

(2)患者在最大限度上恢复和达到自理,日常生活自理能力提高,能较好地发挥残存功能,生活质量提高,患者恢复最佳活动功能,身体活动能力增强。患者能保持良好的营养状态。

(3)家庭照顾者能应对患者的各种变化,提供良好的照顾。

五、护理措施

(一)日常生活护理及照顾指导

1.饮食护理

(1)饮食要清淡,品种多样化,保证蛋白质的供应,多食富含维生素、纤维素的食物,少食动物脂肪类食物。

(2)饮食要低盐、低糖、节制饮食,不可过饱,防止暴饮暴食。戒烟、适量饮酒。

(3)进餐定时、定量,与家人共同进餐。偏食的患者,注意平衡膳食。

(4)患者进餐困难时,可协助进餐,亦可使用特别设计的碗筷,方便患者使用,必要时予以喂食。食物尽量简单,防止噎食及呛咳、误咽。

(5)避免铝的摄入。

(6)定时饮水。

2.穿衣

(1)患者衣物尽量简单、宽松、柔软。选用不系带的鞋子。

(2)避免太多纽扣,以拉链取代纽扣,以弹性裤带取代皮带。

(3)说服患者接受合适的衣着,并给予鼓励。

3.睡眠

生活有规律,保证足够的睡眠,坚持午睡,看电视时间不宜过长。

(二)自我照顾能力的训练

对于轻、中度痴呆患者,应尽可能给予自我照顾的机会,并进行生活技能训练,如反复练习洗漱、穿、脱衣服,用餐,如厕等,以提高老年人的自尊。应理解老年人的动手困难,鼓励并表扬其尽量自理的行为。

(三)专人护理

患者完全不能自理时应专人护理,注意营养的补充,防止感染等并发症的发生。

(四)用药护理

老年痴呆的药物治疗以口服为主,胆碱酯酶抑制剂在疾病的早期阶段可改善记忆和学习能力,银杏叶提取物可改善 AD 或 VD 患者的记忆丧失与其他症状,积极治疗脑血管疾病以预防和缓解 VD 症状。护理老年痴呆患者用药应注意以下几点。

(1)初、中期患者常忘记服药、服错药,或服药后再次服用,所以患者服药时必须有人协助其将药全部服下,以免遗忘或错服。痴呆患者常不承认自己有病,或因幻觉、多疑而认为服用的是毒药,常拒绝服药。此时需耐心说服,向患者解释,可以将药研碎拌在饭中吃下,对拒绝服药的患者,一定要看着患者把药吞下,防止患者在无人看管时将药吐掉。

(2)重症患者吞咽困难,不宜吞服片剂,最好研碎后溶于水中服用,昏迷患者可由胃管给药。

（3）痴呆老年人服药后常不能诉说不适，要细心观察患者有何不良反应，及时报告医师，调整给药方案。

（4）药品管理：对伴有抑郁症、幻觉和自杀倾向的痴呆老年人，一定要把药品管理好，放到患者拿不到或找不到的地方。

（五）智能康复训练

1.记忆训练

鼓励患者回忆过去的生活经历，帮助其认识目前生活中的人和事，以恢复记忆并减少错误判断；鼓励患者参加一些力所能及的社交活动，通过动作、语言、声音、图像等信息刺激，提高记忆力。对于记忆障碍严重者，通过编写日常生活活动安排表、制定作息计划、挂放日历等，帮助记忆。对容易忘记的事或经常出错的程序，设立提醒标志，以帮助记忆。

2.智力训练

如拼图游戏，归纳和分类图片、实物、单词，由易到难的数字概念和计算能力训练等。

3.理解和表达能力训练

在讲述一件事情后，提问让患者回答，或让其解释一些词语的含义。

4.社会适应能力的训练

结合日常生活常识，训练患者自行解决日常生活中的问题。

（六）安全护理

1.生活环境固定

尽量避免变更患者的生活环境，当患者要到陌生地时，应有他人陪同，直至患者熟悉了新的环境和路途。

2.佩戴标志

患者外出时最好有人陪同或佩戴写有患者姓名和电话的卡片或手镯，以免丢失。

3.防止意外

老年痴呆患者常可发生跌倒、烫伤、烧伤、误服、自伤或伤人等意外。应将患者的日常生活用品置于患者方便之处。地面要做防滑处理，以防跌伤骨折。去除烫伤、烧伤、误服、自伤或伤人等危险因素。

（七）心理护理

1.陪伴关心老年人，消除孤独、寂寞感

鼓励家人经常陪伴患者，给予老年人各方面必要的帮助，陪老年人外出散步，或参加一些学习和力所能及的社会、家庭活动，使之感到家庭的温馨和生活的快乐。遇到患者情绪悲观时，应耐心询问原因，解释，安慰，给予支持、鼓励。

2.维护患者的自尊，尊重患者的人格

耐心倾听，回答询问时语速要缓慢，使用简单、直接、形象的语言；多鼓励、赞赏、肯定患者在自理和适应方面作出的任何努力，切忌使用刺激性语言。

（八）照顾者的支持指导

教会照顾者和家属自我放松方法，合理休息，寻求社会支持，适当利用家政服务机构和社区卫生服务机构及医院和专门机构的资源，组织有痴呆患者的家庭进行相互交流，相互联系与支持。

(九)健康指导

1.早期预防痴呆

老年痴呆的预防应从中年做起。

(1)积极用脑、劳逸结合,保护大脑,保证充足睡眠,注意脑力活动多样化。

(2)培养广泛的兴趣爱好和开朗性格。

(3)培养良好的卫生饮食习惯,合理膳食,低盐饮食,选择富含锌、锰、硒、锗类的健脑食物,如海产品、贝壳类、鱼类、乳类、豆类、坚果类等,适当补充维生素 E。

(4)戒烟限酒,预防脑动脉硬化。

(5)不用铝制炊具。

(6)积极防治高血压、脑血管病、糖尿病等慢性病。

(7)按摩或针灸有补肾填精助阳、防止衰老和预防痴呆的效果。

(8)某些药物可引起中枢神经系统不良反应,包括精神错乱和倦怠,尽可能避免使用镇静剂、抗胆碱能药物、抗组胺制剂、抗精神病药物等。

2.早期发现痴呆

大力开展科普宣传,普及有关老年痴呆的预防知识和痴呆早期症状即轻度认知障碍和记忆障碍知识。全社会参与防治痴呆,让公众掌握痴呆早期症状的识别。重视对痴呆前期的及时发现,鼓励凡有记忆减退主诉的老年人应及早就医,以利于及时发现介于正常老化和早期痴呆之间的轻度认知损伤,对老年痴呆做到早期诊断和干预。

六、护理评价

通过治疗和护理干预后,患者的认知能力有所提高;能最大限度地保持社交能力和日常生活自理能力,生活质量有所提高;家庭照顾者的压力减轻,能主动照顾患者。

(马小磊)

第二节　老年人肺炎

一、疾病简介

老年人感染性疾病中,肺部感染最为常见,是老年人的重要死亡原因之一。老年人由于机体抵抗力降低及患慢性支气管炎、肺气肿、糖尿病等基础疾病者较多,肺炎的发生率和病死率较一般人群高,今后 65 岁以上的老年人逐年增多,老年人肺炎的诊治必将会受到重视。

老年人肺炎的病因绝大多数由微生物引起,其中以细菌性肺炎最为多见,如肺炎球菌、金黄色葡萄球菌、革兰阴性菌、真菌等。病毒、支原体也是老年肺炎的常见病原体。这些病原体常常是复合致病。近年来,革兰阴性菌在老年人肺炎中的发病率有所增加,其中以铜绿假单胞菌、克雷伯杆菌为多见。此外,放射、物理、化学等因素也可引起肺炎。老年人解剖结构有生理功能变化引起上呼吸道保护性反射减弱,病原体易进入下呼吸道;免疫功能下降;口咽部细菌寄生增加,也更易进入下呼吸道发生肺炎。临床中常遇到的无明显诱因而发生吸入性肺炎,多见于年老体弱,各系统及器官功能下降,行动障碍或长期卧床及吞咽动作不协调者,易误吸而致的肺部感染。

二、主要表现

大多数特别是老年人症状不典型,起病多缓慢而隐袭。发热不显著或有中度不规则发热,很少畏寒或寒战。全身症状较重,乏力倦怠、食欲锐减。轻度咳嗽,痰多黏稠,咳出困难,量不大,有些患者的起始症状是嗜睡或意识模糊、腹泻。脉速、呼吸急促,肺突变体征不典型,常发现呼吸音减低,肺底部啰音。

本病可并发心力衰竭和休克,严重者可出现弥散性血管内凝血、急性肾衰竭等并发症。

三、治疗要点

(一)控制感染

细菌性肺炎合理的治疗应该做痰培养及药敏试验,痰培养是哪种细菌,对哪种抗菌药敏感,就选用哪种抗生素,这样在治疗上才有针对性。但在痰培养结果未出现以前或因某些因素的影响,培养不出阳性结果,经验治疗也很重要。临床上一般地细菌性肺炎分为革兰阳性球菌肺炎和革兰阴性杆菌肺炎。起病急剧,血白细胞计数明显增高、中性粒细胞计数增高,再结合临床表现,一般可考虑为革兰阳性球菌肺炎,可选用哌拉西林钠、头孢唑林钠、阿米卡星、环丙沙星等药物治疗。年老体弱、久病卧床,白细胞计数不增高或略增高,一般以革兰阴性杆菌肺炎的可能性大,选用氨基苷类加第二代头孢菌素或第三代头孢菌素等药物治疗。

(二)支持疗法

患者应卧床休息。鼓励其翻身、咳嗽、咳痰,对痰黏稠不易咳出者加用止咳化痰药。有缺氧及呼吸困难症状者给予吸氧。给予高热量、高蛋白、高维生素饮食,酌情静脉给予清蛋白、血浆、氨基酸等。

(三)并发症治疗

老年肺炎并发症有时可引起严重后果,积极治疗并发症极为重要。呼吸衰竭发病率较高,应加强氧疗,如仍不改善可行气管插管,机械通气。心力衰竭是肺炎死亡的重要原因,一旦发生心力衰竭应立即给予强心、利尿治疗。休克多见于低血容量休克和感染性休克,应补充血容量,并合理选用血管活性药物。

四、护理措施

在老年肺炎整个过程中精心护理极为重要。

(1)急性期应多卧床休息,活动困难者应定时翻身,急性期后应加强活动。

(2)严密观察病情变化 注意的神志改变警惕感染性休克的发生。定时测生命体征,记出入量,注意出入量平衡。

(3)给予高蛋白、高维生素、高热量流质饮食,适当食用纤维蔬菜水果以保持大便通畅,鼓励多饮水。

(4)对急性期,应加强氧疗,给予低流量持续吸氧。

(5)高热者应给予物理降温 如乙醇擦浴、冰袋。使体温控制在 38 ℃以下,必要时可给予药物降温。

(6)鼓励咳嗽,咳出痰液 房间空气湿化,给予祛痰药或雾化吸入,定时进行叩背、咳嗽练习,以利排痰。

（7）留取痰标本的方法：尽量在抗生素使用前或停止使用抗生素 2 天以上留取痰标本，患者晨起用白开水漱口 3～4 次，用力从肺深部咳出痰液，留置在消毒痰盒中，及时送检。

五、保健

避免受寒，过度疲劳，酗酒等诱发因素，老年人应重视合理饮食，保证充足营养，坚持户外活动，并学会心理调节，对增强体质，预防呼吸道感染都非常重要。对于易感人群如慢性肺疾病，糖尿病慢性肝病，以及年老体弱者，应使用多价肺炎球菌疫苗、流感病毒疫苗，对提高免疫力预防或减轻疾病的发生，都会产生积极的效果。

（马小磊）

第三节　老年人咯血

一、疾病简介

咯血是指喉部以下的呼吸器官出血，经咳嗽动作从口腔出。咯血首先须与口腔、咽、鼻出血鉴别。口腔与咽部出血易观察到局部出血灶。鼻腔出血多从前鼻孔流出，常在鼻中隔前下方发现出血灶，诊断较易。有时鼻腔后部出血量较多，可被误诊为咯血，如用鼻咽镜检查见血液从后鼻孔沿咽壁下流，即可确诊。大量咯血还须与呕血相鉴别。前者常有肺结核、肺癌、支气管扩张、心脏病等病史，出血前有咳嗽、喉部痒感、胸闷感，咯出血液为鲜红色，混有泡沫痰，一般无柏油样便；后者常有消化性溃疡、胃溃疡、胃癌等病史，出血前有上腹部不适、恶心、呕吐等症状，呕出血液为棕黑色或暗红色、有时为鲜红色，混有食物残渣、胃液，有柏油样便，可在呕血停止后仍持续数天。

二、主要表现

（一）年龄

青壮年咯血多见于肺结核、支气管扩张症、风湿性心瓣膜病二尖瓣狭窄等。40 岁以上有长期大量吸烟史(纸烟 20 支/天×20 年以下)者，要高度警惕支气管肺癌。

（二）咯血量

大量咯血主要见于肺结核空洞、支气管扩张症，支气管肺癌的咯血主要表现为持续或间断痰中带血，少有大咯血。

（三）颜色与性状

肺结核、支气管扩张症咯血颜色鲜红；铁锈色血痰主要见于肺炎菌大叶性肺炎和肺泡出血；砖红色胶冻样血痰主要见于肺炎克雷伯杆菌肺炎。二尖瓣狭窄咯血一般为暗红色，左心衰竭肺水肿时咳浆液性粉红色泡沫样血痰。

（四）咯血的伴随症状

1.咯血伴发热

咯血伴发热见于肺结核、肺炎、肺脓肿。

2.咯血伴胸痛

咯血伴胸痛见于肺结核、肺梗死、支气管肺癌等。

3.咯血伴呛咳

咯血伴呛咳见于支气管肺癌、支原体肺炎。

4.咯血伴脓痰

咯血伴脓见于支气管扩张症、肺脓肿、肺结核空洞等。

5.咯血伴皮肤、黏膜出血

咯血伴皮肤、黏膜出血应考虑血液病、流行性出血热、肺出血型钩端螺旋体病。

6.咯血伴杵状指(趾)

咯血伴杵状指(趾)见于支气管扩张症、肺脓肿、支气管肺癌。

7.咯血伴黄疸

须注意钩端螺旋体病、大叶性肺炎、肺梗死等。

三、治疗要点

(1)镇静、休息:小量咯血无须特殊处理,仅需休息、对症治疗。中量以上咯血需卧床休息,患侧卧位或平卧位。对精神紧张、恐惧不安者,应解除其顾虑,必要时可给予少量镇静药。咳嗽剧烈的大咯血者,可适当给予镇咳药,但禁用吗啡,以免过度抑制咳嗽引起窒息。

(2)加强护理,密切观察中量以上咯血者,应定时测量血压、脉搏和呼吸。鼓励轻咳,将血液咳出,以免滞留于呼吸道内。保持呼吸道畅通,保持大便通畅。

(3)大咯血应开放静脉,备血,必要时补充血容量。

(4)止血药的应用。①垂体后叶素:能收缩肺小动脉,使局部血流减少、血栓形成而止血。②酚妥拉明:通过直接扩张血管平滑肌,降低肺动静脉压而止血。③普鲁卡因:有扩张血管和镇静作用。④止血药。氨基己酸(6-氨基己酸):抑制纤溶酶原激活为纤溶酶,从而抑制纤维蛋白溶解。酚磺乙胺(止血敏):增强血小板和毛细血管功能。卡巴克络(安络血):增强毛细血管对损伤的抵抗力。维生素 K:促进肝脏合成凝血酶原,促进凝血。纤维蛋白原:可在凝血酶作用下形成许多纤维蛋白单体,后者在凝血因子Ⅷ的作用下形成纤维蛋白,促进止血。云南白药:0.3～0.5 g,每天 3 次,口服。

(5)类固醇皮质激素:具有非特异性抗感染作用,减少血管通透性,可短期少量应用。

四、护理措施

(一)病情观察

(1)患者的呼吸、血压、脉搏、心率、神志、尿量、皮肤及甲床色泽,及时发现休克。

(2)咯血颜色和量,并记录。

(3)止血药物的作用和不良反应。

(4)窒息的先兆症状:咯血停止、发绀、自感胸闷、心慌、大汗淋漓、喉痒有血腥味及精神高度紧张等情况。

(二)护理要点

(1)宜卧床休息,保持安静,避免不必要的交谈。及时清除血污物品,保持床单位整洁。

(2)护士应向患者做必要的解释,使其放松身心,配合治疗,鼓励将血轻轻咯出。

（3）一般静卧休息,使小量咯血自行停止。大咯血患者应绝对卧床休息,减少翻动,协助患者取患侧卧位,头侧向一边,有利于健侧通气,对肺结核患者还可防止病灶扩散。

（4）保证静脉通路通畅,并正确计算每分钟滴速。

（5）准确记录出血量和每小时尿量。

（6）应备齐急救药品及器械。如止血剂、强心剂,呼吸中枢兴奋剂等药物。此外应备开口器、金属压舌板、舌钳、氧气筒或氧气枕、电动吸引器等急救器械。

（7）药物应用。①止血药物:咯血量较大者常用垂体后叶素50 U加入10％葡萄糖40 mL缓慢静脉推注,或用垂体后叶素加入葡萄糖氯化钠中静脉滴注。注意观察用药不良反应。高血压、冠心病、孕妇禁用。②镇静剂:对烦躁不安者常用镇静剂,如地西泮5～10 mg肌内注射。禁用吗啡、哌替啶,以免抑制呼吸。③止咳剂:大咯血伴剧烈咳嗽时可用少量止咳药。

（8）咯血者暂禁食,小咯血者宜进少量凉或温的流质饮食,避免饮用浓茶、咖啡、酒等刺激性饮料,多饮水及多食富含纤维素食物,以保持大便通畅。便秘时可给缓泻剂以防诱发其咯血。

（9）窒息的预防及抢救配合:①应向患者说明咯血时不要屏气,否则易诱发喉头痉挛,如出血引流不畅形成血块,将造成呼吸道阻塞。应尽量将血轻轻咯出,以防窒息。②准备好抢救用品如吸痰器、鼻导管、气管插管和气管切开包。③一旦出现窒息,开放气道是抢救的关键一环,上开口器立即挖出口腔、鼻腔内血凝块,用吸引器吸出呼吸道内的血液及分泌物。④迅速抬高患者床脚,使成头低足高位。⑤如患者神志清楚,鼓励患者用力咳嗽,并用手轻拍患侧背部促使支气管内淤血排出。⑥如患者神志不清则应速将患者上半身垂于床边并一手托扶,另一手轻拍患侧背部。⑦清除患者口、鼻腔内之淤血。用压舌板刺激其咽喉部,引起呕吐反射,使能咯出阻塞咽喉部的血块,对牙关紧闭者用开口器及舌钳协助。⑧如以上措施不能使血块排出,则应立即用吸引器吸出淤血及血块,必要时立即行气管插管或气管镜直视下吸取血块。气道通畅后,若患者自主呼吸未恢复,应行人工呼吸,给高流量吸氧或按医嘱应用呼吸中枢兴奋剂。

五、保健

（1）向患者讲解保持大便通畅的重要性。

（2）不要过度劳累,避免剧烈咳嗽。

（3）适当锻炼,避免剧烈运动。

（马小磊）

第四节　老年人肺癌

一、疾病概念

原发性支气管肺癌简称肺癌,肿瘤细胞源于支气管黏膜或腺体,常有区域性淋巴结和血行转移,早期常有刺激性干咳和痰中带血等呼吸道症状,病情进展速度与细胞的生物特性有关。

二、流行病学资料

据世界卫生组织国际癌症研究中心统计,2002 年全球肺癌新发病例为 1 332 132 例,占全部新发癌症病例总数的 12.3%,居第一位。近年的流行病学调查数据显示,肺癌为我国癌症发病率和死亡率上升最快的肿瘤。相关研究显示,58% 的肿瘤患者年龄超过 65 岁,30% 以上的肿瘤患者死亡年龄大于或等于 80 岁。因此,伴随着人口老龄化问题,肺癌也将成为老年肿瘤疾病中的最大威胁。

三、临床表现与并发症

肺癌的临床表现与肿瘤发生部位、大小、类型、发展阶段、有无并发症或转移有密切关系。有 5%~15% 的患者于发现肺癌时无症状。

(一)由原发肿瘤引起的症状和体征

1.咳嗽

咳嗽是最常见的症状,以咳嗽为首发症状者占 35%~75%。可表现为刺激性干咳或少量黏液痰。肿瘤引起支气管狭窄,咳嗽加重,多为持续性,呈高调金属音,是一种特征性的阻塞性咳嗽。当继发感染时,痰量增多,呈黏液脓性。

2.咯血

痰中带血或咯血亦是肺癌的常见症状,以此为首发症状者约占 30%。多见于中央型肺癌,癌组织血管丰富,局部组织坏死常引起咯血。多为痰中带血或间断血痰。偶因较大血管破裂、大的空洞形成或肿瘤破溃入支气管与肺血管而导致难以控制的大咯血。

3.胸闷、气短

约有 10% 的患者以此为首发症状,肿瘤导致支气管狭窄,肺门淋巴结转移时肿大的淋巴结压迫主支气管或隆嵴,转移至胸膜及心包引起大量胸腔积液和心包积液,或有上腔静脉阻塞、膈麻痹及肺部广泛受累,均可引起胸闷、气短。

4.体重下降

消瘦为恶性肿瘤的常见症状之一。肿瘤发展到晚期,由于肿瘤毒素、长期消耗、感染及疼痛导致食欲减退,患者消瘦明显,表现为恶病质。

5.发热

以此为首发症状者占 20%~30%。肿瘤组织坏死引起发热,多数发热的原因是继发肺炎所致。

(二)肿瘤局部扩展引起的症状和体征

1.胸痛

以胸痛为首发症状者约占 25%。因肿瘤直接侵犯胸膜、肋骨和胸壁,引起不同程度的胸痛。若肿瘤位于胸膜附近,可产生不规则的钝痛或隐痛,于呼吸或咳嗽时加重。如发生肋骨和脊柱的转移,则有压痛点,与呼吸、咳嗽无关。肿瘤压迫肋间神经,胸痛可累及分布区。

2.呼吸困难

约有 10% 的患者以此为首发症状,肿瘤压迫大气道引起的呼吸困难。

3.咽下困难

肿瘤侵犯或压迫食管可引起咽下困难,亦可引起支气管-食管瘘,继发肺部感染。

4.声音嘶哑

肿瘤直接压迫或转移至纵隔淋巴结压迫喉返神经(多见左侧),可引起声音嘶哑。

5.上腔静脉阻塞综合征

肿瘤侵犯纵隔压迫上腔静脉,使上腔静脉回流受阻,产生头面部、颈部、上肢水肿,以及胸前部淤血和静脉曲张。可引起头痛、头晕或眩晕。

6.Horner综合征

位于肺尖部的肺癌称肺上沟癌,若压迫颈部交感神经,引起病侧眼睑下垂、瞳孔缩小、眼球内陷、同侧额部与胸壁无汗或少汗。若压迫臂丛神经造成以腋下为主、向上肢内侧放射的火灼样疼痛,在夜间尤甚。

(三)肺外转移引起的症状和体征

1.中枢神经系统转移

可发生头痛、呕吐、眩晕、复视、共济失调、脑神经麻痹、一侧肢体无力甚至偏瘫等神经系统表现。严重时出现颅内高压的症状。

2.骨转移

特别是肋骨、脊椎、骨盆转移时,可有局部疼痛和压痛。

3.肝转移

表现为厌食、肝区疼痛、肝大、黄疸和腹水等。

4.淋巴结转移

锁骨上淋巴结是肺癌转移的常见部位,可无症状。

(四)癌作用于其他系统引起的肺外表现

包括内分泌、神经肌肉、结缔组织、血管系统和血管的异常改变,又称伴癌综合征。如肥大性肺性骨关节病。分泌促性腺激素引起男性乳房发育,分泌促肾上腺皮质激素样物引起 Cushing综合征,分泌抗利尿激素引起稀释性低钠血症,分泌异生性甲状旁腺样激素导致高钙血症。神经肌肉综合征(小脑变性、周围神经病变、重症肌无力等)。

四、治疗原则

肺癌的治疗是根据患者的机体状况、肿瘤的病理类型、侵犯的范围和发展趋向,合理地、有计划地应用现有的治疗手段,以期较大幅度地提高治愈率和患者的生活质量。

肺癌综合治疗的原则:①小细胞肺癌,以化疗为主,辅以手术和/或放疗。②非小细胞肺癌,早期患者以手术治疗为主,病变局部可切除的晚期患者采取新辅助化疗＋手术治疗±放疗;病变局部不可切除的晚期患者采取化疗与放疗联合治疗;远处转移的晚期患者以姑息治疗为主。

(一)手术治疗

肺功能是评估患者能够耐受手术治疗的重要因素。若用力肺活量超过 $2\ L$ 且 FEV_1 占用力肺活量的 50% 以上,可考虑手术治疗。当今手术治疗的新进展是扩大手术治疗适应证、缩小手术切除范围及支气管隆突成形术。手术的方式取决于病变的部位和肿瘤的大小,常见的手术方式有肺叶切除术、肺段切除术和全肺切除术等。

(二)化疗

对小细胞肺癌治疗的效果显著,是其主要的治疗方法。常用的化疗药物有:依托泊苷(VP-16,足叶乙苷)、顺铂(DDP)、卡铂(CBP)、环磷酰胺(CTX)、阿霉素(ADM)、长春新碱

(VCR)、异环磷酰胺(IFO)、去甲长春碱(NVB)、吉西他滨(GEM)、紫杉醇(TXL)、丝裂霉素(MMC)、长春地辛(VDS)等。为了获得更好的疗效和最低的不良反应,通常选择2种或2种以上的药物组成联合方案,如EF(VP-16＋DDP)、CAV(CTX＋ADM＋VCR)、CAVP-16(CTX＋ADM＋VP-16)、VP-CP(CBP＋VP-16)等方案。非小细胞肺癌的治疗应以手术治疗为主,化疗主要作为不能手术及术后复发患者的姑息性治疗或作为手术治疗及放疗的辅助治疗。

(三)放疗

放射线对癌细胞有杀伤作用,放疗对小细胞肺癌效果最好,其次为鳞癌和腺癌。放疗对控制骨转移性疼痛、脊髓压迫、上腔静脉阻塞综合征、支气管阻塞及脑转移引起的症状有较好的疗效。放疗分为根治性和姑息性两种,根治性用于病灶局限、因解剖原因不便手术或患者不愿意手术者。姑息性放疗的目的在于抑制肿瘤的发展,延迟肿瘤扩散和缓解症状。常见的放射线有直线加速器产生的高能 X 线及 ^{60} 钴产生的 γ 线。

(四)生物反应调节剂(BRM)

作为辅助治疗,如干扰素、转移因子、左旋咪唑等。能增加机体对化疗、放疗的耐受性,提高疗效。

(五)其他疗法

如中医治疗、冷冻治疗、支气管动脉灌注及栓塞治疗、经纤支镜电刀切割癌体或行激光治疗,以及经纤支镜引导腔内置入放疗源作近距离照射等,对缓解患者的症状和控制肿瘤的发展有较好效果。

五、护理干预

(一)心理护理

评估患者有无血压增高、失眠、紧张、烦躁不安、心悸等恐惧表现。评估患者的心理状态和对诊断及治疗的了解程度。要根据患者的年龄、职业、文化程度及性格等情况,给予不同的沟通和支持。确诊后,可据患者对病情的关心和知晓程度、心理承受能力和家属的意见,以适当的方式和语言与患者讨论病情、检查和治疗方案,引导患者面对现实,积极配合检查及治疗。家属有特别要求时,应协同家属采取保护性措施,合理隐瞒。尽量给患者创造一个清静和谐的环境,建立良好的护患关系,取得患者的信任。

(二)疼痛护理

评估疼痛的部位、性质、程度及止痛效果;评估疼痛加重或减轻的因素:疼痛持续、缓解或再发的时间;评估影响患者表达疼痛的因素:如性别、年龄、文化背景、教育程度和性格等;评估疼痛对睡眠、进食、活动等日常生活的影响程度。避免加重疼痛的因素:预防上呼吸道感染,尽量避免咳嗽,必要时给止咳剂;指导和协助胸痛患者用手或枕头护住胸部,以减轻深呼吸、咳嗽或变换体位所引起的疼痛。遵医嘱应用止痛药物,观察用药效果。倾听患者的诉说教会患者正确表述疼痛的程度及转移疼痛的注意力和技巧,帮助患者找出适宜的减轻疼痛的方法。

(三)饮食护理

向患者及家属强调增加营养与促进康复、配合治疗的关系,与患者和家属共同制订既适合患者饮食习惯,又有利于疾病康复的饮食计划。原则是给予高蛋白、高热量、高维生素、易消化的食物,动、植物蛋白应合理搭配,如蛋、鸡头、大豆等。避免产气食物,如地瓜、韭菜等。并注意调配好食物的色、香、味。有吞咽困难者应给予流质饮食,进食宜慢,取半卧位以免发生吸入性肺炎或呛咳,甚至窒息,因化疗而引起严重胃肠道反应而影响进食者,应根据情况做相应处理。病情危重者可采取喂食、鼻饲增加患者的摄入量。对进食不能满足机体需要的患者,给予静脉输注复方氨基酸、全血、血浆或清蛋白等改善营养状况。

(四)呼吸功能锻炼

对于施行过肺癌切除术的患者应尽早进行呼吸功能锻炼,做扩胸运动,同时深呼吸,通过扩胸动作增加通气功能,做腹式呼吸,挺胸时深吸气,收腹时深呼气,改善胸腔的有效容量和呼吸功能。

(五)化疗药物不良反应的护理

1.皮肤毒性

某些化疗药物如阿霉素或长春碱类从血管外渗周围组织时,有可能发生严重的皮肤溃疡或坏死,甚至外渗部位关节僵硬。

2.局部刺激性

化疗前应先用注射器吸生理盐水做好静脉穿刺,确保药液不外渗后,再接化疗药物注入,最后再用生理盐水冲管,可减轻局部刺激性。

3.药物外渗

不同药物外渗可引起不同程度的局部损害。在注射过程中,需注意以下事项。

(1)注射过程中,注意观察注射部位有无肿胀,当患者诉说注射部位疼痛时应停止注射,检查药液是否发生血管外渗。若怀疑药物外渗,应立即停止输注。

(2)若注射刺激性较强的药物外渗,除立即停止注射外,还要将针头保留并接注射器回抽后,从原针头注入解毒剂,然后在渗出的皮下注入解毒剂。

(3)化疗药物外渗或疼痛剧烈者,可用冰敷局部,外涂氢化可的松软膏或用 50% 硫酸镁湿敷,药物渗出 24 小时内,切忌热敷,但植物碱类化疗药除外,如长春新碱、长春碱、依托泊苷等化疗药不宜冰敷,草酸铂也不宜冰敷。要做好交班,密切观察局部变化,根据具体情况进行治疗。

(4)水疱的处理:对多发性小水疱注意保持水疱的完整性,避免摩擦和热敷,保持局部皮肤清洁,待水疱自然吸收;对直径>2 cm 的大水疱,应在严格消毒后用 5 号针头在水疱的边缘穿刺抽吸使皮肤贴附;对皮肤破溃者要做外科换药处理;一旦发生化疗药物外渗,保守疗法失效,溃疡形成,可用生理盐水清洗,无菌纱布浸透庆大霉素或无菌纱布浸透 1∶5 000 呋喃西林溶液敷于创面,严格无菌操作。严重的经久不愈的溃疡需请整形外科会诊处理;另外,发生外渗所致静脉炎的患肢应抬高并禁止静脉注射,患处勿受压。恢复期要鼓励患者多做肢体活动,以促进血液循环。

4.静脉炎

化疗引起静脉炎时可外涂多磺酸黏多糖乳膏(喜疗妥),也可做氦氖激光治疗或频谱仪照射。

5.色素沉着

有局部或全身皮肤色素沉着、甲床色素沉着、指甲变形者,应做好心理护理,减轻患者焦虑。

6.骨髓抑制

化疗药物均可引起不同程度的骨髓抑制,引起白细胞计数减少,增加感染的危险性。

(1)化疗期间注意观察患者血常规变化,对白细胞计数低于 1.0×10^9/L 以下者应进行保护性隔离,入住单间病室并每天用紫外线灯照射消毒病室 2 次;严格控制探病,预防交叉感染。有条件的医院,患者应安置住层流室。教育患者注意个人卫生的重要性,保持床单干燥,衣服清洁,勤洗澡。操作时严格遵守无菌操作,预防并发症和压疮的发生。

(2)按医嘱使用升白细胞、红细胞药物,给予成分输血,并加强支持治疗。贫血患者多有乏力症状,应多休息、少活动。站立时,动作应尽量慢,可减轻头晕等直立性低血压症状,预防跌倒。

(3)血小板计数低的患者要防止身体受伤,避免用牙签剔牙,防止齿龈损伤出血。在注射针头拔出后,应局部压迫止血。

(4)注意观察患者的变化,如发热、出血等应立即通知医师检查处理。高热者应做血培养和可疑感染部位分泌物的培养,及时按医嘱使用抗生素。

(5)避免接触感染源,嘱咐患者不要到人多的公共场所,外出时戴口罩。

7.消化道反应

(1)恶心、呕吐:常在用药后数小时内发生,发生率达 70%~80%,是患者最担心的化疗不良反应之一,可严重影响患者的生活质量。饮食上宜给予清淡易消化的食物,少量多餐,鼓励进食。当有恶心感时,嘱患者多做深呼吸,分散注意力,同时保持室内空气清新无异味。恶心、呕吐严重的患者,化疗前按医嘱使用止吐药物,注意休息,并尽可能减少活动。患者发生呕吐时应给予扶助,呕吐后立即漱口,给予舒适体位,注意观察患者呕吐物的颜色、性质和量,并要做好护理记录。

(2)口腔黏膜炎:由于化疗药物减轻了口腔黏膜的再生能力导致口腔黏膜炎的发生。随着口腔黏膜炎的加重,口腔黏膜可出现假膜、溃疡,伴有疼痛、感染、出血等,并影响进食。饭前、饭后要漱口,睡前及晨起用软毛牙刷刷牙,避免损伤口腔黏膜,忌使用有蜡、有薄荷味的牙线。有活动性义齿的患者,尽量减少戴义齿的时间,减轻齿龈负荷。有溃疡者可喷双料喉风散等,有疼痛的患者用 0.5%普鲁卡因溶液或 1%丁卡因溶液含漱以减轻疼痛,帮助进食。饮食上宜进食温流质或无刺激性软食,注意维生素及蛋白质的摄入。

(3)腹泻:有些化疗药物可以引起癌症患者腹泻。腹泻患者应少吃水果、冷饮、多渣食物,减少饮食的纤维含量,及时补充水分。因腹泻频繁,粪便刺激而使肛门周围皮肤受损,每次排便后应用温水洗净,并喷洒赛肤润溶液保护肛周皮肤。护士应密切观察粪便性质、颜色及排便次数并做好记录,按医嘱及时静脉补充水分、电解质等。

8.脱发

化疗后不一定每个患者都有毛发脱落现象,脱发程度亦不尽相同。做好解释工作,告诉患者脱发只是一种暂时现象,治疗结束后头发会重新长出。化疗前 10 分钟可给患者戴上冰帽,使头皮冷却,局部血管收缩,减少药物到达毛囊,对减轻脱发有一定的预防作用。但头皮转移癌、白血病、多发性骨髓瘤等禁用冰帽。脱发后,头皮很敏感,不应使用有刺激性的香皂或洗发水,不要染发和烫发,也不要用温度太高的吹风机吹头发。每天晨、晚间护理应注意将床上的脱发打扫干净,减少对患者的刺激。

六、延续护理

延续护理旨在利用一切可能的资源,纵向延伸护理服务的时间,横向拓宽照护层次,以尽量满足患者自医院回归家庭和社会后的健康需求。对于老年肺癌患者,护理人员应制订相应的护理计划,为患者及家属提供切实有效的指导。

(一)成立延续护理管理小组

包括患者的主治医师、责任护士、药剂师等,保证小组成员对延续护理的积极性,并进行规范化培训。

(二)确定延续护理的方式

建立延续护理患者的随访资料档案,根据患者的临床资料制订延续护理计划,由小组成员在患者出院后的第 1、7、14 天、1 月时通过电话随访、微信、上门访视等途径,全面了解患者的身体适应状况及护理情况,适时调整护理计划,并通过网络平台为患者及家属提供疾病相关的健康指导。

(三)延续护理的主要内容

1.用药指导

告知患者及家属不同药物的机制、使用方法、不良反应等,嘱患者按时、按量服用,注意观察药物不良反应。

2.饮食指导

食用质软、易消化的高蛋白、高维生素、高纤维素的食物,避免食用辛辣、刺激、不容易消化的食物。

3.症状管理与识别

嘱患者家属密切观察患者病情,有无咳嗽、咳痰、咯血情况、活动后呼吸有无气促、化疗后血常规有无异常、血管通路(PICC、PORT)的自我护理(定期维护、并发症的观察与处理),及时反馈给小组成员。

4.心理干预

评价患者的角色、认知、情绪和社会功能,结合癌症患者心理分期的特点执行针对性的心理干预路径。

5.专题讲座

定时由医护人员在医院开展肺癌专题讲座,利用 PPT 或 DVD 光碟等为门诊、在院或出院的患者及家属进行肺癌患者护理知识讲座并详细答疑。

七、居家护理

(一)改善居住环境

保持居室清洁、明亮、空气流通,选择适宜的温湿度,夏季宜在 38～40 ℃,冬季一般 20 ℃,湿度在 50％～60％;光线要柔和,避免强光刺激;保持床的清洁干燥,及时更换潮湿、污染的被罩床单等;减少居家环境中的噪声。

(二)心理-社会情况

提高家庭人员的心理承受能力,用轻松愉快的心情面对患者,善于理解患者的郁闷,用家里发生的趣事、喜事分散患者的注意力,缓解疼痛与不适,鼓励患者树立战胜疾病的信心。鼓励患者做一些力所能及的活动。

(三)饮食护理

患者用餐的环境应清洁、卫生、整齐、空气新鲜、气氛轻松愉快。由于肺癌患者往往有味觉改变、味觉减退、厌食等现象,家人在饮食上要不厌其烦,细心调整饮食。肺癌的患者宜选用质软、易消化的高蛋白、高维生素、高纤维素的食物,如牛奶、鸡蛋、鸡肉、鱼、瘦肉、动物肝脏、豆制品、新鲜的蔬菜、水果等。可以少吃多餐,三餐中间加点心,使患者营养丰富,增强抵抗力。

(四)发热护理

1.补充营养和水分

多饮温开水、淡盐水和橘汁之类含维生素 C、钾的饮料。体温较高者,可用温开水或 50％乙醇擦浴;加强体温观察,随时测量和记录;必要的降温措施有冰块冷敷、乙醇擦拭;告知患者注意休息。

2.加强皮肤护理

高热患者在退烧时,往往会大汗淋漓,应及时擦干汗液,更换干燥清洁的衣物和床单,防止感冒。

3.压疮的护理

"五勤":勤翻身、勤擦洗、勤换洗、勤整理、勤检查。使用保护性物品,如海绵圈、气圈、气垫,保持局部皮肤清洁干燥,局部按摩。局部红肿溃破者,可涂红药水收敛或外贴压疮贴。患者卧床日久,易导致肌肉萎缩,应适当活动肢体,家属应为患者按摩肌肉。加强营养,进食富含蛋白质、维生素的食物。

4.加强口腔护理

患者如果长期发热,由于涎腺的分泌减少,口腔黏膜干燥,加上抵抗力下降,极容易引起口腔炎或口腔黏膜溃疡。应帮助患者早晚及餐后漱口或用生理盐水清洁口腔。

(五)恶心、呕吐护理

保持空气清新,然后多听舒缓的音乐,分散患者的注意力,饮食高营养、清淡、少油腻,避免过甜的食物,少食多餐。及时清理呕吐物,协助患者漱口,清除口腔内异味。呕吐频繁时,在4～8小时内禁饮食,然后缓慢进流质饮食,避免大量饮水,可选用清淡的肉汤、菜汤等,以保证营养需要。

(六)便秘的护理

指导患者养成定时大便习惯,每天及时督促其定时大便。每天在起床前和睡觉前用双手顺结肠方向按摩,自右向左轻揉腹部数十次。还可用缓泻剂帮助通便,如服用通便灵、液状石蜡、麻仁丸等。对于便秘严重者,用开塞露塞肛、灌肠液润肠通便。调整饮食:适当增加含纤维素的食物,如粗粮、芹菜、韭菜、菠菜、豆芽、水果等。适当增加饮水量,每天饮水量 2 000 mL 左右,保持胃肠道足量的水分,软化大便。另外,可适当增加脂肪食物,如花生油、芝麻油等。在身体状况允许下,进行适量的体育活动,促进肠蠕动,卧床患者给予被动运动。

(七)疼痛护理

疼痛会引起一系列心理变化,如焦虑、恐惧、悲哀、绝望等,易失去生存的信心。家人要随时观察并与患者沟通思想,重视其心理活动。鼓励患者说出自己的痛苦,以便准确了解病情,消除对止痛药物"成瘾"的思想顾虑,正确用药。营造舒适的入眠环境,避免光、噪声干扰。疼痛困扰常使患者不能良好睡眠,应联系医务人员,调整药物,有效止痛,保证睡眠。注意止痛药物的不良反应,阿片类止痛药是最常用的止痛药物,主要不良反应有便秘、恶心呕吐、呼吸抑制。

(八)咳嗽、咯血、呼吸困难的护理

注意观察咳嗽、咳痰的情况,观察痰的颜色、量、性质,做好祛痰工作使痰液及时排出体外。咳嗽伴有咯血时,应立刻平卧,头偏向一侧,亦可取患侧卧位,减少肺的活动,有利于止血,同时也可避免窒息,防止血流向健侧。家属要沉着、冷静,尽量使患者放松,避免不必要的危险。及时除去血迹,减少刺激。联系医务人员,及时送往医院救治。患者呼吸困难时,家属要协助患者采用合适的体位以减轻呼吸困难,如背部加垫被褥使其身体与床呈45°,有条件者背部垫支架,可使膈肌位置下降,有利于呼吸肌活动,利于气体交换,改善呼吸困难。

(马小磊)

第五节 老年人慢性肺源性心脏病

一、疾病简介

患有多年慢性支气管炎的中老年人可并发阻塞性肺气肿,常可出现逐渐加重的呼吸困难,初时往往在活动后气短,渐至休息时也感气促,在寒冷季节常因呼吸道感染使症状加重,甚至发生发绀或呼吸衰竭。由于长期反复咳嗽使肺泡膨胀、压力增高、肺泡周围毛细血管受压而阻力加大,加重了心脏负担,久之可导致肺源性心脏病。

肺源性心脏病是老年常见病。简单地说就是肺源性心脏病的简称,慢性支气管炎反复发作,支气管黏膜充血、水肿,大量黏液性渗出物阻塞小气道,气道不通畅,造成肺泡间隔断裂,影响气体交换功能,就会出现肺气肿。由于支气管炎不断发作,甚至引起支气管周围炎和肺炎,炎症波及附近的肺动脉和支气管动脉,致使这些动脉的管壁增厚、管腔变得狭窄,就会引起肺动脉压力增高,进而引起右心室和右心房肥大。发展成为阻塞性肺气肿,最后导致肺源性心脏病。支气管炎→肺气肿→肺源性心脏病,这就是本病演变的 3 个阶段。

二、主要表现

(一)原有肺部疾病的表现

有长期的咳嗽、咯痰、气促和哮喘等症状和肺气肿体征,如桶状胸,肺部叩诊呈高清音,肺下界下移。听诊呼吸音减弱或有干、湿啰音,心浊音界不易叩出,心音遥远,某些患者可伴有杵状指。

(二)心脏受累的表现

肺部疾病累及心脏的过程是逐渐的长期的,早期仅为疲劳后感到心悸气短,以及肺动脉高压及右心室肥大,如肺动脉第二心音亢进。剑突下有较明显的心脏搏动。叩诊可能肺动脉及心浊音界扩大,但多数因伴有肺气肿而不易查出,随病程进展逐渐出现心悸,气急加重,或有发绀。后期可出现右心衰竭的表现,如颈静脉怒张、肝大和压痛、下肢水肿和腹水。心悸常增快,可有相对性二尖瓣关闭不全,在三尖瓣区或剑突下可闻及收缩期吹风样杂音,或心前区奔马律。

(三)呼吸衰竭的表现

病变后期如继发感染,往往出现严重的呼吸困难、咳喘加重。白黏痰增多或咳黄绿色脓痰,发绀明显,头痛,有时烦躁不安,有时神志模糊,或嗜睡,或谵语,四肢肌肉抖动即所谓"肺性脑病";其原因是血氧减少,二氧化碳潴留中毒,酸碱平衡失调,电解质紊乱及脑组织 pH 下降等一系列内环境紊乱所致。

三、治疗要点

(一)基础疾病和发病诱因的治疗

在治疗肺实质性疾病引起的肺源性心脏病时,应积极有效地控制感染。根据临床表现和痰细菌培养及药物敏感试验结果合理选用抗生素。感染细菌不明确时应使用兼顾球菌和杆菌的抗菌药物。保持呼吸道通畅,鼓励咯痰,气道局部湿化或用祛痰药排痰,应用支气管扩张药,包括β受体激动药、茶碱及抗胆碱药物等。合理实施氧疗,合并呼吸衰竭伴中度以上二氧化碳潴留的宜用持续性控制性给氧,以达到既能将血氧含量提高到生命安全水平,又能避免二氧化碳过度升高对呼吸的抑制。氧流量通常控制在 0.8～1.5 L/min,使氧分压调整在 6.7～8.0 kPa(50～60 mmHg);往往病情愈重,氧流量控制愈严格。若在前述治疗过程中神志状态恶化,呼吸明显抑制,咳嗽反射减弱,二氧化碳分压＞10.7 kPa(80 mmHg)时,可试用呼吸兴奋药。对其效果尚有不同的看法。常用药物的疗效依次为多沙普仑、香草酸二乙胺、氨苯噻唑、巴豆丙酰胺及尼可刹米。重症呼吸衰竭经保守治疗 12～24 小时无效时,应及时实施机械通气治疗。经鼻腔插管比经口腔或气管切开有更多的优点,已被普遍应用。在治疗肺血管病引起的肺源性心脏病时,对肺血栓形成或栓塞宜应用口服抗凝药(如华法林)或肺动脉血栓摘除术治疗;活动性肺血管炎需抗炎或服用肾上腺皮质激素。

(二)肺动脉高压的降压治疗

降低肺动脉压为一辅助治疗,常用的血管扩张药有钙通道阻滞剂(硝苯地平)、肼屈嗪、肾上腺能受体阻断药(酚苄明、酚妥拉明、妥拉唑林、哌唑嗪)、硝酸盐制剂及血管紧张素转换酶抑制剂(后者只用于缺氧性肺源性心脏病)。血管扩张药可产生某些不良反应,特别在重症,可引起低血压、低氧加重、矛盾性肺动脉压升高,甚至猝死,因此,应在密切监护下使用。

(三)心力衰竭的治疗

与一般心力衰竭的治疗基本相同,可慎用地高辛,使用利尿药、血管扩张药和血管紧张素转换酶抑制剂(卡托普利、依那普利)等。当并存有重度呼吸衰竭时,应侧重于使呼吸通畅,注意防止过度利尿引起排痰困难。

(四)稳定期的康复治疗

康复治疗的目的是稳定情绪,逆转的心理和心理病理状态,并尽可能提高心肺功能和生活质量。常用的疗法如下。

1.教育

对及其家庭成员进行有关肺源性心脏病的卫生常识教育和医护指导,以调动战胜疾病的主动精神。

2.长期家庭氧疗

每天吸氧至少 15 小时以上,长期坚持。这不仅能降低肺动脉压力,增加心排血量,缓解症状,增强体质,改善预后,甚至可使增厚的肺血管改变逆转。

3.中药扶正固本、活血化瘀治疗

常用的药物有黄芪、党参、白术、防风、茯苓、麦冬、五味子、紫河车、丹参、当归、川芎等。

4.预防感冒、及时控制肺部感染

可用肺炎球菌疫苗和流感病毒疫苗预防肺内感染,也可试服黄芪或间歇注射核酪以提高机体的免疫功能。继发于病毒感染的呼吸道细菌感染以流感嗜血杆菌、肺炎链球菌及部分革兰阴性杆菌最为常见,因此,应及时选用对这些细菌比较敏感的抗生素进行治疗。

5.改善心肺功能

常用的药物有肾上腺能受体激动药和茶碱类药物,部分可试用皮质激素。其他尚有气功疗法、呼吸治疗及物理治疗等。

四、护理措施

(一)心理护理

因长期患病,对治疗失去信心,护士应经常与谈心,解除对疾病的忧虑和恐惧,增强与疾病斗争的信心;同时要解决实际困难,使其安心治疗。

(二)生活护理

心肺功能代偿良好时,可让适当参加体能锻炼,但不易过度活动,还应注意休息。当出现呼吸困难、发绀、水肿等症状加重时,心肺功能失代偿时,应绝对卧床休息或半坐卧位,抬高床头减轻呼吸困难,给低流量持续氧气吸入,生活上满足需求,做好生活护理,加强巡视病情。

(三)基础护理

病室保持整洁、光线充足,经常开窗,空气对流,温湿度要适当。对长期卧床应预防压疮发生,保持皮肤清洁,每 4 小时按摩受压部位或给气垫床,骨突部位给棉垫圈或气圈,每天早晚用温水擦洗臀部,经常为翻身,更换衣服。保证营养供给,做好口腔护理,防止口腔溃疡、细菌侵入,必要时用复方硼砂溶液漱口。减少院内感染,提高护理质量。

(四)饮食指导

肺源性心脏病是慢性疾病,应限制钠盐摄入,鼓励进高蛋白、高热量、多维生素饮食,同时忌辛辣刺激性食物,戒烟、酒,出汗多时应给钾盐类食物,不能进食者可行静脉补液,速度不宜过快,以减轻心脏负担。

(五)控制感染

控制呼吸道感染是治疗肺源性心脏病的重要措施。应保持呼吸道通畅,可给氧气吸入,痰多时可行雾化吸入,无力排痰者及时吸痰,协助患者翻身;按医嘱给抗生素,注意给药方法和用药时间,输液时应现用现配,以免失去药效;做好 24 小时出入量记录,对于全身水肿,注射针眼处应压迫片刻,以防感染。用利尿剂时,需观察有无水、电解质紊乱及给药效果。

(六)密切观察病情,提高对病情的观察能力

要认真观察神志、发绀,注意体温、脉搏、呼吸、血压及心率变化,输液速度不宜过快,一般以 20～30 滴/分为宜,以减轻心脏负担。护士夜间加强巡视,因肺源性心脏病的死亡多发生夜间 0～4 时,询问病情要详细,观察有无上消化道出血及肺性脑病的征象,警惕晚期合并弥散性血管内凝血,发现情况及时报告医师,所以护士在抢救治疗肺源性心脏病中起着重要作用。

五、保健

(1)严寒到来时,要及时增添衣服,尽量避免着凉,不能让自己有畏寒感,外出时更要注意穿暖。因一旦受凉,支气管黏膜血管收缩,加之肺源性心脏病免疫功能低下,很容易引起病毒和细菌感染。一般先是上呼吸道,而后蔓延至下呼吸道,引起肺炎或支气管肺炎。此外,脚的保暖对肺源性心脏病也十分重要,不可忽视。

(2)多参加一些户外活动,接触太阳光。天气晴朗时早上可到空气新鲜处如公园或树林里散散步,做一些力所能及的运动,如打太极拳、做腹式呼吸运动,以锻炼膈肌功能,并要持之以恒。出了汗及时用干毛巾擦干,并及时更换内衣。研究结果表明,长期坚持力所能及的运动,可提高机体免疫功能,能改善肺功能。运动量以不产生气促或其他不适为前提。避免到空气污浊的地方去。

（3）保持室内空气流通。早上应打开窗户,以换进新鲜空气。在卧室里烧炭火或煤火尤其是缺乏排气管时,对肺源性心脏病不利,应尽量避免。

（4）生活要有规律。每天几点钟起床,几点钟睡觉,何时进餐,何时大便,何时外出散步,都要有规律。中午最好睡睡午觉。心情要舒畅,家庭成员要和睦相处。肺源性心脏病由于长期受疾病折磨,火气难免大些,应尽量克制,不要发脾气。

（5）吸烟者要彻底戒烟,甚至不要和吸烟者一起叙谈、下棋、玩牌等,因被动吸烟对肺源性心脏病同样有害。有痰要及时咳出,以保持气道清洁。

（6）要补充营养。肺源性心脏病多有营养障碍,消瘦者较多,但又往往食欲不好。原则上应少食多餐,还可适当服一些健胃或助消化药。不宜进食太咸的食品。

（7）肺源性心脏病并发下呼吸道感染的表现往往很不典型,发热、咳嗽等症状可能不明显,有时仅表现为气促加重、痰量增多或痰颜色变浓。这都应及时到医院就诊,不要耽误。

（8）自己不要滥用强心、利尿和普萘洛尔类药物。因用药不当可加重病情,甚至发生意外。

（9）有条件者可进行家庭氧疗,这对改善缺氧,提高生活质量和延长寿命都有所裨益。

（10）为提高机体免疫功能,在严寒到来之前可肌内注射卡介苗注射液,每次 1 mL,每周2 次,共 3 个月。这样可减少感冒和上呼吸道感染发生。

（马小磊）

第六节　老年人冠状动脉粥样硬化性心脏病

一、疾病概念

冠状动脉粥样硬化性心脏病指冠状动脉粥样硬化使管腔狭窄或阻塞,导致心肌缺血、缺氧而引起的心脏病,为动脉粥样硬化导致器官病变的最常见类型。它和冠状动脉功能性改变即冠状动脉痉挛一起,统称冠状动脉性心脏病(coronary heart disease,CHD),简称冠心病,亦称缺血性心脏病。本病可分为五种临床类型:无症状性心肌缺血型、心绞痛型、心肌梗死型、缺血性心肌病型、猝死型。其中以心绞痛及心肌梗死型较常见。

二、流行病学资料

冠状动脉粥样硬化性心脏病在老年人中普遍存在并随着年龄的增长进行性加重。尸解发现,50 岁以上的个体半数以上至少存在一支冠状动脉的明显狭窄,狭窄的严重程度和数量随着年龄增加。性别与心血管的关系在 65 岁以后逆转,65 岁以前,男性心血管病发病率高于女性,65 岁以后女性超过男性,半数以上的急性心肌梗死发生在 65 岁以上和女性患者。

三、临床表现与并发症

（一）心绞痛型的临床表现

1.症状

心绞痛以发作性胸痛为主要临床表现,疼痛的特点如下。

（1）部位：主要在胸骨体上段或中段之后，可波及心前区，常放射至左肩，或至颈、咽或下颌部。

（2）性质：胸痛常为压迫、发闷或紧锁性，也可有烧灼感，但不尖锐，不像针刺或刀扎样痛，偶伴濒死的恐惧感。发作时，患者往往不自觉地停止原来的活动，直至症状缓解。

（3）诱因：发作常由体力劳动或情绪激动所激发，饱食、寒冷、吸烟、心动过速、休克等亦可诱发。

（4）持续时间：疼痛出现后常逐步加重，然后在 3～5 分钟逐渐消失，一般在停止原来诱发症状的活动后缓解。舌下含用硝酸甘油也能在几分钟之内使之缓解。

2.体征

心绞痛发作时常见心率增快、血压升高，表情焦虑、皮肤冷或出汗，有时出现第四或第三心音奔马律。缺血发作时可有暂时性心尖部收缩期杂音。可有第二心音逆分裂或出现交替脉。部分患者可出现肺部啰音。

（二）心肌梗死型的临床表现

1.症状和体征

典型的症状为剧烈的、胸骨后压榨性或紧缩性疼痛，可放射至左臂，常伴有濒死感。这种不适类似于心绞痛，但其程度更高，持续时间更长（常大于 20 分钟），且休息和硝酸甘油不能缓解。疼痛可放射至颈、颌、背、肩、右臂和上腹部。

2.伴随症状

可包括出汗、呼吸困难、乏力、头昏、心悸、精神错乱、消化不良、恶心或呕吐。

（三）心绞痛并发症

心律失常、心肌梗死、心力衰竭。

（四）心肌梗死的并发症

乳头肌功能失调或断裂、心脏破裂、室壁瘤、栓塞、心肌梗死后综合征。

四、治疗原则

（一）心绞痛的治疗

治疗有两个主要目的，一是预防心肌梗死和猝死，改善预后；二是减轻症状和缺血发作，提高生活质量。

1.一般治疗

发作时立刻休息，一般患者在停止活动后症状即可消除。平时应尽量避免各种确知的诱发因素，如过度的体力活动、情绪激动、饱餐等，冬天注意保暖。调节饮食，特别是一次进食不宜过饱，避免油腻饮食，禁绝烟酒。调整日常生活与工作量；减轻精神负担；保持适当的体力活动，以不致发生疼痛症状为度；治疗高血压、糖尿病、贫血、甲状腺功能亢进症等相关疾病。

2.药物治疗

药物治疗首先考虑预防心肌梗死和死亡，其次是缓解症状、减轻缺血及改善生活质量。

（1）抗心绞痛和抗缺血治疗：①硝酸酯类药物，这类药物能降低心肌需氧，同时增加心肌供氧，从而缓解心绞痛。②β肾上腺素受体阻滞剂，机制是阻断拟交感胺类对心率和心收缩力的刺激作用，减慢心率、降低血压，减低心肌收缩力和耗氧量，从而缓解心绞痛的发作。③钙通道阻滞剂，本类药物可抑制心肌收缩，减少心肌氧耗；扩张冠状动脉，解除冠状动脉痉挛，改善心内膜下心肌的供血;扩张周围血管,降低动脉压,减轻心脏负荷;还降低血黏度,抗血小板聚集,改善心肌的微循环。

(2)预防心肌梗死和死亡的药物治疗:①抗血小板治疗,抗血小板治疗可抑制血小板在动脉粥样硬化斑块上的聚集,防止血栓形成。②降脂药物,降脂药物在治疗冠状动脉粥样硬化中起重要作用。他汀类药物可以使动脉粥样硬化斑块消退,显著延缓病变进展,减少不良心血管事件。③血管紧张素转换酶抑制剂,ACEI能逆转左室肥厚、血管增厚,延缓动脉粥样硬化进展,能减少斑块破裂和血栓形成,另外,还有利于心肌供氧/氧耗平衡和心脏血流动力学,并降低交感神经活性。

(二)心肌梗死的治疗

1.阿司匹林和口服抗血小板治疗

除非患者有明确的阿司匹林过敏史,所有急性心肌梗死患者都应立即给予阿司匹林治疗。

2.吸氧

对所有怀疑急性心肌梗死的患者均给予鼻导管吸氧。对有严重肺水肿或心源性休克的患者应给予面罩吸氧或气管插管给氧。

3.硝酸甘油

在考虑给予再灌注治疗前,应舌下含服硝酸甘油(0.4 mg)以判断 ST 段的抬高是否为冠状动脉痉挛所致。

4.再灌注治疗

急性心肌梗死的首要治疗目标是尽快给予再灌注治疗。所有症状发生 12 小时内就诊、有 ST 段抬高或新发左束支传导阻滞的心肌梗死患者均应考虑给予再灌注治疗。

五、护理干预

(一)心绞痛

1.活动与休息

心绞痛发作时应立即停止正在进行的活动,休息片刻即可缓解。

2.心理护理

安慰患者,解除紧张不安情绪,以减少心肌耗氧。

3.疼痛观察

评估患者疼痛的部位、性质、程度、持续时间,给予心电监护,描记疼痛发作时的心电图,严密监测生命体征变化,观察患者有无面色苍白、大汗、恶心、呕吐等。

4.用药护理

心绞痛发作时给予患者舌下含服硝酸甘油,用药后注意观察患者胸痛变化情况,如服药后 3~5 分钟仍不缓解可重复使用。用药过程中,注意观察药物不良反应,避免血压过低。

5.减少或避免诱因

疼痛缓解后,与患者一起分析引起心绞痛发作的诱因,如过劳、情绪激动、寒冷刺激等。注意调节饮食,禁烟酒。保持排便通畅,切忌用力排便,以免诱发心绞痛。

(二)心肌梗死

1.饮食与休息

起病后 4~12 小时内给予流质饮食,以减轻胃扩张。随后过渡到低脂、低胆固醇清淡饮食,提倡少食多餐。发病 12 小时内应绝对卧床休息,保持环境安静,限制探视。

2.给氧

遵医嘱给予氧疗,以增加心肌氧的供应,减轻缺血和疼痛。

3.心理护理

疼痛发作时应有专人陪伴,允许患者表达内心感受,给予心理支持,鼓励患者战胜疾病的信心。将监护仪的报警声尽量调低,以免影响患者休息。

4.止痛治疗的护理

遵医嘱给予吗啡或哌替啶止痛,注意有无呼吸抑制等不良反应。

5.活动

急性期 24 小时内绝对卧床休息,若病情稳定无并发症,24 小时后可允许患者坐床边椅。指导患者进行腹式呼吸、关节被动与主动运动,逐渐过渡到床边活动。

6.排便

避免屏气用力排便,若出现排便困难,应立即告知医护人员,必要时应用缓泻剂或开塞露。

7.急性期严密心电监护

监测电解质和酸碱平衡状况,因电解质紊乱和酸碱失衡时更容易并发心律失常。准备好急救药物和抢救设备,随时准备抢救。

六、延续护理

延续性护理通常是指从医院到家庭的护理延续,包括经由医院制订的出院计划、转诊、患者回归家庭或社区后的持续性随访和指导。

(一)成立延续护理管理小组

老年冠心病患者的延续性护理团队由患者的主治医师、责任护士、临床药师等组成,保证小组成员对延续护理的积极性,并进行规范化培训。

(二)确定延续护理的方式

患者出院前,准确、详细记录患者的相关信息,建立随访资料档案。老年冠心病延续性护理小组旨在为老年患者提供全方面的家庭护理指导,包括用药指导、饮食指导、康复指导、运动指导、病情自我监测指导等。由小组成员在出院后 2 周之内采用电话回访的形式实施。

(三)延续护理的主要内容

1.心绞痛

(1)合理膳食:宜摄入低热量、低脂、低胆固醇、低盐饮食,多食蔬菜、水果和粗纤维食物如芹菜、糙米等,避免暴饮暴食,注意少量多餐。

(2)控制体重:在饮食治疗的基础上,结合运动和行为治疗等综合治疗。

(3)适当运动:运动方式以有氧运动为主,注意运动的强度和时间因病情和个体差异而不同,必要时在医师指导下进行。

(4)戒烟限酒。

(5)减轻精神压力:逐渐改变性急易怒的性格,保持平和的心态,可采取放松技术或与他人交流的方式缓解压力。

(6)避免诱发因素:告知患者及家属过劳、情绪激动、饱餐、寒冷刺激等都是心绞痛发作的诱因,应注意尽量避免。

(7)病情自我监测指导:教会患者及家属心绞痛发作时的缓解方法,胸痛发作时应立即停止活动或舌下含服硝酸甘油。如服用硝酸甘油不缓解或心绞痛发作比以往频繁、程度加重、疼痛时间延长,应立即到医院就诊,警惕心肌梗死的发生。

(8)用药指导:指导患者出院后遵医嘱服药,不要擅自增减药量,自我监测药物的不良反应。外出时随身携带硝酸甘油以备急需。

(9)定期复查:告知患者应遵医嘱定期到医院复查心电图、血糖、血脂等。

2.心肌梗死

除心绞痛患者延续护理内容外,还应注意以下几点。

(1)饮食调节:急性心肌梗死恢复后的所有患者均应采用饮食调节,即低饱和脂肪和低胆固醇饮食。

(2)戒烟:戒烟是心肌梗死后的二级预防的重要措施,研究表明急性心肌梗死后继续吸烟再梗死和死亡危险性增高 22%～47%,积极劝导患者戒烟,并实施戒烟计划。

(3)心理指导:心肌梗死后患者焦虑情绪多来自对今后工作能力和生活质量的担心,应予以充分理解并指导患者保持乐观、平和的心情,正确对待自己的病情。

(4)康复指导:建议患者出院后进行康复训练,适当运动可以提高患者的心理健康水平和生活质量、延长存活时间。运动中以达到患者最大心率的 60%～65% 的低强度长期锻炼是安全有效的。运动方式包括步行、慢跑、太极拳、骑自行车、游泳、健美操等,每周运动 3～4 天,开始时每次 10～15 分钟,逐渐延长到每天 30 分钟以上,避免剧烈活动、竞技性活动、活动时间过长。个人卫生活动、家务劳动、娱乐活动等也对患者有益。

(5)用药指导:指导患者遵医嘱用药,告知药物的作用和不良反应,并教会患者自行监测脉搏,定期门诊随诊。若胸痛发作频繁、程度加重、时间延长、服用硝酸酯类药物疗效下降时,提示急性心血管事件,应及时就医。

(6)照顾者指导:心肌梗死是心脏性猝死的高危因素,应教会家属心肺复苏的基本技术以备急用。

七、居家护理

(一)心绞痛

(1)按医嘱用药治疗:告知患者药物治疗的重要性,不可随意增减药量,外出随身携带硝酸甘油等药物以备急用。硝酸甘油见光易分解,应避光保存。

(2)植入支架患者,应定时来院复诊。

(3)保持乐观的心态:保持健康的生活方式,开朗乐观的心情,避免情绪激动。

(4)改变不良生活方式:保证充足睡眠、劳逸结合。戒烟、限酒。

(5)监测血压:每天监测血压两次,保持收缩压在 16.0～18.7 kPa(120～140 mmHg)。

(6)饮食指导:养成良好的饮食习惯,细嚼慢咽,避免饱餐。

(7)适当身体锻炼:运动时间选择上午 10 点或下午 2 点,运动方式为步行、慢跑、太极拳等。

(8)身体不适及时就医:因老年患者疼痛反应迟钝,居家出现牙疼、咽部发紧、胃痛、肩痛、上臂发麻等情况,应高度警惕为心绞痛的不典型表现,应及时就医。

(9)避免各种诱发因素:防止受凉和感冒,避免过劳和情绪激动、饱餐、排便用力。积极治疗高血压、高血脂、糖尿病等。

(二)心肌梗死

1.提高服药依从性

指导患者出院后遵医嘱服药,自我检测药物的不良反应,不要擅自调整药量,随身携带硝酸甘油、速效救心丸等药物以备急用。

2.病情自我监测,按时随诊

监测血压、心率,不适症状,若出现心绞痛或心肌梗死症状,应及时就医。定期复查,监测心电图、血糖、血脂等结果。

3.改变生活方式

日常饮食保证低盐低脂,避免饱餐,戒烟限酒,控制体重,根据自身情况适度运动,以慢走、太极拳等有氧运动为主。

4.避免诱发因素

(1)不搬过重的物品,避免屏气用力诱发心肌梗死。

(2)保持心情愉悦,避免情绪激动。

(3)不在饱餐或饥饿时洗澡,水温与体温相当,洗澡时间不宜过长。

(4)注意气候变化,随着气温变化增减衣物。

5.家庭简易急救

(1)心肌梗死先兆识别:如患者在家中自觉心前区剧烈、持久疼痛,向手臂或肩部放射,伴随恶心呕吐黑矇等症状,或出现胃部不适、牙痛等症状,可能为心肌梗死先兆,应引起患者及家属重视。

(2)简易应急措施:立即停止任何体力活动、平息激动情绪,拨打120,服用硝酸甘油或速效救心丸等急救药物,缓慢坐靠沙发休息,尽量减少不必要的体位变动,以减轻心肌耗氧,在救援到来之前可做深呼吸、用力咳嗽动作,效果类似于胸外按压,是有效的自救方法。

(马小磊)

第七节 老年人心肌病

一、疾病简介

心肌病通常指病因不能明确的心肌疾病,称特发性心肌病,主要为扩张型心肌病、肥厚型心肌病、限制型心肌病和致心律失常型心肌病。其中以扩张型心肌病和肥厚型心肌病较为常见。病因明确的或断发于全身疾病的为特异性心肌病。心肌病分类如下。

(一)特异性心肌病

特异性心肌病指伴有特异性心脏病或特异性系统性疾病的心肌疾病。

1.缺血性心肌病

缺血性心肌病表现为扩张型心肌病伴收缩功能损伤,而不能以冠状动脉病变或缺血损伤的范围来解释。

2.瓣膜性心肌病

瓣膜性心肌病表现为心室功能障碍而超过了其异常负荷。

3.高血压性心肌病

高血压性心肌病常表现为左心室肥大伴扩张型或限制型心肌病心力衰竭的特点。

4.炎症性心肌病

炎症性心肌病为心肌炎伴心功能不全。已知的炎症性心肌病有特异性、自身免疫性及感染性。

5.代谢性心肌病

(1)内分泌性:如甲状腺功能亢进、减退,肾上腺皮质功能不全,嗜铬细胞瘤,肢端肥大症和糖尿病。

(2)家族性累积性和浸润性疾病:如血色病、糖原累积病、Hurler 综合征、Refsum 综合征、Neimann-Pick 病、Hand-Christian 病、Fabry-Anderson 病及 Morquio-Ullrich 病。

(3)缺乏性心肌病:如钾代谢紊乱、镁缺乏症、营养障碍(如恶性营养不良、贫血、维生素 B_1 缺乏症及硒缺乏症)。

(4)淀粉样变性:如原发性、继发性、家族性及遗传性心脏淀粉样变,家族性地中海热及老年性淀粉样变。

6.全身系统疾病

全身系统疾病包括结缔组织病,如系统性红斑狼疮、结节性多动脉炎、风湿性关节炎、硬皮病和皮肌炎;浸润和肉芽肿,如结节病及白血病。

7.肌营养不良

肌营养不良包括 Duchenne 肌营养不良、Becker 肌营养不良、强直性肌营养不良。

8.神经肌肉病变

神经肌肉病变包括遗传性共济失调、Noonan 综合征及着色斑病。

9.过敏及中毒反应

过敏及中毒反应包括对乙醇、儿茶酚胺、蒽环类药物、放射线等损害的反应。酒精性心肌病有可能为过量饮酒,现今尚不能确定乙醇是致病性还是条件性作用,也尚无确切的诊断标准。

10.围生期心肌病

可首次在围产期发病,可能为一组不同的疾病。

(二)特发性心肌病

心肌病是指伴有心功能障碍的心肌疾病,可分为扩张型心肌病、肥厚型心肌病、限制型心肌病和致心律失常型心肌病。

1.扩张型心肌病

左心室或双侧心室扩张及收缩功能障碍,可以是特发性、家族性或遗传性、病毒性和/或免疫性、酒精性或中毒性,以及并发于已知的心血管疾病,但其心功能损伤程度不能以异常负荷或缺血损伤的范围来解释。组织学改变是非特异性的。临床表现通常伴有心力衰竭,且呈进行性,常有心律失常、血栓栓塞及猝死,并可发生在病程中的任何一期内。

2.肥厚型心肌病

特点为左心室或右心室肥厚,通常是非对称性,并侵及室间隔。典型者左心室容量正常或减低,常有收缩期压力阶差。家族性通常为常染色体显性遗传,本病由肌质网收缩蛋白基因突变所致。典型形态学改变为心肌细胞肥大和排列紊乱,周围疏松结缔组织增多。多发生心律失常及早年猝死。

3.限制型心肌病

其特点为一侧或两侧心室有限制充盈及舒张期容量减少,其收缩功能正常或接近正常,心室壁增厚,可能伴增生的间质纤维化。可以是特发性的或伴发于其他疾病(如淀粉样变性,伴或不伴嗜酸性粒细胞增多症的心内膜心肌病)。

4.致心律失常型右心室心肌病

其特点为右心室心肌进行性被纤维脂肪组织所代替,初始为局限性,逐渐发展为全右心受累,有时左心室也受累,而室间隔相对不受侵犯。多为家族性,属常染色体显性遗传及不完全性外显,有时为隐性型。表现为心律失常,常可猝死,尤其是年轻患者。

5.不定型心肌病

不定型心肌病包括不能分入任何组织的少数患者(如弹力纤维增生症,未侵及心肌,收缩功能有障碍,只有轻度扩张,线粒体受波及)。

有些疾病可表现为一型以上的心肌病(如淀粉样变、高血压)。心律失常和传导系统疾病可以为原发性心肌异常,现尚未归入心肌病内。

二、主要表现

(一)扩张型心肌病

扩张型心肌病又称充血性心肌病,病理上以心肌变性、纤维化、心腔扩张为突出,其主要特征是心肌收缩功能障碍,进而发生心功能不全。患者容易合并各种心律失常及栓塞,甚或发生猝死。多有心悸、气急、胸闷、心前区憋痛不适等症状。重者出现水肿、端坐呼吸、肝大伴压痛等充血性心力衰竭的表现。

(二)肥厚型心肌病

肥厚型心肌病以心肌非对称性肥厚、心室腔缩小为特征。可有心悸、气促、胸闷胸痛、劳力性呼吸困难等症状。重者发生头晕及晕厥。伴有流出道梗阻时,在起立时或运动中常诱发眩晕,甚至有神志丧失的表现。

(三)限制型心肌病

限制型心肌病以心内膜纤维增生为主,致使心脏的收缩及舒张功能都受影响。以右心回流障碍、右心衰竭显著,可出现心悸、呼吸困难、水肿、颈静脉怒张、肝大及腹水等表现。

三、治疗要点

(一)病因防治

积极处理各种病毒感染。

(二)促进心肌代谢

给予肌苷、大剂量维生素 C 和极化液等。

(三)控制心力衰竭

应用利尿剂及强心苷,剂量宜由小至大,逐步增加。

(四)纠正心律失常

根据不同类型的心律失常选择合适的抗心律失常药物。

四、护理措施

(一)心理护理

及时了解和家属的心理状态,根据存在的不同心理状态,给予相应的心理疏导,介绍有关注意事项、关心体贴询问病情，主动了解需要，用热情和蔼的态度取得他们的信任，使其解除思想顾虑和精神紧张，以最佳的精神状态接受和配合治疗。同时还应注意在情绪稳定期间及时给予保健指导，讲解出院后的饮食、休息及注意事项。

(二)生活护理

建立良好的护患关系，满足生活上的必要需求。饮食给予低盐、低脂、清淡易消化吸收的食物，补充适量纤维素、新鲜水果蔬菜，进食量不可过饱，以防增加心脏负担。便秘时适当口服缓泻剂，告诫切忌屏气用力，以免加重心脏的负担，诱发心肌缺血，教育在排便时呼气或含服硝酸甘油，每天按肠蠕动方向按摩腹部数次，以促进排便。

(三)高危因素的护理

1.晕厥的治疗和护理

晕厥是猝死的先兆，应引起临床重视。临床护理不容忽视，护士应详细询问有无晕厥发作史，了解晕厥发生的次数、每次持续的时间、与体位的关系及发作前是否有前驱症状，如面色苍白、恶心、呕吐、头晕、眼黑、出冷汗等。嘱适当卧床休息，避免剧烈活动、情绪激动，协助做好生活护理。外出检查时由专人陪送。避免因心率加快、心肌收缩加重梗阻，导致脑供血下降发生晕厥。同时，肥厚型心肌病多服用 β 受体阻滞剂普萘洛尔和钙通道阻滞剂维拉帕米等，负性肌力药物抑制心肌收缩，减轻流出道阻塞。护士要注意观察上述药物对血压和心率的不良影响，避免晕厥的发生。

2.猝死的预防及护理

肥厚型心肌病在发生猝死前往往尚未明确诊断或新近确诊而不易预知，而猝死仅为首发的临床表现。护理上应密切注意的自觉症状，注意心率和心律的变化，尤其是任何室性心律失常的发生。值班护士应熟练掌握除颤器的使用和紧急心肺复苏。对各种心电图变化、心律失常的图形能准确判断，以便尽早做好抢救准备工作，争取抢救时间。

3.心律失常的护理

评估心律失常可能引起的临床症状，如心悸、乏力、胸闷、头晕、晕厥等，注意观察和询问这些症状的程度、持续时间及给日常生活带来的影响。定期测量心率和心律。及时进行心电监护，密切观察有无心律失常的发生。其次为高度房室传导阻滞、三束支传导阻滞。多数传导阻滞可恢复，必要时安置起搏器。护士应掌握心电图机的使用方法，在心律失常突然发作时及时描记心电图并标明日期和时间。如需持续心电监测的，应注意观察发作次数、持续时间、治疗效果等情况。必要时准备好急救药品、抢救设备，及时给予急救。教育注意劳逸结合，生活规律，保持情绪稳定，避免摄入刺激性食物，如咖啡、浓茶、烈性酒、可乐等；心动过缓应避免屏气用力动作，如用力排便等，以免因兴奋迷走神经而加重心动过缓。

4.心力衰竭的护理

尚未发生心力衰竭的要避免劳累，注意预防呼吸道感染，戒烟、酒。一旦发生心力衰竭应注意充分休息，给予低盐或无盐、高维生素易消化饮食，宜少食多餐，合理补给维生素 B_1 及维生素 C，低钾适当增加蔬菜、瓜果、肉汤及橘子汁等。给予氧气吸入，严密观察患者生命体征变化、呼吸困难程度、咳嗽、咯痰情况及肺内啰音变化。遵医嘱服药，用药过程中密切观察的面色、心率、心律、血压、尿量、神志等变化，使用利尿剂时，应严格记录出入量，监测电解质变化情况，如低钾、低钠等；使用血管扩张剂要控制输液速度并监测血压，做好护理记录，延缓病情恶化。

· 肥厚型心肌病的进展缓慢，但如病情进展迅速或心室舒张末期血压过高则预后较差。除严格、持续合理安排活动量、坚持治疗外,还应注意保持情绪稳定,避免剧烈运动、持重、屏气动作,以减少猝死的发生。此外,对直系亲属进行超声心动图检查可及早发现病情。

五、保健

(1)积极治疗可能导致心肌病的原发病。

(2)根据心功能情况,适当活动,但切忌不可过累,应多休息,病情严重时应卧床休息。

(3)饮食宜清淡,有心力衰竭时应控制钠、水摄入,生活规律,避免受寒而诱发疾病加重。

(马小磊)

第八节　老年人心包炎

一、疾病简介

心脏外面有脏层和壁层两层心包膜,如它们发生炎症改变即为心包炎,可使心脏受压而舒张受限制。心包炎可分为急性和慢性两类,慢性心包炎较严重的类型是缩窄性心包炎。

二、主要表现

症状可能为原发性疾病如感染时的发冷、发热、出汗、乏力等症状所掩盖。心包炎本身的症状有以下几方面。

(一)心前区疼痛

主要见于炎症变化的纤维蛋白渗出阶段。心前区疼痛常于体位改变、深呼吸、咳嗽、吞咽、卧位尤其当抬腿或左侧卧位时加剧,坐位或前倾位时减轻。疼痛通常局限于胸骨下或心前区,常放射到左肩、背部、颈部或上腹部,偶向下颌,左前臂和手放射。右侧斜方肌嵴的疼痛系心包炎的特有症状,但不常见。

(二)心脏压塞的症状

可出现呼吸困难、面色苍白、烦躁不安、发绀、乏力、上腹部疼痛、水肿甚至休克。

(三)心包积液对邻近器官压迫的症状

肺、气管、支气管和大血管受压迫引起肺淤血,肺活量减少,通气受限制,加重呼吸困难,使呼吸浅而速。常自动采取前卧坐位,使心包渗液向下及向前移位,以减轻压迫症状。气管受压可产生咳嗽和声音嘶哑。食管受压可出现咽下困难症状。

(四)全身症状

心包炎本身亦可引起发冷、发热、心悸、出汗、乏力等症状,与原发疾病的症状常难以区分。

三、治疗要点

治疗原发病,改善症状,解除循环障碍。

(一)一般治疗

急性期应卧床休息,呼吸困难者取半卧位,吸氧,胸痛明显者可给予镇痛剂,必要时可使用可待因或哌替啶。加强支持疗法。

(二)病因治疗

结核性心包炎给予抗结核治疗,用药方法及疗程与结核性胸膜炎相同,也可加用泼尼松每天15～30 mg,以促进渗液的吸收减少粘连。风湿性者应加强抗风湿治疗。

(三)解除心包压塞

大量渗液或有心包压塞症状者,可施行心包穿刺术抽液减压。

四、护理措施

(一)病情观察

(1)疼痛:急性心包炎主要表现为心前区尖锐的剧痛或沉重的闷痛。可放射至左肩,疼痛可随呼吸或咳嗽加剧。应十分重视的主诉并及时给予处理。

(2)呼吸困难:为急性心包性渗液时最突出症状,为慢性缩窄性心包炎最主要症状。护理人员应密切观察呼吸频率及节律,及时与医师联系。

(3)当出现心包压塞征象时可出现静脉压升高,动脉压降低,严重者可出现休克。由于渗液积聚还可出现体循环淤血征,如肝-颈回流征阳性、胸腹水、面部及下肢水肿。常有奇脉,并注意有无心律失常发生。

(二)护理要点

1.休息与卧位

应卧床休息,取半卧位,认真做好一级护理。

2.饮食

给予高热量、高蛋白、高维生素饮食。

3.高热护理

及时做好降温处理,及时更换衣裤,定时测量体温并做好记录。

五、保健

(1)加强个人卫生,预防各种感染。

(2)遵医嘱及时、准确地使用药物并定时随访。

(马小磊)

第九节　老年人低血压

一、疾病简介

什么是低血压? 无论是由于生理或病理原因造成血压收缩压低于13.3 kPa(100 mmHg),那就会形成低血压,平时我们讨论的低血压大多为慢性低血压。慢性低血压据统计发病率为4%左右,老年人群中可高达10%。慢性低血压一般可分为3类:①体质性低血压,一般认为与遗传和体质瘦弱有关,多见于20～50岁的妇女和老年人,轻者可无如何症状,重者出现精神疲怠、头晕、头痛,甚至昏厥。夏季气温较高时更明显。②直立性低血压患者是从卧位到坐位或直立位时,或长时间站立出现血压突然下降超 2.7 kPa(20 mmHg),并伴有明显症状。这些症状包括头昏、头晕、视力模糊、乏力、恶心、认识功能障碍、心悸、颈背部疼痛。直立性低血压与多种疾病有关,如多系统萎缩、糖尿病、帕金森病、多发性硬化病、围绝经期障碍、血液透析、手术后遗症、麻醉、降压药、利尿药、催眠药、抗精神抑郁药等,或其他如久病卧床,体质虚弱的老年人。③继发性低血压是由某些疾病或药物引起的低血压,如脊髓空洞症、风湿性心脏瓣膜病、降压药、抗抑郁药和慢性营养不良症、血液透析患者。

二、主要表现

病情轻微症状可有头晕、头痛、食欲缺乏、疲劳、脸色苍白、消化不良、晕车船等;严重症状包括直立性眩晕、四肢冷、心悸、呼吸困难、共济失调、发音含糊,甚至昏厥,需长期卧床。这些症状主要因血压下降,导致血液循环缓慢,远端毛细血管缺血,以致影响组织细胞氧气和营养的供应,二氧化碳及代谢废物的排泄。尤其影响了大脑和心脏的血液供应。长期如此使机体功能大大下降,主要危害包括视力、听力下降,诱发或加重老年性痴呆,头晕、昏厥、跌倒、骨折发生率大大增加。乏力、精神疲惫、心情压抑、忧郁等情况经常发生,影响了患者生活质量。据国外专家研究显示,低血压可能导致脑梗死和心肌梗死。直立性低血压患者病情严重后,可出现每当变换体位时血压迅速下降,发生晕厥,以致被迫卧床不起,另外,还会诱发脑梗死、心肌缺血,给患者、家庭和社会带来严重问题。

三、治疗要点

低血压轻者如无任何症状,无须药物治疗。主要治疗为积极参加体育锻炼,改善体质,增加营养,多喝水,多吃汤,每天食盐略多于常人。重者伴有明显症状,必须给予积极治疗,改善症状,提高生活质量,防止严重危害发生。近年来推出 α 受体激动剂管通,具有血管张力调节功能,可增加外周动、静脉阻力,防止下肢大量血液瘀滞,并能收缩动脉血管,达到提高血压,加大脑、心脏等重要脏器的血液供应,改善低血压的症状,如头晕、乏力、易疲劳等症状。其他药物还有麻黄碱、双氢麦角碱、氟氢可的松等,中药治疗等效果和不良反应有待进一步考察。

四、护理措施

(1)适当增加食盐用量,同时多饮水,较多的水分进入血液后可增加血容量,从而可提高血压。

(2)增加营养,吃些有利于调节血压的滋补品,如人参、黄芪、生脉饮等。此外,适当喝些低度酒也可提高血压。

(3)加强体育锻炼,提高机体调节功能。体育锻炼无论对高血压或低血压都有好处。

(4)为防止晕倒,老年低血压平时应注意动作不可过快过猛,从卧位或坐位起立时,动作应缓慢一点。排尿性低血压还应注意,在排尿时最好用手扶住一样较牢固的东西,以防摔倒。

(5)药物治疗,可选用米多君、哌甲酯、麻黄碱等升压药及三磷酸腺苷、辅酶 A、B 族维生素和维生素 C,以改善脑组织代谢功能。

五、保健

（1）平时养成运动的习惯，均衡的饮食，培养开朗的个性，及足够的睡眠。所以低血压的人，应过规律的生活。

（2）低血压入浴时，要小心防范突然起立而晕倒，泡温泉也尽量缩短时间。

（3）对血管扩张剂、镇静降压药等慎用。

（4）有直立性低血压的人可以穿弹性袜。夜间起床小便或早晨起床之前先宜活动四肢，或伸一下懒腰，这样活动片刻之后再慢慢起床，千万不要一醒来就猛然起床，以预防短暂性大脑缺血。也可以在站立之前，先闭合双眼，颈前屈到最大限度，而后慢慢站立起来，持续 10 秒后再走动，即可达到预防直立性低血压的目的。

（马小磊）

第十节　老年人胃癌

一、疾病概念

胃癌是我国最常见的消化道肿瘤，占恶性肿瘤死亡率的第一位。

二、流行病学资料

好发年龄在 50 岁以上，男女发病率之比为 2:1。危险因素如下。

（一）饮食因素

通过不良饮食习惯和方式摄入某些致癌物质，如亚硝胺、亚硝酸盐、硝酸盐类等。

（二）幽门螺杆菌感染

胃癌高发区成人 Hp 感染率明显高于低发区。

（三）癌前病变

癌前病变是指一些增高胃癌发病危险的良性胃病和病理改变。

（四）遗传和基因

胃癌患者有血缘关系的亲属为癌发病率高于对照组。

三、临床表现与并发症

（一）一般表现

（1）早期多数人无明显表现，少数人有恶心、呕吐或是类似溃疡病的上消化道症状。

（2）进展期疼痛与体重减轻是最常见症状。常见有较为明显的上消化道症状，如进食后饱胀感、上腹部不适，逐渐会出现上腹疼痛加剧、食欲下降、乏力、消瘦、恶心呕吐症状加重等表现。

（二）并发症

根据肿瘤位置不同，会出现特别的临床表现：贲门胃底癌可出现胸骨后疼痛和进行性吞咽困难；幽门附近肿瘤会导致幽门梗阻表现；肿瘤破坏血管后会出现呕血、黑便等消化道出血症状；肿瘤扩展超出胃壁会出现腹部持续疼痛。

(三)老年胃癌特点

随着老龄化社会的形成,老年胃癌患者的年龄逐渐增,老年人各脏器储备功能下降,并合并多种基础疾病,因此,在术前护理时应对患者营养、皮肤、活动及安全等情况进行全面评估。据研究显示老年胃癌患者男性居多,比例明显高于非老年组,老年胃癌常见为胃底贲门癌,临床表现上常伴有明显消瘦症状,此症状比例明显高于非老年组,并且起病比较隐匿,这与老年人储备能力及营养情况下降,痛觉减退,自觉症状轻微等特点相关。

四、治疗原则

以外科手术为主。

(一)手术治疗

1.根据术式分类

早期胃癌因病变淋巴结转移较少,行 D2 以下的胃切除术即可治愈。局部进展期胃癌行 D2 淋巴结清扫的胃癌根治术已被认为是标准模式。扩大的胃癌根治术适用于胃癌浸及周围组织脏器。胃癌根治术可分为开腹及腹腔镜辅助两种术式。开腹手术优点在于术野暴露更彻底,便于病灶切除、淋巴结清扫、术中止血等。腹腔镜辅助下胃癌根治术可有效减轻术后疼痛,加快术后肺功能恢复,对于老年患者,明显降低了术后出血、感染等并发症的发生率。不同的手术方式由患者病灶位置、大小、手术范围、患者病情及术中情况而定。

2.根据消化道重建方式

(1)Billorth Ⅰ式吻合:为胃剩余部分与十二指肠断端缝合。

(2)Billorth Ⅱ式吻合:十二指残端闭合,而将胃的剩余部分与空肠上段吻合。

(3)病灶范围较大者行胃全切手术,术后可行食管空肠吻合,或是十二指肠食管间空肠间置手术。

3.根据淋巴结清扫范围

胃周围淋巴结可分为五站,根据胃癌的分化及转移程度,决定淋巴结清扫范围。第一站未全部清除者为 D0,第一站淋巴结全部清除为 D1 术,第二站淋巴结完全清除称为 D2 术,依次为 D3、D4。

(二)姑息性胃切除术

即原发病灶无法切除,为了减轻各种并发症引起的症状,如梗阻、穿孔、出血等。

(三)化疗

用于根治性手术的术前、术中和术后。晚期胃癌患者采用适量化疗,能减缓肿瘤的发展速度,改善症状。

五、护理干预

(一)胃癌术前护理

1.评估患者营养状况

老年胃癌患者储备能力下降,且受病变影响,出现食欲缺乏、呕吐等症状易发生水、电解质紊乱、营养缺乏等,因此术前评估患者营养情况较重要。指导患者进食清淡易消化的高营养食物,遵医嘱给予患者术前肠内或肠外营养支持。

2.协助完善各项检查

除一般常规检查外,胃癌患者还应进行胃镜、X线钡餐、腹部超声、腹部增强 CT 等检查,以便更好地了解肿瘤具体情况。

3.术前胃肠道准备

术前一天患者进食低渣流食,并应用导泻药物进行肠道清理。导泻药物为机械性刺激肠腔使其蠕动排便,目前临床常用口服聚乙二醇电解质散导泻,以减少对患者电解质平衡的影响。但老年胃癌患者术前本身就存在营养不良、乏力等症状,频繁腹泻会增加其跌倒、体力不支等风险,还会增加术前焦虑,甚至影响睡眠质量,因此在临床常适当减少药量或用 110 mL 甘油灌肠剂代替。有研究提到也可应用肠内营养乳剂辅助给予肠道准备,效果与聚乙二醇电解质散差异不大。

4.术前指导

指导患者练习深呼吸、咳嗽,以进行术后肺部护理。协助患者进行床上翻身、活动,并指导患者进行规律的下肢活动,自下向上活动脚趾、脚踝,屈膝,收缩股四头肌等。

5.皮肤护理

因老年患者皮肤松弛,长期处于营养缺乏状态,会出现消瘦,因此,在入院后应评估患者皮肤情况及影响皮肤受损的因素,避免出现压疮。指导患者注意翻身,保持床单位清洁、干燥。

6.心理护理

老年癌症患者对于病情及治疗带来的心理困扰中,带有"担心"条目所占比例最高(73.9%),其次是情绪低落(55.6%)、疼痛(54.2%)、经济问题(52.3%)、害怕(49.7%)。因此,术前做好心理护理对于老年癌症患者及其家属十分重要,不仅让患者了解手术大致方案,术后注意事项,还应帮助患者树立自信心,对术后生活抱有希望。可以介绍相同病例的患者相互交流,提高其对"手术"的认知。对于不知病情的患者应遵从其自身及家人的要求,给予充分安慰。

(二)胃癌术后护理

1.全麻术后护理

麻醉未清醒时取去枕平卧位,协助患者头偏向一侧。麻醉清醒后,可指导患者半坐卧位。若患者主诉恶心,通知医师,及时用药。一旦患者发生呕吐,立即清理口腔等处的呕吐物,避免误吸。严密监测患者生命体征,若发生异常,及时通知医师。老年患者既往基础疾病较复杂,常伴高血压、肺功能下降、心律不齐、带有起搏器等特殊情况,应更加关注血压、心率、血氧饱和度的变化,有条件时应使用输液泵,控制总量和速度。

2.伤口和引流管的护理

(1)伤口护理:术后观察伤口情况,是否包扎完好,敷料表面有无渗血,若有异常及时通知医师给予换药。告知家属购买大小合适的腹带,环绕腹部,以保护伤口,减轻患者活动时对伤口的牵拉,同时可减轻疼痛。护士应及时协助患者整理腹带,保持平整及干净,同时观察伤口敷料变化。

(2)胃管护理:术后给予患者持续有效的胃肠减压,减少胃内积气、积液。术中刺激迷走神经和膈神经,术后留置胃管刺激胃壁或胃内积气、积液等因素诱发膈肌痉挛,可导致患者出现顽固性呃逆而感到不适。保持有效胃肠减压,可缓解此症状。但胃术后负压不可过大,最好维持在 $-6.9 \sim -4.9$ kPa($-52 \sim -37$ mmHg),既能保证有效引流,又能避免引流管堵塞。胃管的有效固定十分重要,脱管或任意改变胃管末端在胃中位置均会影响手术效果。因此在临床中常用特定胶布在鼻翼处蝶形螺旋固定,并在脸颊处再次固定。术后 24 小时后,每天低压脉冲式冲洗胃管 4～5 次,保持胃管通畅。冲洗同时观察患者面色变化,倾听有无不适主诉。患者翻身活动时注意避免管路打折。若胃液为血性,引流速度大于 100 mL/h,则提示可能有活动性出血,指导患者卧床休息,通知医师并监测生命体征。如术后经过顺利,一般在术后 3～4 天可拔除胃管,拔管指征:①肠蠕动恢复正常,肠鸣音恢复,肛门排气后。②胃肠引流液逐渐减少,24 小时少于 300～400 mL。③拔管前可行闭管试验,闭管后如无恶心、呕吐或腹胀,方可考虑拔管。

(3)引流管护理:胃癌根治术后常见引流管为十二指肠残端、吻合口等腹腔引流管。术后应评估引流管是否妥善固定,固定时采用胶带蝶形螺旋交叉固定法。老年人神志受麻醉影响较大,可能会出现谵妄、躁动等现象,必要时应给予有效约束。每天观察引流管引流情况,定时挤压引流管,避免打折、堵塞,患者下床活动时,协助患者将引流袋固定在腹部伤口以下,并向老年患者及家属或看护人员做好宣教,避免管路滑脱。每天更换引流袋,并准确记录引流量。密切观察引流液颜色及性质,正常情况下在术后第 1 天,腹腔引流管可引出,100～300 mL 的血性渗液,以后逐日减少,一般在术后 3～4 天,每天引流量降至 20 mL 以下时,可以取下引流管。

(4)空肠造瘘术后妥善固定好空肠造口管,并注意固定空肠造瘘管时的管口端向上,防止逆流。翻身前后检查空肠管的位置,防止造瘘管的扭曲、打折或脱出,无菌敷料覆盖,胶布固定。第一次进行空肠灌注时抬高床头,少量慢速滴入,若条件允许,可使用灌注泵,速度少于 30 mL/h。再滴入的同时,密切观察患者反应,若出现腹痛腹胀立即停止灌入。早期少量灌入能够起到刺激肠道蠕动的作用。后期营养治疗时根据患者情况调速和逐渐加量,护理原则为,先少后多,先慢后快,每天灌注总量至少 2 000 mL。由于肠内营养液黏稠、或粉碎不全的药物碎片黏附于管腔内而堵管,灌注前后及每 4 小时应冲洗一次管道。老年人理解记忆力会随着年龄增长而减低,因此术后给予不同治疗时,应有醒目标识区分,肠内灌注与静脉滴注或微量泵入等分杆挂载。营养液温度应加热到 30～35 ℃再使用,加热仪器尽量夹在输注管下端,近患侧的一侧,但要避免烫伤患者。鼓励患者早期下床活动,促进肠道蠕动。

(5)三腔喂养管应用:三腔喂养管优势在于同一根管路可分别进行胃肠减压和肠内营养灌注。共三个腔:①"A"为负压吸引腔,96 cm 长,用于胃肠减压;②"B"为小肠喂养腔,150 cm 长,用于空肠喂养;③"C"为压力调节腔,打水、打气,防止减压腔吸附到胃壁上。三腔喂养管有以下禁忌证:食管静脉曲张;食管出血;肠道吸收障碍;严重肠梗阻;急腹症。留置最长时间不超过 8 周。其护理与空肠造瘘管相似,每天观察管路情况,避免堵管或管路脱落。

(6)尿管护理:术后持续观察患者尿液颜色、性质、量变化,严格计入 24 小时尿总量,评估患者出入量是否平衡。若 8 小时内患者尿量少于 300 mL,则应通知医师,给予对症处理。留置尿管期间每天给予患者会阴擦洗 2 次,并观察尿道口有无红肿、渗出脓性分泌物及尿管压疮等。

3.疼痛护理

评估患者疼痛因素,程度,频率等,及时给予药物支持,向患者及家属宣教术后麻醉泵的使用,或遵医嘱给予止疼药物。进行日常护理时操作动作轻,尽量集中操作。保持病房环境安静,做好晨、午、晚间护理,使床单位平整干净。

4.术后活动

手术当天协助患者床上翻身,并进行有效下肢活动,如活动脚踝,屈膝,收缩股四头肌等。术后 1 小时后协助患者翻身,避免受压部位皮肤发生压红或破溃。提倡腹部手术后患者次日尽早下床活动,但对于老年人可根据其术前活动情况,手术时长,术中出血等因素适当延缓下床时间。第一次下床活动前,护士应进行跌倒风险评估,下床活动前遵守"起床三部曲",静卧半分钟,静坐半分钟,在护士搀扶下站立半分钟。首次下床活动时间最好不超过半小时,避免过度劳累或引发疼痛出血等意外。术后活动应遵守循序渐进原则。

5.下肢血栓的预防

老年患者普遍存在各种血管问题,一部分患者长期服用或注射一些降血脂、抗凝药物,为避免增加术中出血量,术前停止抗凝类药物的服用,并且受到术中麻醉、低温等影响,患者术后出现血栓概率增大。在术前应告知患者诱发血栓的危险因素,指导患者进行平卧时的下肢运动,评估患者掌握程度。手术当天帮助患者使用抗血栓梯度压力带(俗称预防血栓袜),并告知患者术后第三天后开始在夜间休息时脱去血栓袜。术后指导患者及家属下肢运动方法,并密切观察患者下肢皮肤温度、足背动脉搏动情况、是否发生下肢肿胀。若出现下肢麻、胀,并持续加重无缓解,应及时通知医师。术后24小时后遵医嘱应用抗凝、预防血栓药物。

6.营养支持

(1)肠外营养:患者长期禁食、持续胃肠减压,可能出现体液丢失,营养缺乏,水、电解质失衡等情况。术后应及时给予患者补充水、电解质及必需营养素。临床除葡萄糖、葡萄糖氯化钠注射液等晶体补液外,常见脂肪乳氨基酸葡萄糖混合注射液以补充营养。老年人经静脉大量补液时应注意输液速度不可过快。并评估患者心肾功能,准确记录出入量,保证出入量平衡。若患者出现尿少、主诉胸闷憋气、下肢水肿等现象及时通知医师,并减缓或暂停输液。老年胃癌患者外周血管情况较差,尽量选择粗直、弹性好的手臂血管。穿刺时应选择留置针,并给予妥善固定,密切观察穿刺点情况,避免外渗。若有条件,应选择深静脉进行输液。

(2)肠内营养:经空肠造瘘或三腔喂养管而进行肠内营养时注意管路的维护,防止脱管。灌注时注意患者有无腹痛腹胀等不适。老年患者本身胃肠蠕动功能较差,经历手术后,更应注意胃肠蠕动是否恢复,避免发生梗阻现象。传统观念认为胃肠术后患者应禁食至肛门排气后方可进食,但研究表明腹部手术后数小时就有肠蠕动,术后胃肠道麻痹仅局限于胃和结肠,术后6~12小时小肠就有消化、吸收功能。因此,早期进行肠内灌注可有效增强患者营养情况及免疫力。

7.并发症

(1)术后胃出血:术后从胃管可引流出暗红色或咖啡色胃液,属手术后正常现象。如果胃管内流出鲜血每小时100 mL以上,甚至呕血或黑便,多属吻合口活动性出血,应密切观察出血量及患者生命体征变化,必要时需要再次行手术止血。

(2)十二指肠残端破裂:表现为右上腹突发剧痛和局部明显压痛、腹肌紧张等急性弥漫性腹膜炎症状,需立即进行手术治疗,术后妥善固定引流管,持续负压吸引保持通畅,观察记录引流的性状、颜色和量。

(3)胃肠吻合口破裂或瘘:临床比较少见,多发生在术后5~7天,多数由于缝合不良、吻合口处张力过大、低蛋白血症、组织水肿等原因所致。一旦发生常引起严重的腹膜炎,必须立即进行手术修补。若周围组织已发生粘连,则形成局部脓肿和外瘘,应给予脓肿外引流,并加强胃肠减压,加强营养和支持疗法,促进吻合口瘘自愈,必要时再次手术。

(4)术后梗阻:按照梗阻部位可分为输入段、吻合口及输出段梗阻,表现为大量呕吐,不能进食。

(5)倾倒综合征:倾倒综合征一般表现为进食特别是进食甜的流食后,患者出现上腹部不适、心悸、乏力、出汗、头晕、恶心、呕吐,甚至虚脱,并伴有肠鸣音亢进和腹泻等。其原因是胃大部切除后丧失了幽门括约肌的约束作用,食物过快排入上段空肠,未经胃肠液充分混合、稀释而呈现高渗状态,将大量细胞外液吸入肠腔,循环血量骤减所致,也与肠腔突然膨胀,释放5-羟色胺,刺激肠蠕动剧增等因素有关。可通过饮食调节,告知患者进食高蛋白、高脂肪、低碳水化合物的食物,少食多餐,细嚼慢咽,避免饮用过甜、过热的流质食物,餐后最好能平卧 30 分钟,经过调节后,该症状可逐步减轻或不再发作。

(6)低血糖综合征:低血糖综合征多发生在进食后 2~4 小时,表现为心慌、无力、眩晕、出汗、手抖、嗜睡,严重者可导致虚脱。其原因在于食物过快地进入空肠,葡萄糖被过快地吸收,血糖呈一过性增高,刺激胰腺分泌过多的胰岛素,随即引起了反应性低血糖。可通过饮食调节少食多餐,进食高蛋白、高脂肪和低碳水化合物饮食,通常在术后 6 个月至 1 年后能逐步自愈。

(7)心理护理:胃癌根治术后患者通常有过于敏感、过于关注自我、对生活缺乏乐观自信等表现,需得到医务人员及患者家属的支持与关心。术后要积极疏导患者敏感、焦虑等心理情绪,帮助其恢复对生活的信心和希望,并积极配合护理、治疗,以尽快康复出院。同时可鼓励患者多放松自己、多参加集体活动,通过愉悦自身而调整自己的心态,从而提高免疫力、尽早恢复健康。老年胃癌患者应根据患者的文化程度、对疾病的认识程度,有针对性地做好心理护理与心理疏导。可以介绍相同疾病患者相互讨论,增强患者归属感。老年人性格较易偏激、倔强,对于疾病或家人的照顾存在拒绝感,易逞强,因此在心理护理时首先要着重告知患者"可以做什么",而非"不能做什么"。

六、延续护理

(一)成立延续护理小组

统一规范化培训责任护士有关患者出院指导知识,根据老年人群特点制定完善的健康教育材料。

(二)延续护理的方式

在患者恢复期间,对其进行详细的出院指导,指导后向患者提问简单问题,评估患者对出院后注意事项掌握情况。并准确、详细记录患者相关信息,建立回访档案,根据患者不同手术方式及出院时的健康状况,在出院后 10 天进行回访,并给予相关健康宣教。

(三)延续护理的主要内容

1.饮食指导

饮食对胃癌术后恢复尤为重要,出院前对患者进行详细的饮食指导。不仅清楚地介绍饮食种类,如清流饮食、流食、半流食等,还要列举出每种饮食大致包含哪类食物。对于一些常食用的食物要详细讲解。强调饮食原则:少食多餐,循序渐进。

2.回访

告知患者定期复诊,有异常情况随时就诊。对出院后患者,在其出院 10 天后,进行电话回访,询问恢复情况,并对患者提出的疑问进行有效解答,若发现有就诊必要,应指导患者及时就诊。

3.特殊护理

对未拆线或带有管路出院的患者,在其回科换药、拆线、拔管时,进行相应恢复时间的健康饮食宣教。对带有 PICC 出院的患者,如本地患者,告知他来院换药的流程,以及发生意外事件后首要的处理方式;如外地患者,在电话随访时询问管路情况,有无并发症或意外事件发生,再次给予管路的护理指导。

七、居家护理

胃癌术后患者可能会因为饮食种类及习惯的改变与周围人群产生距离感,因此在进行饮食指导时不仅要详细,还要长远为患者简单制订饮食规划。为患者举例说明正确饮食的重要性,同时指导家属养成良好的家庭饮食环境,加强患者归属感,为其建立信心。出院后若无异常情况发生,则 2 年内每 3 个月复查一次,2~5 年每半年复查一次。

(马小磊)

第十一节　老年人肠结核

一、疾病简介

肠结核是结核杆菌侵入肠道引起的慢性特异性感染,多继发于肠外结核,特别是开放性肺结核,且好发于回盲部。其临床表现为腹痛,大便习惯改变,腹部包块及发热、盗汗、消瘦等结核毒性反应,但缺乏特异的症状和体征。本病治疗以抗结核药为主。通过合理、充分地用药,本病一般可获痊愈。

二、主要表现

肠结核女性多于男性。常有体弱、消瘦、贫血、食欲下降、不规则发热和盗汗等全身症状。但增殖型肠结核全身症状较轻。

(一)溃疡型

溃疡型肠结核的临床表现主要是肠炎症状。多有慢性右下腹痛及脐周痛,有时疼痛可波及全腹。腹痛为隐痛或痉挛性疼痛,餐后加重,排便后减轻。除腹痛外,常有腹泻和便秘交替出现。腹泻多为水泻或稀便。病变累及结肠时,可有黏液和脓血便及里急后重感。尚有低热、盗汗、消瘦、食欲减退等全身症状。体验时右下腹有压痛,肠鸣音活跃,伴有肠腔狭窄时可见肠型。急性穿孔时,可出现剧烈腹痛和弥漫性腹膜炎体征。

(二)增殖型

增殖型病变在临床上主要表现为慢性不完全性低位肠梗阻症状。随着肠腔的缩小,梗阻趋向完全,此时有典型的肠梗阻症状:有腹胀、阵发性腹痛,停止排便、排气,时有呕吐。体检时可见腹部胀气和肠型、肠鸣音亢进。有时也可扪及腹部肿块,肿块多位于右下腹、质地较硬,不易推动,较难与癌性肿块相鉴别。

三、治疗要点

(一)抗结核药物

常采用异烟肼 0.3 g,口服,每天 1 次;利福平 0.45 g,口服,每天 1 次,联合化疗,疗程6~9 个月。对严重肠结核或伴有肠外结核者,一般加用链霉素 0.75 g,肌内注射,每天 1 次,或吡嗪酰胺 0.5 g,口服,3 次/天,或乙胺丁醇 0.25 g,口服,3 次/天。

(二)全身支持疗法

加强营养支持。

(三)对症治疗

腹痛时用颠茄 16 mg,口服,3 次/天,或山莨菪碱 10 mg,肌内注射。腹泻严重应补液,纠正电解质紊乱。合并完全性肠梗阻、急性穿孔及大出血者,应及时采用外科手术治疗。

(四)手术治疗

伴有活动性肺结核的溃疡型肠结核患者不宜行外科治疗,因该型肠结核病变广泛,不易全部切除,术后复发可能甚大,且可导致结核播散。

四、护理措施

(一)疾病观察

(1)疼痛情况。

(2)腹泻及肠功能改变情况。

(3)消瘦及发热。

(二)护理要点

1.肠结核护理注意要点

应注意劳逸结合,避免劳累,应加强营养,进食富含多种维生素、蛋白质和热量的饮食,腹痛可口服阿托品 0.3～0.6 mg、颠茄合剂 10～15 mL;腹泻可口服止泻药及钙剂,严重腹泻者应注意维持水、电解质平衡。

2.疼痛的护理

(1)与患者多交流,分散其注意力。

(2)严密观察腹痛特点,正确评估病程进展状况。

(3)采用按摩、针灸方法,缓解疼痛。

(4)根据医嘱给患者解痉、止痛药物。

(5)如患者突然疼痛加剧,压痛明显,或出现便血等应及时报告医师并积极抢救。

3.营养失调的护理

(1)给患者解释营养对治疗肠结核的重要性。

(2)与患者及家属共同制订饮食计划。应给予高热量、高蛋白、高维生素饮食。

(3)严重营养不良者应协助医师进行静脉营养治疗,以满足机体代谢需要。

(4)每周测量患者的体重,并观察有关指标,如电解质、血红蛋白。

五、保健

(一)休息与营养

活动性肠结核,须卧床休息,积极改善营养,必要时给予静脉高营养治疗,以增强抵抗力。

(二)预防

主要是针对肠外结核,特别是肺结核的预防。对于肺结核应早期诊断、早期治疗,肺结核患者不要吞咽痰液。加强防治结核病的卫生宣传教育,牛奶要经过灭菌消毒,提倡分餐制,切实做好卫生监督。

(马小磊)

第十二节　老年人骨关节炎

一、概念

骨关节炎是一种慢性、渐进性、退行性关节病变,常累及一个或多个关节,系由于衰老、肥胖、炎症、创伤、关节过度使用、代谢障碍及遗传等诸多因素引起的关节软骨的变性、破坏及骨质增生为特征的慢性关节病。骨关节炎又称骨关节病、退行性关节炎等。临床表现为缓慢发展的关节疼痛、压痛、僵硬、关节肿大、活动受限和关节畸形等。

二、流行病学资料

随着我国人口老龄化,骨关节炎越来越受到人们的重视。该病对健康的影响越来越大,造成的医疗费用也逐步增加,已渐渐成为影响人们生活质量的主要困扰。

65岁以上人群中骨关节炎患病率可达50%以上,而在75岁以上人群中,这一数值可达到80%左右。该病有一定的致残率。

目前导致骨关节炎的明确原因还不清楚,其发生与年龄、性别、体重、关节创伤及遗传因素等有关。衰老是导致骨关节炎的最重要原因,尤其是在50岁以上人群中,发病率逐年增加。肥胖也是导致发生骨关节炎的重要因素。

三、常见症状和体征

本病好发于膝、髋、手、足等负重或活动较多的关节。膝关节为最常见受累关节。

(一)关节疼痛及压痛

负重关节最易受累。一般早期为轻度隐痛,休息时好转,活动后加重。随病情进展可出现疼痛加重或者导致活动受限。阴冷、潮湿环境会加重病情。

(二)关节肿大

早期为关节周围的局限性肿胀,随病情进展可有关节弥漫性肿胀、滑囊增厚或伴关节积液。后期可在关节部位触及骨赘。

(三)晨僵

晨起或长时间关节制动后会有关节僵直的表现,活动后可缓解。此为一过性的表现,一般不超过30分钟。

(四)关节摩擦音(感)

由于软骨破坏、关节表面粗糙等原因,出现关节活动时骨摩擦音(感)。膝关节常出现。

(五)关节活动受限

由于关节疼痛、肌肉萎缩等原因造成关节活动范围减小。

四、治疗原则

治疗目的在于缓解疼痛、阻止和延缓疾病的进展、保护关节功能、改善生活质量。治疗方案应个体化,充分考虑患者患病的危险因素、受累关节的部位、关节结构改变、炎症情况、疼痛程度、并发症等具体情况及病情。治疗原则应以非药物治疗联合药物治疗为主,必要时行手术治疗。

(一)非药物治疗

1.体育锻炼

主要目的为增强肌肉的力量和增加关节的稳定性。根据患者病情及健康状况制订个性化锻炼方案,循序渐进,量力而为,避免锻炼禁忌。

2.行动支持

主要减少受累关节负重,可采用拐杖、助步器等。

3.物理治疗

急性期物理治疗的主要目的是止痛、消肿和改善关节功能;慢性期物理治疗的目的是以增强局部血液循环和改善关节功能为主。物理治疗可以减轻疼痛症状和缓解关节僵直,包括针灸、按摩、推拿、热疗、经皮电刺激等。

(二)药物治疗

1.口服药

(1)非甾体抗炎药(NSAIDs):NSAIDs 既有止痛作用又有抗炎作用,是最常用的一类控制老年性骨关节炎症状的药物。主要发挥减轻关节炎症所致的疼痛及肿胀、改善关节活动的作用。其主要不良反应有胃肠道症状、肾或肝功能损害、影响血小板功能、可增加心血管不良事件发生的风险。

(2)对乙酰氨基酚:轻症患者可短期使用一般镇痛剂作为首选药物,如对乙酰氨基酚,主要不良反应有胃肠道症状和肝毒性。

(3)阿片类药物:尽量避免使用,但对于急性疼痛发作的患者,当对乙酰氨基酚及 NSAIDs 不能充分缓解疼痛或有用药禁忌时,可考虑用弱阿片类药物,如口服可待因或曲马朵等,应注意服药后的不良反应。

2.外用药

可短期缓解关节疼痛,使用时应注意避开眼睛和其他黏膜部位,以免损伤。

3.注射药

关节腔注射糖皮质激素或透明质酸等药物可缓解疼痛、减少渗出、改善关节功能,对轻中度的骨关节炎具有良好的疗效。但关节内注射药物存在引起出血及感染性关节炎的风险,因此在选择治疗时,应评估操作风险,慎重选择。

(三)手术治疗

手术治疗对于经内科治疗无明显疗效,病变严重及关节功能明显障碍的患者应行外科治疗,以校正畸形和改善关节功能。外科治疗手段有很多种,应充分评估患者病情后选择。主要的外科治疗有关节镜手术、截骨术和人工关节置换术。

1.关节镜手术

近些年广泛开展的微创手术,减轻关节疼痛,改善关节功能,延缓关节退变,具有创伤小、瘢痕少、康复快的优点。有手术适应证,不能完全替代关节切开手术。

2.截骨术

可恢复下肢正常力线,重新将承重压力分布到关节各部位,减轻关节疼痛,从而改善关节功能。

3.人工关节置换术

人工关节置换手术可以快速减轻退行性骨关节病患者关节疼痛等症状,长期疗效明显,但患者也会有发生并发症的风险,如关节假体感染、假体松动等,因此应慎重选择。

五、护理干预

(一)预防

(1)控制体重或减肥:肥胖是本病发生的重要原因,故应控制体重,防止肥胖。体重下降后能够防止或减轻关节的损害,并能减轻患病关节所承受的压力,有助于本病的治疗。

(2)及时和妥善治疗关节外伤、感染、代谢异常、骨质疏松等原发病。

(3)避免长时间站立及长距离行走。

(4)饮食护理:指导患者多食用高钙、高维生素、高蛋白、低脂肪的食物。由于骨关节病与肥胖、缺钙、缺乏维生素 A 和维生素 D 有关,因此在饮食上注意以下几点:①多进食高钙食品,以确保老年人骨质代谢的正常需要。老年人钙的摄取量一般较成年人增加 50% 左右,故宜多食乳制品、蛋、豆制品、蔬菜水果和海产品。含钙量较多的食品有乳制品(如鲜奶、酸奶、奶酪)、蛋类、豆制品(如豆浆、豆粉、豆腐、腐竹等)、蔬菜水果(如金针菜、胡萝卜、小白菜、小油菜等)及海产品(紫菜、海带、鱼、虾等)。②要增加多种维生素的摄入,如维生素 A、维生素 B_1、维生素 B_{12}、维生素 C 和维生素 D 等,比如奶制品、绿叶青菜、水果、豆类、蛋类、粗粮等,注意营养均衡。③禁食辛辣刺激的食物,如辣椒、咖啡、浓茶等。④肥胖患者应适当减重,应多食用低脂肪、富含膳食纤维的食物。

(5)坚持适量体育锻炼,防止骨质疏松。有规律的运动能够通过加强肌肉,肌腱和韧带的支持作用而有助于保护关节,预防骨关节病的发生。

(6)应多见阳光及补充维生素 D,以促进钙吸收。

(7)注意关节保暖。关节受凉常诱发本病的发生。

(二)护理干预措施

1.心理护理

大多数患者对本病认识不够完全,易产生焦虑、恐惧情绪,例如,对于疾病恢复期望值较高的患者来说,想到不一定能完全治愈,容易产生沮丧情绪;或者劳动能力的下降造成家庭收入的减少,也给患者造成巨大的思想负担,在护理过程中,应对患者正确实施心理护理。

患者出现心理问题时,护士应为患者营造一个舒适的环境,采用缓慢的呼吸锻炼方法,减缓焦虑,音乐疗法或者芳香疗法也可使患者调适心情和转换情绪。护士应多与患者沟通,耐心倾听患者产生焦虑的原因,并有针对性地进行排解指导,对患者提出的问题给予耐心解答。热情鼓励患者,增强患者的自信心,在进行护理操作前向患者耐心解释,取得患者的配合。

2.预防跌倒

跌倒危险性评估:护士及时对患者进行跌倒危险性评估,以确定是否为高危人群;且根据患者的病情发展进行动态评估,随时调整患者的安全风险程度,对高危患者及照顾者进行防跌倒宣教并加强巡视。

(1)环境设置:环境布局应合理、安全。病室要有充足的照明,夜间地灯开启,地面保持干燥、无水迹,物品放置有序且放置在易取用的地方。走道、楼梯、厕所需设有扶手。

(2)健康教育:及时向患者及照顾者宣教跌倒可能导致的不良后果,使患者及照顾者认识到跌倒的危害性,教会患者及照顾者识别跌倒危险因素及如何采取预防措施。告知对于步态不稳、软弱无力的患者,应随时有人陪伴与搀扶,并指导正确使用手杖或助步器等辅助用具;服用镇静、止痛、降压等药物后,需平卧半小时再起床活动,不要猛起猛站,下地活动前,应站稳后再移步;患者应穿着大小合适的衣裤及鞋子。鞋底应平稳、底厚、齿痕深、低跟,不穿薄底的拖鞋,鞋号大小适中,避免滑倒。

3.疼痛护理

患者入院、外科手术当天、术后3天内、主诉疼痛时及服用镇痛剂后均应评估疼痛,告知患者镇痛泵及镇痛药的作用及不良反应,观察镇痛效果。出现持续加重的疼痛,应及时通知医师。

4.生活护理

加强基础护理,保持患者头发、口腔、皮肤、会阴、指(趾)甲及床单位的清洁。

5.外科手术患者的护理要点

(1)伤口及引流管的保护和处理:保持伤口的清洁干燥,有渗血或者渗出液时及时通知医师。如有引流管,应适时挤压,保持引流管通畅,妥善固定,做好标识,观察引流量颜色、性质、量,准确记录,若每小时引流量>100 mL,持续2小时应及时通知医师处理。

(2)术后应保持患肢功能位,观察患肢皮色、皮温,患肢动脉搏动,运动感觉有无受损,观察肿胀程度。

(3)冷疗时观察皮肤有无苍白、感觉有无麻木、刺痛等主诉,如有异常立即停止治疗。

(4)术后第一次下地,评估患者病情、倾听患者有无头晕、心慌、乏力、疼痛等主诉,避免跌倒,进行安全宣教。

6.功能锻炼

功能锻炼是通过患者主动活动或被动活动,促进肌肉、关节活动,防止肌肉萎缩、关节僵硬,促进血液循环,改善关节活动范围,增强肌力,提高关节稳定性,改善关节功能,预防畸形,最大限度地降低致残率。

进行功能锻炼的原则应为:量力而行、动作轻柔,由易到难,循序渐进。

对不同受累关节进行不同的锻炼,如手关节可做抓、握锻炼,膝关节在非负重情况下做屈伸活动等。疾病恢复早期,不同关节可采取的床上锻炼方式。

(1)踝泵运动:通过简单的屈伸脚踝,可以有效促进整个下肢的血液循环。患者躺或坐在床上,下肢伸展,大腿放松,缓缓勾起脚尖,尽力使脚尖朝向自己,至最大限度时保持5~10秒钟,然后脚尖缓缓下压,至最大限度时保持5~10秒钟,然后放松,这样一组动作完成。稍休息后可再次进行下一组动作。反复地屈伸踝关节,每1~2小时练习5分钟,每天练习5~6次。

(2)股四头肌收缩做法:在膝关节伸直的时候(坐、立、躺时都可以)主动收缩股四头肌,使其绷紧,保持5秒钟,然后放松2秒钟,如此反复。

(3)直腿抬高做法:大腿、小腿均保持完全伸直,下肢抬高至足跟离开床面10~25 cm处,保持此姿势3~5秒钟,然后慢慢放下。此方法可防止坐骨神经粘连,加强股四头肌的锻炼。

(4)屈膝练习:仰卧位,尽量屈髋、屈膝,保持5~10秒钟。被动膝关节屈伸练习:CPM机辅助锻炼,从0°~30°开始,逐渐增加到0°~120°。

7.助行设施的使用

可使用拐杖、助步器等辅助用具来支撑体重、保持平衡和助行。使用时请确保地面清洁干燥,无水迹油腻,无障碍物,拐杖或助步器的支架脚底垫无磨损老化,防止跌倒。

(1)拐杖:①站立时支脚着地点为脚尖向前 10 cm、向外 10 cm 的位置,拐杖顶端与腋窝间留有 5～10 cm 的空隙,不能靠腋窝支撑身体,上肢用力,避免因腋窝受压造成臂丛神经的麻痹。②拐杖长度应为身高减去 40 cm。③手柄高度应为肘关节向内屈曲 25°～30°。④单拐及双拐使用方法。

(2)助步器:①调整高度,双臂自然下垂,双肘向内屈曲 25°～30°时助步器扶手与手腕高度平齐,或平齐患者股骨大转子的高度。助步器的四个支架处于同样的高度,平稳放置。②使用方法,护士协助患者站在助步器中心位置,左右扶手置于身体两侧;患者双手握紧扶手向前移动助步器一步后将其放置平稳;患肢先向前迈出一步,身体前倾,重心前移,双上肢有力支撑握住扶手,健肢再向前迈一步,使健侧足迈至患侧足平行处站稳,如此交替。

8.皮肤护理

老年患者皮肤皱褶多且皮肤干燥,皮下脂肪减少,血供较差,由于疾病活动受限,长时间卧床易导致受压部位出现压疮,应加强皮肤护理,预防压疮。

六、延续护理

(1)建立延续照护团队,主要由患者的医师、护士、康复师、营养师构成,并进行规范化培训。

(2)患者出院前一天对其进行全面评估,建立随访档案,根据患者的病情、心理状态、患肢功能状况制订个性化的延续性护理计划。

(3)定期进行电话回访,通过患者的恢复情况适当增加或减少患者的随访次数,给予延续性指导,也可通过微信或 QQ 等软件对患者实行移动医疗延续护理,采用文字、图片、视频等资料,有侧重的针对患者病情进行强化宣教。

(4)随访内容:①心理护理,患者出院后往往因为患肢疼痛不愿意实施初期康复锻炼,护士应理解患者情绪及态度,耐心解说康复锻炼重要性、消除患者恐惧心理,保持积极乐观的心态,建立战胜疾病的信心。②饮食指导,见骨关节病的预防。③了解关节功能恢复情况、每天锻炼时间及关节锻炼程度。根据患者需求进行个性化锻炼指导。随着训练时间的延长可以进行阻力锻炼,如可在足背上放沙袋,将腿伸直抬高训练腿部力量等。④了解患者使用助行设施的效果,并强调使用注意事项,纠正使用错误。

(5)了解病情恢复的情况,如有症状加重、手术后伤口疼痛、患肢肿胀、体温升高等现象,进行综合评估,如有异常通知患者及时就医。

(6)药物护理:①镇痛药物,患者出院后,医师常根据患者病情开具适量镇痛药物,服用镇痛药物后,指导患者自我观察有无恶心、呕吐、头晕等不适症状,因镇痛药物有镇静效果,服用后不宜进行活动,避免跌倒及其他不良反应发生。②预防骨质疏松药物,应遵医嘱坚持服用,不要自行停止,增强骨质密度,避免骨折。

(7)评估患者是否有良好的健康行为,是否按时服药,是否听从建议进行康复锻炼,是否养成良好的生活习惯,保证睡眠充足。

(8)安全防范:在家中保持地面干燥,在公共场所注意地面是否湿滑,提醒上、下楼抓稳扶手,有条件的家庭可于卫生间安装扶手避免如厕后跌倒。

(9)复查:如行手术治疗,术后一个月进行复查,或遵医嘱复查。

七、居家护理

(一)日常护理

保持心情愉快、戒烟、戒酒,养成良好的生活习惯。

(二)关节保暖

注意关节保暖防寒,在天气变化、气温下降时应注意添加衣物,必要时戴护膝、护踝等护具保护关节。

(三)正确的锻炼方法

(1)有氧训练:有氧训练的运动特点是负荷轻、有节律感、持续时间长,常用的训练方法有步行、慢跑、游泳、自行车、打太极拳等。有研究表明有氧运动在预防骨性关节炎的发展和症状控制方面,可以减轻疼痛,改善功能,促进关节健康,并可能在一定程度上减缓关节炎的进程。

(2)避免进行对关节不利的负重锻炼,具体包括:①爬山、爬楼,爬山、爬楼会对膝盖前方的髌骨产生很大的压力,特别是下山或下楼梯的压力又比向上爬的压力高。因此,应当尽量避免爬山、爬楼运动。②蹲起,因会加速髌骨软骨的磨损和损伤,加重患者的病情。③拎重物,拎或背重物会加重关节的负荷。

(3)活动时应穿合适的鞋,避免滑倒。女士不要穿高跟鞋。

(4)老年患者每天散步的时间宜在 30 分钟左右,每天早晚两次,每周安排 2 天左右的休息。或依据患者自身情况适当增减活动时间及强度。

(5)如果老年患者心肺功能和四肢关节功能允许,在室内进行娱乐性的体育活动,与同伴协同进行,既能保持心情愉快,又能提高对周围环境的顺应性。

(马小磊)

第十三节　老年人脊柱退行性疾病

一、疾病概念

脊柱退行性疾病泛指因椎间盘及小关节的退行性改变所导致的病理状态,影像学上表现为椎间盘的变性狭窄、小关节的磨损和增生及椎体边缘的增生骨赘,常伴有不同程度的颈肩腰腿痛。常见疾病有以下 3 种。

(一)颈椎病

颈椎椎间盘退行性改变及其继发病理改变累及周围组织结构(神经根、脊髓、椎动脉、交感神经等),出现相应的临床表现。

(二)腰椎间盘突出症

腰椎间盘突出症是因椎间盘变性、纤维环破裂、髓核等结构突出刺激和压迫腰骶神经根和马尾神经所表现出的一种综合征。

(三)腰椎管狭窄症

由于腰椎椎管或椎间孔狭窄,引起腰椎神经组织受压、血液循环障碍、出现臀部或下肢疼痛、神经源性跛行、伴或不伴腰痛症状的一组综合征。

二、流行病学资料

脊柱退行性疾病是一种生理性的过程,也可以由多种环境因素的影响所造成,椎间盘退变所引起的腰背痛是全球范围内最常见的疾病之一,并且是一个重大的公共卫生问题。职业、体育运动、遗传与本病的发生相关,肥胖、吸烟等是易发因素。

三、临床表现与并发症

(一)颈椎退化性疾病

1.神经根型颈椎病

由于椎间盘退变、突出、骨质增生等原因在椎管内或椎间孔处刺激和压迫颈神经根所致。各型中发病率最高,表现为颈项痛和上肢疼痛、麻木。患肢感觉沉重、握力减退。

2.脊髓型颈椎病

由于颈椎退变压迫脊髓,为颈椎病诸型中症状最严重的类型。表现为上肢或下肢麻木无力、僵硬、双足踩棉花感,步态不稳、行走困难,精细动作难以完成。严重者可出现尿频或排尿、排便困难等大小便功能障碍。

3.混合型颈椎病

混合型颈椎病是指颈椎间盘及椎间关节退变及其继发改变,压迫或刺激了相邻的脊髓、神经根、椎动脉、交感神经等两种或两种以上相关结构,引起了一系列相应的临床表现。

(二)腰椎退化性疾病

1.腰痛和坐骨神经痛

腰痛为大多数患者最先出现的症状,疼痛常为放射性神经根性痛。典型坐骨神经痛部位为腰骶部、臀部、大腿后外侧、小腿外侧至跟部或足背部。

2.麻木

麻木感觉区按受累神经区域皮节分布。

3.间歇性跛行

患者行走时,随着距离的增多而出现腰背痛或患侧下肢放射痛或麻木加重。

4.马尾综合征

患者可有左右交替出现的坐骨神经痛和会阴区的麻木感。严重的马尾综合征可出现双下肢不全瘫,括约肌功能障碍,大小便困难等症状。

四、治疗原则

治疗目的在于消除或缓解疼痛,增加活动幅度,恢复功能。针对患者个体情况,配合药物治疗,建立相适应的康复程序,病情严重者,选择手术治疗。

(一)非手术治疗

适用于病程较轻及休息后症状明显缓解者。

(1)休息:卧床休息可以减少椎间盘承受的压力,缓解椎间盘组织对神经根局限性的压迫。

(2)牵引:可使椎间隙增大及后纵韧带紧张,有利于突出的髓核部分还纳。

（3）推拿、按摩：可缓解肌痉挛、松解神经根粘连，减少对神经根的压迫，近期疗效肯定，远期疗效尚不明确。

（4）颈围、腰围等支具：增加脊椎稳定性。

（二）手术治疗

适用于保守治疗效果不好，下肢疼痛、症状严重影响生活；存在客观神经损害体征，如下肢肌力下降等；影像学检查证实椎间盘对神经等有明显严重压迫；椎间盘突出症并有椎管狭窄等患者。

常见手术方式有椎间孔镜髓核摘除术、椎间盘切除术、椎管减压术、腰椎内固定植骨融合术、颈椎前路减压椎间盘切除椎间融合术、颈椎后路椎管扩大椎板成形术等。

五、护理干预

（一）预防

（1）避免长时间工作、看书、上网、开车等，保持良好的坐姿，使用提供适当背部支撑的椅子或使用背部靠枕。

（2）乘车外出应系好安全带并避免在车上睡觉，以免急刹车因颈部肌肉松弛损伤颈椎。

（3）保证充足的睡眠，调整合适的睡眠姿势，可消除脊柱疲劳，床垫首选中等硬度的床垫。

（4）可适当通过运动减轻脊柱的劳累程度，避免长期做重复的动作。

（5）避免进行增加脊柱应力的高冲击性运动，如篮球、跳高、跳远等。避免反复旋转和扭脖、弯腰的运动。

（6）夏天避免风扇、空调直接吹向脊椎，尽量避免睡凉席及凉枕。

（7）身体质量指数（BMI）超标的患者进行减肥，吸烟者戒烟。

（二）护理干预措施

1.心理护理

消除患者顾虑、增加信心，保持良好的心态。

2.外科手术患者的护理要点

（1）伤口及引流管的保护和处理：保持伤口的清洁干燥，有渗血或者渗出液时及时通知医师。如有引流管，应适时挤压，保持引流管通畅，妥善固定，做好标识，观察引流量颜色、性质、量，准确记录，若每小时引流量＞100 mL，持续2小时应及时通知医师处理。

（2）评估病情：颈椎术后观察患者呼吸有无困难，声音有无嘶哑，饮水有无呛咳，四肢感觉活动及肌力，有无肢体麻木、大小便功能；腰椎术后患者观察双下肢及双足感觉活动，足背动脉搏动情况，有无肢体麻木、酸胀等症状。并注意观察术后1～3天有无引流量增多、颜色变浅或转清，患者出现头痛、头晕、呕吐等症状，预防脑脊液漏。

（3）术后第一次下地，评估患者病情、倾听患者有无头晕、心慌、乏力、疼痛等主诉，预防跌倒，进行安全宣教。

3.翻身护理

指导并协助患者每2～4小时翻身一次，翻身时，保持头、颈、肩、臀、双下肢在一条直线上，轴线翻身，避免扭曲，防止脊髓神经损伤。

4.功能锻炼

目的：增强肌力，保持脊椎稳定，改善功能，增加脊椎活动范围，减少神经刺激，减轻肌肉痉挛,消除疼痛。

在发病最初的 1～2 周内应避免进行功能锻炼,症状不再随时间加重时,应遵医嘱进行锻炼,以适合患者、强度适度为原则,制订个性化训练方案,部分动作应在医务人员指导下进行,避免盲目追求锻炼效果导致脊髓神经损伤。

(1)颈椎退化性疾病功能锻炼:①上肢主动训练,可用握力器、拉力器等辅助锻炼。多做捏、握、夹、持等动作,增强手的灵活性。②下肢锻炼,直腿抬高。

(2)腰椎退化性疾病功能锻炼:①直腿抬高,每天 3 组,每组 10～20 个。②平躺拉伸,平趴于床上,手放于身体两侧,慢慢用双手撑起躯干,头微微向后仰,腹部肌肉收缩。③飞燕式,患者俯卧于床上,双上肢向背后伸,抬起头、胸及双上肢离开床面,双腿伸直向上抬起,离开床面,可交替进行抬起,同时后伸抬高;患者头、颈、胸及双下肢同时抬起,双上肢后伸,腹部着床,身体呈弓形。④四点爬姿,爬行姿势立于床上,双手、双膝支撑躯干,双手与双膝与肩同宽,慢慢抬起一侧下肢,与躯干平行,再抬起对侧上肢,与躯干平行,头微微向后仰。

六、延续护理

(1)建立延续照护团队,主要由患者的医师、护士、康复师、营养师构成,并进行规范化培训。

(2)患者出院前一天对其进行全面评估,建立随访档案,根据患者的病情、心理状态、患肢功能状况制订个性化的延续性护理计划。

(3)定期进行电话回访:通过患者的恢复情况适当增加或减少患者的随访次数,给予延续性指导,也可通过微信或 QQ 等软件对患者实行移动医疗延续护理,采用文字、图片、视频等资料,有侧重的针对患者病情进行强化宣教。

(4)随访内容:①日常生活,患者生活有规律,保证充足睡眠,修养环境应舒适、温度适宜,空气新鲜,保持心情愉快。②饮食护理,详见老年性骨关节炎。③功能锻炼,详见老年性骨关节炎。④注意事项,患者旋转运动时注意避免脊椎扭曲。腰椎患者术后 3～6 个月避免做弯腰、扭腰和搬、提重物等运动。

(5)支具的使用:①颈托,一般颈椎术后佩戴颈托不超过 3 个月或遵医嘱,佩戴及摘除颈托时应保持卧位,轴向翻身至侧卧位,先佩戴颈托后片,取平卧位,再佩戴颈托前片,前片压住后片,粘好尼龙贴。调节松紧度,以可伸入一指为宜。床旁坐起无不适后离床活动。②腰围,腰围佩戴不宜超过 3 个月或遵医嘱,佩戴及摘除时应保持卧位,患者轴线翻身至侧卧位,将腰围卷成筒状,放入患者身下,使腰围正中线与患者脊柱对齐,腰围的上缘平齐肋下缘,下缘平齐臀裂,轴向翻身至平卧位,先后将腰围的内、外固定片粘牢,调节松紧度,以可伸入一指为宜。患者床旁坐起无不适后离床活动。

(6)服药护理:见老年性骨关节炎。

(7)复查:如行手术治疗,术后一个月进行复查,或遵医嘱复查。

七、居家护理

(1)保持心情愉快。

(2)戒烟、戒酒,养成良好的生活习惯。

(3)颈部避免长时间低头姿势,不偏头耸肩,谈话看书时正面注视,保持脊柱的直立。

(4)枕头的适宜高度为 10 cm,避免高枕睡眠的不良习惯,高枕使头部前屈,增大颈椎的压力,有加速颈椎退变的可能。

(5)运动疗法：①有氧锻炼，散步、游泳、骑车、做体操等低冲击性的有氧运动。②身心锻炼，身心锻炼可促进患者肌力、柔韧性及平衡能力的改善，引导肢体放松，促进康复。

(6)3个月内避免骑车、开车等活动。进行家务劳动时，工作台高度适宜，避免过度弯腰。

(7)定期复诊，不适随诊。

（马小磊）

第十四节　老年人贫血

一、疾病简介

贫血是老年人临床常见的症状。随着年龄的增加，贫血发病率也会上升，因为老年人的某些生理特点与贫血的发生也有一定的关系。老年人贫血主要是缺铁性贫血和慢性疾病性贫血，其次为营养性巨幼细胞贫血。在经济条件较差的人群中易发生营养性贫血。老年人贫血的发生较为缓慢、隐蔽，常会被其他系统疾病症状所掩盖。如心悸、气短、下肢水肿及心绞痛等症状在贫血及心血管疾病时均可出现，临床上多考虑为心血管疾病而忽视了贫血的存在。实际上，也可能是贫血加重了心血管的负担，使原有的心脏病症状加重。此外，贫血时神经精神症状常较为突出，如淡漠、无欲、反应迟钝，甚至精神错乱，常被误诊为老年精神病。

贫血是一种症状，造成贫血的原因比较复杂，对老年人贫血应该寻找出造成贫血的真正原因。老年人贫血常见原因是营养不良或继发于其他全身性疾病。再生障碍性贫血及溶血性贫血不多见。营养不良性贫血中以缺铁性贫血最常见。食物缺铁，吸收不良或慢性失血均可造成铁的缺乏。老年人咀嚼困难，限制饮食，胃酸缺乏，吸烟喝酒，饭后饮茶等都可造成铁吸收障碍。慢性失血以胃溃疡出血、十二指肠溃疡出血、消化道肿瘤出血、痔疮、鼻出血及钩虫感染为常见。继发性贫血的常见原因是老年人肿瘤、肾炎和感染。有些药物如某些降糖、氯霉素、抗风湿药、利尿药等，除可直接对骨髓造血功能影响外，还可通过自身免疫机制造成溶血性贫血。

二、主要表现

老年人贫血进展缓慢，其症状、体征与贫血本身及由引起贫血的原发病共同所致，其表现与贫血的程度、发生的进度、循环血量有无改变有关。

（一）皮肤、黏膜

皮肤、黏膜苍白最为常见，苍白程度受贫血程度、皮内毛细血管的分布、皮肤色泽、表皮厚度及皮下组织水分多少的影响。苍白比较明显的部位有睑结膜、口唇、甲床、手掌及耳轮。

（二）肌肉

主要表现为疲乏无力，是由骨骼肌缺氧所致。

（三）循环系统

表现为活动后心悸、气短，严重贫血可出现心绞痛、贫血性心脏病、心脏扩大乃至心力衰竭。

（四）呼吸系统

表现为气短和呼吸困难。

(五)中枢神经系统

缺氧可致头昏、头痛、耳鸣、眼花、注意力不集中及记忆力减退、困倦、嗜睡乃至意识障碍。

(六)消化系统

常见食欲减退、腹胀、恶心、腹泻、便秘、消化不良等。

三、治疗要点

老年人贫血的治疗原则与年轻人相同,首先针对病因。一般用药原则是针对性强,尽量单一用药,剂量要充足,切忌盲目混合使用多种抗贫血药。老年人贫血一般多为继发性贫血,当然是要以治疗原发病为主,只有治好了原发病,贫血症状才有可能得到纠正。

四、护理措施

(一)休息

可视贫血的严重程度及发生速度而定,对严重贫血并伴有临床症状的,要采取适当休息,限制下床活动,卧床或绝对卧床休息。对有一定代偿能力的,要给予一定的关照。休息的环境应清洁、安静、舒适、阳光充足,空气流通。温湿度适宜,并与感染隔离。

(二)病情观察

观察体温、脉搏、呼吸、血压情况的变化,及可能合并出现的出血与感染的早期临床表现,及时处理。

(三)营养

应给予高热量、高蛋白、高维生素及含无机盐丰富的饮食。通过适当调整饮食以协助改善胃肠道症状。

(四)症状护理

心悸、气短应尽量减少活动,降低氧的消耗,必要时吸氧。头晕系脑组织缺氧所致,应避免突然变换体位,以免造成晕厥后摔倒受伤。有慢性口腔炎及舌炎时应注意刷牙,用复方硼砂溶液定时漱口,口腔溃疡时可贴溃疡药膜。

(五)皮肤毛发护理

定期洗澡、擦澡、保持皮肤和毛发清洁。

(六)心理护理

耐心、细致地做好思想工作,关心体贴,解除的各种不良情绪反应及精神负担,增强战胜疾病的信心。心力衰竭或烦躁、易怒、淡漠、失眠,面色、手掌和黏膜苍白。

五、保健

(1)平时应注意膳食的均衡,食物中应有充足的新鲜蔬菜、肉类、奶类及蛋类制品,菠菜、芥蓝菜、黑木耳、桂圆、红枣、海带、猪肝富含铁质食物,经常调配食用,对预防营养不良性贫血有较好的作用。对已查明正在治疗原发病的贫血老人,有辅助配合治疗的效果。

(2)对老年人来讲,许多急性、慢性疾病,特别是常见的感染性疾病都可引起继发性贫血,如肿瘤、慢性支气管炎、结核、胆囊炎、肾盂肾炎、前列腺肥大、尿路感染、糖尿病及慢性肝炎或肝硬化等。因此,积极有效地预防这些疾病,一旦患有疾病应及时进行治疗,不让疾病长期不愈,就可减少继发性贫血的发生率。

(马小磊)

第十四章 血液透析室护理

第一节 血液透析患者的心理特点

患者心理是指患者在患病或出现主观不适后伴随着诊断、治疗和护理过程所发生一系列心理反应的一般规律。在生物心理社会医学模式中，患者心理的研究与应用是临床工作中一项重要的内容。人的心理与躯体疾病是一个统一体，准确地把握透析患者的心理特点，对于建立融洽的医患关系，有效地控制疾病进展，全面地改善透析患者的生存质量是十分有益的。

一、否认心理

多数尿毒症患者在患病之初都有过否认心理。患者否认尿毒症的诊断，拒绝透析治疗这个严酷的事实，他们常以自己的主观感觉良好来否认疾病的存在，照常工作、学习，以维持暂时的心理平衡；有的患者怀疑医师的诊断，反复询问病情，到处奔走就医，企图通过复查，推翻原有的结论；有的患者否认疾病的严重性，他们虽能接受尿毒症的诊断，但仍存在不同程度的侥幸心理，总认为医师喜欢把病情说得重一些，对疾病的严重程度半信半疑，因此不按医嘱行事，尽可能拖延做血管通路手术的时间；还有的患者表现沉闷，内心极端痛苦，不去积极治疗，甚至拒绝治疗；更多的患者则压抑自己强烈的情绪反应，表现为迟钝、犹豫，进而感到孤独，产生一种被遗弃感。作者认为，否认疾病的存在在短时间内和一定程度上可缓解应激，减轻过分的担忧与恐惧，具有一定的积极意义，但是不顾事实的长期否认，将会延误治疗的时机。

二、焦虑心理

焦虑是一种常见的情绪反应，是一个人在感受到疾病威胁时产生的恐惧与忧虑，是一种与危险有关而又不知所措的不愉快体验，有人用"失助感"来解释焦虑。透析患者由于惧怕透析过程中可能出现的痛苦，担心失去正常生活的能力，尤其害怕死亡的来临，表现出真实的痛苦与焦虑。有的患者对于长期依赖透析治疗这个事实不理解或不接受，越接近透析日期，心理负担越重，焦虑和恐惧越明显，甚至坐卧不安，食不知味，夜不能寐。此外，医院环境的不良刺激，也容易使透析患者心境不佳，情绪低落，特别是当看到为抢救危重患者来回奔忙的医护人员，看到同病相怜的病友死亡时，更容易产生恐惧与焦虑，好像自己也面临着同样威胁。长期过度的焦虑，导致心理的失衡，不利于疾病的治疗。

三、抑郁心理

抑郁是一种闷闷不乐、忧愁压抑的消极心情，主要是由现实丧失或预期丧失引起的。接受透析治疗对于任何人来说，都不是一件愉快的事，多少都伴随着丧失，所以多数透析患者都会产生程度不等的抑郁情绪，并随着病情的轻重和治疗效果的不同而有所差异，突出表现为自尊心低、沮丧、伤感、绝望和失助感，把生活看得灰暗，总认为自己的将来比现在更糟，缺乏自信，接受治疗消极，严重者甚至出现自杀行为。

四、孤独与怪癖心理

透析患者由于受到抑郁、焦虑等消极情绪的长期折磨，扭曲了原来的心理。他们暂时或长期丧失生活自理能力，自感无助于家庭与社会，成为家庭与社会的累赘而产生孤独感，这种心理变化长期持续存在会导致行为上的怪僻。他们常常把医护人员和家属当作替罪羊，无休止地向他们发泄不满，怨天尤人，一会儿责怪医师没有精心治疗，一会儿埋怨家人没有尽心照顾，要求逐渐增多，情绪极易激惹，有时为了一点小事就大发雷霆，任性挑剔，伤害他人感情，甚至出现自残和攻击医护人员的行为。

五、依赖心理

透析患者大都存在一种依赖的心理状态，对自己的日常行为、生活自理能力失去信心，自己有能力做的事情也不愿去做，事事依赖他人，情感幼稚，行为变得被动顺从。一向独立、意志坚强的人也变得犹豫不决，一向自负好胜的人也变得畏缩不前。透析患者的这种被动依赖心理，不利于疾病的控制，如一味姑息迁就他们的依赖心理，则难以培养他们与疾病斗争的信念。

六、悲观与绝望心理

对于刚被确诊为尿毒症的患者，悲观是常见的心理反应，在那些主观症状越来越明显，尤其是经过一段透析治疗，没有达到预期效果的患者身上表现得更为突出，他们对透析治疗由希望到失望再到绝望，惶惶不可终日，痛苦心情难以言表。有的患者为了不给家人添麻烦，不让他们过分地痛苦和担忧，反而表现得异常平静；有的透析患者意志薄弱，失去信心，不敢面对现实，万念俱灰，求生意志丧失殆尽，坐等死亡的到来。

（江　洁）

第二节　血液透析患者的心理需求

对于透析患者来说，有物质与医疗服务的需求，但相对更重要的是心理需求能够得到满足。虽然透析患者的心理需求因人而异，但也有共性规律可循，作者根据马斯洛提出的人的需求层次理论，结合自己的观察与思考，认为透析患者主要有以下 6 种心理需求。

一、需要尊重

透析患者希望得到他人及社会的理解和尊重,特别是希望得到医护人员的关心和重视,得到较好的治疗待遇。不同社会角色的人常有意或无意地透露和显示自己的身份,想让别人知道他们的重要性,期望医护人员对他们给予特殊照顾。作为医护人员应该懂得,一切患者都是因为生病才来就医,他们在各自的工作岗位上都是为党和人民的事业服务的,在这一方面,大家都是平等的。所以,对待透析患者既要一视同仁,又要让他们每一个人都能感受到他是得到特殊照顾的。

二、需要接纳

由于透析患者需要定期到医院接受透析治疗,打乱了原有的生活习惯和作息时间,肯定会有一个逐步适应的过程,尤其是走进一个陌生的地方,需要尽快地熟悉环境,被新的群体(透析患者、透析室医护人员)所接纳,特别渴望医护人员和病友能够主动与其进行沟通和相处,在情感上被接纳。

三、需要信息

有研究资料表明,在一般性疾病患者中,80％的患者有了解自己疾病真实情况的想法,而80％的医师拒绝告诉患者。到底是否应当告知患者疾病的相关信息呢?作者认为,对于透析患者,应当矫正他们对透析治疗的不正确认识,根据患者的需要程度和心理承受能力,提供适当的信息,对于解除其不必要的恐惧与焦虑,避免产生消极的情绪反应是十分有益的。但应注意,给透析患者提供的信息不可完全真实,否则会加剧其应激心理;又不可完全不真实,否则,他们根本不相信。对于透析患者,应当向他们提供以下一些信息:①尿毒症是不能治愈的慢性疾病,透析治疗是维持他(她)们生命的重要手段,拒绝治疗就意味着放弃生命。②建立血管通路(动静脉内瘘及临时性或半永久性血管通路)是进行血液透析治疗的必需条件,是维持性血液透析(MHD)患者的生命线,应当倍加呵护。③医院、透析中心(室)有关规章制度及透析时间安排的有关信息。④干体重的概念、透析充分及饮食、饮水管理与疾病关系的有关信息。⑤医疗费用支付问题的有关信息等。当透析患者了解了这些信息,将有利于坚定他们战胜疾病的信心,依从性也会得到增强。

四、需要安慰

不管意志多么坚强的人,一旦进入透析治疗阶段后,心理都会失衡,再乐观豁达的人此时也希望得到亲朋好友尤其是医护人员的安慰和鼓励。因此,患者在透析治疗或住院期间,医护人员和患者亲近的人应通过各种形式给予他们精神上的安慰和鼓励,这对控制和稳定病情是不可或缺的。

五、需要安全感

由于透析治疗的特殊性及透析患者在治疗过程中可能出现的种种不适,容易使他们产生不安全感。他们需要了解自己的病情,期盼生命不再受到威胁,希望各种治疗既安全顺利又无痛苦。他们把能得到安全感和生命延续视为求医的最终目的。因此,医护人员对透析患者进行的任何治疗都应事先向他们做耐心细致的解释并有一定的技术保障,以增强他们的安全感。

六、需要和谐的环境

健康人的生活常常是丰富多彩的,而透析患者则几乎被束缚和封闭在一个单调的世界里,白色的墙壁,白色的床单,白色的工作服,循环往复的透析治疗,使他们始终处于一种被动的状态,感到无所事事,度日如年,特别是那些年轻及事业心较强的患者,更会如此。所以,要根据透析中心(室)的客观条件尽可能营造出一种和谐温馨的环境,并视透析患者身体的具体情况,安排他们做适当的文体活动,不时给予透析患者有新鲜感的刺激,这将有利于调动他们的主观能动性,愉悦心情,促进身体的康复。

(王　霞)

第三节　血液透析患者的健康教育

一、健康教育的目的

透析患者和其他慢性疾病患者一样需要在日常生活中进行自我管理,改变以往的生活方式以适应透析治疗。血液透析需要每周 2~3 次,9~15 小时的治疗时间。不仅是患者自身,也需要其家人的配合,共同改变以往的生活方式。因此,作为护理人员,对患者及其家属进行宣教,使他们获得透析治疗所需的知识及技术,是十分必要的。

二、健康教育前的评价

(一)对患者的评价

进行健康教育前应首先对患者的个人情况进行评价。通过把握患者目前的情况,以提供适用于不同患者进行自我管理所需要的知识。一般应评估患者的身体状况、情绪状况、心理社会状况以及目前为止已掌握的知识,进而选择适合的宣教方法,具体见表 14-1。

表 14-1　透析患者健康教育前的评价项目

评价项目	评价内容	收集信息
身体状况	发病以来疾病的控制情况	现病史、既往史
	目前疾病的状况	症状、体征
	有无并发症及其程度	由并发症引发的身体障碍(如糖尿病、脑血管疾病等)
	机体功能障碍的程度	实验室检查结果
		视力、听力、语言、知觉、行动等
		治疗方正及内容
		透析条件,透析中的状况(血压、症状、体重增加等)
		活动度、透析疗法、饮食、药物、内痿、并发症等地处置(心血管疾病、糖尿病等)
情绪状况	接受治疗及学习的意愿	不安、抑郁、是否拒绝透析

评价项目	评价内容	收集信息
心理社会状况	疾病的接受过程,目前所处阶段	对身体和疾病关心的内容
	健康观、自我观、疾病观	社会责任的变化
	人际关系	经济状况
	患者的目标	年龄、性别
	理解力(阅读、书写、计算)	家庭构成、职业、地位、生活计划
		每天的行动计划
		阅读能力
已掌握的知识	以往学习的知识、技能	目前为止对有关肾功能不全、透析治疗所了解的知识、技术
	正在实施的康复计划	患者陈述的康复经验
	新学习的知识、技术等	与专家的交流
	医学专业术语的理解程度	
	患者希望的宣教方法,视觉(电视、图片、阅读)、听觉(交流、听录音等)	

(二)影响患者自我管理能力的因素

患者需要在透析治疗的同时不断调整自身状况以适应新的生活。有些因素影响着患者自我管理能否顺利进行,这些因素包括环境因素和个体因素,如患者的身体状况、对透析治疗的接受程度、包括家人在内的社会支持系统等。具体因素见表14-2。

表14-2 影响患者自我管理能力的因素及原因

评价项目	原因	内容
充分透析	身体状况	
	肾功能	尿毒症引发的症状、并发症
	心功能	血红蛋白、尿素氮、血肌酐及血钾
	贫血	血压是否稳定
	骨、关节疾病	内瘘的状况
	内瘘	血液透析次数、透析时间、透析器
	末梢血管障碍	体力
	透析中的状态	
	有无并发症	
自我管理行为	透析接受情况	
	对疾病(透析疗法)的接受程度	接受程度,适应阶段(不安、抑郁、是否接受透析)
	饮食管理	有无活动的限制(听力、视力、知觉、步行)
	用药管理	透析过程是否顺利
	内瘘管理	饮食方式,血钙、血磷、血钾值
		水、盐的摄取方式,体重增加率
		服药状况

评价项目	原因	内容
		内瘘有无闭塞、出血、感染、内瘘的观察
环境因素	家庭构成	家庭、高龄患者、独居
	居住环境	有无来自家庭的援助
	家庭以及社会支持	经济保障(经济状况、保险的种类)
	信息源	住院方式(住院时间、有无陪护)
	社会资源	人际关系
个人原因	宗教	年龄
	兴趣	职业、职位、对职业的责任及兴趣
	社会责任	对自身的接受
	自我管理知识	社会生活
		自我照顾能力
		宗派
		原有的知识、技能
		患者的康复经验
		宣教内容
		宣教后的生活规划

三、健康教育指导

血透患者只有具备良好的身心状态,进行有效的自我管理,才能保证良好的生活质量,护理人员对此担负着重要的责任。

(一)诱导期的自我管理指导

患者从保守治疗进入到透析治疗,护理人员首先应全面评价患者的身心状况,从而制定出具体的宣教计划。对于诱导期的患者,宣教的目标是让患者了解自我管理的重要性,改善患者的身体状况,通过心理护理使患者尽早接受透析治疗,改变原有的生活方式适应透析生活。

1.健康教育指导的内容

(1)持续透析。为使透析治疗顺利进行,在诱导期需要让患者了解肾功能不全的相关知识、血液透析原理及其必要性。为更好地提高透析治疗的效果,需要患者进行自我管理(充分透析、合理饮食、适当运动、预防感染、排便)等。同时应指导患者学会读取实验室检查结果、预防并发症(贫血、血钙的代谢异常、感染、糖尿病)的发生,一旦发现异常与医院进行联系,并指导患者日常生活中的注意事项。

(2)水分和饮食管理。

1)透析饮食的制定方法:透析饮食的制定原则是维持和促进健康、保证摄入平衡。具体要点如下:①营养平衡、优质的食物。②适当的热量。③必要的蛋白质(不要摄入过量)。④控制水分。⑤禁食含钾食物。⑥禁食含磷食物。

2)告知患者如水、盐摄入过量易导致心功能不全、脑出血;热量摄入过多易出现高脂血症、动脉硬化;血钙、血磷摄入不平衡易引发甲状旁腺功能亢进症。

水盐的摄入方法:每次血液透析过程中,脱水量最好控制在体重的 3％～5％以内。告知患者如果透析间期体重增加过多,易增加心脏、血管的负担,体液过多导致高血压、心功能不全等并发症。此外,体重增加过多时,透析中可出现脱水困难、体力下降等问题。

钾的摄入方法:由于肾功能不全使钾不能在尿中排泄,因此如果钾摄取过量,易引发猝死等危险。指导患者每天钾的摄取量最好是 1 500～2 000 mg。

磷的摄入方法:蛋白质含量多的食物,磷的含量也比较高(1 g 蛋白质,含磷 12～14 mg)。指导患者不要过量摄取蛋白质含量多的食物,最好应用食品成分表选择食物。

(3)药物管理。

1)慢性肾衰竭患者因肾功能减退,药物排泄受阻,药物血浓度增高,半衰期延长,用药需调整剂量及用药间隔时间,尽量避免使用对肾脏有毒性作用的药物,如庆大霉素等。

2)透析可丢失水溶性维生素,故需补充叶酸、B 族维生素、维生素 C,但不能过量。补钙药应含服或嚼服,同时适当补充维生素 D,并监测血钙浓度。

3)大多数血液透析的患者常伴有高血压。高血压主要是由水、钠潴留引起的。通过透析清除多余的水分,纠正高钠后,血压会得到控制。但也会有部分患者尽管通过充分透析和超滤,血压仍持续升高,透析间期需服用降压药来控制血压。指导患者正确有规律地服用降压药,不得随意增减、不可自行停药;教会患者及家属自己测量血压,同时测量卧位、坐位和立位血压,可以防止直立性低血压;体位改变时动作尽量缓慢,防止直立性低血压的发生;透析前和透析中减少或停用降压药,以避免透析中低血压和透析后的直立性低血压;每天监测血压至少 2 次,做好记录;在服药过程中如出现不良反应,及时通知医师进行处理。

4)有贫血者定期注射促红细胞生成素,并注意药物不良反应的观察,每月复查血常规,口服铁剂如硫酸亚铁等,宜饭后 30 分钟口服,以减少胃肠道反应。同时忌饮浓茶,以免影响药物吸收。服药过程中如出现不良反应状况,及时通知医师及时处理,避免不良反应发生。

5)从肾脏排泄的药物(如 H_2 受体阻断剂等抗溃疡药物等),因在体内停留时间较长,为防止药效过量,应减少药量。

6)易被透析清除的药物(如头孢类药物等),原则上应该在透析后服用或注射。

7)患者应了解目前口服或注射药物的用途、作用、服用方法、不良反应以及注意事项等。

(4)内瘘管理。内瘘是维持性血液透析患者的生命线,为了保持内瘘能长久的应用,应防止发生闭塞、狭窄、感染以及出血。一旦出现问题,透析治疗就不能顺畅进行,进而导致透析不充分。因此,应指导患者了解内瘘对于患者的意义及其重要性,学习自我观察要点以及透析后的止血方法等。

2.健康教育方法

(1)持续透析。

1)相对于说明书这类的文字说明,图片或照片、录像带、模型、实物等能更加贴近现实。为让患者更好地理解血液透析疗法,可以让其观看透析管路、透析器以及透析膜断面的实物,以减少恐惧感,增进理解。

2)让患者熟悉各项实验室检查的正常值,便于自我管理。

3)为预防和早期发现并发症,可以应用各种宣传手册加深患者的认识,同时也可让一些自我管理较好的患者介绍经验。

4)对于刚刚开始透析治疗,身体状态调整不佳或对疾病尚未完全接受的患者,此时可能并不能马上进行自我管理。护理人员切忌向患者介绍过多的知识,以免增加负担,仅提供1~2个重要的信息即可。可以告诉患者所谓的自我管理,是指患者能够对自身情况进行观察和判断。此外介绍一些患者感兴趣、关心的事情,注意在宣教的时候应注意与患者的个人情况相结合。

(2)水分和饮食管理。

1)对患者进行饮食指导,最好能连同营养师一起进行。

2)平衡的饮食应该是有效控制水和盐,不过量摄入钾和磷。

3)可以通过宣传手册、录像带等形式让患者了解食品种类及成分。

4)告知患者每摄入 1 g 盐能使 100 mL 的水贮存在体内。为加深印象,可以让患者观看血管内充满水时的照片,并比较正常时和心功能不全时胸部 X 线片,以增加患者的感官认识。

(3)药物管理。①应该让患者记住正在服用的口服药和透析中应用的注射药物的药品名、作用以及不良反应,还应告诉患者为达到最佳药效必须按照规定的方法服药。②提醒患者把正在服用的其他科室的处方药和保健食品等告诉护理人员。③有些患者会根据以往的习惯进行服药,所掌握的知识可能是不完全正确的,因此护理人员应对患者了解的知识进行评估,对缺乏的部分进行补充说明,对错误的部分给予修正。

(4)内瘘管理。①可以让患者看内瘘的图片或照片,举例说明内瘘管理的重要性。②指导患者了解内瘘的部位、走行,用手触摸内瘘搏动,用耳倾听内瘘的范围和强度。③指导患者每天观察内瘘血管的紧张度、弹性等,防止发生闭塞、感染、出血等异常情况,一旦发现异常,应马上和医院取得联系。④宣教时应注意根据患者的实际情况来进行,避免使用专业术语,多用一些患者能理解的语言。

3.健康教育技术

(1)测量体重:向患者说明为达到水、盐管理的意义,做到每天测量体重,告知透析前后测量体重的意义,并强调如果测量错误可能出现透析不充分、脱水过量进而导致心功能不全和低血压。

(2)测量血压:测量血压是自我管理的项目之一。护理人员应向患者说明通过血压测量,可以及时观察到水盐管理的效果、降压药或升压药的药效。患者应该掌握血压的正常值和测量方法,护理人员在指导患者进行血压测量时,可通过让其反复练习达到操作正确,并提醒患者血压出现异常时一定和医院取得联系。

(3)观察内瘘:为预防内瘘出现闭塞等情况,应每天进行观察。教会患者沿着血管的走行进行触摸、利用听诊器听取血流声音。了解正常的声音以及血管搏动的范围。

(4)做观察笔记:指导患者每天做观察笔记,记录的内容包括血压值、身体状态、自我感觉、身体调整状况、与医务人员交流后获得的信息、日常情况等。

(5)健康教育要点:①掌握正确的方法,护理人员进行指导的时候,先演示正确的方法,让患者进行观看,然后让患者来做,进行观察,对错误的地方进行纠正。通过反复的练习逐渐掌握正确的操作方法。②模仿正确的行为,模仿是提高学习效果的重要方法。为了使患者掌握正确的行为,指导者应注意每次进行演示时都应一致,不应有不同,这样才便于患者进行模仿。③减少操作错误,告知患者在测量血压和体重时,如操作不规范,可能出现错误的结果,应尽量减少操作失误。

4.心理、社会指导

(1)慢性肾衰竭患者因病难愈,需长期透析治疗并负有沉重的经济负担。患者易产生悲观、失望、焦虑、抑郁的情绪和逆反行为,对治疗信心不足。作为护理人员,首先对患者深表同情,充分认识了解患者的心理要求,态度和蔼、热情、认真,操作熟练准确,获得患者与家属的信赖。重视与患者家属沟通,取得家属的支持。根据患者不同的实际给予鼓励、帮助、提供相关忠告、咨询与支持,适当解释情绪对病情的影响,做好疏导工作,有计划地使患者了解血液透析的原理、疗效、血管通路的保护、控制导致疾病加重的危险因素及合适的生活方式和稳定的情绪对恢复健康的重要性等。鼓励患者树立乐观向上的思想,保持精神愉快,以最佳的身心状态接受治疗。

(2)当患者出现愤怒、悲伤的感情时,护理人员应鼓励患者记录下自己的心理反应,或者与医护人员进行交流。护理人员应多创造与患者交流的机会,帮助患者度过心理危机。如果出现了不能解决的心理问题,应适当请教心理专家进行援助。

(3)如果是社会因素,如原有的社会义务无法履行,或由于住院给家人带来了麻烦,或者是由于住院环境、经济状况、医保手续等方面的问题而造成的,都可能给患者带来影响。针对具体原因提供相关的信息给患者,并注意为患者争取来自社会支持系统的援助。

(4)护理人员应特别关注高龄患者和由于并发症而影响日常生活的患者。

(5)有些患者因担心治疗无法继续履行自己的社会责任(工作、家庭和学业),体力无法从事重体力劳动而产生忧虑,这时可以适当向患者提供腹膜透析或肾移植等方面的信息,便于患者结合自身情况进行选择。

5.对患者家属的健康教育

作为透析患者的家属,应做好与患者的治疗和疾病长期相处的精神准备。护理人员应指导家属正确的理解疾病和透析治疗,指导其作为协助者,多给予患者必要的、长期的援助。

(1)宣教内容和方法:在对家属进行宣教时,一般应和患者共同进行,护理人员应制定包括宣教次数、时间、内容和方法等内容的具体计划,便于操作。

(2)慢性肾功能不全和透析疗法:向患者的家属及周围人说明患者一旦出现慢性肾功能不全就应做好终身依靠血液透析维持生命的准备,家人应给予长期的援助。

(3)协助饮食管理:患者家属应该和患者共同学习透析饮食的原则。在饮食制作上多下功夫,因为只有家人的参与与支持才能保证饮食疗法的正确实施。

(4)协助用药管理:告知家属患者目前正在应用的药物的品名、作用、服用方法,当药物变化、停药以及出现不良反应等情况时,能及时发现。如患者不能与医师进行有效沟通时,家人应积极与医院取得联系,进行详细说明。

对于个别不能有效进行体重管理、血压管理和用药管理的患者,护理人员应向家属进行详细的介绍,提醒家人做好监督。

(5)协助内瘘管理:护理人员应指导家属了解内瘘的意义、重要性,学会出现异常时如何应对,必要时应与医院进行联系。

(6)观察日常生活行动:家属在日常生活中应注意观察患者的身体变化、体重、血压、实验室检查结果,并协助记录观察笔记,便于为医务人员提供相关信息。

(7)社会资源的利用:由于患者长期进行透析治疗,给家庭带来了一定的经济负担。护理人员应该向家属介绍医疗保险、商业保险等信息。长期透析治疗也会给家属带来影响,出现心理、社会等方面的问题,护理人员应给予关注,给予必要的援助。

（二）维持期患者的健康教育

维持期是指患者在诱导期之后病情趋于稳定,能正确对待疾病和治疗、能进行自我管理的阶段。

1.健康教育内容和方法

（1）持续透析:①为使透析治疗顺利进行,指导患者了解充分透析的意义、体重和血压管理的重要性、如何根据实验室检查结果判断健康状态以及如何预防并发症等方面的内容。②有效利用透析记录、实验室检查结果、观察笔记的内容,制定出保证患者充分透析的计划。③医院方面,可以成立患者联谊会促进患者之间的经验交流,通过印制透析手册宣传相关知识。④提醒患者学会判断异常情况,以及出现时应尽早和医院取得联系。

（2）水分和饮食管理:饮食管理中,要特别留意患者的自我管理记录、实验室检查结果、透析中的状态。对于自我管理较为困难的患者,不能单纯地进行鼓励,应注意与患者多沟通,以了解具体的原因,给予有针对性的指导。

（3）药物管理:了解患者目前正在使用的药物并观察其服药的方法是否正确等。

（4）内瘘管理:指导患者了解有关内瘘的种类、血管的走行、长期使用者的观察要点等知识,并掌握患者是否进行正确的自我观察。

（5）适当的体育锻炼:大多数维持性血透患者对运动知识缺乏了解,害怕运动会加重病情。为提高患者的日常生活活动能力（ADL）,要注意调整适合自身的活动量。医护人员在为患者做透析治疗时,应向其宣传正确的体育运动方法及适当运动的益处。对于长期透析患者来说,除了规律透析、合理膳食外,加强运动锻炼,不但可以增强肌力、改善心功能、改善全身机体状态,使透析更加充分,还可以转移患者对负性事件的注意力,缓解抑郁、焦虑等不良情绪。患者由于贫血、营养不良、血管疾病等限制了疾病的耐受力,运动应在控制血压、纠正贫血及心力衰竭的情况下进行。锻炼的原则:早期、渐进、维持、综合,以有氧运动为主,每次运动时间 30 分钟左右,不可过长,4～6 次/周。锻炼项目:如散步、跳绳、骑自行车、练气功、打太极拳等,以出现轻度气喘、疲乏及出汗为运动力充分标准,禁止剧烈运动。

2.心理、社会等因素的指导

透析治疗过程中,患者常由于透析并发症伴有的躯体不适、对预后的担心、对家庭关系的担忧、对经济的忧虑、需要不断往返于医院而带来的困难而出现各种心理、社会等方面的问题。为此,护理人员在不断改善患者躯体症状的同时,应留心观察患者日常生活中的烦恼,建立良好的护患关系,与患者进行有效的交流。

有关心理、社会方面的指导目标是使患者在接受透析治疗的同时还能担负工作和家庭的责任。

有些患者,由于运动功能、心功能以及视力等方面的障碍而导致日常生活活动能力（ADL）下降;有些患者由于容貌的变化、依赖家人以及原有社会责任的丧失等原因出现自卑等情绪。对于这些患者,作为护理人员,应对其经济能力、社会支持支持、患者心理等进行深入研究,充分了解患者目前所面临的困难,给予有效地援助,扩大患者的活动范围。

四、健康教育评价

对健康教育效果进行评价时,护理人员可以通过观察法、问卷调查法、陈述法、模拟练习等形式来了解患者对相关知识的掌握情况。此外,还可以通过患者的体重增加率、血压是否平稳、血钾和血磷是否正常等来了解其水分和饮食管理的情况。此外还应评价患者的用药管理、内瘘管理等方面的能力。

对血液透析患者的健康教育,是提高患者自我管理能力的途径,而建立一个以患者为主体的学习环境是十分重要的。它需要护理人员对患者已有知识、经验以及实际生活等方面进行正确、全面的评价,在此基础上结合患者的具体情况,制定出合理的宣教计划,有步骤地进行。

(王 霞)

第四节 血液透析血管通路的护理

血管通路是血液透析关键环节之一,通路问题常会影响患者有效透析治疗,导致透析不充分。血液透析护士是血管通路的使用者,在血管通路护理中血液透析护士需掌握正确的方法解决通路问题,才能更好地维护血管通路的功能。

建立一条有效而通畅的血管通路是血液透析患者得以有效透析、长期存活的基本条件,血管通路也是血液透析患者的生命线。

一、血管通路的特点及分类

建立能够反复使用的血管通路是维持血液透析患者保证长期透析质量的重要环节。无论选择何种方式建立的血管通路,都应该具备以下几个特征:①易于反复建立血液循环。②血流量充分、稳定。③能长期使用。④没有明显的并发症。⑤可减少和防止感染。⑥不影响和限制患者活动。⑦使用安全,能迅速建立。

根据血管通路使用的时间,临床将血管通路分为两大类:临时性血管通路和永久性血管通路。临时性血管通路包括动静脉直接穿刺、中心静脉留置导管;永久性血管通路包括动静脉内瘘、移植血管内瘘。目前临床常用的血管通路有动静脉内瘘、中心静脉留置导管、聚四氟乙烯(PTFE)人造血管通路等。

二、临时性血管通路及护理

临时性血管通路指建立迅速,能立即使用,包括动静脉直接穿刺、中心静脉留置导管。临时性血管通路主要适用于急性肾衰竭;慢性肾衰竭还没建立永久性血管通路,内瘘未成熟或因阻塞、流量不足、感染等暂时不能使用者或出现危及生命的并发症,如高血钾、急性左心衰竭或酸碱平衡紊乱需紧急透析或超滤者;中毒抢救、腹膜透析、肾移植术后紧急透析;其他疾病需行血液净化治疗,如血液灌流、免疫吸附、血浆置换、连续性血液净化治疗(CBP)等。

(一)直接动脉穿刺

直接动脉穿刺操作简便,血流量大,可以立即使用,适用于各年龄组,常用穿刺部位有桡动脉、足背动脉、肱动脉。其缺点是透析中和透析后并发症较多,如早期的血肿和大出血;后期的假性动脉瘤;透析中活动受限,透析后止血困难;反复穿刺易导致血管损伤,与周围组织粘连,对慢性肾功能不全的患者影响永久性血管通路——动静脉内瘘的建立,因此临床的使用受到严格的限制。

1.穿刺方法

(1)穿刺前评估患者,包括神志、皮肤黏膜有无出血、需选用的穿刺部位、动脉搏动强弱、患者合作性及对疼痛耐受性。

(2)充分暴露血管,摸清血管走向。

(3)让患者采用舒适体位,做好穿刺肢体的固定,以免透析中患者体位不适影响血流量。

(4)连接好血液管路与穿刺针,常规消毒后穿刺针先进入皮下,摸到明显搏动后沿血管壁进入血管。

(5)见有冲击力的回血和搏动后固定针翼。

2.护理

(1)不宜反复进行穿刺,反复穿刺容易引起出血、血肿。穿刺尽量做到"一针见血"。

(2)穿刺后血流量不足,多受疼痛导致血管痉挛的影响,此时不调节穿刺针位置,只要穿刺针在血管内,随疼痛缓解血流量会逐渐改善。如仍不足,可另穿刺一条浅表动脉或静脉,用无过滤器的输液管连接穿刺针,另一端接泵前侧动脉侧管,形成两条引血通道的闭式循环通路,保证血流量。

(3)透析过程中加强巡视,穿刺肢体严格制动,发现针体移位致血肿或渗血应及时处理。

(4)透析结束后穿刺点做好局部止血,先指压 30 分钟,再用纸球压迫弹力绷带固定 2～4 小时后逐渐放松,同时观察有无出血。

(5)透析结束后做好患者宣传教育,教会患者对局部穿刺点出血、血肿的观察,出现出血处理方法的要点及措施,如出现出血先指压出血部位,再寻求帮助,出现血肿当天(24 小时内)进行冷敷,次日(24 小时后)开始热敷或用多磺酸黏多糖乳膏局部敷,保持局部清洁,预防感染。

(6)由于动脉直接穿刺有损伤血管、出血、血肿及影响以后内瘘建立等缺点,故有条件应尽量选择中心静脉置管。

(二)中心静脉留置导管通路

1.中心静脉导管的种类

(1)不带涤纶套的中心静脉导管:最早的临时性血液通路是动静脉套针穿刺,后来被单腔或单针双腔静脉导管取代,如图 14-1 所示。随着材料的改进,一种外形设计统一的单针双腔导管被普遍采用。该导管尖部的侧孔作为出血的通路,即动脉出口、端口作为回血通路,即静脉入口。为减少血液透析时重复循环,端孔与侧孔的距离相距 2～3 cm。用聚氨基甲酸乙酯或聚乙烯材料制成的导管在室温下相对较韧,在不用鞘管的情况下即可轻松插入静脉内。进入静脉后,由于体温及血流的作用,导管变得较柔软,这样便减少了对血管的机械损伤。由于不带涤纶套,在插管时不需要做皮下隧道,因此操作过程快捷、损伤小,在床旁及无 X 线透视条件下即可进行。

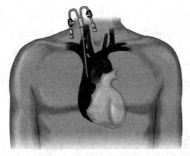

图 14-1　置于颈内静脉的不带涤纶套的中心静脉导管

（2）带涤纶套的中心静脉导管：带涤纶套的中心静脉导管是1987年开始应用。这种导管是由硅胶材料制成，其硬度比普通双腔导管小，需要采用Seldinger技术并在撕开式鞘管帮助下插入静脉，做皮下隧道并将涤纶套埋入皮下导管出口处，如图14-2所示。由于涤纶套与皮下组织紧密粘贴，从而阻止了致病菌进入隧道引起感染。该种导管口径粗，且质地柔软，可以在X线下将导管尖端放置于心房内，因此具有较高的血流量。

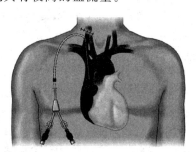

图14-2　置于颈内静脉的带涤纶套的中心静脉导管

2.中心静脉导管插管部位

中心静脉（如颈内静脉、锁骨下静脉和股静脉）具有血流量充足、操作简单易行、不损害血管和可以反复使用等优点，已成为最常用的临时性血管通路，中心静脉置管可立即行血液透析，并保证透析充分，是一种安全、迅速和可靠的血管通路。通常置管部位有股静脉、锁骨下静脉及颈内静脉，在不同的临床情况下有各自不同的优缺点，见表14-3。

表14-3　中心静脉插管部位优缺点比较

置管部位	优点	缺点	患者选择
股静脉	置管技术要求低 致命性并发症罕见	留置时间短、易感染 活动受限	ICU有心脏和呼吸支持患者
颈内静脉	留置时间长 中心静脉狭窄发生率低、活动不受限	置管技术要求高 对气管插管有影响	除气管切开和气管插管患者
锁骨下静脉	留置时间长 舒适、易固定	置管技术要求高 已发生严重并发症	上述通路无法选择时

颈内静脉插管手术较易，并发症少，且能提供较高的血流量，一般作为插管首选途径。右侧颈内静脉较粗且与头静脉、上腔静脉几乎成一直线，插管较易成功；左侧颈内静脉走行弯曲，手术难度相对较大，一般应选择右侧颈内静脉。锁骨下静脉插管手术难度和风险大、易出现血气胸等并发症，一般情况下不提倡锁骨下静脉插管。股静脉插管手术简单、操作简便、安全有效，不易发生危及生命的严重并发症，但由于位置原因，较颈内静脉容易发生感染，血栓，血流量差，留置时间短，且给患者行动带来不便。故股静脉插管只适于卧床患者的短期透析或颈部无法建立临时性血管通路的患者。

3.中心静脉留置导管的护理

（1）中心静脉留置导管的常规护理。

1）治疗前取下置管部位覆盖敷料，检查导管固定翼缝线是否脱落，置管口有无渗血、渗液、红肿或脓性分泌物，周围皮肤有无破溃、皲裂等过敏现象，如无特殊，采用常规消毒置管部位、更换无菌敷料。

2)取下导管外延端敷料,铺无菌治疗巾,取下肝素帽,消毒导管口两次后用 5 mL 注射器回抽出导管内的封管肝素液及可能形成的血凝块,回抽腔内容量在导管腔容量基础上增加 0.2～0.3 mL,以避免增加患者失血过多。

3)从静脉导管端注入首次量抗凝剂,连接血管通路管,开启血泵进行透析。透析管路与留置导管连接处用无菌治疗巾覆盖。

4)做好透析管路的固定。固定血管通路管时注意给患者留有活动长度,最好固定在患者身上某个部位(根据留置导管置管部位决定),以免患者翻身或移动时将导管带出。

5)透析结束后常规消毒导管口,用 20 mL 生理盐水冲洗导管动脉端管腔,按常规回血后再注入相应导管腔容量的肝素封管液于动、静脉导管腔内。肝素封管液的浓度采用个体化进行封管,推注肝素时速度应缓慢,在注入管腔等量肝素封管液的同时立即夹闭导管,使导管腔内保持正压状态,然后拧紧消毒的肝素帽。导管外延端用无菌敷料包扎并妥善固定。

6)严格无菌操作,避免感染;抗凝剂封管液量应视管腔容量而定;肝素帽应于下次透析时更换。

7)指导留置导管患者每天监测体温,体温异常应及时告知医务人员,以便做进一步处理。

(2)中心静脉留置导管并发症的护理:中心静脉导管相关并发症主要有插管手术相关并发症和导管远期并发症。

1)与插管相关并发症的护理:与留置导管技术相关的并发症有气胸、血胸、心律失常、相邻的动脉损伤、空气栓塞、纵隔出血、心包填塞、臂丛神经损伤、血肿、穿刺部位出血等。除外血肿、穿刺部位出血的上述技术并发症,均需紧急处理,必要时通过手术拔管,并进行积极抢救。①穿刺部位出血及护理:穿刺部位出血是常见的并发症之一,多由于反复穿刺造成静脉损伤较重或损伤了穿刺路径上的血管造成。置管后,全身使用抗凝剂或对置管处的过度牵拉,也可能导致出血。局部压迫止血是有效而简便的方法,如指压 20～30 分钟。应用云南白药或凝血酶局部加压包扎或冰袋冷敷时应注意伤口的保护。嘱患者穿刺部位不能剧烈运动,静卧休息。如透析过程中出血,可适当减少肝素用量,用低分子量肝素或无抗凝透析;如透析结束后出血仍未停止,可经静脉注入适量鱼精蛋白中和肝素的作用。②局部血肿形成的护理:局部血肿也是较常见并发症,多与穿刺时静脉严重损伤、损伤邻近动脉或误入动脉造成。一旦形成血肿,尤其出血量较多时应拔管,同时用力压迫穿刺部位 30 分钟以上,直至出血停止,之后局部加压包扎。并严密观察血肿是否继续增大,避免增大血肿压迫局部重要器官造成其他严重后果。

2)置管远期并发症的护理:留置导管使用过程中的远期并发症如血栓形成、感染、静脉狭窄、导管功能不良、导管脱落等可直接影响到患者血液透析是否顺利进行及透析的充分性,预防留置导管使用过程中的远期并发症的发生是血液透析护士的主要职责。

血栓:留置导管因使用时间长,患者高凝状态,抗凝剂的使用量不足、封管时肝素用量不足或封管操作时致管腔呈负压状,或有部分空气进入或管路扭曲等原因易引起血栓形成。与导管相关的血栓形成可分为导管腔内血栓、导管外尖部血栓、静脉腔内血栓和附壁血栓。导管腔内血栓多由注入封管肝素量不足,肝素液流失或血液反流入导管腔内所致。导管尖部血栓因封管后肝素封管液从导管侧孔流失而不能保留在尖部引起微小血栓形成。

在护理中应首先重视预防:每次透析前应认真评估通路的通畅情况,在抽吸前次封管液时应快速抽出,若抽出不畅时,切忌向导管内推注液体,以免血凝块脱落而致栓塞。如有血栓形成,可采用尿激酶溶栓。具体方法为:5万～15万单位尿激酶加生理盐水3～5 mL分别注入留置导管动静脉腔内,保留15～20分钟,回抽出被溶解的纤维蛋白或血凝块,若一次无效可重复进行。局部溶栓治疗适用于早期新鲜血栓,如果血栓形成时间比较长,则不宜采用溶栓治疗。反复溶栓无效则予拔管。

感染:感染是留置导管的主要并发症。根据导管感染部位不同可将其大致分为三类:①导管出口处感染。②皮下隧道感染。③血液扩散性感染。引起导管感染的影响因素有很多:如导管保留时间、导管操作频率、导管血栓形成、糖尿病、插管部位、铁负荷过大、免疫缺陷、皮肤或鼻腔带菌等。许多研究表明,股静脉置管感染率明显高于颈内静脉或锁骨下静脉插管。带涤纶套的导管比普通导管菌血症的发生率低。

减少留置导管感染的护理重在预防,加强置管处皮肤护理。①置管处的换药:每天一次。一般用安尔碘由内向外消毒留置导管处皮肤两遍,消毒范围直径>5 cm,并清除局部的血垢,覆盖透气性好的无菌纱布并妥善固定;换药时应注意观察置管部位或周围皮肤或隧道表面有无红、肿、热或脓性分泌物溢出等感染迹象。可疑伤口污染应随时换药。随着新型伤口敷料的临床应用,局部换药时间已逐渐延长,一般仅需在透析时进行伤口护理。②正确封管:根据管腔容量采用纯肝素封管,保留时间长,可减少封管次数,减少感染的机会;尽量选用颈内静脉,少用股静脉。③感染的监测:每天监测患者体温变化;透析过程中注意观察导管相关性感染的临床表现;患者血液透析开始1小时左右,患者出现畏寒、重者全身颤抖,随之发热,在排除其他感染灶的前提下,应首先考虑留置导管内细菌繁殖致全身感染的可能;导管出口部感染是局部感染,一般无全身症状,普通透析导管可拔出并在其他部位插入新导管;对于带涤纶套的导管应定时局部消毒换药、局部抗生素应用或口服抗生素,以供继续使用。隧道感染主要发生于带涤纶套的透析导管,一旦表现为隧道感染应立即拔管,使用有效抗生素2周。若需继续透析在其他部位置入新导管。血液扩散性感染时应予以拔管,并将导管前端剪下做细菌培养,根据细菌对药物的敏感情况使用抗生素。

导管功能障碍:导管功能障碍主要表现为导管内血栓形成、血流不畅、完全无血液引出或单向阻塞,不能达到透析要求的目标血流量。置管术后即血流不佳,通常是导管尖端位置或血管壁与导管侧孔相贴造成"贴壁",后期多是由于血栓形成引起的。可先调整导管位置至流出通畅;随着使用时间的延长和患者活动,虽然导管借助固定翼和皮肤缝合,导管位置也会发生不同程度改变,血液透析过程中突然出现血流不畅或完全出血停止,有时触及导管震颤感,护士应首先考虑是否是导管动脉开口处吸附管壁,立即给予置管创口处导管外延部和局部皮肤消毒,必要时停止血泵,小角度旋转导管或调整导管留置深度即可恢复满意血流量。当导管动脉端出现功能障碍而静脉端血流量充足时,可将两端对换使用,静脉导管作为引血、动脉导管作为静脉回路,这种处理方法的缺陷是导管血栓在泵压力下有可能进入体内循环,同时也和动脉端开口于侧壁型导管的使用设计原理相矛盾,其再循环率及透析的充分性受到影响。如导管一侧堵塞而另一侧通畅,可将通畅一侧作为引血,另行建立周围静脉作为回路。

导管脱落:临时性静脉留置导管因保留时间长,患者活动多,造成固定导管的缝线断裂;或人体皮肤对异物(缝线)的排斥作用,使缝线脱离皮肤;或在透析过程中由于导管固定不佳,由于重力牵拉作用等导致导管滑脱。为防止留置导管脱出,应适当限制患者活动,换药、封管及透析时注意观察缝线是否断裂,置管部位是否正常,一旦缝线脱落或断裂应及时缝合固定好插管。当发生导管脱出时,首先判断插管是否在血管内,如果插管前端仍在血管内,插管脱出不多,在插管口无局部感染情况下可进行严格消毒后重新固定,并尽快过渡到永久通路。如果前端已完全脱出血管外,应拔管并局部压迫止血,以防局部血肿形成或出血。

3)中心静脉留置导管拔管的护理:中心静脉留置导管拔管时先消毒局部皮肤,拆除固定翼缝线,用无菌敷料按压插管口拔出导管,局部指压30分钟后观察局部有无出血现象。患者拔管采取卧位,禁取坐位拔管,以防静脉内压力低而产生气栓,拔管后当天不能沐浴,股静脉拔管后应卧床4小时。

(3)中心静脉留置导管自我护理及卫生宣传教育。

1)置管术后避免剧烈活动,以防由于牵拉致导管滑脱。

2)做好个人卫生,保持局部清洁、干燥,如需淋浴,应先将导管及皮肤出口处用无菌敷贴封闭,以免淋湿后导致感染,淋浴后及时更换敷贴。

3)每天监测体温变化,观察置管处有无肿、痛等现象,如有体温异常、局部红、肿、热、痛等症状应立即告知医务人员,及时处理。

4)选择合适的卧位休息,以平卧位为宜。避免搔抓置管局部,以免导管脱出。

5)股静脉留置导管者应限制活动,颈内静脉、锁骨下静脉留置导管运动不受限制,但也不宜剧烈运动,以防过度牵拉引起导管滑脱,一旦滑出,立即压迫局部止血,并立即到医院就诊。

6)留置导管者,在穿脱衣服时需特别注意,避免将导管拔出,特别是股静脉置管者,颈内静脉或锁骨下静脉置管应尽量穿对襟上衣。

7)中心静脉留置导管是患者透析专用管路,一般不作其他用途,如输血、输液、抽血等。

三、动静脉内瘘的护理

动静脉内瘘是指动脉、静脉在皮下吻合建立的一种安全并能长期使用的永久血管通路,包括直接动静脉内瘘和移植血管内瘘。直接动静脉内瘘是利用自体动静脉血管吻合而成的内瘘,其优点是感染发生率低,使用时间长;其缺点是等待"成熟"时间长或不能成熟,表现为早期血栓形成或血流量不足,发生率在9%～30%,如超过3个月静脉仍未充分扩张,血流量不足,则内瘘失败,需重新制作。

动、静脉吻合后静脉扩张、管壁肥厚即为"成熟",一般需要4～8周,如需提前使用至少应在2～3周以后。我国的透析通路使用指南建议术后2～3个月后使用。

(一)制作动静脉内瘘部位及方法

自体动静脉内瘘常见手术部位:①前臂内瘘。桡动脉-头静脉(图14-3)、桡动脉-贵要静脉、尺动脉-贵要静脉和尺动脉-头静脉,此外还可以采用鼻烟窝内瘘。②上臂内瘘。肱动脉-上臂头静脉、肱动脉-贵要静脉、肱动脉-肘正中静脉。③其他部位,如踝部、小腿部内瘘、大腿部内瘘等,临床上很少采用。

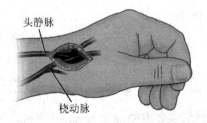

头静脉

桡动脉

图 14-3 上肢桡动脉与头静脉的动静脉血管内瘘

动静脉内瘘吻合方式包括端-端吻合法、端-侧吻合法、侧-侧吻合法。吻合口径大小与血流量密切相关,一般为 5～7 mm。吻合口径<3 mm 时,血流量常<150 mL/min,此时透析效果差或透析困难。如吻合口>7 mm 或血流量>300～400 mL/min 时影响心脏功能,增加心脏负荷。进行血管吻合的方法有两种。①缝合法:可采用连续缝合或间断缝合。②钛轮钉法:动静脉口径相差比较小的患者很适合钛轮钉吻合法,一般采用直径 2.5～3.0 mm 的钛轮钉。采用钛轮钉法手术损伤小,内膜接触良好,吻合口大小恒定,不会因吻合口扩张而导致充血性心力衰竭;吻合后瘘管成熟相对比较快;钛金属组织相容性好,体内可长期留置。其缺点容易造成远端组织缺血;动静脉口径不一致、血管与钛钉口径不一致时,血管壁易造成撕裂或损伤。

(二)动静脉内瘘制作应遵循的原则

动静脉内瘘是维持血液透析患者的生命线,制作时应根据患者的血管条件最大限度地利用最合适的血管。选择内瘘血管应遵循的原则:①由远而近,从肢体的最远端开始,逐渐向近端移行。②从左到右,选择非惯用性上肢造瘘,以方便患者的生活和工作。③先上后下,上肢皮下浅静脉多,血液回流阻力小,关节屈曲对血循环影响较少;而下肢动静脉位置较深,两者间距大,吻合后静脉充盈不良不利于穿刺,且下肢蹲、坐站立影响下肢静脉回流,易形成血栓,感染率也高,故应选择上肢做内瘘。④先自身血管后移植血管。

(三)动静脉内瘘制作的时机及功能评估

终末期肾病患者都应由肾科医师做出早期治疗安排,包括药物、饮食疗法及最终的治疗方式(如腹膜透析、血液透析、肾移植);对于准备行血液透析的患者应保护好静脉血管,避免在这些静脉上行穿刺或插管,特别是上肢静脉血管;有预期血液透析的患者在透析前 2～3 个月、内生血肌酐清除率小于 25 mL/min 或血肌酐大于 400 mmol/L 时建议制作动静脉血管内瘘,这样可有充足时间等待瘘管成熟,同时如有失败也可有充足时间进行另一种血管通路的建立,减少患者的痛苦。

除了选择合适的时机、选择最佳的方法和理想的部位制作血管通路外,要保持血管通路长久使用,采用正确的方法解决血管通路并发症,需要对血管通路建立前、使用过程以及处理并发症之后进行功能评价,血管通路建立前评估见表 14-4。

表 14-4　血管通路建立前患者评价

病史	影响
是否放置过中心静脉导管	可能致中心静脉狭窄
是否放置心脏起搏器	可能导致中心静脉狭窄
患者惯用的上臂	影响患者生活质量
是否有心力衰竭	血管通路可能改变血流动力学及心排血量
是否有糖尿病	患者血管不利于血管通路的通畅
是否使用过抗凝剂或有凝血方面的问题	可能较易使血管通路产生血栓或不易止血
是否有建立血管通路的历史	失能的血管通路使身上能为血管通路的地方减少
是否进行肾移植	临时性血管通路即可
是否有手臂、颈部、胸腔的受伤史或手术史	可能有血管受损时使其不适合做血管通路

血管通路使用过程的功能评估主要有物理检查、超声波和影像学检查。临床常用观察瘘管外部情况、触诊震颤和听诊杂音来判断瘘管功能,此方法既简单、方便、也很有价值。每天定期的物理检查能够早期发现通路狭窄以及手臂渐进性水肿等异常。自体动静脉内瘘局部动脉瘤的形

成、定点穿刺造成的静脉流出道狭窄也可以早期发现,并提醒护士改变穿刺方式;通路中出现局部硬结和疼痛大多数提示血栓早期形成或局部血栓性静脉炎;如果内瘘出现高调杂音,表明存在狭窄。肩周和前胸壁的侧支静脉显露提示中心静脉狭窄或同侧上臂内瘘分流过大。

(四)动静脉内瘘的护理

1.动静脉内瘘术前宣传教育及护理

动静脉内瘘是透析患者的生命线,维持一个功能良好的动静脉内瘘,须得护患双方的共同努力。手术前心理护理如下。

(1)术前向患者介绍建立内瘘的目的、意义,解除患者焦虑不安、恐惧的心理,积极配合手术。

(2)告知患者手术前配合的具体事项,如准备做内瘘的手臂禁作动静脉穿刺,保护好皮肤勿破损,做好清洁卫生,以防术后发生感染。

(3)手术前进行皮肤准备,肥皂水彻底清洗造瘘肢皮肤,剪短指甲。

(4)评估制作通路的血管状况及相应的检查如外周血管脉搏、双上肢粗细的比较、中央静脉插管史、外周动脉穿刺史;超声检查血管,尤其是需要吻合的静脉走行、内径和通畅情况,为内瘘制作成功提供依据。

2.动静脉内瘘术后护理

(1)内瘘术后将术侧肢体抬高至水平以上 30°,促进静脉回流,减轻手臂肿胀。术后 72 小时密切观察内瘘通畅及全身状况。观察指标:①观察患者心率、心律、呼吸,询问患者有无胸闷、气紧,如有变化及时向医师汇报并及时处理。②观察内瘘血管是否通畅,若于静脉侧扪及震颤,听到血管杂音,则提示内瘘通畅,如触摸不到或听不到杂音,应查明是否局部敷料缚扎过紧致吻合口静脉侧受压,并及时通知医师处理。③观察吻合口有无血肿、出血,若发现渗血不止或内瘘侧手臂疼痛难忍,应及时通知医师处理。④观察内瘘侧手指末梢血管充盈情况,如手指有无发麻、发冷、疼痛等缺血情况。

(2)定期更换敷料:内瘘术后不需每天更换敷料,一般在术后 5~7 天更换;如伤口有渗血应通知医师检查渗血情况并及时更换敷料,更换时须严格无菌技术操作,创口用安尔碘消毒待干后包扎敷料,敷料包扎不宜过紧,以能触摸到血管震颤为准。

(3)禁止在造瘘肢进行测血压、静脉注射、输液、输血、抽血等操作,以免出血造成血肿、药物刺激导致静脉炎等因素所致内瘘闭塞。

(4)指导患者内瘘的自我护理:①保持内瘘肢体的清洁,并保持敷料干燥,防止敷料浸湿,引起伤口感染。②防止内瘘肢体受压,衣袖要宽松,睡眠时最好卧于健侧,造瘘肢体不可负重物及佩戴过紧饰物。③教会患者自行判断内瘘是否通畅,每天检查内瘘静脉处有无震颤,如扪及震颤则表示内瘘通畅。反之则应马上通知医师进行处理。

(5)内瘘术后锻炼:术后 24 小时可做手指运动,3 天即可进行早期功能锻炼:每天进行握拳运动,一次 15 分钟,每天 3~4 次,每次 10~15 分钟。术后 5~7 天开始进行内瘘的强化护理:用另一手紧握术肢近心端,术肢反复交替进行握拳松拳或挤压握力球锻炼,或用止血带压住内瘘手臂的上臂,使静脉适度扩张充盈,同时进行捏握力健身球,1 分钟循环松压,每天 2~3 次,每次 10~15 分钟,以促进内瘘的成熟。

(6)内瘘成熟情况判断:内瘘成熟指与动脉吻合后的静脉呈动脉化,表现为血管壁增厚,显露清晰,突出于皮肤表面,有明显震颤或搏动。其成熟的早晚与患者自身血管条件、手术情况及术后患者的配合情况有关。内瘘成熟一般至少需要 1 个月,一般在内瘘成形术后 2~

3 个月开始使用。

3.内瘘的正确使用与穿刺护理

熟练正确的穿刺技术能够延长内瘘的使用寿命,减少因穿刺技术带来的内瘘并发症。新建内瘘和常规使用的内瘘在穿刺技术上有些不同,需要血液透析护士认真把握。

(1)穿刺前评估及准备:①首先检查内瘘皮肤有无皮疹、发红、淤青、感染等,手臂是否清洁。②仔细摸清血管走向,感觉震颤的强弱,发现震颤减弱或消失应及时通知医师。③穿刺前内瘘手臂尽量摆放在机器一侧,以免因管道牵拉而使穿刺针脱落;选择好合适的体位同时也让患者感觉舒适。④工作人员做好穿刺前的各项准备,如洗手、戴口罩、帽子、手套及穿刺用物品。

(2)选择穿刺点:①动脉穿刺点距吻合口的距离至少在 3 cm 以上,针尖呈离心或向心方向穿刺。②静脉穿刺点距动脉穿刺点间隔在 5～8 cm,针尖呈向心方向穿刺。③如静脉与动脉在同一血管上穿刺至少相距 8～15 cm,以减少再循环,提高透析质量。④注意穿刺部位的轮换,切忌定点穿刺。沿着内瘘血管走向由上而下或由下而上交替进行穿刺,每个穿刺点相距 1 cm 左右,此方法优点在于:由于整条动脉化的静脉血管受用均等,血管粗细均匀,不易因固定一个点穿刺或小范围内穿刺而造成受用多的血管处管壁受损,弹性减弱,硬结节或瘢痕形成及严重时形成动脉瘤,减少未受用的血管段的狭窄而延长瘘管使用寿命。避免定点穿刺处皮肤变薄、松弛,透析时穿刺点渗血。此方法的缺点是不断更换穿刺点,将增加患者每次穿刺时的疼痛,需与患者沟通说明此穿刺方法的优点,从而取得患者的配合。

(3)进针角度:穿刺针针尖与皮肤成 30°～40°、针尖斜面朝左或右侧进针,使针与皮肤及血管的切割面较小,减轻穿刺时患者疼痛,保证穿刺成功率及治疗结束后伤口愈合速度。

(4)新内瘘穿刺技术的护理:刚成熟的内瘘管壁薄而脆,且距吻合口越近血液的冲击力就越大,开始几次穿刺很容易引起皮下血肿。因此在最初几次穿刺时应由骨干层护士操作。操作前仔细摸清血管走向后再行穿刺,以保证一针见血。穿刺点一般暂时选择远离造瘘口的肘部或接近肘部的"动脉化"的静脉做向心或离心方向穿刺作动脉引血端,另择下肢静脉或其他小静脉作静脉回路,待内瘘进一步成熟后,动脉穿刺点再往下移。这样动脉发生血肿的概率就会减少。针尖进皮后即进血管,禁止针尖在皮下潜行后再进血管。首次使用时血流量在 150～250 mL/min,禁止强行提高血流量,以免造成瘘管长时间塌陷。在血液透析过程中避免过度活动,以免穿刺针尖损伤血管内膜,引起血栓形成。透析结束后应由护士负责止血,棉球按压穿刺点的力度宜适当,不可过重,同时注意皮肤进针点与血管进针点是否在同一部位。穿刺点上缘及下缘血管亦需略施力压迫,手臂略微举高,以减少静脉回流阻力,加快止血。

(5)穿刺失败的处理:新内瘘穿刺失败出现血肿应立即拔针压迫止血,同时另建血管通路进行透析,血肿部位冷敷以加快止血,待血肿消退后再行穿刺。

作为动脉引血用的血管在穿刺时发生血肿,应首先确认内瘘针在血管内,当血肿不大时,可在穿刺处略加压保护,同时迅速将血液引入体外循环血管通路管内以减轻患者血管内压力,通常可维持继续透析。但如血肿明显增大,应立即拔出,加压止血,在该穿刺点以下(远心端)再作穿刺(避开血肿);如重新穿刺有困难,可将血流量满意的静脉改为动脉引血,另择静脉穿刺作回血端继续透析。如静脉回路发生血肿应立即拔针,局部加压止血。透析未结束,应为患者迅速建立静脉回路继续透析,如选择系同一条血管再穿刺时应在前一次穿刺点的近心端或改用其他外周静脉穿刺。

(6)内瘘拔针后的护理:内瘘拔针后的护理内容主要包括正确止血方法应用以及维持内瘘的

良好功能。拔针前用无菌止血贴覆盖针眼,拔针时用 1.5 cm×2.0 cm 大小的纸球或纱球压迫穿刺部位,弹性绷带加压包扎止血,按压的力量以既能止血又能保持穿刺点上下两端有搏动或震颤,20～30 分钟后缓慢放松,2 小时后取下纸球或纱球,止血贴继续覆盖在穿刺针眼处 12 小时后再取下。同时注意观察有无出血发生,如出血再行局部穿刺部位指压止血 10～15 分钟,同时寻求帮助。术后按压过轻或过重都会造成皮下血肿,损伤血管,影响下次穿刺或血流量不足,严重血肿可致血管硬化、周围组织纤维化及血栓形成等,造成内瘘闭塞。

(7)内瘘患者的自我护理指导:良好正确的日常护理是提高动静脉内瘘使用寿命的重要环节,因此如何指导患者正确地进行自我护理是透析护理工作者一项重要工作。

1)提高患者自护观念,让其了解内瘘对其生命的重要性,使患者主动配合并实施保持内瘘良好功能状态的措施。

2)保持内瘘皮肤清洁,每次透析前彻底清洗手臂。

3)透析结束当天穿刺部位不能接触水及其他液体成分,保持局部干燥清洁,用无菌敷料或创可贴覆盖 12 小时以上,以防感染。提醒患者尽早放松止血带,如发生穿刺处血肿或出血,立即按压止血,再寻求帮助;出现血肿在 24 小时内先用冰袋冷敷,24 小时后可热敷,并涂搽多磺酸黏多糖乳膏消肿,如有硬结,可每天用多磺酸黏多糖乳膏涂搽按摩,每天 2 次,每次 15 分钟。

4)造瘘肢手臂不能受压,衣袖要宽松,不佩戴过紧饰物;夜间睡觉不将造瘘肢手臂压垫于枕后,尽量避免卧于造瘘侧,不可提重物。

5)教会患者自我判断动静脉内瘘通畅的方法。

6)适当活动造瘘手臂,可长期定时进行手握橡皮健身球活动。

7)避免造瘘手臂外伤,以免引起大出血。非透析时常戴护腕,护腕松紧应适度,过紧易压迫动静脉内瘘导致内瘘闭塞。有动脉瘤者应用弹性绷带加以保护,避免继续扩张及意外破裂。

(8)内瘘并发症的护理。

1)出血:主要表现为创口处渗血及皮下血肿。皮下出血如处理不当可致整个手中上臂肿胀。

原因:①术后早期出血,常发生于麻醉穿刺点及手术切口处。②内瘘未成熟,静脉壁薄。③肝素用量过大。④穿刺失败导致血肿。⑤压迫止血不当或时间过短。⑥内瘘手臂外伤引起出血。⑦透析结束后造瘘肢体负重。⑧迟发性出血见于动脉瘤形成引起破裂出血及感染。

预防和护理:①术前准备应充分,操作细心,术后密切观察伤口有无渗血。②避免过早使用内瘘,新建内瘘的穿刺最好由有经验的护士进行。③根据患者病情合理使用抗凝剂。④提高穿刺技术,力争一次穿刺成功。⑤止血力度适当,以不出血为准,最好指压止血。⑥避免同一部位反复穿刺,以防发生动脉瘤破裂。⑦指导患者放松止血带时观察有无出血及出现出血的处理方法。

2)感染:瘘管局部表现为红、肿、热、痛,有时伴有内瘘闭塞,全身症状可见寒战、发热,重者可引起败血症、血栓性静脉炎。

原因:①手术切口感染。②未正确执行无菌技术操作,穿刺部位消毒不严或穿刺针污染。③长期使用胶布和消毒液,致动静脉穿刺处皮肤过敏,发生破损、溃烂或皮疹,用手搔抓引起皮肤感染。④透析后穿刺处接触污染液体引起的感染。⑤穿刺不当或压迫止血不当致血肿形成或假性动脉瘤形成引起的感染。⑥内瘘血栓切除或内瘘重建。

预防和护理:①严格执行无菌技术操作,穿刺部位严格消毒,及时更换可疑污染的穿刺针。②避免在有血肿、感染或破损的皮肤处进行通路穿刺,提高穿刺技术,避免发生血肿。③内瘘有感染时应及时改用临时性血管通路,并积极处理感染情况:局部有脓肿时应切开引流,并全身使用抗生素;发生败血症者应用有效抗生素至血细菌培养阴性后 2 周。④做好卫生宣传教育,让患者保持内瘘手臂皮肤清洁、干净,透析后穿刺处勿沾湿、浸液。

3)血栓形成及预防。

原因:①早期血栓多由于手术中血管内膜损伤、血管外膜内翻吻合、吻合时动静脉对位不良、静脉扭曲、吻合口狭窄旋转等及内瘘术后包扎过紧,内瘘受压。②自身血管条件差,如静脉炎、动脉硬化、糖尿病血管病变、上段血管已有血栓。③患者全身原因,如高凝状态、低血压、休克、糖尿病等。④药物影响,如促红细胞生成素的应用,使血细胞比容上升,增加了血栓形成的危险。⑤反复低血压发生。⑥反复定点穿刺导致血管内膜损伤。⑦压迫止血不当,内瘘血管长时间受压。

临床表现:患者动静脉内瘘静脉侧搏动、震颤及杂音减弱,患者主诉内瘘处疼痛。部分堵塞时透析引血时血流量不足,抽出血为暗红色,透析中静脉压升高。完全阻塞时搏动震颤及杂音完全消失,不能由此建立血液通路进行透析。

预防和护理:①严格无菌技术,正确手术方法、规范术后护理;避免过早使用内瘘,一般内瘘成熟在6~8周,最好在内瘘成熟后再使用。②计划应用内瘘血管,切忌定点穿刺,提高内瘘穿刺成功率,力争一次穿刺成功,避免反复穿刺引起血肿形成。③根据患者情况,指导患者用拇指及中指指腹按压穿刺点,注意按压力度,弹力绷带不可包扎过紧。④避免超滤过多引起血容量不足、低血压。⑤做好宣传教育工作,内瘘手臂不能受压,夜间睡眠时尤其要注意。⑥高凝状态的患者可根据医嘱服用抗凝药。⑦穿刺或止血时发生血肿,先行按压并冷敷,在透析后 24 小时热敷消肿,血肿处涂擦多磺酸黏多糖乳膏并按摩。早期血栓形成,可用尿激酶25 万~50 万单位溶于 20 mL 生理盐水中,在动静脉内瘘近端穿刺桡动脉缓慢注入。若无效,则应通知医师,行内瘘再通或修补术。

4)血流量不足及处理。

原因:①反复定点穿刺引起血管壁纤维化,弹性减弱,硬结、瘢痕形成,管腔狭窄,而未使用的血管因长期不使用也形成狭窄。②内瘘未成熟过早使用。③患者本身血管条件不佳,造成内瘘纤细,流量不足。④穿刺所致血肿机化压迫血管。⑤肢体受冷致血管痉挛、动脉炎症、内膜增厚。⑥动静脉内瘘有部分血栓形成。

临床表现:主要表现血管震颤和杂音减弱,透析中静脉端阻力增加而动脉端负压上升;血流量增大时,可见血管明显塌陷,患者血管处有触电感,静脉壶滤网上血流量忽上忽下,同时有大量泡沫析出,并伴有静脉压、动静脉压的低压报警。

预防及护理:①内瘘成熟后有计划地使用内瘘血管。②严格执行正确的穿刺技术,切忌反复定点穿刺。③提高穿刺技术,减少血肿发生。④嘱患者定时锻炼内瘘侧手臂,使血管扩张。⑤必要时手术扩张。

5)窃血综合征。

原因:桡动脉-头静脉侧-侧吻合口过大,前臂血流大部分经吻合口回流,引起肢体远端缺血;血液循环障碍,如糖尿病、动脉硬化的老年患者。

临床表现:①轻者活动后出现手指末梢苍白、发凉、麻木疼痛等一系列缺血症状,患者抬高时手指隐痛。②严重者休息时可出现手痛及不易愈合的指端溃疡,甚至坏死,多发生于桡动脉和皮下浅静脉侧-侧吻合时。

预防及护理:定期适量活动患肢,以促进血液循环。

手术治疗:将桡动脉-头静脉侧-侧吻合改为桡动脉-头静脉端-端吻合,可改善症状。

6)动脉瘤:由于静脉内压力增高,动脉化的静脉发生局部扩张并伴有搏动,称为真性动脉瘤;穿刺部位出血后,在血管周围形成血肿并与内瘘相通,伴有搏动称为假性动脉瘤。动脉瘤的形成一般发生在术后数月至数年。

原因:①内瘘过早使用,静脉壁太薄。②反复在同一部位进行穿刺致血管壁受损,弹性差或动脉穿刺时离吻合口太近致血流冲力大。③穿刺损伤致血液外渗形成血肿,机化后与内瘘相通。

临床表现:内瘘局部扩张明显,局部明显隆起或呈瘤状。严重扩张时可增加患者心脏负担和回心血量,影响心功能。

预防及护理:有计划地使用内瘘血管,避免反复在同一部位穿刺,提高穿刺技术,穿刺后压迫止血力度适当,避免发生血肿,若内瘘吻合口过大应注意适当加以保护,减少对静脉和心脏的压力。小的血管瘤一般不需手术,可用弹力绷带或护腕轻轻压迫,防止其继续扩大,禁在血管瘤处穿刺。如果血管瘤明显增大,影响了患者活动或有破裂危险,可采用手术处理。

7)手肿胀综合征:常发生于动静脉侧-侧吻合时,由于压力差的原因,动脉血大量流入吻合静脉的远端支,手臂处静脉压增高,静脉回流障碍,并干扰淋巴回流,相应的毛细血管压力也升高而产生肿胀。主要的临床表现为手背肿胀,色泽暗红,皮肤发痒,或坏死。早期可以通过握拳和局部按压促进回流,减轻水肿,长期肿胀可通过手术结扎吻合静脉的远侧支,必要时予以重新制作内瘘。

8)充血性心力衰竭:当吻合口内径过大,超过 1.2 cm,分流量大,回心血量增加,从而增加心脏负担,使心脏扩大,引发了心力衰竭。主要临床表现为心悸、呼吸困难、心绞痛、心律失常等。一旦发生,可用弹力绷带加压包扎内瘘,若无效则采用外科手术缩小吻合口内径。

(王 霞)

第五节 血液透析治疗技术及护理

一、对患者评估

(一)透析前评估

血液透析前对患者进行必要的评估,是防止透析中并发症的最重要的要素。透析前评估包括体重、血压和脉搏,对于静脉置管的患者还包括体温。

1.水负荷状况

查看患者前次透析记录,讨论以前透析中出现的问题,评估目前的水负荷状况并作出恰当的判断。需要记录患者的水肿、气短、高血压、体重、中心静脉压、病史、尿量、液体入量等情况。

2.血管通路

应认真评估、检查通路是否有感染和肿胀。

3.感染征象

检查穿刺部位有无感染,局部敷料清洁度等。如有感染征象,应做拭子培养;如有发生,应进行静脉血培养。更换敷料时必须执行无菌操作。

(二)透析后评估

(1)根据透析后体重、透析前体重和干体重来确定预定的超滤量是否实现,并调整干体重。

(2)通过观察患者全身情况和血压记录评估患者对超滤量的耐受情况。

(3)如实际超滤量与预计不符,最可能原因有体重下降值计算错误、超滤控制错误、患者在透析过程中额外丢失液体、透析过程中静脉补液或进食水、透析前后称体重时的着装不一致及体重秤故障等。

二、血液透析技术规范

(一)超滤

1.确定超滤

患者确定超滤必须考虑超滤率和患者的生理状况及心血管并发症。如果透析过程中始终保持过高超滤率、耐受性差、透析期间容量增加较多的患者和血管再充盈差的患者,需个体化的超滤曲线。透析时体液的清除率可以是阶梯式或恒定式。

2.钠曲线

调钠血液透析指透析液钠浓度从血液透析开始至结束呈从高到低或从低到高,或高低反复调整变化,而透析后血钠浓度恢复正常的透析方法。可以帮助达到超滤目标,但应注意钠超负荷的风险。

3.容量监测

通过超声或光电方式通过计算机反映患者血细胞比容和血红蛋白浓度,计算出相对血容量,防止超滤过多、过快引起的有效血容量减少,引起不良反应。协助医务人员为患者设定理想的干体重。

(二)透析液离子浓度的选择

应根据不同患者的个体差异或同一患者的病情变化选择合适的透析液成分。

(三)透析器的选择

(1)对慢性肾衰竭患者,透析器的选择应参考溶质分子清除、超滤率、透析时间、生物相容性、是否血液滤过和患者体重决定。

(2)对急性肾衰竭患者,透析器应根据患者的生化指标和体液平衡情况进行选择。

(四)血液透析机及管路的准备

(1)在治疗前彻底预冲透析器(按照不同透析器厂家说明进行预冲处理),并必须将所有的空气排出透析器,以避免治疗开始后回路中形成泡沫。

(2)预冲完毕,透析机即进入重复循环模式。

(3)在透析机上设定好目标脱水量、治疗时间、肝素剂量以及任何需修改的治疗内容。

(五)开始透析

有两种方式可供选择。

(1)连接动脉管路和静脉管路,开启血泵至 100 mL/min。

(2)只连接动脉管,开启血泵至 100 mL/min,当血流到静脉端时接通管路。

(3)逐渐增加泵速到预定速度。

(4)患者进入透析治疗阶段后应确保患者:①动脉和静脉管路安全;②患者舒适;③机器处于

透析状态;④抗凝已经启动;⑤悬挂 500 mL 生理盐水与血管通路连接以备急需;⑥已经按照程序设定脱水量;⑦完成护理记录;⑧用过的敷料已经丢掉;⑨如果看不到护士,确定患者伸手即可触及呼叫器。

(5)在整个透析过程中,应巡视、观察、记录患者的一般情况、血压、脉搏、静脉压、动脉压、超滤量、超滤率、肝素剂量等,对首次透析和急诊透析的患者应予以监护。

(6)透析时工作人员应时刻注意个人卫生和无菌操作,每次进行操作都应确保洗手、手套和工作服清洁、戴防血液或化学物质的面罩,或对高危患者采取针对性预防措施等。

(六)结束透析

(1)透析结束时,透析机将发出听觉或视觉信号,提醒程序设定的治疗时间已经达到。为避免延迟下机,之前就应准备好下机所需物品,确定至少有 500 mL 的生理盐水可用于回输血液。

(2)血泵速度为 150 mL/min 时,要用 100～300 mL 的生理盐水才能使体外循环的血液回到患者循环中。

(3)测量患者血压,如血压无异常,当静脉管中的颜色呈现亮粉色时,即可以停止回输血液。因为有空气栓塞的风险,不推荐用空气回血。

(4)动静脉内瘘和人工血管瘘患者下机处理:①在患者带瘘上肢下垫一块治疗巾作为无菌区,暂停血泵。②拔除动脉针,封闭动脉管。③无菌操作将动脉管与回水管连接,开启血泵,回输血液。④当血液完全回输到患者体内后,关闭血泵。⑤拔除针头,纱布加压穿刺点止血。⑥当出血停止,用纱布和敷料覆盖过夜。

(5)静脉置管患者下机处理:①在患者的置管上肢下垫一块治疗巾作为无菌区,戴无菌手套,采用非接触技术断开血管通路。②提前消毒导管接头,断开后用至少 10 mL 生理盐水冲洗导管,肝素封管(1 000～5 000 U/mL,用量恰好充满而不溢出管腔),立即接上无菌帽。

(七)抗凝方法

(1)应个体化并且经常回顾性分析。其方法和剂量应参考活化凝血时间值、通路情况及透析后透析器和管路的清洁程度等。

(2)肝素是最常使用的抗凝剂,可以采取初始注射剂量、初始注射剂量+维持量、仅给维持量、间断给药等方式给药。还可以选择低分子肝素、局部用枸橼酸盐、前列环素或无肝素透析。

(3)急性肾衰竭患者肝素的用法应该参照患者整体状况和每次透析情况而定。

(4)尿毒症的患者可能有血小板功能异常和活动性出血,合并有创操作的患者应使用小剂量肝素或无肝素透析。

(5)在无肝素透析时,应保持较高血流速,每隔15～30 分钟用盐水冲洗管路和透析器以防止血栓形成。冲洗盐水的量应在超滤量中去除。但目前很少使用无肝素透析,因为血栓形成将会引起整个管路血液损失。

(八)血标本采集方法

1.透析前

进针后立即从瘘管针采血样本,针不要预冲,如瘘管针预冲或通过留置导管透析先抽出10 mL血,再收集样本,以免污染。

2.透析后

考虑到电解质的反跳,样本再循环或回血生理盐水污染等,应在透析结束时,超滤量设置为零,减慢血流速至 50～100 mL/min。约 10 秒后,从动脉瘘管处采血留取标本。通常电解质反跳发生在透析结束后 2~30 分钟。

三、透析机报警原因及处理

(一)血路部分

1.动脉压(血泵前)

通常动脉压(血泵前)为 -26.7~ -10.7 kPa(-200~ -80 mmHg),超过 -33.3 kPa(-250 mmHg)将发生溶血。如果血管通路无法提供足够的血流,动脉负压增大,产生报警,关闭血泵。血泵关闭后,动脉负压缓解,报警消除,血泵恢复运转直到再次产生负压报警,如此反复循环。

(1)负压过大的原因:①动脉针位置不当(针不在血管内或紧贴血管壁);②患者血压降低(累及通路血流);③通路血管痉挛(仅见于动静脉内瘘);④吻合口狭窄(动静脉内瘘吻合口或移植血管动脉吻合口);⑤动脉针或通路凝血;⑥动脉管道打结;⑦抬高手臂后通路塌陷(如怀疑,可让患者坐起,使通路低于心脏水平);⑧穿刺针口径太小,血流量太大;⑨深静脉导管尖端位置不当、活瓣栓子形成或纤维阻塞。

(2)处理:①减少血流量,动脉负压减低,使报警消除。②确认动脉针或通路无凝血,动脉管道无打结。③测定患者血压,如降低,给予补液、减少超滤率。④如压力不降低则松开动脉针胶布,稍做前后移动或转动。⑤提高血流量到原先水平,如动脉压仍低,重复前一步骤。⑥若仍未改善,在低血流量下继续透析,延长透析时间,或另外打开动脉针透析(原针保留,肝素盐水冲洗,透析结束时才拔除)。如血流量需要大于 350 mL/min,一般需用 15 G 针。⑦如换针后动脉低负压仍持续存在,则血管通路可能有狭窄。用两手指短暂加压阻断动脉针和静脉针之间的血流,如泵前负压明显加大,说明动脉血流部分来自下游,而上游通道的血流量不足。⑧检查深静脉导管是否扭结;改变颈或臂位置,或稍微移动导管;转换导管口。如无效,注射尿激酶或组织血浆酶原激活剂;放射学检查导管位置。

2.静脉压监测

通常压力为 6.7~33.3 kPa(50~250 mmHg),随针的大小、血流量和血细胞比容变化。

(1)静脉压增高的原因:①移植血管的静脉压可高达 26.7 kPa(200 mmHg),因移植血管的高动脉压会传到静脉血管;②小静脉针(16 G),高血流量;③静脉血路上的滤器凝血,这是肝素化不充分的最早表现,也是透析器早期凝血的表现;④血管通路静脉端狭窄(或痉挛);⑤静脉针位置不当或静脉血路扭结;⑥静脉针或血管通路静脉端凝血。

(2)静脉压增高的处理:①用生理盐水冲洗透析器和静脉滤器。如果静脉滤器凝血,而透析器无凝血(冲洗时透析器纤维干净),立即更换凝血的静脉管道,调整肝素剂量后重新开始透析;②静脉针或血管通路静脉端是否阻塞可以采用关闭血泵,迅速夹闭静脉血路,与静脉针断开,用生理盐水注入静脉针,观察阻力大小的方法判定;③用两手指轻轻加压阻断动脉针和静脉针之间的血流,如为下流狭窄引起静脉流出道梗阻,静脉压会因上流受阻而进一步增高。

3.空气探测

最容易发生空气进入血液循环的部位在动脉针和血泵之间,因为这部分为负压。常见于动脉针周围(特别是负压很大时)、管道连接处、泵段血管破裂以及输液管。透析结束时用空气回血操作不当也会引起空气进入体内。许多空气栓塞是在因假报警而关闭空气探测器后发生的,应注意避免。因空气栓塞可能致命。处理方法见本节血液透析治疗常见急性并发症及处理之空气栓塞。

4.血管路扭结和溶血

血泵和透析器之间的血管路扭结会造成严重溶血,这一段的高压通常测不出,因为动脉压监测器通常设在泵前,即使泵后有动脉压力监测器,如果扭结发生在探测器之前,此处的高压也无法被测出。处理方法见本节血液透析治疗常见急性并发症及处理之溶血。

(二)透析液路

1.电导度

电导度增高最常见的原因是净化水进入透析机的管道扭结或低水压造成供水不足;电导度降低最常见的原因是浓缩液桶空;比例泵故障也可导致电导度增高或降低。当电导度异常时,将透析液旁路阀打开,使异常透析液不经过透析器而直接排出。

2.温度

温度异常通常是由加热器故障引起,但旁路阀可以对患者进行保护。

3.漏血

气泡、黄疸患者的胆红素或污物进入透析液均会引起假漏血报警。当透析液可能不出现肉眼可见的颜色改变时,需用测定血红蛋白尿的试纸检测流出透析器的透析液来判断漏血报警的真伪。如果确定漏血,透析液室压力应设置在 -6.7 kPa(-50 mmHg)以下,以免细菌或细菌产物从透析液侧进入血液。空心纤维型透析器轻微漏血有时会自行封闭,可继续透析,但一般情况下应回血,更换透析器或停止透析。预防:①预冲时进行透析器漏血检测;②透析中避免跨膜压过高,如有凝血、静脉回路管弯曲打折等发生立即处理;③透析中跨膜压不能超过透析器的承受力。

四、血液透析治疗常见急性并发症及处理

(一)低血压

低血压为最常见的急性并发症,发生率可达 $50\%\sim70\%$。

1.原因

有效血容量减少、血管收缩力降低、心源性及透析膜生物相容性差、严重贫血及感染等。

2.临床表现

典型症状为出冷汗、恶心、呕吐,重者表现为面色苍白、呼吸困难、心率加快、一过性意识丧失,甚至昏迷。

3.处理

取头低足高位,停止超滤,给予吸氧,必要时快速补充生理盐水 $100\sim200$ mL 或葡萄糖溶液 20 mL,输血浆和清蛋白,并结合病因,及时处理。

4.预防

(1)用容量控制的透析机,使用血容量监测器。

(2)教育指导患者限制盐的摄入,控制饮水量。

(3)避免过度超滤。

(4)透析前停用降压药,对症治疗纠正贫血。

(5)改变透析方法如采用碳酸氢盐透析、血液透析滤过、钠曲线和超滤曲线、低温透析等。

(6)有低血压倾向的患者避免透析期间进食。

(二)失衡综合征

发生率为 3.4%～20.0%。

1.原因

血液透析时血液中的毒素迅速下降,血浆渗透压下降,而由于血-脑屏障使脑脊液中的尿素等溶质下降较慢,以至脑脊液的渗透压大于血液渗透压,水分由血液进入脑脊液形成脑水肿。这也与透析后脑脊液与血液之间的 pH 梯度增大,即脑脊液中的 pH 相对较低有关。

2.临床表现

轻者头痛、恶心、呕吐、困倦、烦躁不安、肌肉痉挛、视物模糊、血压升高;重者表现为癫痫发作、惊厥、木僵甚至昏迷。

3.处理

轻者不必处理;重者可减慢透析血流量,以降低溶质清除率和 pH 改变,但透析有时需终止。可给予 50%葡萄糖溶液或 3%氯化钠 10 mL 静脉推注,或静脉滴注清蛋白,必要时给予镇静剂及其他对症治疗。

4.预防

开始血液透析时采用诱导透析方法,透析强度不能过大,避免使用大面积高效透析器,逐步增加透析时间,避免过快清除溶质;长期透析患者则适当提高透析液钠浓度。

(三)肌肉痉挛

发生率为 10%～15%,主要部位为腓肠肌和足部。

1.原因

肌肉痉挛常与低血压同时发生,可能与透析时超滤过多、过快,低钠透析等有关。

2.临床表现

肌肉痉挛多发生在透析的中后期,老年人多见。以肌肉痉挛性疼痛为主,一般持续约10 分钟。

3.处理

减慢超滤速度,静脉输注生理盐水 100～200 mL、高渗糖水或高渗盐水。

4.预防

避免过度超滤;改变透析方法,如采用钠曲线和超滤曲线等;维生素 E 或奎宁睡前口服;左旋卡尼汀透析后静脉注射。

(四)发热

发热常发生在透析中或透析后。

1.原因

感染、致热源反应及输血反应等。

2.临床表现

若为致热源反应通常发生在透析后 1 小时,主要症状有寒战、高热、肌痛、恶心、呕吐、痉挛和低血压。

3.处理

静脉注射地塞米松 5 mg,通常症状在几小时内自然消失,24 小时内完全恢复;若有感染存在应及时与医师沟通,应用抗生素。

4.预防

严格执行无菌操作;严格消毒水处理设备和管道。

(五)空气栓塞

1.原因

血液透析过程中,各管路连接不紧密、血液管路破裂、透析器膜破损及透析液内空气弥散入血,回血时不慎等。

2.临床表现

少量无反应,如血液内进入空气 5 mL 以上可出现呼吸困难、咳嗽、发绀、胸部紧迫感、烦躁、痉挛、意识丧失甚至死亡。

3.处理

一旦发生空气栓塞应立即夹闭静脉通路,并关闭血泵。患者取头低左侧位,通过面罩或气管吸入 100％氧气,必要时做右心房穿刺抽气,同时注射地塞米松,严重者要立即送高压氧舱治疗。

4.预防

透析前严格检查管道有无破损,连接是否紧密;回血时注意力集中,气体近静脉端时要及时停止血泵转动;避免在血液回路上输液,尤其泵前负压部分;定期检修透析机,确保空气探测器工作正常。

(六)溶血

1.原因

透析液低渗、温度过高;透析用水中的氧化剂和还原剂(氯胺、酮、硝酸盐)含量过高;消毒剂残留;血泵和管道内红细胞的机械损伤及血液透析中异型输血等。

2.临床表现

急性溶血时,患者有胸部紧迫感、心悸、心绞痛、腹背痛、气急、烦躁,可伴畏寒、血压下降、血红蛋白尿甚至昏迷;大量溶血时患者可出现高钾血症,静脉回路血液呈淡红色。

3.处理

立即关闭血泵,停止透析,丢弃体外循环血液;给予高流量吸氧,明确溶血原因后应尽快开始透析;贫血严重者应输入新鲜全血。

4.预防

透析中防止凝血;保证透析液质量;定期检修透析机和水处理设备;患者输血时,认真执行查对制度,严格遵守操作规程。

五、透析器首次使用综合征

在透析时因使用新的透析器发生的临床症候群,称为首次使用综合征。分为 A 型首次使用综合征和 B 型首次使用综合征。

(一)A 型首次使用综合征

A 型又称超敏反应型。多发生于血液透析开始后 5～30 分钟内。主要表现为呼吸困难、全身发热感、皮肤瘙痒、麻疹、咳嗽、流泪、流涕、打喷嚏、腹部绞痛、腹部痉挛,严重者可心跳骤停甚至死亡。

(1)原因:主要是患者对环氧乙烷、甲醛等消毒液过敏或透析器膜的生物相容性差或对透析器的黏合剂过敏等,使补体系统激活和白细胞介素释放。

(2)处理原则:①立即停止透析,勿将透析器内血液回输体内;②按抗变态反应常规处理,如应用肾上腺素、抗组胺药和激素等。

(3)预防措施:①透析前将透析器充分冲洗(不同的透析器有不同的冲洗要求),使用新透析器前要仔细阅读操作说明书;②认真查看透析器环氧乙烷消毒日期;③部分透析器反应与合并应用 ACEI(血管紧张素转换酶抑制剂)有关,应停用;④对使用环氧乙烷消毒透析器过敏者,可改用 γ 射线或蒸气消毒的透析器。

(二)B 型首次使用综合征

B 型首次使用综合征又称非特异型。多发生于透析开始后数分钟至 1 小时,主要表现为胸痛,伴有或不伴有背部疼痛。

(1)原因:目前尚不清楚。

(2)处理原则:①加强观察,症状不明显者可继续透析;②症状明显者可予以吸氧和对症治疗。

(3)预防措施:①试用不同的透析器;②充分冲洗透析器。

六、血液透析突发事件应急预案

(一)透析中失血

1.原因

管路开裂、破损,接管松脱和静脉针脱落等。

2.症状

出血、血压下降,甚至发生休克。

3.应急预案

停血泵,查找原因,尽快恢复透析通路;必要时回血,给予输液或输血;心电监护,对症处理。

4.预防

透析前将透析器管路、管路针等各个接头连接好,预冲时要检查是否有渗漏;固定管路时,应给患者留有活动的余地。

(二)电源中断

1.应急预案

通知工程师检查稳压器和线路,电话通知医院供电部门;配备后备电源的透析机,停电后还可运行 20～30 分钟;若没有后备电源的透析机,停电后应立即将动静脉夹打开,手摇血泵,速度每分钟 100 mL 左右;若 15～30 分钟内恢复供电可不回血。若暂时仍不能恢复供电可回血结束透析,并尽可能记录机器上的各项参数。

2.预防

保证透析中心为双向供电;停电后 15 分钟内可用发电机供电;给透析机配备后备电源,停电后可运行 20～30 分钟。

(三)水源中断

1.应急预案

机器报警并自动改为旁路;通知工程师检查水处理设备和管路。电话通知医院供水部门;1～2 小时不能解除,终止透析,记录机器上的各项参数。

2.预防

保证透析中心为专路供水;在水处理设备前设有水箱,并定期检修水处理设备。

(王　霞)

第六节 血液灌流治疗技术及护理

一、概述

(一)血液灌流

血液灌流是指将患者的血液引出体外并经过具有光谱解毒效应的血液灌流器,通过吸附的方法来清除体内有害的代谢产物或外源性毒物,最后将净化后的血液回输患者体内的一种血液净化疗法。在临床上被广泛地用于药物和化学毒物的解毒,尿毒症、肝性脑病及某些自身免疫性疾病等的治疗。

(二)吸附剂

经典的吸附剂包括活性炭和树脂。

(1)活性炭:是一种非常疏松多孔的物质,其来源相当多样,包括植物、果壳、动物骨骼、木材、石油等,经蒸馏、炭化、酸洗及高温、高压等处理后变得疏松多孔。活性炭吸附力强的主要原因就在于多孔性,无数的微孔形成了巨大的比表面积。活性炭的特点是大面积($1\,000$ m/g 以上)、高孔隙和孔径分布宽,它能吸附多种化合物,特别是极难溶于水的化合物,对血肌酐、尿酸和巴比妥类药物具有良好的吸附性能。

(2)树脂:树脂是一类具有网状立体结构的高分子聚合物,根据合成的单体及交联剂的不同分为不同的种类。血液净化吸附剂采用吸附树脂,吸附树脂又分为极性吸附树脂和非极性吸附树脂。XAD-4、XAD-7 等对有机毒物、脂溶性毒物的吸附作用大;XAD-2 树脂,对疏水集团毒素(如有机磷农药、地西泮等)的吸附力大;XAD 系列树脂的解毒作用优于活性炭,其吸附的毒物分子量为 $500\sim20\,000$ D。一般认为血液灌流的吸附解毒作用优于血液透析。如对苯巴比妥钠等镇静安眠药、解热镇静剂、三环类抗忧郁药、洋地黄、地高辛、茶碱、卡马地平、有机氯、百草枯等的解毒作用优于血液透析。对脂溶性高、分布容积大、易与蛋白结合的毒物解毒作用也优于血液透析。

(三)理想的血液灌流吸附必须符合以下标准

(1)与血液接触无毒无变态反应。

(2)在血液灌流过程中不发生任何化学反应和物理反应。

(3)具有良好的机械强度,耐磨损,不发生微粒脱落,不发生变形。

(4)具有较高的血液相容性。

(5)易消毒清洗。

二、血液灌流的方法、观察及护理

(一)方法

进行血液灌流时,应将吸附罐的动脉端向下,垂直立位,位置高度相当于患者右心房水平,用5%葡萄糖溶液 500 mL 冲洗后,再用肝素盐水(2 500 U/L 盐水)2 000 mL 冲洗,将血泵速度升至 $200\sim300$ mL/min 冲洗灌流器,清除脱落的微粒,并使碳颗粒吸水膨胀,同时排尽气泡。冲洗过程中,可在静脉端用止血钳反复钳夹血路以增加血流阻力,使冲洗液在灌流器内分布更均匀。

灌流时初始肝素量为 4 000 U 左右,由动脉端注入,维持量高,总肝素量为每次 6 000~8 000 U,较常规血液透析量大,因活性炭可吸附肝素,要求部分凝血活酶时间、凝血酶时间及活化凝血时间达正常的 1.5~2.0 倍。

(二)血管通路

应用临时血管通路。首选股静脉、颈内静脉及锁骨下静脉,也可采用桡动脉-贵要静脉、足背动脉-大隐静脉,个别情况下也可使用内瘘或外瘘。血流量以 50 mL/min 开始,若血压、脉搏和心率稳定可提高至 150~200 mL/min。

(三)观察

每次血液灌流 2 小时,足以有效地清除毒物。如果长于 2 小时吸附剂已被毒物饱和而失效。如果1 次灌流后又出现反跳时(组织内毒物又释放入血液),可再进行第 2 次灌流,但 1 次灌流时间不能超过 2 小时。血液灌流如与血液透析联合治疗,则灌流器应装于透析器之前;结束时把灌流器倒过来,动脉端在上,静脉端在下,用空气回血,不能用生理盐水,以免被吸附的物质重新释放入血。

(四)不良反应

(1)血小板减少:临床上较多见。另外活性炭也可吸附纤维蛋白原,这是造成出血倾向的原因之一。

(2)对氨基酸等生理性物质的影响:血液灌流能吸附氨基酸,尤其对色氨酸、蛋氨酸等芳香族氨基酸吸附量最大,但一般机体有代偿功能,若长期使用,应引起警惕。

(3)对药物的影响:因能清除许多药物,如抗生素、升压药等,药物治疗时应注意剂量调整。

(4)低体温:常发生于冬天使用简易无加温装置血液灌流时。

(五)护理措施及注意事项

(1)密切观察患者的生命体征、神志变化、瞳孔反应等,保持呼吸道通畅。呼吸道分泌物过多的昏迷患者,应将头侧向一边,并及时减慢血流速度,去枕平卧。使用升压药,扩充血容量,如补液及输血、清蛋白、血浆等。但药物应在血路管的静脉端注入,或经另外的补液途径注入,否则药物被灌流器吸附,达不到有效浓度。若患者在灌流之前血压已很低,则可将充满预冲液的管路直接与患者的动静脉端相连接。

(2)血液灌流前大多患者由于药物影响处于昏迷状态,随着血液灌流的作用,药物被灌流器逐渐吸附,1.0~1.5 小时后患者逐渐出现躁动、不安,需用床档加以保护,以防坠床;四肢和胸部可用约束带进行约束,但不能强按患者的肢体,防止发生肌肉撕裂、骨折或关节脱位;背部应垫上软垫防止背部擦伤和椎骨骨折;必要时用包有纱布的压舌板垫在患者的上下齿之间,防止咬伤舌头,并注意防止舌后坠。

(3)保持体外循环通畅。导管应加以固定,对躁动不安的患者适当给予约束,必要时给予镇静剂。防止因剧烈活动而使留置导管受挤压变形、折断、脱出,管道的各个接头须紧密连接,防止滑脱出血或空气进入导管引起空气栓塞。

(4)严密观察肝素抗凝情况,若发现灌流器内血色变暗、动脉和静脉壶内有血凝块,则应调整肝素剂量,必要时更换灌流器及管路。

(5)如用简易的血泵做血液灌流,没有监护装置,则必须严密观察是否有凝血、血流量不足和空气栓塞等情况。如出现动脉除泡器凹陷,则提示血流量不足,应考虑动脉穿刺针是否位置不当、动脉管道是否扭曲折叠、血压是否下降;若动脉除泡器变硬、膨胀,血液溢入除泡器的侧管,提示动脉压过高,灌流器凝血;若同时伴有静脉除泡器液面下降,则应适当增加肝素的用量;在无空气监测的情况下,一旦空气进入体内将会发生严重的空气栓塞,因此要密切注意各管道的连接,严防松脱,注意动静脉除泡器和灌流器的安全固定。

(6)维持性血液透析患者合并急性药物或毒物中毒需要联合应用血液透析和血液灌流时,灌流器应置于透析器之前,有利于血液的加温,以免经透析器脱水后血液浓缩,使血液阻力增大,导致灌流器凝血。

(7)患者有出血倾向时,应注意肝素的用法,如有需要,可遵医嘱输新鲜血或浓缩血小板。

(8)若患者在灌流1小时左右出现寒战、发热、胸闷、呼吸困难等反应,可能是灌流器生物相容性差所致,可静脉注射地塞米松,给予吸氧,但不要盲目终止灌流,以免延误抢救。

(9)观察反跳现象:血液灌流只是清除了血中的毒物,而脂肪、肌肉等组织已吸收的毒物的不断释放、肠道中残留毒物的再吸收等,都会使血中毒物浓度再次升高而再度引起昏迷,会出现昏迷-灌流-清醒-再昏迷-再灌流-再清醒的情况。因此,对脂溶性药物如有需要,应继续多次灌流,直至病情稳定为止。如有条件,应在灌流前后采血做毒物、药物浓度测定。

(10)血液灌流只能清除毒物本身,不能纠正毒物已经引起的病理生理的改变,故中毒时一定要使用特异性的解毒药。如有机磷农药中毒时,血液灌流不能恢复胆碱酯酶的活性,必须使用解磷定、阿托品治疗。

(11)应根据病情采取相应的治疗措施,如洗胃、导泻、吸氧、呼吸兴奋剂、强心、升压、纠正酸中毒、抗感染等。

(12)做好心理护理。多数药物中毒患者都是因对生活失去信心或与家庭成员、同事发生矛盾而服药,故当患者神志逐渐清楚时,护士要耐心劝解、开导、化解矛盾,使患者情绪稳定,从而积极配合治疗。

(王 霞)

第七节 血浆置换治疗技术及护理

一、概述

(一)血浆置换

血浆置换(PE)是一种用来清除血液中大分子物质的体外血液净化疗法,指将患者的血液引出体外,经离心法或膜分离法分离血浆和细胞成分,迅速地选择性地从循环血液中去除病理血浆或血浆中的病理成分(如自身抗体、免疫复合物、副蛋白、高黏度物质和蛋白质结合的毒物等),而将细胞成分以及补充的等量的平衡液、血浆、清蛋白溶液回输入体内,达到清除致病物质的目的。从而治疗一般疗法无效的多种疾病。

(二)每次血浆交换量

尚未标准化。每次交换2～4 L。一般来说,若该物质仅分布于血管内,则置换第1个血浆容量可清除总量的55%,如继续置换第2个血浆容量,却只能使其浓度再下降15%。因此每次血浆置换通常仅需要置换1个血浆容量,最多不超过2个。

（三）置换频度

要根据基础疾病和临床反应来决定。每次血浆交换后，未置换的蛋白浓度重新升高，通过从血管外返回血管内和再合成这2个途径。血浆置换后血管内外蛋白浓度达到平衡需1～2天。因此，绝大多数血浆置换疗法的频度是间隔1～2天，连续3～5次。

（四）置换液

为了保持机体内环境的稳定，维持有效血容量和胶体渗透压。

（1）置换液种类：①晶体液，如生理盐水、葡萄糖生理盐水、林格液，用于补充血浆中各种电解质的丢失；②胶体液，如血浆代用品，主要有中分子右旋糖酐、右旋糖酐-40、羟乙基淀粉，三者均为多糖，能短时有效的扩充和维持血容量；血浆制品，最常用的有5%清蛋白、新鲜冰冻血浆，后者是唯一含枸橼酸盐的置换液。

（2）置换液的补充原则：①等量置换；②保持血浆胶体渗透压正常；③维持水、电解质平衡；④适当补充凝血因子和免疫球蛋白；⑤减少病毒污染机会；⑥无毒性，没有组织蓄积。

二、血浆置换的并发症及应对

（一）变态反应

1.原因

在血浆置换治疗过程中，由于弃去了含有致病因子的血浆，为了保持血浆渗透压稳定和防止发生威胁生命的体液平衡紊乱，在分离血浆后要补充等容量液体。新鲜冰冻血浆含有凝血因子、补体和清蛋白，其成分复杂，常可诱发变态反应。据文献报道，变态反应的发生率<12%。

2.预防

在应用血浆前静脉给予地塞米松5～10 mg或10%葡萄糖酸钙20 mL；应用血浆时减慢置换速度，逐渐增加置换量。同时应选择合适的置换液。

3.护理措施

治疗过程中要严密观察，如出现皮肤瘙痒、皮疹、寒战、高热时，不可让患者随意搔抓皮肤，应及时给予激素、抗组胺药或钙剂，可为患者摩擦皮肤缓解瘙痒。另外，治疗前认真执行三查八对，核对血型，血浆输注速度不宜过快。

（二）低血压

1.原因

置换与滤出速度不一，滤出过快、置换液补充过缓；体外循环血量多，有效血容量减少；疾病原因引起，如应用血制品引起变态反应；补充晶体液时，血渗透压下降。

2.预防

血浆置换术中血浆交换应等量，即血浆出量应与置换液入量保持平衡，当患者血压下降时可先置入胶体，血压稳定时再置入晶体，避免血容量的波动。其次，要维持水、电解质的平衡，保持血浆胶体渗透压稳定。

3.护理措施

密切观察患者生命体征，每30分钟监测生命体征一次。出现头晕、出汗、恶心、脉速、血压下降时，立即补充清蛋白，加快输液速度，减慢血浆出量，延长血浆置换时间。一般血流量应控制在50～80 mL/min，血浆流速为25～40 mL/min，平均置换血浆1 000～1 500 mL/h，血浆出量与输入血浆和液体量平衡。

(三)低钙血症

1.原因

新鲜血浆含有枸橼酸钠,输入新鲜血过多、过快容易导致低钙血症,患者出现口麻、腿麻及小腿肌肉抽搐等低钙血症表现,严重时发生心律失常。

2.预防

治疗中常规静脉注射10％葡萄糖酸钙10 mL。

3.护理措施

严密观察患者有无低钙血症表现及血液生化改变,如出现低钙血症表现可给予热敷、按摩或补充钙剂等对症处理。

(四)出血

1.原因

血浆置换过程中血小板破坏、抗凝剂输入过多以及疾病本身导致。

2.预防

治疗前常规检测患者的凝血功能,根据情况确定抗凝剂剂量及用法。

3.护理措施

治疗中严密观察皮肤及黏膜有无出血点;进行医疗护理操作时,动作轻柔、娴熟,熟练掌握静脉穿刺技巧,尽量避免反复穿刺;一旦发生出血,立即通知医师采取措施,治疗结束时用鱼精蛋白中和肝素,用无菌纱布加压包扎穿刺点,术后6小时注意观察穿刺部位有无渗血。

(五)感染

1.原因

置换液含有致热源;血管通路感染;疾病原因引起的感染。

2.预防

严格无菌操作。

3.护理措施

血浆置换是一种特殊的血液净化疗法,必须严格无菌操作;患者必须置于单间进行治疗,治疗室要求清洁,操作前紫外线照射30分钟,家属及无关人员不得进入治疗场所;操作人员必须认真洗手、戴口罩和帽子,配置置换液时需认真核对、检查、消毒,同时做到现配现用。

(六)破膜

血浆分离的滤器因为制作工艺而受到血流量及跨膜压的限制,如置换时血流量过大或置换量增大,往往会导致破膜,故血流量应为100～150 mL/min,每小时分离血浆1 000 mL左右,跨膜压控制于50.0 kPa(375 mmHg)。预冲分离器时注意不要用血管钳敲打排气,防止破膜的发生。

（王　霞）

第十五章 消毒供应室护理

第一节 检查、组配、包装

一、检查

(一)目的

保证器械物品的清洗、消毒、干燥质量,以及器械物品的功能完好,便于临床科室使用。

(二)操作规程

(1)物品准备:设备设施(应备带光源的放大镜、带光源的包布检查操作台)、棉签、纱布等。

(2)着装:戴圆帽、口罩,穿专用鞋,戴手套。

(3)器械检查:在打开光源的放大镜下逐个查看器械,如刀子、剪子、各种钳子表面、轴节、齿牙是否光亮、洁净,用棉签检查穿刺针座内部是否清洁。用纱布检查管腔器械腔体内部是否洁净,擦拭器械表面是否有油污。

(4)将检查出的有污渍、锈迹的器械进行登记,并由传递窗传回去污区,重新浸泡、去污、除锈、清洗处理,按登记数目及时索要,保证临床供应数目相对恒定。

(5)检查有轴节松动的器械,将轴节螺钉拧紧。穿刺针尖有钩、不锋利的可在磨石上修复。检查剪刀是否锋利,尖部完好。

(6)将不能修复的坏损器械进行登记,交护士长报损并以旧换新。

(7)检查合规的器械进入包装程序。

(8)敷料检查:将各种敷料如包布、手术中单、手术衣等单张放在打开光源的包布检查操作台上检查,检查是否有小的破洞、棉布纱织密度是否均匀、清洁、干燥。检查手术衣带子是否齐全、牢固,袖口松紧是否适度。洗手衣腰带、橡皮带、扣子是否整齐牢固。

(9)将不合规的手术敷料挑拣并登记数量,以备到总务处报损,领取新敷料。护士长补充当天检出的敷料,保证临床和手术室无菌物品的供应。

(10)检查质量合规的敷料进入包装程序。

(三)质量标准

1.日常检查有记录

其意义有两个:首先,便于器械物品流通时的查找,保证器械物品数量的恒定,满足临床工作需要;其次,为管理者提供数据资料,便于管理者发现问题,保证器械物品清洗、消毒质量,使灭菌合格率达 100%。

2.每周定期抽查有记录

记录内容包括检查时间、检查内容、检查者、责任人、出现的问题、原因分析、整改措施。

3.每月定期总结有记录

记录整月出现问题整改后的效果,对屡次出现而本科室采取积极措施不能解决的问题,报有关职能部门请求帮助解决。

(四)注意事项

(1)有效应用带光源放大镜和操作台,使其保持功能完好。

(2)各项检查记录要翔实,不能流于形式,对工作确实起到督促指导作用,以保证工作质量。

(3)定期进行清洗、消毒等各个环节质量标准的培训学习,对检查中发现的问题及时组织讨论,查找原因,提高消毒供应中心全员的责任心和业务水平。

二、组配

(一)目的

根据临床各个科室的工作特点和需要,组配出不同规格、数量、材质的无菌物品。

(二)操作规程

组配过程是消毒供应中心一项细致而严谨的工作。把好这一关,不但能满足临床工作需要,提高临床科室对消毒供应中心的满意度,而且能降低消耗,避免浪费。需要组配的物品种类繁多,大体可遵循如下原则。

(1)明确物品的用途。

(2)明确物品组配的标准。

(3)物品、原料准备。

(4)组配后、包装前检查核对(此项工作需双人进行)。

(5)放置灭菌检测用品(生物或化学指示物)。

(6)进入包装流程。

(三)质量标准

(1)用物准备齐全,做到省时省力。

(2)物品组配符合制作标准。

(3)器械、物品数量和功能满足临床科室需要。

(4)例行节约原则,无浪费。

(四)注意事项

(1)敷料类、器械包类分室组配,以防棉絮污染。

(2)临床科室的特殊需求,要与科室护士长或使用者充分沟通并得到其认可后进行组配。

(3)定期随访临床科室使用情况,根据反馈信息及时调整组配方法。

三、包装

(一)目的

需要灭菌的物品,避免灭菌后遭受外界污染,需要进行打包处理。

(二)操作规程

1.包装材料的准备

根据包装工艺和消毒工艺的需要选择包装材料的材质、规格。无菌包装材料包括医用皱纹纸、纸塑包装袋、棉布、医用无纺布等。

(1)医用皱纹纸:有多种规格型号,用于包装各种诊疗器械及小型手术器械,为一次使用包装材料,造价高,抗拉扯性差。

(2)纸塑包装袋:用于各种器械和敷料的包装,需要封口机封口包装。为一次性使用包装材料,造价高,对灭菌方式有要求,高温高压蒸汽灭菌的有效期相对低温灭菌短,适用于低温灭菌。

(3)棉布:用于各种器械、敷料的包装。要求其密度在每平方英寸 140 支纱以上,为非漂白棉布。初次使用应使用 90 ℃水反复去浆洗涤,防止带浆消毒后变硬、变色。严禁使用漂白剂、柔顺剂,防止对棉纱的损伤和化学物品的残留。棉质包布可重复使用,价格低廉,其适用于高温高压蒸汽灭菌,皱褶性、柔顺性强,抗拉扯性强。但需要记录使用次数,每次使用前要检查其质量完好状态。当出现小的破洞、断纱、致密度降低(使用 30～50 次后)时,其阻菌效果减弱,应检出报废。

(4)医用无纺布:用于各种器械、敷料的包装。其皱褶性、柔顺性强,抗拉扯性次于棉布;阻菌性强,适用于高温高压蒸汽灭菌和指定低温灭菌的包装。它是一次性使用包装材料,造价高。

(5)包装材料的规格根据需要包装的物品大小制定。

2.包装

(1)打器械包和敷料包的方法通常采用信封式折叠或包裹式折叠,这样打开外包装平铺在器械台上,形成了一个无菌界面,有利于无菌操作。这种打包方法适用于布类、纸类和无纺布类包装材料。①信封式包装折叠方法:内层包装,将内外双层包布平铺在打包台上,将器械托盘沿包布对角线放置包布中央,将离身体近的一角折向器械托盘,将角尖向上反折,将有侧一角折向器械,角尖向上反折,重复左侧,将对侧一角盖向器械,此角尖端折叠塞入包内,外留置角尖约 5 cm 长度。外层包布的包装方法同内层。用封包胶带粘贴两道封严包裹,在一侧封包胶带上粘贴 5 cm 长带有化学指示剂的胶带。并贴上标有科室、名称、包装者、失效日期的标示卡。②包裹式包装折叠方法:内层包装,将内外双层包布平铺在打包台上,将器械托盘沿包布边缘平行的十字线放置包布中央,将身体近侧一端盖到器械托盘上,向上反折 10 cm,将对侧一端盖到器械托盘上,包裹严密,边缘再向上反折 10 cm,将左有两侧分别折叠包裹严密。外层包布的包装方法同内层。用封包胶带粘贴两道封严包裹,在一侧封包胶带上粘贴 5 cm 长带有化学指示剂的胶带。并贴上标有科室、名称、包装者、失效日期的标示卡。

(2)用包装袋包装的物品,应根据所包装物品的大小选择不同规格的包装袋,剪所需的长度,装好物品,尖锐物品应包裹尖端,以免穿破包装袋。包内放化学指示卡,能透过包装材料看到指示卡变色的包外不再贴化学指示标签。用医用封口机封口。在封口外缘注明科室、名称、包装者、失效日期。

(三)质量标准

(1)包装材料符合要求:有生产许可证、营业执照、卫生检验报告。

(2)物品齐全。

(3)体积、重量不超标:用下排气式压力蒸汽灭菌器灭菌,灭菌包体积不超过 30 cm×

30 cm×25 cm,预真空或脉动真空压力灭菌器灭菌,灭菌包体积不超过 30 cm×30 cm×50 cm,敷料包重量不超过 5 kg。金属器械包重量不超过 7 kg。

(4)标示清楚:包括注明无菌包名称、科室、包装者、失效日期。

(5)植入性器械包内中央放置生物灭菌监测指示剂或五类化学指示卡或称爬行卡,其他可放普通化学指示卡以监测灭菌效果。

(6)准确的有效期:布类和医用皱纹纸类包装材料包装的物品有效期为 6 个月,其他根据包装材料使用说明而定。

(7)清洁后的物品应在 4 小时内进行灭菌处理。

(8)包布干燥无破洞,一用一清洗。

(9)封口应严密。

(四)注意事项

(1)手术器械应进行双层包装,即包装两次。

(2)手术器械筐或托盘上垫吸水巾。

(3)手术器械码放两层时中间放吸水巾,有利于器械的干燥。

(4)纸塑包装袋封口和压边宽度不少于 6 mm。

(5)新的棉布包装必须彻底洗涤脱浆后使用,否则变硬、变黄呈地图状。每次使用后要清洗。

(6)化学气体低温灭菌应使用一次性包装材料。

(7)等离子气体低温灭菌使用专用的一次性包装材料。

(孙圣发)

第二节　灭菌、储存、发放

一、灭菌

(一)目的

通过压力蒸汽或气体等灭菌方法对需要灭菌的物品进行处理,使其达到无菌状态。

(二)操作规程

压力蒸汽灭菌器。

1.灭菌操作前灭菌器的准备

(1)清洁灭菌器体腔,保证排汽口滤网清洁。

(2)检查门框与橡胶垫圈有无损坏、是否平整、门的锁扣是否灵活、有效。

(3)检查压力表、温度表是否在零位。

(4)由灭菌器体腔排汽口倒入 500 mL 水,检查有无阻塞。

(5)检查蒸汽、水源、电源情况及管道有无漏气、漏水情况。打开压缩机电源、水源、蒸汽、压缩机,蒸气压力达到 0.3~0.5 MPa;水源压力 0.15~0.30 MPa;压缩气体压力≥0.4 MPa 等运行条件符合设备要求。

(6)检查与设备相连接的记录或打印装置处于备用状态。

(7)进行灭菌器预热,当夹层压力≥0.2 MPa时,则表示预热完成。排尽冷凝水,特别是冬天,冷凝水是导致湿包的主要原因。

(8)预真空压力蒸汽灭菌器做B-D试验,以测试灭菌器真空系统的有效性,B-D测试合格后方可使用。

具体操作:①待灭菌器预热之后,由消毒员将B-D测试包平放于排气孔上方约10 cm处,关闭灭菌器门,启动B-D运行程序(标准的B-D测试程序即134 ℃、3.5分钟)。②B-D程序运行结束,即在B-D测试纸上注明B-D测试的日期、灭菌锅编号、测试条件,以及操作者姓名或工号。③查看B-D测试结果:查看B-D测试纸变色是否均匀,而非变黑的程度。B-D测试纸变色均匀则为B-D测试成功,即可开始运行灭菌程序;否则B-D测试失败,查找失败原因予以处理后,连续进行3次B-D测试,均合格后方可使用。④B-D测试资料需留存3年以上。

标准B-D测试包的制作方法:①100%脱脂纯棉布折叠成长(30±2)cm、宽(25±2)cm、高25~28 cm大小的布包,将专门的B-D测试纸放入布包中心位置;所使用的纯棉布必须一用一清洗。②测试包的重量为4 kg+5%(欧洲标准为7 kg;美国标准为4 kg)。

标准B-D包与一次性B-D包的区别:①标准B-D包需每次打包,费时费力;打包所用材料多次洗涤,洗涤剂的残留,影响到测试的稳定性;受人为因素影响大,打包的松紧程度不同会影响到测试的结果。②一次性B-D包使用简便,受人为及环境因素影响小,但成本较高。③模拟B-D测试装置,使用简便,包装小,灭菌难度可控,但处于发展阶段。

2.灭菌物品装载

装载前检查灭菌包外标志内容,并注明灭菌器编号、灭菌批次、灭菌日期及失效日期。

具体装载要求如下。

(1)装载时应使用专用灭菌架或篮筐装载灭菌物品,物品不可堆放,容器上下均有一定的空间,灭菌包之间间隔距离≥2.5 cm(物品之间至少有足够的空间可以插入伸直的手),以利灭菌介质的穿透,避免空气滞留、液体积聚,避免湿包产生。

(2)灭菌物品不能接触灭菌器的内壁及门,以防吸入冷凝水。

(3)应将同类材质的器械、器具和物品,置于同一批次进行灭菌。若纺织类物品与金属类物品混装时,纺织类物品应放置于灭菌架上层竖放,且装载应比较宽松;金属类则置于灭菌架下层平放;底部无孔的盘、碗、盆等物品应斜放,且开口方向一致;纸袋、纸塑袋亦应斜放。

(4)预真空灭菌器的装载量不得超过柜室容积的90%,下排气灭菌器的装载量不能超过柜室容积的80%,同时预真空和脉动真空压力蒸汽灭菌器的装载量义分别不得小于柜室容积的10%和5%,以防止"小装量效应"残留空气影响灭菌效果。

(5)各个储槽的筛孔需完全打开。

(6)易碎物品需轻拿轻放,轻柔操作。

(7)将批量监测随同已装载好的灭菌物品一同推入灭菌器内,批量监测放置在灭菌柜腔内下部、排气孔上方。

3.灭菌器工作运行中

(1)关闭密封门,根据被灭菌物品的性质选择灭菌程序,检查灭菌参数是否正确,启动运行程序。如根据蒸汽供给的压力,判断灭菌所能达到的最高温度,选择采用温度132~134 ℃,压力205.8 kPa,灭菌维持时间4分钟;或温度121 ℃,压力102.9 kPa,灭菌维持时间20~30分钟。目前多数灭菌器采用电脑自动控制程序,当温度达不到132 ℃时自动转入121 ℃灭菌程序。

(2)灭菌过程中,操作人员必须密切观察设备的运行时仪表和显示屏的压力、温度、时间、运行曲线等物理参数,如有异常,及时处理。

(3)每批次灭菌物品按要求做好登记工作:灭菌日期、灭菌器编号、批次号、装载的主要物品、灭菌程序号、主要运行参数、操作员签名或工号,便于物品的跟踪、追溯。

4.无菌物品卸载

(1)灭菌程序结束后,从灭菌器中拉出灭菌器柜架或容器,放于无菌保持区或交通量小的地方,直至冷却至室温,冷却时间应>30分钟,防止湿包产生。

(2)灭菌质量确认:确认每批次的化学批量监测或生物批量监测是否合格;对每个灭菌包进行目测,检查包外的化学指示标签及化学指示胶带是否合格,检查有无湿包现象,湿包或无菌包掉落地上均应视为污染包,污染包应重新进入污染物品处理程序,不得烘烤。

(三)质量标准

(1)物品装载正确:①包与包之间留有空间符合要求。②各种材质物品摆放位置、方式符合要求。③在灭菌器柜室内物品的摆放符合要求,避免接触门或侧壁,以防湿包。④有筛孔的容器必须把筛孔打开,其开口的平面与水平面垂直。

(2)按《消毒技术规范》要求完成灭菌设备每天检查内容。

(3)灭菌包规格、重量符合标准:装载容量符合要求,容量不能超出限定的最大值和最小值。

(4)灭菌包外应有标志,内容包括物品名称、检查打包者姓名或编号、灭菌器编号、批次号、灭菌日期和失效日期。

(5)每天灭菌前必须进行B-D检测,检测结果合格方可使用,B-D检测图整理存档,保留3年。

(6)根据灭菌物品的性能,所能耐受的温度和压力确定灭菌方式。凡能耐受高温、高压的医疗用品采用压力蒸汽灭菌。油剂、粉剂采用干热灭菌。不耐高温的精密仪器、塑料制品等采用低温灭菌。

(7)选择正确的灭菌程序:根据灭菌物品的材质如器械、敷料等选择相应的灭菌程序。

(8)选择正确的灭菌参数,每锅次灭菌的温度、压力、灭菌时间等物理参数有记录。

(9)严格执行灭菌与非灭菌物品分开放置。

(10)每周每台灭菌器进行生物检测1次,结果登记并存档保留3年。

(11)每批次有化学指示卡检测,检测结果有记录并存档保留3年。

(12)植入性器械每批次有生物检测合格后方可发放,急诊手术有五类化学指示卡PCD批量检测合格后可临时发放并做好登记以备召回。

(13)无菌物品合格率达100%。确认灭菌合格后,批量监测物存档并做好登记。

(14)按要求做好设备的维护和保养,并有记录。

(四)注意事项

(1)开放式的储槽不应用于灭菌物品的包装。

(2)严格执行安全操作,消毒员经过培训合格,持证上岗。

(3)排冷凝水阀门开放大小要适当,过大蒸汽大量释放造成浪费,过小冷凝水不能排尽,造成湿包,灭菌失败。

(4)灭菌器运行过程,消毒员不得离开设备,应密切观察各个物理参数和机器运行情况,出现漏气、漏水情况及时解决。

(5)灭菌结束,开门操作时身体避开灭菌器的门,以防热蒸汽烫伤。

(6)待冷却的灭菌架应挂有防烫伤标示牌,卸载时戴防护手套,防止烫伤。

(7)压力蒸汽灭菌器不能用于凡士林等油类或粉剂的灭菌,不能用于液体的灭菌。

二、储存

(一)目的

灭菌物品在适宜的温度、湿度独立空间集中保存,在有效期内保持无菌状态。

(二)操作规程

1.空间要求

无菌物品应存放在消毒供应中心洁净度最高的区域,尽管卫健委对无菌物品存放区未做净化要求,对其空气流向及压强梯度做了明确规定:空气流向由洁到污;无菌物品存放区为洁净区,其气压应保持相对正压,湿度低于70%,温度低于24 ℃。目前有些医院消毒供应中心的无菌物品存放区与消毒间无菌物品出口区域连通,其弊病是造成无菌物品储存区域温度、湿度超标。无菌物品存放间与灭菌间的无菌物品出口区域应设屏障。

2.无菌物品储存架准备

无菌物品的储存架最好选用可移动、各层挡板为镂空的不锈钢架子,优点是根据灭菌日期排序时不用搬动无菌包,直接推动架子,减少对无菌包的触摸次数且省时省力。挡板为镂空式,有利于散热,及时散发无菌包内残留的热量,防止大面积接触金属,蒸汽转化为冷凝水造成湿包现象。

3.无菌物品有序存放

无菌物品品种名称标示醒目且位置固定。根据灭菌时间的先后顺序固定排列,先灭菌的物品先发放,后灭菌的后发放。库存无菌物品基数有备案,每天或每班次物品查对有记录。

4.及时增补

根据临床需要无菌物品情况,及时增补,以保证满足临床使用。

(三)质量标准

(1)进入无菌物品存放区按要求着装。

(2)无菌物品存放区不得有未灭菌或标示不清物品存放。

(3)外购的一次性使用无菌物品,须先去掉外包装方可进入无菌物品存放区。

(4)室内温度保持在24 ℃以下,湿度在70%以下。

(5)存放间每月监测一次:空气细菌数≤200 cfu/m³;物体表面数<5 cfu/cm²;工作人员手细菌数<5 cfu/cm²;灭菌后物品及一次性无菌医疗器具不得检出任何种类微生物及热原体。

(6)物品存放离地20～25 cm、离顶50 cm、离墙5 cm。

(7)无菌包包装完整,手感干燥,化学指示剂变色均匀,湿包视为污染包应重新清洗灭菌。

(8)无菌包一经拆开,虽未使用应重新包装灭菌,无过期物品存放,物品放置部位标示清楚醒目,并按灭菌日期有序存放,先人先发,后人后发。

(9)凡出无菌室的物品应视为污染,应重新灭菌。

(四)注意事项

环境的温度、湿度达到标准时,使用纺织品材料包装的无菌物品有效期宜为14天;未达到环境标准时,有效期宜为7天。医用一次性纸袋包装的无菌物品,有效期宜为1个月;使用一次性医用皱纹纸、医用无纺布包装的无菌物品,有效期宜为 6 个月;使用一次性纸塑袋包装的无菌物品,有效期宜为 6 个月。硬质容器包装的无菌物品,有效期宜为 6 个月。

三、发放

(一)目的

根据临床需要,将无菌物品安全、及时运送到使用科室。

(二)操作规程

(1)与临床科室联系,确定各科室需要的无菌物品名称、数量。并记录在无菌物品下送登记本上。根据本院工作量进行分组,按省时省力的原则分配各组负责的科室。

(2)准备下送工具。无菌物品下送工具应根据工作量采用封闭的下送车或封闭的整理箱等。下送工具每天进行有效消毒处理,并存放在固定的清洁区域内。

(3)于无菌物品发放窗口领取并清点下送无菌物品。

(4)发放车上应备有下送物品登记本,科室意见反馈本。与科室负责治疗室工作人员认真交接,并在物品登记本上双方签字。定期征求科室意见,并将科室意见反馈给护士长。

(三)质量标准

(1)运送工具定点存放标示清楚。

(2)无菌物品下送车或容器不得接触污染物品,污车、洁车严格区分,并分别定点放置。每次使用后彻底清洗、消毒,擦干备用。

(3)严格查对无菌物品的名称、数量、灭菌日期、失效期、包装的完整性、灭菌合格标示及使用科室。

(4)物品数目登记完善准确,下发物品账目清楚。

(5)及时准确将消毒物品送到临床科室。

(6)对科室意见有记录,并有相应整改措施和评价。

(四)注意事项

发放无菌物品剩余物品不得返同无菌物品存放区,按污染物品重新处理。

(孙圣发)

第三节 微波消毒

波长为 0.001～1.000 m、频率为 300～300 000 MHz 的电磁波称为微波。物质吸收微波能所产生的热效应可用于加热,在加热、干燥和食品加工中,人们发现微波具有杀菌的效能,于是又被逐渐用于消毒和灭菌领域。近年来,微波消毒技术发展很快,在医院和卫生防疫消毒中已有较广泛的应用。

一、微波的发生及特性

微波是一种波长短而频率较高的电磁波。磁控管产生微波的原理是使电子在相互垂直的电场和磁场中运动,激发高频振荡而产生微波。磁控管的功率可以做得很大,能量由谐振腔直接引出,而无须再经过放大。现代磁控管一般分为两类:一类是产生脉冲微波的磁控管,其最大输出功率峰值可达 10 000 kW,另一类是产生连续微波的磁控管,如微波干扰及医学上使用的磁控管,其最大输出功率峰值可达 10 kW。用于消毒的微波的频率为 2 450 MHz 及 915 MHz,由磁控管发生,能使物品发热,热使微生物死亡。微波频率高、功率大,使物体发热时,内外同时发热且不需传导,故所需时间短,微波消毒的主要特点如下。

(一)作用快速

微波对生物体的作用就是电磁波能量转换的过程,速度极快,可在 10^{-9} 秒之内完成,加热快速、均匀,热力穿透只需几秒至数分钟,不需要空气与其他介质的传导。用于快速杀菌时是其他因子无法比拟的。

(二)对微生物没有选择性

微波对生物体的作用快速而且不具选择性,所以其杀菌具有广谱性,可以杀灭各种微生物及原虫。

(三)节能

微波的穿透性强,瞬时即可穿透到物体内部,能量损失少,能量转换效率高,便于进行自动化流水线式生产杀菌。

(四)对不同介质的穿透性不同

对有机物、水、陶瓷、玻璃、塑料等穿透性强,而对绝大部分金属则穿透性差,反射较多。

(五)环保、无毒害

微波消毒比较环保、无毒害、无残留物、不污染环境,也不会形成环境高温。还可对包装好的,较厚的或是导热差的物品进行处理。

二、微波消毒的研究与应用

(一)医疗护理器材的消毒与灭菌

微波的消毒灭菌技术是在微波加热干燥的基础上发展而来的,这一技术首先是在食品加工业得到推广应用,随着科技的发展,微波的应用越来越广泛。现在微波除了用于医院和卫生防疫消毒以外,还广泛用于干燥、筛选及物理、化工等行业。但是微波消毒目前仍处于探索研究阶段,许多试验的目的主要是探索微波消毒的作用机制。目前使用较多的有以下几种。

1.微波牙钻消毒器

目前市场上,已有通过国家正式批准生产的牙钻涡轮机头专用微波消毒装置,WBY 型微波牙钻消毒器为产品之一,多年临床使用证明,该消毒器有消毒速度快,效果可靠,不损坏牙钻,操作简单等优点。

2.微波快速灭菌器

型号为 WXD-650A 的微波快速灭菌器是获得国家正式批准的医疗器械微波专用灭菌设备,该设备灭菌快速,5 分钟内可杀灭包括细菌芽孢在内的各种微生物,效果可靠,可重复使用,小型灵活,适用范围广,特别适合用于需重复消毒、灭菌的小型手术用品,它可用于金属类、玻璃陶瓷类、塑料橡胶类材料的灭菌。

3.眼科器材的专用消毒器

眼科器械小而精细、要求高、消毒后要求不残留任何有刺激性的物质,目前眼科器械消毒手段不多,越来越多的眼科器械、仿人工替代品、角膜接触镜(又称隐形眼镜)等物品的消毒开始使用微波消毒。

4.口腔科根管消毒

有研究者(2003)将 WB-200 型电脑微波口腔治疗仪用于口腔急、慢性根尖周炎及牙髓坏死患者根管的治疗,微波消毒组治愈率 95.2%、好转率 3.1%、无效率 1.8%,常规组分别为 90.0%、5.0%、5.0%,统计学处理显示,两者差别显著。

5.微波消毒化验单

用载体定量法将菌片置于单层干布袋和保鲜袋内,用 675 W 微波照射 5 分钟,杀菌效果与双层湿布袋基本一致,照射 8 分钟,对前两种袋内的大肠埃希菌、金黄色葡萄球菌、枯草杆菌黑色变种芽孢平均杀灭率均达到 99.73%～99.89%,而双层湿布包达到 100%。有报道,利用家用微波炉对人工染菌的化验单进行消毒,结果以 10 张为一本,800 W 照射 5 分钟,以 50 张为一本,照射 7 分钟,均可完全杀灭大肠埃希菌、金黄色葡萄球菌和铜绿假单胞菌,但不能完全杀灭芽孢;以 50 张为一本,800 W 作用 7 分钟可以杀灭细菌繁殖体,但不能杀灭芽孢。

6.微波消毒医用矿物油

医用矿物油类物质及油纱条的灭菌因受其本身特性的影响,仍是医院消毒灭菌的一个难题。常用的干热灭菌和压力蒸汽灭菌都存在一些弊端,而且灭菌效果不理想。采用载体定性杀菌试验方法,观察了微波灭菌器对液状石蜡和凡士林油膏及油纱布条的杀菌效果。结果液状石蜡和凡士林油膏经 650 W 微波灭菌器照射 20 分钟和 25 分钟,可全部杀灭嗜热脂肪杆菌芽孢;分别照射 25 分钟和 30 分钟,可全部杀灭枯草杆菌黑色变种芽孢,但对凡士林油纱布条照射 50 分钟,仍不能全部杀灭枯草杆菌黑色变种芽孢,试验证明,微波照射对液状石蜡和凡士林油膏可达到灭菌效果。

(二)食品与餐具的消毒

由于微波消毒快捷、方便、干净、效果可靠,将微波应用于食品与餐具消毒的报道亦较多。将 250 mL 酱油置玻璃烧杯中,经微波照射 10 分钟即达到消毒要求。有研究者(1988)将细菌总数为 312×10^6 cfu/g 的塑料袋装咖喱牛肉置微波炉中照射 40 分钟,菌量减少至 413×10^2 cfu/g。市售豆腐皮细菌污染较严重,当用 650 W 功率微波照射 300 g 市售豆腐皮 5 分钟,可使之达到卫生标准。用微波对牛奶进行消毒处理,亦取得了较好的效果。用微波炉加热牛奶至煮沸,可将铜绿假单胞菌、分枝杆菌、脊髓灰质炎病毒等全部杀灭;但白色念珠菌仍有存活。用 700 W 功率微波对餐茶具,如奶瓶、陶瓷碗及竹筷等照射 3 分钟,可将污染的大肠埃希菌全部杀灭,将自然菌杀灭 99.17%以上;照射 5 分钟,可将 HBsAg 的抗原性破坏。专用于餐具和饮具的 WX-1 微波消毒柜,所用微波频率为 2 450 MHz,柜室容积为 480 mm×520 mm×640 mm。用该微波消毒柜,将染有枯草杆菌黑色变种(ATCC9372)芽孢、金黄色葡萄球菌(ATCC6538)、嗜热脂肪杆菌芽孢及短小芽孢杆菌(E601 及 ATCC27142)的菌片放置于成捆的冰糕棍及冰糕包装纸中,经照射 20 分钟,可达到灭菌要求。

(三)衣服的消毒

用不同频率的微波对染有蜡状杆菌(4001 株)芽孢的较大的棉布包(16 cm×32 cm×40 cm)进行消毒,当微波功率为 3 kW 时,杀灭 99.99%芽孢,2 450 MHz 频率微波需照射 8 分钟,而 915 MHz者则仅需5 分钟。微波的杀菌作用随需穿透物品厚度的增加而降低。如将蜡状杆菌芽孢菌片置于含水率为 30%的棉布包的第 6、34 和 61 层,用 2 450 MHz 频率(3 kW)微波照射 2 分钟,其杀灭率依次为 99.06%、98.08%和 91.57%。关于照射时间长短对杀菌效果影响的试验证明,用2 450 MHz频率(3 kW)微波处理,当照射时间由1分钟增加至2、3、4分钟时,布包内菌片上的残存芽孢的对数值由3.8依次降为1.4、0.7和0。在一定条件下,微波的杀菌效果可随输出功率的增加而提高。当输出功率由116 kW增至216 kW和316 kW时,布包内菌片上的残存蜡状杆菌芽孢的对数值依次为3.0、1.5和0。将蜡状杆菌芽孢菌片置于含水率分别为0、20%、30%、45%的棉布包中,用450 MHz(3 kW)微波照射2分钟。结果,残存芽孢数的对数值依次为3.31、2.39、1.51和2.62。该结果表明,当含水率在30%左右时最好,至45%其杀菌效果反而有所降低。有报道,用家用微波炉,以650 W微波照射8分钟,可完全杀灭放置于20 cm×20 cm×20 cm衣物包(带有少量水分)中的枯草杆菌黑色变种芽孢。有报道,用915 MHz(10 kW)微波照射3分钟,可使马鬃上蜡状杆菌芽孢的杀灭率达100%。

(四)废弃物等的消毒

用传送带连续照射装置对医院内废物,包括动物尸体及组织、生物培养物、棉签,以及患者的血、尿、粪便标本和排泄物等进行微波处理。结果证明,该装置可有效地杀灭废弃物中的病原微生物。为此,建议在医院内可用这种装置代替焚烧炉。在德国(1991),污泥的农业使用有专门法规,如培育牧草用的污泥,必须不含致病微生物。传送带式微波处理为杀灭其中病原微生物的方法之一。用微波-高温压力蒸汽处理医疗废物,效果理想。处理流程见图15-1。

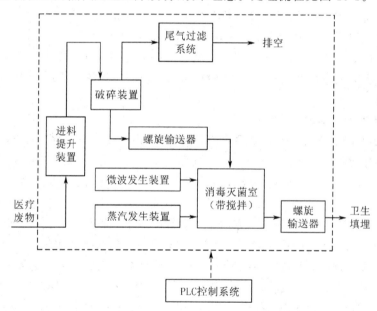

图15-1　微波高温高压处理医疗废物流程

(五)固体培养基的灭菌

金龟子绿僵菌是一种昆虫病原真菌,在农林害虫生物防治中应用广泛。为了大批量培养绿僵菌,其培养基的灭菌工作十分重要。目前常用的灭菌方法是传统的压力蒸汽灭菌法,存在灭菌时间长,不能实现流水作业等缺点。微波灭菌具有灭菌时间短、操作简便以及对营养破坏小等特点。

为探讨微波对金龟子绿僵菌固体培养基的灭菌效果及其影响因素,用家用微波炉、载体定量法对农业用绿僵菌固体培养基灭菌效果进行了实验室观察,结果随着负载量的增大,杀菌速度降低。负载量为200 g以下时,微波处理3分钟,全部无菌生长。负载量为250 g时,微波照射

4 分钟,存活菌数仍达 100 cfu/g,试验证明,随着微波处理时间的延长,灭菌效果增强。以 100 g 固体培养基加 60 g 水的比例经微波处理效果比较好,灭菌处理 3 分钟均能达到灭菌目的。微波对绿僵菌固体培养基灭菌最佳工艺为 100 g 的固体培养基加 60 g 水,浸润 3 小时,在 800 W 的微波功率处理 3 分钟,可达到灭菌效果。

三、影响微波消毒的因素

(一)输出功率与照射时间

在一定条件下,微波输出功率大,电场强,分子运动加剧,加热速度快,消毒效果就好。

(二)负载量的影响

以不同重量敷料包为负载,分别在上、中、下层布放枯草杆菌芽孢菌片,经 2 450 MHz、3 kW 照射 13 分钟,结果 4.25～5.25 kg 者,杀灭率为 99.9%;5.5 kg 者,杀灭率为 99.5%;6.0 kg 者,杀灭率为 94.9%。

(三)其他因素

包装方法、灭菌材料含湿量、协同剂等因素对微波杀菌效果的影响也是大家所认同的,这些因素在利用微波消毒时应根据现场情况酌情考虑。

四、微波的防护

微波过量照射对人体产生的影响,可以通过个体防护而减轻,并加以利用,因此在使用微波时需要采取的防护措施如下。

(一)微波辐射的吸收和减少微波辐射的泄漏

当调试微波机时,需要安装功率吸收天线,吸收微波能量,使其不向空间发射。设置微波屏障需采用吸收设施,如铺设吸收材料,阻挡微波扩散。做好微波消毒机的密封工作,减少辐射泄漏。

(二)合理配置工作环境

根据微波发射有方向性的特点,工作点应置于辐射强度最小的部位,尽量避免在辐射束的前方进行工作,并在工作地点采取屏蔽措施,工作环境的电磁强度和功率密度,不要超过国家规定的卫生标准,对防护设备应定期检查维修。

(三)个人防护

针对作业人员操作时的环境采取防护措施。可穿戴喷涂金属或金属丝织成的屏障防护服和防护眼镜。对作业人员每隔 1～2 年进行一次体格检查,重点观察眼晶状体的变化,其次为心血管系统、血常规及男性生殖功能,及早发现微波对人体健康危害的征象,只要及时采取有效的措施,作业人员的安全是可以得到保障的。

(孙圣发)

第四节　超声波消毒

近年来,人们一直在努力寻找一种更迅速、更便宜而又能克服高温(饱和蒸汽或干热)消毒灭菌方法和化学消毒法的弱点的消毒方法,超声波消毒就是其中的一种。随着超声波的使用越来越广泛,人们对其安全性产生了担忧。事实上,临床实践证明,即使以超过临床使用数倍的剂量也难以观察到其对人体的损伤,现在普遍认为,强度小于 $20\ mW/cm^2$ 的超声波对人体无害,但对大功率超声波照射还是应注意防护。

一、超声波的本质与特性

超声波和声波一样,也是由振动在弹性介质中的传播过程形成的,超声波是一种特殊的声波,它的声振频率超过了正常人听觉的最高限额,达到 20 000 Hz 以上,所以人听不到超声波。

超声波具有声波的一切特性,它可以在固体、液体和气体中传播。超声波在介质中的传播速度除了与温度、压强及媒介的密度等有关外,还与声源的振动频率有关。在媒介中传播时,其强度随传播距离的增长而减弱。超声波也具有光的特性。可发生辐射和衍射等现象,波长越长,其衍射现象越明显。但由于超声波的波长仅有几毫米,所以超声波的衍射现象并不明显。高频超声波也可以聚焦和定向发射,经聚焦而定向发射的超声波的声压和声强可以很大,能贯穿液体或固体。

二、超声波消毒的研究与应用

(一)超声波的单独杀菌效果

用 2.6 kHz 的超声波进行微生物杀灭实验,发现某些细菌对超声波是敏感的,如大肠埃希菌、巨大芽孢杆菌、铜绿假单胞菌等可被超声波完全破坏。此外,超声波还可使烟草花叶病毒、脊髓灰质炎病毒、狂犬病毒、流行性乙型脑炎病毒和天花病毒等失去活性。但超声波对葡萄球菌、链球菌等效力较小,对白喉毒素则完全无作用。

(二)超声波与其他消毒方法的协同作用

虽然超声波对微生物的作用在理论上已获得较为满意的解释。但是,在实际应用上还存在一些问题。例如,超声波对水、空气的消毒效果较差,很难达到消毒作用,而要获得具有消毒价值的超声波,必须首先具有高频率、高强度的超声波波源,这样,不仅在经济上费用较大,而且与所得到的实际效果相比是不经济的。因此,人们用超声波与其他消毒方法协同作用的方式,来提高其对微生物的杀灭效果。例如,超声波与紫外线结合,对细菌的杀灭率增加;超声波与热协同,能明显提高对链球菌的杀灭率;超声波与化学消毒剂合用,即声化学消毒,对芽孢的杀灭效果明显增强。

1.超声波与戊二醛的协同消毒作用

据报道,单独使用戊二醛完全杀灭芽孢,要数小时,在一定温度下戊二醛与超声波协同可将杀灭时间缩短为原来的 1/12~1/2。如果事先将菌悬液经超声波处理,则它对戊二醛的抵抗力是一样的。将戊二醛与超声波协同作用,才能提高戊二醛对芽孢的杀灭能力(表 15-1)。

表 15-1　超声波与戊二醛协同杀菌效果

戊二醛含量(%)	温度(℃)	超声波频率(kHz)	完全杀灭芽孢所需时间(分钟)
1	55	无超声波	60
1	55	20	5
2	25	无超声波	180
2	25	250	30

2.超声波与环氧乙烷的协同消毒作用

Boucher 等用频率为 30.4 kHz,强度为 2.3 W/cm^2 的连续性超声波与浓度 125 mg/L 的环氧乙烷协同,在 50 ℃恒温,相对湿度 40%的条件下对枯草杆菌芽孢进行消毒,作用 40 分钟可使芽孢的杀灭率超过 99.99%,如果单用超声波时只能使芽孢的菌落数大约减少 50%。因此,认为环氧乙烷与超声波协同作用的效果比单独使用环氧乙烷或超声波消毒效果好,而且还认为用上述频率与强度的超声波,在上述的温度与相对湿度的条件下,与环氧乙烷协同消毒是最理想的条件。环氧乙烷与超声波协同消毒在不同药物浓度、不同温度条件及不同作用时间的条件下消毒效果有所不同。环氧乙烷与超声波协同消毒在相同药物浓度、相同温度时,超声波照射时间越长,杀菌率越高;在相同药物浓度、相同照射时间下,温度越高,杀菌率越高;而在相同照射时间、相同温度下,药物浓度越高,杀菌率也越高。

3.超声波与环氧丙烷的协同消毒作用

有报道,在 10 ℃,相对湿度为 40%的条件下,暴露时间为 120 分钟时,不同强度的超声波与环氧丙烷协同消毒的结果不同,在环氧丙烷浓度为 500 mg/L,作用时间为 120 分钟时,用强度为 1.6 W/cm^2 的超声波与环氧丙烷协同作用,可完全杀灭细菌芽孢。在相同条件下,单独使用环氧丙烷后,不能完全杀灭。而且,在超声波与环氧丙烷协同消毒时,存活芽孢数是随声强的增加而呈指数下降。

4.超声波与强氧化高电位酸性水协同杀菌

强氧化高电位酸性水是一种无毒无不良气味的杀菌水,技术指标是氧化还原电位(ORP)值 ≥1 100 MV,pH≤2.7,有效氯≤60 mg/L。如单独使用超声波处理 10 分钟,对大肠埃希菌杀灭率为 89.9%;单独使用强氧化高电位酸性水作用 30 秒,对大肠埃希菌杀灭率为 100%;超声波与氧化水协同作用 15 秒,杀灭率亦达到 100%。单用超声波处理 10 分钟、单独用强氧化高电位酸性水作用 1.5 分钟,可将悬液内 HBsAg 阳性血清的抗原性完全灭活,两者协同作用仅需 30 秒即可达到完全灭活。

5.超声波与其他消毒液的协同杀菌作用

经试验表明,用超声波(10 W/cm^2)与多种消毒液对芽孢的杀灭均有协同作用,特别是对一些原来没有杀芽孢作用的消毒剂,如氯己定(洗必泰)、苯扎溴铵(新洁尔灭)、醛醇合剂等,这种协同作用不仅对悬液中的芽孢有效,对浸于液体中的载体表面上的芽孢也有同样效果。Ahemd 等报道,超声波可加强过氧化氢的杀菌作用,使其杀芽孢时间从 25 分钟以上缩短到 10～15 分钟。Jagenberg-Werke 用超声波使过氧化氢形成气溶胶,使之均匀附着在消毒物表面,从而提高消毒效果。

Burleson 用超声波与臭氧协同消毒污水,有明显增效作用,可能是因为超声波:①增加臭氧溶解量。②打碎细菌团块和外围有机物。③降低液体表面张力。④促进氧的分散,形成小气泡,增加接触面积。⑤加强氧化还原作用。声化学消毒的主要机制是由于超声波快速而连续性的压缩与松弛作用,使化学消毒剂的分子打破细菌外层屏障,加速化学消毒剂对细菌的渗透,细菌则被进入体内的化学消毒剂的化学反应杀死。超声波本身对这种化学杀菌反应是没有作用的,但它能加速化学消毒剂在菌体内的扩散。在声化学消毒中,超声波的振幅与频率最为重要。

(三)超声波的破碎作用

利用高强度超声波照射菌液,由于液体的对流作用,整个容器中的细菌都能被破碎

（图 15-2）。超声波的破碎作用应用于生物研究中，能提高从器官组织或其他生物学基质中分离病毒及其他生物活性物质（如维生素、细菌毒素等）的阳性率。

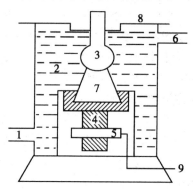

1.冷却水进口；2.冷却水；3.处理容器；4.换能器；5.高频线圈 6.冷却水出口；7.增幅杆；8.固定容器装置；9.电源输入

图 15-2 超声波细胞破碎器结构

三、影响超声波消毒效果的因素

超声波的消毒效果受到多种因素的影响，常见的有超声波的频率、强度、照射时间、媒质的性质、细菌的浓度等。

（一）超声波频率

在一定频率范围内，超声波频率高，能量大，则杀菌效果好，反之，低频率超声波效果较差。但超声波频率太高则不易产生空化作用，杀菌效果反而降低。

（二）超声波的强度

利用高强度超声波处理菌液，由于液体的对流作用，整个容器中的细菌都能被破碎。据报道，当驱动功率为 50 W 时，容器底部的振幅为 10.5 μm，对 50 mL 含有大肠埃希菌的水作用 10～15 分钟后，细菌 100% 破碎。驱动功率增加，作用时间减少。

（三）作用时间和菌液浓度

超声波消毒的消毒效果与其作用时间成正比，作用时间越长，消毒效果越好。作用时间相同时，菌液浓度高比浓度低时消毒效果差，但差别不很大。有人用大肠埃希菌试验，发现 30 mL 浓度为 3×10^6 cfu/mL 的菌液需作用 40 分钟，若浓度为 2×10^7 cfu/mL 则需作用 80 分钟。15 mL 浓度为 4.5×10^6 cfu/mL 的菌液只需作用 20 分钟即可杀死。另有人用大肠埃希菌、金黄色葡萄球菌、枯草杆菌、铜绿假单胞菌试验发现，随超声波作用时间的延长，其杀灭率皆明显提高，而且在较低强度的超声波作用下以铜绿假单胞菌提高最快，经统计学处理发现，铜绿假单胞菌、枯草杆菌的杀灭率和超声波作用时间之间的相关系数有统计学意义。

（四）盛装菌液容器

R.Davis 用不锈钢管作为容器，管长从 25 cm 不断缩短，内盛 50% 酵母菌液 5 mL，用 26 kHz 的超声波作用一定时间，结果发现，细菌破碎的百分数与容器长度有关，在 10～25 cm 之间，出现 2 个波峰和 2 个波谷，两波峰或两波谷间相距约 8 cm。从理论上说盛装容器长度以相当于波长的一半的倍数为最好。

(五)菌液容量

由于超声波在透入媒质的过程中不断将能量传给媒质,自身随着传播距离的增长而逐渐减弱。因此,随着被处理菌悬液的菌液容量的增大,细菌被破坏的百分数降低。R.Davis 用 500 W/cm^2 的超声波对 43.5% 的酵母菌液作用 2 分钟,结果发现,容量越大,细菌被破坏的百分数越低。此外被处理菌悬液中出现驻波时,细菌常聚集在波节处,在该处的细菌承受的机械张力不大,破碎率也最低。因此,最好使被处理液中不出现驻波,即被处理菌悬液的深度最好短于超声波在该菌悬液中波长的一半。

(六)媒质

一般微生物被洗去附着的有机物后,对超声波更敏感,另外,钙离子的存在,pH 的降低也能提高其敏感性。

(孙圣发)

第五节 紫外线消毒箱的使用

一、类型和设计原理

用高强度低臭氧紫外线杀菌灯,装入圆形、方形或长方形的箱体内而制成。利用紫外线近距离照射,获得很高的紫外线强度,使消毒物品上的微生物在很短的时间内被杀灭。同时,紫外线灯能产生高浓度的臭氧,在紫外线的照射下,臭氧分解,产生大量初生态氧,有强大的氧化作用,对紫外线照射不到的表面也可达到消毒效果。同时在消毒箱的壁上配以反射材料,使照射到消毒箱壁的紫外线反射回消毒箱内,不但增加了照射表面的面积,也增强了紫外线的强度。

紫外线消毒箱的腔体有圆形、方形和长方形等。无论哪种类型,紫外灯距中心的距离都不宜超过 15 cm。力求尽量减少死角。中间应有网状的置物架,使架上的物品能接收到紫外线照射。

紫外线消毒箱应有照射时间指示,紫外线灯工作指示,并且消毒箱的门应密闭,以防臭氧泄漏。

二、对微生物的杀灭作用

消毒箱内高强度紫外线和高浓度臭氧协同作用,可以杀灭各种微生物,包括细菌繁殖体、芽孢、病毒、真菌和结核杆菌等。

一个直径 20 cm,高 25 cm 的消毒箱,内装 3 支 12 W 高强度 H 型紫外线杀菌灯,消毒箱内各点的紫外线强度均在 $10\ 000\ \mu\text{W/cm}^2$。消毒箱对玻片载体上的微生物有良好的杀灭作用,对大肠埃希菌、金黄色葡萄球菌等细菌繁殖体作用 1 秒,杀灭率达到 99.9% 以上,对白色念珠菌作用 15 秒,杀灭率达到 99.9% 以上,对枯草杆菌黑色变种芽孢,作用 15 秒,杀灭率达到 99.9% 以上。乙型肝炎表面抗原,照射 30 秒,可灭活。对物品上的自然菌作用 60 秒,杀灭率达到 90% 以上(消毒合格)。

三、影响消毒效果的因素

消毒对象的表面性质可以影响消毒效果。无孔的硬质表面上的微生物易于杀灭,当作用时间达到 15 秒时,铝片、玻片、纸片上的微生物均可杀灭 99.9％以上。有机物对微生物的保护可影响消毒效果,但在高强度紫外线和高臭氧的作用下,仍可将其杀灭。温度和杀菌效果有关,在6～35 ℃范围内,温度升高,消毒效果加强。在较低的温度下,需要延长照射时间。消毒物品放置位置,一般来说影响不大,因消毒箱内各点均有较高的紫外强度和 O₃ 浓度。载物架(网)对消毒效果影响不大。

四、消毒作用原理

紫外线照射可破坏微生物的核酸,在 DNA,形成胸腺嘧啶二聚体(TT);在 RNA,形成脲嘧啶二聚体(UU),导致微生物死亡。

臭氧是一种强氧化剂,可破坏微生物的蛋白质,尤其是微生物生命攸关的酶。当酶受到破坏时,影响微生物的代谢,导致微生物死亡。

五、适用范围

紫外线消毒箱可以用于小件诊疗用品和生活用品的消毒。例如,听诊器、叩形锤、文件、处方签、刀、剪、实验室器材、笔、鼠标、理发美容工具、手表、玩具等。

六、使用方法

用紫外线消毒箱消毒时,消毒物品应尽量暴露于紫外线,物品装量和装载方法、消毒时间等可参照说明书执行。

七、安全性和对物品的损害

紫外线对人有伤害,不能直接照射到人,在开启紫外线灯前,必须确认门已关闭。消毒时,消毒箱的任何部分都不得泄漏紫外线。对臭氧的泄漏也必须控制在最低水平,消毒箱附近(1 m 范围内)O₃ 的浓度不能高于 $0.2\ mg/m^3$。

紫外线对消毒物品无损害。

因臭氧对橡胶有破坏作用,故不宜用于橡胶制品的消毒。

(孙圣发)

参考文献

[1] 张世叶.临床护理与护理管理[M].哈尔滨:黑龙江科学技术出版社,2020.

[2] 窦超.临床护理规范与护理管理[M].北京:科学技术文献出版社,2020.

[3] 王婷,王美灵,董红岩,等.实用临床护理技术与护理管理[M].北京:科学技术文献出版社,2020.

[4] 方习红,赵春苗,高莹.临床护理实践[M].长春:吉林科学技术出版社,2019.

[5] 赵安芝.新编临床护理理论与实践[M].北京:中国纺织出版社,2020.

[6] 蒙黎.现代临床护理实践[M].北京:科学技术文献出版社,2018.

[7] 王林霞.临床常见病的防治与护理[M].北京:中国纺织出版社,2020.

[8] 沈燕.实用临床护理实践[M].北京:科学技术文献出版社,2019.

[9] 程娟.临床专科护理理论与实践[M].开封:河南大学出版社,2020.

[10] 张文燕,冯英,柳国芳,等.护理临床实践[M].青岛:中国海洋大学出版社,2019.

[11] 彭旭玲.现代临床护理要点[M].长春:吉林科学技术出版社,2019.

[12] 尹玉梅.实用临床常见疾病护理常规[M].青岛:中国海洋大学出版社,2020.

[13] 姜永杰.常见疾病临床护理[M].长春:吉林科学技术出版社,2019.

[14] 管清芬.基础护理与护理实践[M].长春:吉林科学技术出版社,2020.

[15] 孙彩粉,李亚兰.临床护理理论与实践[M].南昌:江西科学技术出版社,2018.

[16] 万霞.现代专科护理及护理实践[M].开封:河南大学出版社,2020.

[17] 刘有林.实用临床护理实践[M].哈尔滨:黑龙江科学技术出版社,2018.

[18] 任潇勤.临床实用护理技术与常见病护理[M].昆明:云南科技出版社,2020.

[19] 吴欣娟.临床护理常规[M].北京:中国医药科技出版社,2020.

[20] 孙平.实用临床护理实践[M].天津:天津科学技术出版社,2018.

[21] 吕巧英.医学临床护理实践[M].开封:河南大学出版社,2020.

[22] 徐宁.实用临床护理常规[M].长春:吉林科学技术出版社,2019.

[23] 孙丽博.现代临床护理精要[M].北京:中国纺织出版社,2020.

[24] 赵倩.现代临床护理实践[M].北京:科学技术文献出版社,2019.

[25] 池末珍,刘晓敏,王朝.临床护理实践[M].武汉:湖北科学技术出版社,2018.

[26] 张铁晶.现代临床护理常规[M].汕头:汕头大学出版社,2019.

[27] 周英,赵静,孙欣.实用临床护理[M].长春:吉林科学技术出版社,2019.

[28] 邵小平,杨丽娟,叶向红,等.实用急危重症护理技术规范[M].上海:上海科学技术出版

社,2020.

[29] 黄俊蕾,赵娜,李丽沙.新编实用临床与护理[M].青岛:中国海洋大学出版社,2019.

[30] 伍海燕,贺大菊,金丹.临床护理技术实践[M].武汉:湖北科学技术出版社,2018.

[31] 许家明.实用临床护理实践[M].北京:中国纺织出版社,2019.

[32] 张俊花.临床护理常规及专科护理技术[M].北京:科学技术文献出版社,2020.

[33] 王绍利.临床护理新进展[M].长春:吉林科学技术出版社,2019.

[34] 刘淑芹.综合临床护理实践[M].北京:科学技术文献出版社,2020.

[35] 明艳.临床护理实践[M].北京:科学技术文献出版社,2019.

[36] 李伟,尚文涵,冯晶晶,等.护理人员常见职业暴露监测与防护指标的构建[J].中国护理管理,2023,23(1):6-11.

[37] 曾聪.基于护理信息能力培养的中职信息技术基础课程混合式教学改革与实践[J].卫生职业教育,2023,41(8):43-46.

[38] 李馨宇,姚春艳,肖清.预见性护理程序的临床应用现状[J].全科护理,2022,20(25):3476-3479.

[39] 黄晨,潘红英,庄一渝,等.医院护理信息应急体系的构建及效果评价[J].护理与康复,2023,22(2):53-56.

[40] 高晔秋,刘娟.信息化技术在基础护理技术实训教学中的应用[J].医药高职教育与现代护理,2023,6(1):22-25.